看護学入門 **12**

母子看護

母性の看護

小児の看護

メヂカルフレンド社

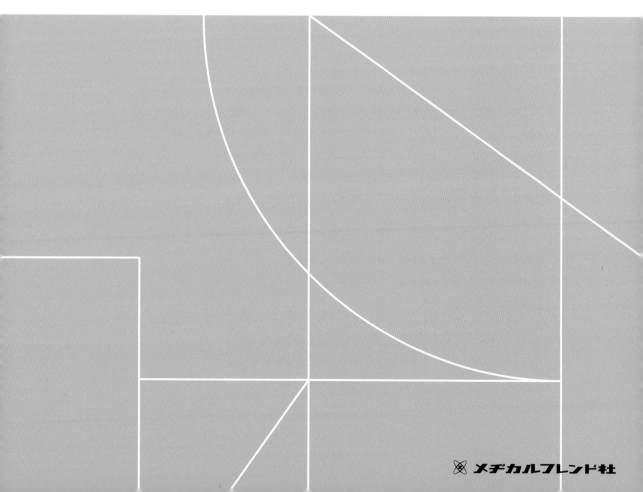

■母性の看護

執筆（執筆順）

前原　邦江　千葉大学大学院看護学研究院准教授

安水　洸彦　草加市立病院顧問

鈴木　俊治　日本医科大学女性生殖発達病態学大学院教授

岩田　裕子　筑波大学医学医療系准教授

■小児の看護

編集

石井　榮一　今治市医師会市民病院院長　愛媛大学名誉教授

田村　敦子　自治医科大学看護学部・大学院看護学研究科准教授

執筆（執筆順）

石井　榮一　今治市医師会市民病院院長　愛媛大学名誉教授

田村　敦子　自治医科大学看護学部・大学院看護学研究科准教授

江口真理子　愛媛大学大学院医学系研究科小児科学講座教授

太田　雅明　愛媛大学大学院医学系研究科地域小児保健医療学講座准教授

石前　峰斉　愛媛大学医学部附属病院周産母子センター准教授

檜垣　高史　愛媛大学大学院医学系研究科地域小児・周産期学講座教授

髙田　秀実　愛媛大学大学院医学系研究科小児科学講座准教授

中野　直子　愛媛県立中央病院小児科医監部長

田内　久道　愛媛大学医学部附属病院感染制御部特任教授

森谷　京子　愛媛大学医学部附属病院小児科助教

永井　功造　愛媛県立中央病院小児科部長

濱田　淳平　愛媛大学医学部附属病院小児科講師

元木　崇裕　愛媛大学医学部附属病院小児総合医療センター講師

加賀田敬郎　松山赤十字病院小児科

黒田　光恵　自治医科大学とちぎ子ども医療センター／小児看護専門看護師

手塚　園江　上智大学総合人間科学部看護学科助教

浅井　宏美　埼玉県立大学保健医療福祉学部看護学科准教授

扇野　綾子　弘前大学大学院保健学研究科准教授

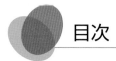

目次

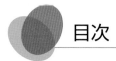

母性の看護

第1章　母性看護概論　　2

Ⅰ　母性看護とは ……………… 前原邦江　2
A　母性と母性看護とは ……………… 2
1. 母性とは，母子関係とは ……………… 2
2. 母性看護の特徴 ……………… 3
B　母性看護を学ぶ目的 ……………… 5
1. 母性看護の目的 ……………… 5
2. 母性看護の対象 ……………… 5
C　母性看護のあり方 ……………… 6
1. 健康状態・疾患の側面からみた
母性看護の特徴 ……………… 6
2. 母親役割獲得過程からみた
母性看護の特徴 ……………… 6
3. 家族の側面からみた母性看護の
特徴 ……………… 6
4. 社会の側面からみた母性看護の
特徴 ……………… 7
Ⅱ　母性の特徴 ……… 安水洸彦，鈴木俊治　7
A　身体的特徴 ……………… 7
1. 年代による変化 ……………… 7
2. 性周期（月経周期）の存在 ……………… 8
3. 妊娠・分娩・授乳機能の存在 ……………… 9
4. 解剖学的特徴 ……………… 10
5. 妊娠・分娩に伴う合併症 ……………… 10
6. 女性生殖器・乳房の悪性腫瘍（悪性
新生物） ……………… 11
7. 健康面での男女差 ……………… 11
8. 女性における受胎調節 ……………… 11
9. 女性好発疾患 ……………… 11
B　心理的特徴 ……………… 前原邦江　11
1. 母性の心理的特徴 ……………… 11
2. 母性の発達 ……………… 12
C　社会的特徴 ……………… 13
1. 家族における母性 ……………… 13

2. 社会における母性 ……………… 13
Ⅲ　母性各期の特徴と看護 ……………… 14
A　小児期 ……………… 14
B　思春期 ……………… 14
1. 思春期の特徴 ……………… 14
2. 思春期母性の看護 ……………… 15
C　成熟期 ……………… 17
1. 成熟期の特徴 ……………… 17
2. 成熟期母性の看護 ……………… 17
D　更年期 ……………… 19
1. 更年期の特徴 ……………… 19
2. 更年期母性の看護 ……………… 19
E　老年期 ……………… 20
Ⅳ　母子保健の現状と動向 ……………… 21
A　母子保健の発展の歴史 ……………… 21
1. 古代から近代における助産の歴史 … 21
2. 母子保健行政のあゆみ ……………… 21
B　母子保健統計からみる動向 ……………… 22
1. 人口動態調査 ……………… 22
2. 出生 ……………… 22
3. 死亡 ……………… 23
4. 人工妊娠中絶 ……………… 25
C　母子保健対策 ……………… 25
1. 健康診査等 ……………… 25
2. 保健指導等 ……………… 26
3. 療養援護等 ……………… 27
4. 医療対策等 ……………… 27
5. 母子保健対策に関係する法規 ……… 28
Ⅴ　女性の健康と権利に関する概念 …… 29
A　リプロダクティブヘルス／ライツ …… 29
B　セクシュアリティ ……………… 30
C　ドメスティックバイオレンス ……………… 31
D　ヘルスプロモーション ……………… 31

E　生殖補助医療 ……………………… 31
F　生命倫理 …………………………… 32
Ⅵ　母性看護における安全管理 ………… 33
A　母性看護における医療安全とは ……… 33

B　新生児の事故防止策 …………………… 34
C　事故発生への対応 ……………………… 35
D　災害時の対応 …………………………… 36

第2章　正常な妊婦，産婦，褥婦および新生児の理解　　安水洸彦，鈴木俊治　38

Ⅰ　妊娠 ……………………………………… 38
A　妊娠の生理 …………………………… 38
1.　妊娠および妊婦，産婦の定義 ……… 38
2.　妊娠の成立 ………………………… 38
3.　性の決定 …………………………… 39
4.　胎児の発育 ………………………… 40
5.　胎児付属物 ………………………… 44
6.　胎児循環（胎児の血行） ………… 45
7.　妊娠による母体の変化 …………… 45
B　妊婦の診察 …………………………… 48
1.　妊娠の徴候 ………………………… 48
2.　妊娠の診断法 ……………………… 49
3.　子宮の大きさの変化 ……………… 50
4.　胎児の位置 ………………………… 51
5.　分娩予定日とその計算法 ………… 53
6.　妊娠期間の表現法 ………………… 53
7.　妊婦の診察法 ……………………… 53
Ⅱ　分娩 ……………………………………… 56
A　分娩の生理 …………………………… 56
1.　分娩の定義 ………………………… 56

2.　分娩の3要素 ……………………… 57
3.　分娩の経過 ………………………… 60
B　分娩監視 ……………………………… 63
C　産痛緩和ケア ………………………… 67
1.　自然分娩法（リード法） ………… 67
2.　精神予防性和痛分娩法 …………… 67
3.　ラマーズ法 ………………………… 67
4.　そのほかの方法 …………………… 67
D　薬剤による無痛分娩 ………………… 67
Ⅲ　産褥 ……………………………………… 69
A　産褥の生理 …………………………… 69
1.　産褥の定義 ………………………… 69
2.　生殖器の回復 ……………………… 69
3.　乳房の変化 ………………………… 70
4.　全身の変化 ………………………… 71
Ⅳ　新生児 …………………………………… 72
A　新生児の生理 ………………………… 72
1.　新生児の定義 ……………………… 72
2.　新生児の状態 ……………………… 72

第3章　妊婦，産婦，褥婦および新生児の看護　　岩田裕子　76

Ⅰ　妊婦の看護 ……………………………… 76
A　妊婦の身体，心理・社会的特徴と看護 76
1.　身体的特徴 ………………………… 76
2.　心理・社会的特徴 ………………… 76
B　妊婦の看護 …………………………… 77
1.　妊婦の届け出と母子健康手帳 …… 77
2.　健康診査 …………………………… 77
3.　保健指導と相談 …………………… 79
4.　母親役割獲得 ……………………… 81
Ⅱ　産婦の看護 ……………………………… 82
A　産婦の身体，心理・社会的特徴と看護… 82
1.　身体的特徴 ………………………… 82

2.　心理・社会的特徴 ………………… 82
B　分娩各期の看護 ……………………… 83
1.　入院時の看護 ……………………… 83
2.　分娩第1期の看護 ………………… 84
3.　分娩第2期の看護 ………………… 85
4.　分娩第3・4期の看護 …………… 85
C　分娩に必要な設備と備品 …………… 86
Ⅲ　褥婦の看護 ……………………………… 87
A　褥婦の身体，心理・社会的特徴と看護… 87
1.　身体的特徴 ………………………… 87
2.　心理・社会的特徴 ………………… 87
B　褥婦の看護 …………………………… 88

1. 観察 …………………………………… 88
2. 清潔 …………………………………… 88
3. 休息と運動 ……………………………… 88
4. 産褥体操 ………………………………… 89
5. 排便 …………………………………… 90
6. 授乳指導 ………………………………… 90

7. 退院指導 ……………………………… 92

Ⅳ　新生児の看護 …………………… **93**
1. 出生直後の新生児の看護 ……… 93
2. 出生後から退院時までの看護 …… 95
3. 育児指導と退院後の支援 ……… 97
4. 新生児医療 …………………… 98

第4章　妊婦，産婦，褥婦および新生児にみられる異常 安水洸彦，鈴木俊治　100

Ⅰ　妊娠の異常（ハイリスク妊娠） …… **100**
　A　妊娠初期の異常 ……………………… 101
　　1. 妊娠悪阻 ……………………………… 101
　　2. 流産・切迫流産 …………………… 101
　　3. 胞状奇胎 …………………………… 102
　　4. 異所性妊娠（子宮外妊娠） ……… 102
　　5. 多胎妊娠 …………………………… 103
　B　妊娠中・後期の異常 ……………… 104
　　1. 早産・切迫早産 …………………… 104
　　2. 妊婦貧血（妊娠性貧血） ………… 105
　　3. 妊娠高血圧症候群 ………………… 105
　　4. 前置胎盤 …………………………… 106
　　5. 常位胎盤早期剥離 ………………… 106
　　6. 胎児発育不全 ……………………… 107
　　7. 羊水過多症，羊水過少症 ………… 107
　　8. 前期破水 …………………………… 108
　　9. 過期妊娠 …………………………… 108
　C　妊娠中の母体・胎児に影響を及ぼす
　　　疾患 ………………………………… 108
　　1. 感染症 ……………………………… 108
　　2. 心疾患 ……………………………… 111
　　3. 呼吸器疾患 ………………………… 112
　　4. 内分泌・代謝疾患 ………………… 112
　　5. 腎疾患 ……………………………… 114
　　6. 婦人科器質的疾患 ………………… 114
　　7. 自己免疫疾患 ……………………… 115
　　8. 血液・造血器疾患 ………………… 115
　　9. 精神障害 …………………………… 115
Ⅱ　分娩の異常 ……………………… **116**

　A　胎児機能不全 ……………………… 116
　B　胎位・胎勢の異常 ………………… 117
　C　産道の異常 ………………………… 118
　D　娩出力の異常 ……………………… 119
　E　分娩時の産道損傷 ………………… 119
　F　児娩出後の異常 …………………… 121
　G　産科ショック・播種性血管内凝固
　　　（DIC） …………………………… 122
　H　異常分娩時の産科手術 …………… 122
　I　分娩誘発 …………………………… 123
Ⅲ　産褥の異常 ……………………… **124**
　　1. 産褥熱 ……………………………… 124
　　2. 子宮復古不全 ……………………… 124
　　3. 産褥静脈血栓症・産褥血栓性静脈炎
　　　 ……………………………………… 125
　　4. 乳腺炎 ……………………………… 125
　　5. 乳汁分泌不全 ……………………… 125
　　6. 産褥期精神障害 …………………… 126
Ⅳ　新生児の異常 …………………… **126**
　　1. 新生児仮死 ………………………… 126
　　2. 感染症 ……………………………… 127
　　3. 分娩による児の損傷 ……………… 127
　　4. 重症黄疸 …………………………… 130
　　5. 新生児メレナ ……………………… 131
　　6. 新生児嘔吐 ………………………… 131
　　7. 臍部の異常 ………………………… 131
　　8. 低出生体重児 ……………………… 131
　　9. 先天異常 …………………………… 132
Ⅴ　受胎調節，避妊，人工妊娠中絶 … **132**

第5章　妊婦，産婦，褥婦および新生児の異常と看護　岩田裕子　135

Ⅰ　妊娠の異常と看護 …………………… 135
　1．妊娠悪阻 ………………………… 135
　2．妊娠高血圧症候群 ……………… 135
　3．糖尿病・妊娠糖尿病 …………… 136
　4．常位胎盤早期剝離 ……………… 136
　5．前置胎盤 ………………………… 137
　6．胎児発育不全 …………………… 137
　7．流産・切迫流産 ………………… 137
　8．切迫早産 ………………………… 138
　9．異所性妊娠（子宮外妊娠） …… 138
　10．分娩予定日を過ぎた妊婦への看護
　　 ……………………………………… 139
　11．妊娠性貧血の予防・看護 ……… 139
Ⅱ　分娩の異常と看護 …………………… 139
　1．胎児機能不全 …………………… 139
　2．産道の異常 ……………………… 140
　3．娩出力の異常 …………………… 140
　4．胎児，胎児付属物の異常 ……… 140
　5．分娩時の母体損傷，異常出血 … 140
　6．産科ショック，播種性血管内凝固
　　 （DIC） …………………………… 141
　7．胎児死亡 ………………………… 141
Ⅲ　産褥の異常と看護 …………………… 141
　1．産褥熱 …………………………… 141
　2．子宮復古不全 …………………… 142
　3．尿路感染症 ……………………… 142
　4．乳房の異常 ……………………… 142
　5．産褥期精神障害 ………………… 142
Ⅳ　新生児の異常と看護 ………………… 143
　1．新生児仮死 ……………………… 143
　2．新生児感染症 …………………… 144
　3．分娩時外傷のある児 …………… 144
　4．新生児黄疸 ……………………… 145
　5．低出生体重児 …………………… 145

小児の看護

第1章　小児の看護概論　148

Ⅰ　小児看護の基本 ………… 田村敦子　148
A　小児の特徴 ……………………… 148
B　小児の発達段階の特徴 ………… 149
　1．新生児期・乳児期 ……………… 149
　2．幼児期 …………………………… 150
　3．学童期 …………………………… 150
　4．思春期 …………………………… 150
C　小児看護の役割 ………………… 150
D　小児看護の特徴 ………………… 152
E　小児看護の課題 ………………… 153
Ⅱ　小児保健 ………………… 石井榮一　154
A　小児の保健と福祉 ……………… 154
　1．子ども・子育てビジョン ……… 155
　2．健やか親子21 …………………… 155
　3．子どもの権利条約 ……………… 156
　4．成育基本法 ……………………… 156
　5．社会的養護と児童養護施設 …… 157
　6．母子保健事業 …………………… 157
　7．学校保健 ………………………… 158
B　小児の衛生統計 ………………… 160
　1．小児人口の推移と死亡統計 …… 160
　2．低出生体重児の割合の上昇 …… 162
C　小児保健の問題と今後の方向 … 163
Ⅲ　小児の解剖・生理 ………………… 164
A　小児の解剖学的特徴 …………… 164
　1．身長，体重，頭囲，胸囲，体表
　　 面積（平均値） ………………… 164
　2．大泉門，小泉門 ………………… 164
　3．歯牙の発育 ……………………… 165
　4．骨の発育 ………………………… 165
　5．各臓器の発達 …………………… 165
B　小児の生理的特徴 ……………… 166

1．消化と吸収 …………………… 166
2．排泄 …………………………… 166
3．呼吸, 循環 …………………… 167
4．血液系の発達 ………………… 167
5．体温 …………………………… 168
6．睡眠 …………………………… 168
7．免疫 …………………………… 168

Ⅳ　小児の成長・発達 ……………… 169
A　小児の成長・発達 …………… 169
1．成長 ………………………… 169
2．運動・精神発達 …………… 170
B　成長・発達の評価 …………… 173
1．成長の評価 ………………… 173
2．発達（精神発達）の評価 ……… 173

Ⅴ　小児の栄養 ……………………… 175
A　小児の栄養の特徴 …………… 175
B　食事摂取基準 ………………… 175
C　乳児の栄養 …………………… 176
1．初乳について ……………… 176
2．母乳と人工乳（調節乳）の比較 … 176
3．母乳栄養 …………………… 176
4．人工栄養法・混合栄養法 ……… 178
5．離乳 ………………………… 178
D　幼児の栄養 …………………… 179
E　食育 …………………………… 179
1．食育関連の制度 …………… 179
2．第2次食育推進基本計画 ……… 180
3．食からはじまる健やかガイド …… 180

Ⅵ　発達段階ごとの小児の看護
………………… 田村敦子 181
A　新生児期・乳児期 …………… 181
1．日常生活の援助 …………… 181
2．親子関係への援助 ………… 182
3．感染予防と予防接種 ……… 182
4．事故防止への援助 ………… 183
B　幼児期 ………………………… 183
1．日常生活の援助 …………… 183
2．親子関係への援助 ………… 184
3．感染予防と予防接種 ……… 184
4．事故防止への援助 ………… 185
C　学童期 ………………………… 185
1．日常生活の援助 …………… 185
2．学童期に起こりやすい健康問題

への援助 ……………………… 186
D　思春期 ………………………… 186
1．日常生活の援助 …………… 186
2．思春期に起こりやすい健康問題
への援助 ……………………… 187

Ⅶ　小児の養護 ……………………… 187
A　衣服 …………………………… 187
1．衣服を選択する条件 ……… 187
2．発達段階に合わせた衣服にかか
わる援助 ……………………… 188
B　食事 …………………………… 188
1．母乳栄養 …………………… 189
2．人工栄養 …………………… 189
3．離乳食の与え方 …………… 190
4．幼児食の与え方 …………… 190
5．学童期の食事 ……………… 191
C　睡眠 …………………………… 191
1．寝具・寝衣 ………………… 191
2．乳幼児の寝かせ方 ………… 191
D　排泄 …………………………… 192
1．おむつ交換 ………………… 192
2．トイレットトレーニング …… 192
E　清潔 …………………………… 193
1．乳児の沐浴 ………………… 193
2．幼児の入浴 ………………… 194
3．清拭 ………………………… 194
F　居室 …………………………… 195
G　外気浴・日光浴 ……………… 195
H　遊び …………………………… 196
1．遊ばせ方 …………………… 196
2．玩具の選び方 ……………… 196
3．テレビやビデオ …………… 197
I　抱く ……………………………… 198
J　事故防止 ……………………… 198

Ⅷ　小児の疾病予防（予防接種）
………………… 石井榮一 200
1．予防接種の種類 …………… 200
2　予防接種の問題点 ………… 201

Ⅸ　小児の精神保健 ………………… 204
1．乳幼児期における精神保健 ……… 204
2．学童期における精神保健 ……… 204
3．思春期における精神保健 ……… 205
4．精神保健活動 ……………… 205

第2章　主な小児疾患

Ⅰ　小児疾患の特徴 ……………… 石井榮一　207
　　1．成長・発達と小児疾患 ……………… 207
　　2．プライマリケアと小児疾患 ……… 207
　　3．近年増加・減少している疾患を
　　　　理解する……………………………… 208
Ⅱ　先天性疾患 …………………………… 208
　A　先天異常・遺伝性疾患　江口真理子　208
　　1．単一遺伝子疾患 …………………… 208
　　2．常染色体異常症 …………………… 209
　　3．性染色体異常症 …………………… 210
　B　先天代謝異常症 …………………… 211
　　1．アミノ酸代謝異常症……………… 212
　　2．糖代謝異常症 ……………………… 212
　　3．脂質代謝異常症（リピドーシス）… 213
　C　先天奇形症候群 …………………… 213
　　1．ヌーナン症候群 …………………… 213
　　2．マルファン症候群…………………… 214
　D　ハイリスク新生児 ……… 太田雅明　214
　E　胎芽病と胎児病 ……… 江口真理子　215
Ⅲ　新生児の疾患 ………………… 太田雅明　215
　A　新生児の特徴……………………… 215
　B　分娩時における外傷，出血，その
　　　ほかの症状 ……………………… 216
　　1．分娩外傷………………………… 216
　　2．骨折 ……………………………… 217
　　3．新生児の出血 …………………… 218
　　4．胎便吸引症候群（MAS）……… 218
　C　新生児の適応障害 ……………… 219
　　1．新生児仮死 ……………………… 219
　　2．新生児一過性多呼吸…………… 220
　　3．新生児黄疸 ……………………… 220
　　4．新生児メレナ（ビタミンK欠乏症）222
　D　新生児の感染症………………… 223
　　1．先天性母子感染症……………… 223
　　2．新生児の敗血症・髄膜炎……… 224
　　3．臍の感染………………………… 224
　　4．新生児眼炎（新生児結膜炎）… 225
　　5．皮膚の感染症（新生児TSS様発
　　　　疹症）…………………………… 225
　　6．カンジダ性皮膚炎……………… 225
　E　低出生体重児（未熟児）と疾患 …… 225

　F　過期産児 ……………………………… 227
　G　子宮内発育遅延児とSFD児 ……… 227
　H　双胎間輸血症候群……………………… 228
Ⅳ　成長・発育の障害 ………… 濱田淳平　228
　　1．低身長症………………………… 228
　　2．高身長症………………………… 228
　　3．肥満 ……………………………… 229
　　4．乳児栄養障害 …………………… 229
　　5．ビタミン欠乏症とビタミン過剰症… 230
Ⅴ　呼吸器系の疾患 …………… 石前峰斉　231
　A　小児の主な呼吸器疾患と症状 …… 231
　B　気道の疾患 ……………………… 232
　　1．感冒（かぜ症候群）…………… 232
　　2．急性咽頭炎，扁桃炎 …………… 232
　　3．急性喉頭炎（クループ症候群）… 233
　　4．喉頭軟化症 ……………………… 233
　　5．先天性喉頭喘鳴………………… 234
　C　気管支・肺の疾患 ……………… 234
　　1．急性気管支炎 …………………… 234
　　2．喘息様気管支炎………………… 234
　　3．急性細気管支炎………………… 234
　　4．肺炎 ……………………………… 235
　D　胸膜の疾患 ……………………… 237
　　1．気胸 ……………………………… 237
　　2．胸膜炎 …………………………… 238
Ⅵ　循環器系の疾患 …………… 檜垣高史　239
　A　小児の主な循環器疾患と症状 …… 239
　B　先天性心疾患（左右短絡疾患群：
　　　非チアノーゼ性）……………… 240
　　1．心房中隔欠損症（2次中隔欠損
　　　　症）…………………………… 242
　　2．心室中隔欠損症………………… 242
　　3．房室中隔欠損症（心内膜床欠損
　　　　症）…………………………… 242
　　4．動脈管開存症 …………………… 243
　C　先天性心疾患（右左短絡疾患：
　　　チアノーゼ性）………………… 244
　　1．ファロー四徴症………………… 244
　　2．完全大血管転位………………… 244
　　3．総肺静脈還流異常……………… 245
　　4．三尖弁閉鎖……………………… 245

D　先天性心疾患（非短絡疾患）………… 245
　1.　肺動脈弁狭窄 ……………………… 245
　2.　大動脈弁狭窄 ……………………… 246
　3.　大動脈縮窄 ………………………… 246
E　後天性心疾患 …………………………… 247
　1.　心筋炎 ……………………………… 247
　2.　心外膜炎 …………………………… 247
　3.　心筋症 ……………………………… 247
　4.　特発性肺動脈性肺高血圧症 ……… 248
　5.　不整脈 ……………………………… 248
　6.　起立性調節障害 …………………… 249
　7.　川崎病 ……………………………… 249
　8.　リウマチ性心疾患 ………………… 251
　9.　感染性心内膜炎 …………………… 251

Ⅶ　**消化器系の疾患** ………… 高田秀実 **252**
A　小児の主な消化器疾患と症状……… 252
　1.　消化器の働き ……………………… 252
　2.　主な消化器疾患 …………………… 252
B　口腔の疾患 ……………………………… 253
　1.　口内炎 ……………………………… 253
　2.　鵞口瘡（口腔カンジダ症）………… 253
　3.　口角炎（ペルレーシュ）………… 253
　4.　舌の疾患 …………………………… 254
C　食道疾患 ………………………………… 254
　1.　先天性食道閉鎖と気管食道瘻 …… 254
　2.　胃食道逆流症（GERD）………… 255
　3.　噴門弛緩症 ………………………… 255
D　胃の疾患 ………………………………… 255
　1.　肥厚性幽門狭窄症 ………………… 255
　2.　胃・十二指腸潰瘍 ………………… 255
E　腸の疾患 ………………………………… 256
　1.　急性胃腸炎，急性大腸炎（乳児
　　　下痢症）…………………………… 256
　2.　炎症性腸疾患 ……………………… 257
　3.　腸閉塞，イレウス ………………… 257
　4.　腸重積症 …………………………… 257
　5.　ヒルシュスプルング病 …………… 258
　6.　鎖肛 ………………………………… 258
　7.　急性虫垂炎 ………………………… 258
F　腹膜炎………………………………………… 259
G　肝・胆道疾患 …………………………… 259
　1.　ウイルス性肝炎 …………………… 259
　2.　乳児肝炎 …………………………… 261

　3.　胆道閉鎖症……………………………… 261
　4.　胆道拡張症……………………………… 262
H　ヘルニア ………………………………… 262
　1.　横隔膜ヘルニア …………………… 262
　2.　鼠径ヘルニア ……………………… 262
　3.　臍ヘルニア ………………………… 262

Ⅷ　**血液・造血器系の疾患** … 永井功造 **263**
A　小児の造血とその発達 ……………… 263
B　赤血球系の疾患 ………………………… 263
　1.　鉄欠乏性貧血 ……………………… 264
　2.　溶血性貧血 ………………………… 264
　3.　再生不良性貧血 …………………… 266
C　白血球系疾患 ……………………………… 267
　1.　好中球減少症 ……………………… 267
　2.　好中球機能異常 …………………… 267
D　出血性疾患 ……………………………… 267
　1.　血小板の異常 ……………………… 268
　2.　凝固系の障害 ……………………… 268
　3.　血管系の異常 ……………………… 269
E　小児の白血病と悪性リンパ腫……… 270
　1.　小児白血病 ………………………… 270
　2.　悪性リンパ腫 ……………………… 271

Ⅸ　**内分泌系疾患**……………… 濱田淳平 **272**
A　小児の主な内分泌系疾患と症状 … 272
B　視床下部・下垂体疾患 ……………… 272
　1.　下垂体機能低下症 ………………… 272
　2.　成長ホルモン欠損症，分泌不全
　　　性低身長症………………………… 273
　3.　尿崩症 ……………………………… 273
　4.　そのほかの下垂体機能低下症 …… 273
C　甲状腺疾患 ……………………………… 274
　1.　甲状腺機能低下症 ………………… 274
　2.　慢性甲状腺炎 ……………………… 274
　3.　甲状腺機能亢進症(バセドウ病) … 275
D　副甲状腺疾患 …………………………… 275
　1.　副甲状腺機能低下症 ……………… 275
　2.　副甲状腺機能亢進症 ……………… 275
E　副腎疾患 ………………………………… 275
　1.　副腎皮質機能不全症 ……………… 276
　2.　クッシング症候群 ………………… 276
　3.　先天性副腎皮質過形成 …………… 276
F　性腺の異常 ……………………………… 277
　1.　思春期早発症（性早熟症）………… 277

　　2．思春期遅発症 ················· 277
　　3．性分化異常症・性分化疾患 ········ 278
Ｘ　代謝疾患 ····························· 278
　Ａ　小児の主な代謝疾患と症状········ 278
　Ｂ　先天代謝異常症 ················· 279
　Ｃ　糖代謝異常 ····················· 280
　　1．糖尿病 ····················· 280
　　2．低血糖症 ··················· 281
　　3．アセトン血性嘔吐症（周期性嘔
　　　吐症）····················· 281
　Ｄ　水・電解質代謝異常症 ··········· 282
　　1．脱水症 ····················· 282
　　2．酸塩基平衡障害 ············· 283
Ⅺ　腎・尿路・生殖器系の疾患
　　　··················· 加賀田敬郎　284
　Ａ　小児の主な腎・尿路・生殖器系の
　　　疾患と症状 ··················· 284
　Ｂ　腎・尿路・生殖器系の奇形と先天
　　　異常 ························· 285
　　1．水腎症 ····················· 285
　　2．尿道下裂 ··················· 285
　　3．停留精巣（停留睾丸）········ 285
　　4．陰嚢水腫（精索水腫）········ 286
　Ｃ　腎・糸球体疾患 ················· 286
　　1．急性糸球体腎炎（溶血性レンサ
　　　球菌感染後急性糸球体腎炎）···· 286
　　2．慢性糸球体腎炎（慢性腎炎）··· 286
　　3．ネフローゼ症候群 ··········· 288
　　4．腎不全 ····················· 288
　Ｄ　腎尿細管疾患 ··················· 289
　　1．尿細管性アシドーシス ······· 289
　　2．腎性尿崩症 ················· 289
　Ｅ　たんぱく尿 ····················· 289
　　1．体位性たんぱく尿（起立性たん
　　　ぱく尿）··················· 289
　　2．無症候性たんぱく尿············ 290
　Ｆ　尿路感染症 ····················· 290
Ⅻ　脳・神経・筋系の疾患 ··· 元木崇裕　290
　Ａ　小児の主な脳・神経・筋系の疾患··· 290
　Ｂ　神経発生異常 ··················· 291
　　1．小頭症 ····················· 291
　　2．水頭症 ····················· 291
　　3．狭頭症（頭蓋骨縫合早期癒合症)··· 291

　　4．二分脊椎・脊椎破裂 ·········· 291
　Ｃ　てんかん・痙攣性疾患············ 291
　　1．てんかん··················· 291
　　2．熱性痙攣 ··················· 293
　　3．憤怒痙攣（泣き入りひきつけ）··· 293
　Ｄ　脳血管系障害···················· 294
　　1．急性小児片麻痺 ············· 294
　　2．頭蓋内出血 ················· 294
　Ｅ　神経系感染症···················· 294
　　1．急性脳症 ··················· 294
　　2．ライ症候群 ················· 294
　Ｆ　皮膚・神経症候群················ 295
　　1．結節性硬化症 ··············· 295
　　2．スタージ-ウェーバー症候群 ····· 295
　　3．神経線維腫症（レックリングハ
　　　ウゼン病）················· 295
　Ｇ　神経変性疾患···················· 295
　　1．灰白質の変性疾患 ··········· 295
　　2．白質の変性・脱髄性疾患 ······ 295
　Ｈ　急性多発性神経炎（ギラン-バレー
　　　症候群）····················· 296
　Ｉ　脳性麻痺 ······················· 296
　　1．病態 ······················· 296
　　2．症状・診断 ················· 296
　　3．治療 ······················· 296
　　4．脳性麻痺の型別分類 ········· 297
　Ｊ　精神運動発達遅滞················ 297
　Ｋ　高次脳機能障害·················· 297
　Ｌ　筋疾患 ························· 298
　　1．筋ジストロフィー ··········· 298
　　2．脊髄性筋萎縮症 ············· 299
　　3．重症筋無力症 ··············· 300
ⅩⅢ　免疫・アレルギー疾患，膠原病
　　　··················· 中野直子　300
　Ａ　小児の主な免疫・アレルギー疾患，
　　　膠原病と症状 ················· 300
　Ｂ　免疫不全症 ····················· 301
　　1．原発性免疫不全症候群············ 301
　　2．後天性免疫不全症候群············ 302
　Ｃ　アレルギー疾患·················· 302
　　1．気管支喘息··················· 302
　　2．アトピー性皮膚炎 ··········· 303
　　3．アレルギー性鼻炎 ··········· 304

　　　4．アナフィラキシー ……………… 304
　D　膠原病 ……………………………… 304
　　　1．リウマチ熱 …………………… 304
　　　2．若年性特発性関節炎（若年性関
　　　　　節リウマチ） ………………… 305
　　　3．全身性エリテマトーデス …… 305
　　　4．血管性紫斑病（IgA血管炎）… 306
　　　5．若年性皮膚筋炎 ……………… 306
　　　6．急性熱性皮膚粘膜リンパ節症候
　　　　　群（川崎病） ………………… 306
XIV　感染症 ………………… 田内久道 306
　A　小児の主な感染症の症状 ……… 306
　B　細菌感染症 ……………………… 307
　　　1．溶血性レンサ球菌感染症 …… 307
　　　2．猩紅熱 ………………………… 307
　　　3．ブドウ球菌感染症（黄色ブドウ
　　　　　球菌） ………………………… 307
　　　4．ジフテリア …………………… 308
　　　5．破傷風 ………………………… 308
　　　6．百日咳 ………………………… 309
　　　7．敗血症 ………………………… 309
　　　8．化膿性髄膜炎 ………………… 310
　　　9．細菌性赤痢 …………………… 310
　　　10．サルモネラ感染症 …………… 310
　　　11．大腸菌性胃腸炎 ……………… 310
　　　12．腸炎ビブリオ胃腸炎 ………… 311
　　　13．カンピロバクター腸炎 ……… 311
　　　14．小児結核症 …………………… 311
　C　クラミジア感染症 ……………… 312
　　　1．オウム病クラミジア ………… 312
　　　2．肺炎クラミジア ……………… 312
　D　マイコプラズマ感染症 ………… 312
　E　スピロヘータ感染症 …………… 312
　　　1．梅毒 …………………………… 312
　F　ウイルス感染症 ………………… 313
　　　1．インフルエンザ（流行性感冒）… 313
　　　2．麻疹 …………………………… 313
　　　3．風疹 …………………………… 313
　　　4．突発性発疹症 ………………… 314
　　　5．伝染性紅斑 …………………… 314
　　　6．水痘・帯状疱疹 ……………… 315
　　　7．流行性耳下腺炎（おたふくかぜ）
　　　　　……………………………… 315
　　　8．単純ヘルペスウイルス感染症 …… 316
　　　9．ヘルパンギーナ ……………… 316
　　　10．手足口病 ……………………… 316
　　　11．ロタウイルス感染症（乳児嘔吐
　　　　　下痢症） ……………………… 317
　　　12．アデノウイルス感染症 ……… 317
　　　13．ポリオ（急性灰白髄炎） …… 318
　　　14．RSウイルス感染症 ………… 318
　　　15．EBウイルス感染症（伝染性単核
　　　　　症） …………………………… 318
　　　16．日本脳炎 ……………………… 319
　　　17．ウイルス性脳炎 ……………… 319
　　　18．ヒト免疫不全ウイルス（HIV）… 319
　G　寄生虫症 ………………………… 320
　　　1．回虫症 ………………………… 320
　　　2．蟯虫症 ………………………… 320
　　　3．鉤虫症 ………………………… 320
　　　4．日本住血吸虫症 ……………… 320
　　　5．そのほかの寄生虫症 ………… 320
XV　皮膚疾患 ……………… 中野直子 321
　　　1．アトピー性皮膚炎 …………… 321
　　　2．脂漏性湿疹 …………………… 321
　　　3．汗疹（あせも） ……………… 322
　　　4．伝染性軟属腫（みずいぼ）…… 322
　　　5．伝染性膿痂疹 ………………… 322
　　　6．おむつ皮膚炎 ………………… 322
XVI　眼科疾患 ……………… 檜垣高史 323
　　　1．先天性白内障 ………………… 323
　　　2．先天性緑内障 ………………… 323
　　　3．斜視 …………………………… 323
　　　4．先天性眼瞼下垂 ……………… 323
　　　5．未熟児網膜症 ………………… 323
　　　6．先天性鼻涙管閉塞（先天性涙嚢炎）… 323
XVII　耳鼻咽喉科疾患 ………………… 324
　　　1．滲出性中耳炎 ………………… 324
　　　2．急性中耳炎 …………………… 324
　　　3．副鼻腔炎 ……………………… 324
　　　4．アデノイド …………………… 324
　　　5．アレルギー性鼻炎 …………… 324
XVIII　口腔外科疾患 …………………… 324
　　　1．口蓋裂・口唇裂 ……………… 324
　　　2．舌小帯短縮症 ………………… 325
XIX　悪性固形腫瘍 ………… 森谷京子 325

A　小児の悪性固形腫瘍の特徴 ………… 325

B　小児期の主な悪性固形腫瘍 ………… 326

1. 神経芽腫 ………………………… 326

2. ウィルムス腫瘍（腎芽腫）………… 326

3. 肝芽腫 …………………………… 327

4. 網膜芽腫 ………………………… 327

5. 骨・軟部腫瘍 …………………… 327

6. 脳腫瘍 …………………………… 328

XX　事故・外傷と整形外科疾患

…………………………… 高田秀実　328

A　事故・外傷 …………………………… 328

1. 頭部外傷 ………………………… 328

2. 誤飲・誤嚥 ……………………… 329

3. 溺水 ……………………………… 329

4. 熱傷 ……………………………… 329

5. 熱中症 …………………………… 329

B　整形外科疾患 ………………………… 330

1. 先天性股関節脱臼（発達性股関

節脱臼）…………………………… 330

2. 先天性筋性斜頸 ………………… 330

3. 先天性内反足 …………………… 331

4. 脊柱側彎症 ……………………… 331

5. ペルテス病 ……………………… 331

XXI　精神疾患と心身医学 ……… 元木崇裕　332

A　小児の精神疾患の特徴 …………… 332

B　神経発達障害群 …………………… 332

1. 知的能力障害 …………………… 332

2. 自閉症スペクトラム障害（広汎

性発達障害）…………………… 333

3. 注意欠如（欠陥）・多動性障害

（ADHD）……………………… 333

4. 限局性学習障害 ………………… 333

5. コミュニケーション障害 ……… 333

6. 言語発達遅滞 …………………… 334

7. チック障害 ……………………… 334

C　解離性障害 ………………………… 334

D　転換性障害 ………………………… 335

E　不安障害 …………………………… 335

F　摂食障害 …………………………… 335

G　過換気症候群 ……………………… 335

XXII　そのほかの小児疾患・問題 ……… 336

1. 乳幼児突然死症候群（SIDS）…… 336

2. 乳幼児揺さぶられ症候群（SBS）… 336

3. 不登校 …………………………… 337

第3章　小児の多様な場における看護
　　　　　　　　　　　　　　　　黒田光恵　338

I　外来における小児と家族への看護

……………………………………… 338

A　対象の理解 ………………………… 338

B　外来看護で求められる役割 ……… 339

1. 外来で看護師が行う基本的な対応　339

2. 外来での検査・処置への支援 …… 340

3. 虐待を受けている小児への対応 … 340

II　入院における小児と家族への看護　341

A　対象の理解 ………………………… 341

B　入院における看護で求められる役割

……………………………………… 342

1. 入院時に看護師が行う基本的な

対応 ……………………………… 342

2. 病棟運営 ………………………… 343

3. 病児の不安に対する対応 ……… 344

4. 発達段階に応じた小児と家族へ

の看護 …………………………… 346

5. 病棟における事故防止 ………… 347

6. 転倒・転落の防止 ……………… 348

C　退院時の支援 ……………………… 349

III　地域・在宅で医療的ケアを必要とする

小児と家族への看護 ……………… 349

A　対象の理解 ………………………… 349

B　地域・在宅看護で求められる役割 … 351

1. 在宅看護で用いられる看護技術

の留意点 ………………………… 351

C　看護の実際 ………………………… 353

1. 病院〜退院まで ………………… 353

2. 退院後から在宅まで …………… 353

IV　災害時における小児と家族への看護

……………………………………… 354

A　対象の理解 ………………………… 354

1. 災害による小児への影響 ……… 354

2. 災害による家族への影響 ……… 354

B　災害時の医療体制 ………………… 355

C　被災した小児と家族への支援 …… 355

第4章　小児の看護技術と状況・状態・症状別看護 扇野綾子 357

Ⅰ　プレパレーション ……………………… 357
Ⅱ　小児看護の特殊技術 ………………… 358
　A　診察の介助 ……………………………… 358
　　1．乳児の診察の介助 ………… 358
　　2．幼児の診察の介助 ………… 359
　　3．学童期以降の診察の介助 … 359
　B　身体計測 ………………………………… 359
　　1．身長 …………………………… 359
　　2．体重 …………………………… 360
　　3．頭囲 …………………………… 360
　　4．胸囲 …………………………… 360
　　5．腹囲 …………………………… 361
　C　体温，呼吸，脈拍，血圧の測定 …… 362
　　1．体温の測定 ………………… 362
　　2．呼吸の測定 ………………… 362
　　3．脈拍の測定 ………………… 362
　　4．血圧の測定 ………………… 363
　D　与薬 ……………………………………… 363
　　1．内服薬 ……………………… 363
　　2．坐薬 …………………………… 364
　E　注射 ……………………………………… 364
　　1．皮内注射 …………………… 364
　　2．皮下注射 …………………… 364
　　3．筋肉注射 …………………… 365
　　4．静脈内注射 ………………… 365
　F　採血 ……………………………………… 366
　G　穿刺 ……………………………………… 367
　　1．骨髄穿刺 …………………… 367
　　2．腰椎穿刺 …………………… 367
　H　採尿・蓄尿 …………………………… 368
　　1．採尿 …………………………… 368
　　2．蓄尿，尿量測定 …………… 368
　Ⅰ　浣腸 ……………………………………… 369

　J　体温調節………………………………… 369
　K　酸素療法 ……………………………… 370
　L　経管栄養………………………………… 370
　M　抑制，固定 …………………………… 370
Ⅲ　特殊な問題をもつ小児の看護 ……… 371
　A　安静を要する児……………………… 371
　B　隔離を要する児 ……………………… 372
　C　食事制限のある児 …………………… 372
　D　牽引中の児 …………………………… 372
　E　ギプス包帯中の児 …………………… 372
　F　活動制限の必要な児 ………………… 373
　G　手術の必要な児 ……………………… 373
　H　危篤状態の児 ………………………… 374
　Ⅰ　児の死後の処置 ……………………… 374
Ⅳ　主な症状に対する看護 ……………… 374
　　1．不機嫌，不活発 …………… 374
　　2．啼泣 …………………………… 374
　　3．疼痛 …………………………… 375
　　4．発熱 …………………………… 375
　　5．痙攣 …………………………… 376
　　6．嘔吐 …………………………… 376
　　7．便秘 …………………………… 376
　　8．下痢 …………………………… 377
　　9．脱水 …………………………… 377
　　10．浮腫 …………………………… 377
　　11．発疹 …………………………… 378
　　12．意識障害 …………………… 378
　　13．黄疸 …………………………… 378
　　14．出血 …………………………… 379
　　15．貧血 …………………………… 379
　　16．呼吸困難 …………………… 379
　　17．チアノーゼ ………………… 380

第5章　主な小児疾患患者の看護 382

Ⅰ　低出生体重児（未熟児）の看護
　………………………… 浅井宏美 382
　A　低出生体重児の定義と分類…………… 382
　　1．出生体重による分類……………… 382

　　2．在胎週数による分類………………… 382
　　3．在胎週数と出生体重を組み合わ
　　　せた分類…………………………… 383
　B　ハイリスク新生児の定義 ……………… 383

C　低出生体重児の看護の原則………… 384
D　低出生体重児の看護の要点………… 384
　　1．保温 ……………………………… 384
　　2．栄養 ……………………………… 385
　　3．感染予防………………………… 386
　　4．ミニマルハンドリングとディベ
　　　ロップメンタルケア……………… 387
E　家族へのケア ……………………… 388
　　1．ファミリーセンタードケア …… 388
Ⅱ　新生児の疾患と看護 ……………… 388
A　先天性疾患 ………………………… 388
　　1．先天性疾患をもつ新生児と家族
　　　の置かれている状況……………… 389
　　2．看護援助………………………… 390
B　新生児メレナ（ビタミンK 欠乏症）… 390
　　1．症状・病態……………………… 390
　　2．治療と看護援助 ………………… 391
C　呼吸窮迫症候群（RDS）…………… 391
　　1．症状・病態……………………… 391
　　2．治療と看護援助 ………………… 391
Ⅲ　乳児栄養障害と看護 ……………… 392
A　乳児下痢症 ………………………… 392
　　1．症状・病態……………………… 392
　　2．看護援助………………………… 392
B　栄養失調症 ………………………… 393
　　1．症状・病態……………………… 393
　　2．看護援助………………………… 393
Ⅳ　呼吸器系疾患患児の看護
　　…………………… 手塚園江 394
　　1．かぜ症候群……………………… 394
　　2．急性喉頭炎（クループ症候群）… 394
　　3．肺炎 ……………………………… 395
　　4．気管支喘息……………………… 395
Ⅴ　循環器系疾患患児の看護 ………… 396
　　1．先天性心疾患（心室中隔欠損症・
　　　ファロー四徴症）………………… 396
　　2．心不全 …………………………… 397
　　3．川崎病（小児急性熱性皮膚粘膜
　　　リンパ節症候群）………………… 398
Ⅵ　消化器系疾患患児の看護 ………… 398
　　1．口内炎，鵞口瘡………………… 398
　　2．肥厚性幽門狭窄症 ……………… 399
　　3．急性腸炎・急性大腸炎………… 399

　　4．肝炎 ……………………………… 399
　　5．先天性胆道閉鎖症 ……………… 400
　　6．腸重積症………………………… 400
　　7．鼠径ヘルニア …………………… 400
　　8．先天性消化管閉鎖症 …………… 401
Ⅶ　血液疾患患児の看護 …… 田村敦子 401
　　1．鉄欠乏性貧血…………………… 401
　　2．血小板減少性紫斑病…………… 402
　　3．血友病…………………………… 402
　　4．白血病…………………………… 403
Ⅷ　感染症患児の看護 ………………… 404
A　細菌感染症 ………………………… 404
　　1．A群βレンサ球菌感染症 ……… 404
　　2．猩紅熱…………………………… 405
　　3．ジフテリア……………………… 405
　　4．破傷風…………………………… 405
　　5．百日咳…………………………… 405
　　6．化膿性髄膜炎…………………… 406
　　7．赤痢，疫痢……………………… 407
　　8．小児結核症……………………… 407
B　ウイルス感染症 …………………… 407
　　1．インフルエンザ………………… 407
　　2．麻疹……………………………… 408
　　3．風疹……………………………… 408
　　4．突発性発疹……………………… 408
　　5．水痘……………………………… 409
　　6．流行性耳下腺炎………………… 409
　　7．ウイルス性胃腸炎……………… 410
　　8．アデノウイルス感染症 ………… 410
　　9．ポリオ（急性灰白髄炎）……… 410
　　10．日本脳炎………………………… 410
　　11．EBウイルス感染症（伝染性単核
　　　球症）……………………………… 411
Ⅸ　内分泌および代謝異常症患児の
　　看護 ……………………………… 411
　　1．低身長症………………………… 411
　　2．甲状腺機能低下症……………… 411
　　3．甲状腺機能亢進症……………… 412
　　4．糖尿病…………………………… 412
　　5．アセトン血性嘔吐症…………… 414
　　6．肥満……………………………… 415
Ⅹ　腎・泌尿器系疾患患児の看護 …… 415
　　1．急性糸球体腎炎 ………………… 415

　　2．ネフローゼ症候群 ……………… 416
　　3．尿路感染症 …………………… 417
XI　神経系疾患患児の看護 ……… **418**
　　1．てんかん ……………………… 418
　　2．脳性麻痺 ……………………… 419
XII　免疫・アレルギー疾患，膠原病
　　患児の看護 ………………… **420**
　　1．食物アレルギー ……………… 420
　　2．全身性エリテマトーデス（SLE）… 420
　　3．アトピー性皮膚炎 …………… 421
　　4．リウマチ熱 …………………… 421
　　5．若年性特発性関節炎………… 421
　　6．若年性皮膚筋炎 ……………… 422
　　7．原発性免疫不全症候群 ……… 422
XIII　皮膚疾患患児の看護 ………… **422**
　　1．乳児脂漏性湿疹 ……………… 422
　　2．伝染性膿痂疹 ………………… 422
XIV　眼科疾患患児の看護 ………… **423**
　　1．炎症性眼疾患 ………………… 423
　　2．手術適応疾患 ………………… 423
　　3．眼位異常，屈折障害………… 424
XV　耳鼻咽喉科疾患患児の看護 …… **424**
　　1．中耳炎 ………………………… 424
　　2．先天性難聴，外耳の先天性異常 … 424
　　3．鼻疾患 ………………………… 425
　　4．咽喉疾患……………………… 425
XVI　口腔外科疾患患児の看護 ……… **425**
　　1．口唇裂，口蓋裂 ……………… 425
XVII　小児悪性腫瘍患児の看護 ……… **426**
　A　総論……………………………… 426
　　1．症状への看護 ………………… 426
　　2．治療・処置への看護………… 426
　　3．経過別での看護（急性期・慢性
　　　期・終末期）………………… 427
　B　各論 ……………………………… 429
　　1．神経芽腫……………………… 429

　　2．横紋筋肉腫 …………………… 429
　　3．腎腫瘍（ウィルムス腫瘍）……… 429
　　4．肝芽腫 ………………………… 429
　　5．網膜芽腫……………………… 429
　　6．胚細胞腫瘍 …………………… 430
　　7．悪性骨腫瘍（骨肉腫・ユーイング
　　　肉腫）………………………… 430
　　8．脳腫瘍 ………………………… 430
　　9．悪性リンパ腫 ………………… 430
XVIII　整形外科疾患患児の看護　手塚園江 **431**
　　1．先天性股関節脱臼 …………… 431
　　2．先天性筋性斜頸 ……………… 431
　　3．先天性内反足 ………………… 431
XIX　精神疾患患児の看護 …………… **432**
XX　そのほかの問題を抱える小児へ
　　の支援 ……………………… **432**
　　1．不登校 ………………………… 432
XXI　小児の救急と看護 ………… **433**
　A　救急室 …………………………… 433
　　1．救急室の整備 ………………… 433
　　2．使用物品 ……………………… 433
　　3．感染症患児の取り扱い ……… 434
　B　救急処置と看護 ……………… 434
　　1．呼吸停止 ……………………… 434
　　2．心停止 ………………………… 435
　　3．ショック ……………………… 436
　　4．異物誤飲・誤嚥 ……………… 436
　　5．窒息 …………………………… 437
　　6．溺水 …………………………… 437
　　7．外傷 …………………………… 437
　　8．熱傷 …………………………… 438
　　9．圧迫 …………………………… 438
　　10．食中毒 ……………………… 438
　　11．ガス中毒 …………………… 439
　　12．熱中症，熱射病，日射病 ……… 439
　　13．そのほか …………………… 439

巻末付録　准看護師試験問題・解答 ……………………………………………………… 442

索引 ……………………………………………………………………………………………… 445

＊各章末の「ふりかえりチェック」には解答がついておりません．本文中にヒントがありますので，チャレンジしてください．

母子看護

母性の看護

■ 母性の看護

第 **1** 章 母性看護概論

▶**学習の目標**
●母性看護を学ぶ目的を理解する。
●母性の身体的特徴，心理的特徴，社会的特徴を理解する。
●思春期，成熟期，更年期，老年期の母性としての特徴を理解し，それぞれの時期の母性看護を学ぶ。
●母子保健の動向，女性の健康と権利に関する概念を理解する。

I 母性看護とは

A 母性と母性看護とは

1. 母性とは，母子関係とは

人間の生命の創造と育成は，男性と女性が共にかかわる営みである。女性には，体内に胎児を宿し，出産し，哺乳し育てるための特有の形態・機能がある。

1 母性とは

母性とは，子どもを産み育てることにかかわる母としての特性であり，妊娠・出産し授乳するという身体的特性，子どもへの愛情や養育行動などに表現される心理的特性，家族や地域のなかで子どもを育成するという社会的・文化的特性が含まれる。

2 女性のライフサイクル

母性の特性から女性の一生を見ると，第2次性徴が始まる思春期，生殖機能が成熟し妊娠・出産に適した成熟期，卵巣機能が衰退し閉経を迎える更年期に区分される。母性の身体的特性や心理的特性は，このようなライフサイクル*をとおして，環境や社会・文化の影響を受けながら発達するものである（図 1-1）。

＊**ライフサイクル**：人間の一生をいくつかの時期または段階に分け，一連の過程としてとらえたもの。

1
母性看護概論

2
正常な妊婦・産婦・褥婦および新生児の理解

3
妊婦、産婦、褥婦および新生児の看護

4
新生児にみられる発常

5
妊婦、産婦、褥婦および新生児の異常と看護

1
小児の看護概論

2
主な小児疾患

3
小児の多様な場における看護

4
小児の看護技術と状態・症状別看護

5
主な小児疾患患の看護

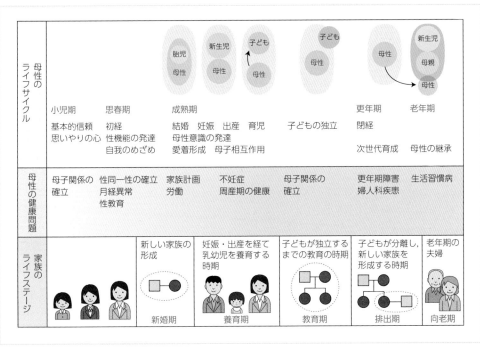

図 1-1 ● 母性のライフサイクル

3　母子相互作用とは

　母性の健康は，子どもの健康に影響を及ぼす。妊娠中の母体と胎児は身体的につながっており，妊婦と胎児は互いの健康状態に直接的に影響する。出生後は，子どもが健康に成長・発達していくために，安全な環境のなかで基本的ニードが満たされるように養育される必要がある。分娩後の母体は，母乳を産生するようになり，児が吸啜し哺乳すると，さらに母乳分泌が促進される。

　また，母親が子どもの泣きの意味や要求を読みとって応答することにより，子どもは満たされ，子どもが**愛着行動**を示すことにより，母親は喜びや楽しみを感じるようになる。このような**母子相互作用**の積み重ねによって，母子関係が形成される（図 1-2）。**母子関係**は，子どもの情緒的発達や人格形成の基礎となることからも重要である。また，母親が自己肯定感をもち母親としてのアイデンティティを確立することにもつながる。このように，母子は相互に影響し合う存在である。

2. 母性看護の特徴

1　母子と家族を中心にすえた看護

　母親（妊婦，産婦，褥婦）とその子ども（胎児，新生児）を一組としてとらえる必要がある。妊娠・分娩期には母体と胎児は身体的につながり，互いの健康状態に影響を及ぼす。出産後も，褥婦と新生児は母子相互作用によって影響し合いながら養育が行われ，母子関係が形成される。さらには，父親も含めた新たな家族が形成される。したがって，母子とその家族を中心にすえた看護を展開する。

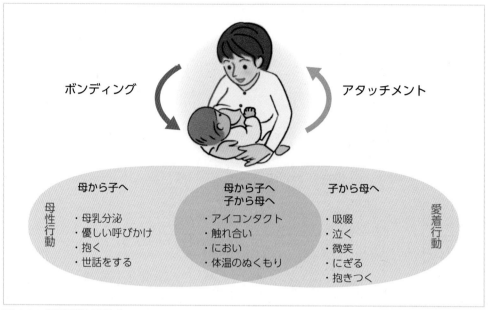

ボンディング　　　　　　　　　　　アタッチメント

母性行動	母から子へ	母から子へ子から母へ	子から母へ	愛着行動
	・母乳分泌 ・優しい呼びかけ ・抱く ・世話をする	・アイコンタクト ・触れ合い ・におい ・体温のぬくもり	・吸啜 ・泣く ・微笑 ・にぎる ・抱きつく	

図1-2 ● 母子関係の形成

2　正常な経過を順調にたどることが目標

　妊娠・分娩は病気ではないが，妊娠期，分娩期，産褥期，新生児期には劇的な身体的・心理的変化が起こる。異常を早期に発見するとともに，正常な経過を順調にたどることができるように援助すること，さらに健康を保持増進する**ヘルスプロモーション**（本章 -Ⅲ-C「成熟期」参照）の視点が求められる。

3　母性の身体的側面と心理的・社会的側面へのアプローチ

　母性は，生まれもった身体的な特性と後天的に習得する心理的・社会的側面がある。身体的ケアと同時に，心理的・社会的側面へのアプローチが必要である。

4　母子の安全を守る

　臨床の場では，特に新生児の安全を守るための環境整備が重要であり，感染防止，事故防止に十分な注意が必要である。

5　女性のライフサイクルをとおした健康への支援

　女性のライフサイクルの様々な時期にある人が対象となり得る。思春期，成熟期，更年期，老年期の特徴を理解し，母性機能にかかわる健康が保たれるような支援を考える必要がある。

6　生命尊重と看護倫理

　命の誕生に携わる者として，生命尊重の態度と倫理観が求められる。また，人権を擁護し，その人の自己決定を尊重することが大切である。

7　秘密保持と羞恥心への配慮

　性や生殖，家族関係などのプライバシーにかかわる事柄を扱う場合があり，専門職として秘密を守らなければならない（**守秘義務**）。また，診察やケアの際に羞恥心に配慮する必要がある。

8　子育てを取り巻く社会的・文化的背景の理解

　子どもを産み育てることには社会的・文化的背景が影響する。次世代を健全に育成するための社会環境に目を向ける必要がある。

9　多職種・多機関との連携

　周産期医療および母子保健の場は，総合周産期母子医療センター*，地域周産期母子医療センター*，その他の病院，開業医，保健所・保健センターなどがあり，産科医師，小児科医師，助産師，看護師，保健師などの多くの専門職が連携して働いている。また，行政，福祉，学校保健，警察などとの連携が必要な場合もある。子育て世代包括支援センターは，これらの関係機関および専門職をつなぎ，妊娠期から子育て期にわたる切れ目ない支援を行う。

　厚生労働省は，看護師および准看護師は，分娩期においては自らの判断で分娩の進行管理を行うことはできず，医師または助産師の指示監督のもとに診療または助産の補助を担い，産婦の看護を行うとしている。准看護師は，法令に基づき，医師または看護師の指示を受けて，妊産褥婦と新生児の療養上の世話および診療の補助を行う。

B　母性看護を学ぶ目的

1.　母性看護の目的

　母性看護の目的は，母性の健康を保持増進し，次世代を担う子どもの健全育成を支援することである。女性のライフサイクルのなかでも，妊娠・出産・育児は，女性と家族の人生において重要な出来事である。母子共に安全に妊娠，出産・出生し，家族が健やかに発達していくことができるように援助することが母性看護の役割である。

　そのためには，妊娠期，分娩期，産褥期，新生児期の正常な経過と健康問題についての知識と援助方法を学び，母性の機能が良好に発揮されるように母子とその家族への支援を考える必要がある。

2.　母性看護の対象

　母性看護の対象は，妊産褥婦，胎児・新生児はもちろん，新しい役割への適応過程にある父親や，祖父母，きょうだいなどの家族も含まれる。安全で満足な妊娠・出産・育児ができるように，女性と家族の意思を尊重し，健康な生活が送れるよう

＊**総合周産期母子医療センター**：合併症のある母体の分娩や産褥期の管理が可能な高度な医療設備と職員配置を行っている施設である。ほかの病院や診療所からの母体搬送（胎児が母体内に存在している状態での妊婦の転院）を受け入れて集中監視と治療が行われる。新生児集中治療室（NICU）を設備している。
＊**地域周産期母子医療センター**：産科・小児科（新生児）を備え，周産期にかかる比較的高度な医療行為を常時担う医療機関である。

1 母性看護概論／2 正常な妊娠・産婦および新生児の理解／3 妊婦・産婦・褥婦および新生児の看護／4 妊娠・産婦・褥婦および新生児にみられる症候／5 妊娠・産婦・褥婦および新生児の異常と看護／1 小児の看護概論／2 主な小児疾患／3 小児の多様な場における看護／4 小児の看護技術と状況・状態・症状別看護／5 主な小児疾患患者の看護

に支援する。

　また，女性の一生から見ると，生殖機能が成熟していく思春期にある人や，自らの生殖機能を終えた更年期や老年期の女性も，社会で次世代を育成するという観点から母性看護の対象ととらえられる。さらに，**リプロダクティブヘルス／ライツ**（本章 -V-A 参照）の視点から，生涯にわたる女性の健康を推進する。

C　母性看護のあり方

1.　健康状態・疾患の側面からみた母性看護の特徴

　妊娠・出産は病気ではなく，多くの場合は健康レベルが高い人が対象となる。母子共に正常な経過をたどり，対象者自身がセルフケア行動をとることができ，健康を増進していけるように支援をする。また一方で，妊娠・分娩・産褥・新生児期には劇的な身体的・心理的変化が起こる。この過程が順調に進まないと，母子の生命や健康が脅かされる可能性がある。

　　①妊娠・分娩・産褥経過についての知識をもち，正常な経過をたどっているか，異常の早期発見のための観察をする。
　　②安全な妊娠・分娩のために医療チームで協働して援助を行う。
　　③新生児の胎外生活への適応過程についての知識をもち，正常な経過をたどっているか，異常の発見のための観察を行う。
　　④対象者（妊婦，産婦，褥婦）自身がセルフケアできるように，知識・技術をわかりやすく提供する。

2.　母親役割獲得過程からみた母性看護の特徴

　妊娠・出産は，女性の一生のなかでも重要な出来事であり，喜びであると同時に，「親になる」という発達課題に直面する。母親役割獲得を過程（プロセス）としてとらえ，個別性に合わせた援助を行う。

　　①妊娠・分娩・産褥期の各期における母親役割獲得過程が進んでいるかをアセスメントする。
　　②その人なりに母親役割の獲得が進み，母子関係が形成できるように援助する。

3.　家族の側面からみた母性看護の特徴

　新しい家族の誕生は喜びであると同時に，新たな家族関係を築くことが課題となる。母親（妊婦，産婦，褥婦）とその子ども（胎児，新生児）を一組として，さらに，家族全体として対象をとらえる。

　　①家族構成，家族の生活基盤（居住環境，職業，経済状態，生活習慣，文化など），サポート源などについて情報収集する。
　　②新たな家族関係（母子，父子，親子，きょうだい，家族）の形成について理解

し，家族の発達課題を達成できるように援助する。

③母親のパートナーである父親は，母親にとっての重要なサポート源であると同時に，協働して育児を担う親である。父子関係が形成できるように「父親になる」ための援助を行う。

4. 社会の側面からみた母性看護の特徴

社会全体で次世代を育成していくことが求められており，看護師として子育て支援に携わる。また，リプロダクティブヘルス／ライツの視点から看護実践を行う。

①妊娠・出産・育児に関する社会環境や文化的・歴史的背景，社会制度や法律についての知識をもち，地域における子育て支援について考える。

②対象者の人権やプライバシーを尊重し，生命尊重の態度と看護倫理に基づく看護実践を行う。

Ⅱ 母性の特徴

ヒトを含めた動物には 2 つの基本的本能がある。1 つは自らの**生命維持**であり，もう 1 つは自らと同じ種族をつくる（生命の再生産）**生殖**である。ヒトにおいて，生命維持に対する男女（雌雄）間の差はほとんどないが，生殖には男女間で明確な差があり，特に妊娠，分娩，乳汁の分泌という機能は女性にしか備わっていない。生殖に対する父性の役割も重要であるが，本稿では，母性の特徴を理解するために，男女間の解剖学的・生理学的差異を概説する。

A 身体的特徴

男女間には身体的および精神的に差異があり，これを性差という。

1. 年代による変化

加齢とともに成長そして老化していくことは男女共通であるが，月経という生理現象をもつ女性では，その一生を小児期・思春期（青年期）・成熟期（壮年期）・更年期・老年期に明確に区分することができる。

女性は**初経**（月経の発来のこと，**初潮**ともいう）を迎えることにより，自らの生殖能力を認識し，母性を意識することになる。その後，成長とともに生殖機能が完成し，成熟期を迎える。そして月経の閉止（**閉経**）により，生殖機能の終了を実感する。

このように，月経という明確な生理現象により各年代を区分できるのが女性の特徴であり，疾病もそれぞれの年代に特有なものが多い。

1 母性看護概論

2 正常な妊婦，産婦，褥婦および新生児の理解

3 妊婦，産婦，褥婦および新生児の看護

4 妊婦，産婦，褥婦および新生児にみられる異常

5 妊婦，産婦，褥婦および新生児の疾患と看護

1 小児の看護概論

2 主な小児疾患

3 小児の多様な場における看護

4 小児の看護技術と状態・症状別看護

5 主な小児疾患患者の看護

2. 性周期（月経周期）の存在

1 性周期とは

　性周期には，哺乳類（ほにゅうるい）の発情周期と，月経期，卵胞期，黄体期の周期的変化からなる月経周期がある。後者は，視床下部―下垂体―卵巣―子宮という各器官間の緻密な調節機序によって制御されており，その主役は卵巣から分泌される性ステロイドホルモン*である。

2 性周期（月経周期）の機序

　月経周期は卵巣で排卵し，子宮に妊娠準備状態を作成することの繰り返しである。

●月経のはじまり　女性が思春期になると，下垂体の性腺刺激ホルモン（ゴナドトロピン）の分泌が増加し，卵胞を発育させてエストロゲン（卵胞ホルモン）の分泌を増加させる。これにより子宮が成長し，やがてエストロゲンとプロゲステロン（黄体ホルモン）の変化に反応するようになり，月経が始まる（初経）。

●成人女性の月経　成人女性では，月経時（月経期）より視床下部からゴナドトロピン放出ホルモン（GnRH）が下垂体前葉へと放出され，その作用により下垂体前葉から分泌された卵胞刺激ホルモン（FSH）が，卵巣を刺激して卵胞を発育させる（卵胞期）。

　卵胞の発育とともにエストロゲン分泌が高まる。エストロゲンにより子宮内膜は増殖し（増殖期），下垂体からの黄体化ホルモン（LH）分泌が上昇していく。卵胞が十分発育した時点でLH分泌が急上昇し，排卵が生じる。排卵後の卵胞は急速に黄体へと変化し，エストロゲンにくわえプロゲステロンが分泌されるようになる。プロゲステロンの作用により，子宮内膜は腺管が拡大し，浮腫（ふしゅ）状となった状態（分泌期）となり，受精卵の着床・発育に好適な環境となる。

　妊娠が成立しなければ黄体は退縮して体内のエストロゲンとプロゲステロンのレベルは低下し，肥厚した子宮内膜が剝離（はくり）・脱落して，体外に排出され，これを月経という（再び月経期；図1-3）。

　このような性周期は妊娠中および授乳期は一時的に中断するが，自然に回復して閉経まで維持される。

●月経の消失　加齢とともに卵胞は減少し，卵胞の消失とともに卵巣のホルモン産生が停止し，月経が消失する（閉経）。

●男性の場合　男性でも視床下部―下垂体―性腺系の調節機序は働いており，この機序により精巣（せいそう）（睾丸（こうがん））で精子が形成されるとともに，男性ホルモン（アンドロゲン）が分泌される。しかし，男性では各器官でのホルモン分泌に周期的変化はない。

3 月経

　月経とは，前述のように一定の周期をもって反復する子宮からの生理的出血であ

＊**ホルモン**：内分泌器官（下垂体，副腎，甲状腺，性腺など）で産出され，主として血液を介してほかの組織の機能を特異的に調節する物質。

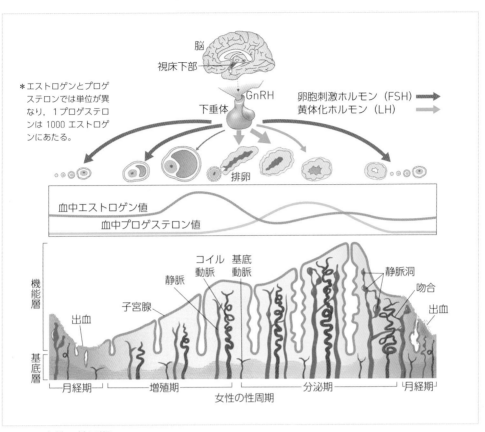

＊エストロゲンとプロゲ
ステロンでは単位が異
なり，1 プロゲステロ
ンは 1000 エストロゲ
ンにあたる。

図 1-3 ● **女性の性周期**

る（このため俗に生理とよばれる）。

　日本人女性における平均初経年齢は 12 歳，平均閉経年齢は 50 歳くらいである。
また，女性の平均月経間隔は 28 日であり，後述の妊娠期間の算定の基準となって
いる。

4　月経に伴う異常

　月経そのものは生理的現象であるが，厳密には「非受精卵の流産」と考えられる。
個人差はあるが，月経時には様々な症状が生じる。

●**主な月経に伴う異常**　　月経直前ないし月経時に起こる病的症状が月経困難症で，下
腹部痛，腰痛を主な症状とし，悪心・嘔吐，頭痛，下痢，脱力感などが現れる。ま
た，身体的・精神的な不定愁訴が月経前 7 ～ 10 日から生じ，月経開始あるいは月
経中に消失するものを月経前症候群（月経前緊張症）という。さらに過多月経，頻
発月経は失血による貧血を生じることがある。

3. 妊娠・分娩・授乳機能の存在

　妊娠・分娩・授乳は，母性の具体化といってよい。哺乳類では母性行動が本能と
して存在することが科学的に証明されている。

1 母性看護概論

2 正常な妊婦，産婦，褥婦および新生児の理解

3 妊婦，産婦，褥婦および新生児の看護

4 妊婦，産婦，新生児にみられる異常

5 妊婦，産婦，褥婦および新生児の異常と看護

1 小児の看護概論

2 主な小児疾患

3 小児の看護における看護

4 小児の看護技術と状況・状態・症状別看護

5 主な小児疾患患者の看護

4.　解剖学的特徴

　解剖学的男女差は，ほとんどすべてが生殖への関与の差によって生じている。ただし，個々の臓器については看護学入門第9巻『女性生殖器疾患患者の看護』第1章-Ⅰ「構造と機能」にて詳しく説明しているので，ここでは女性が健康面で不利となる部分について述べる。

①女性生殖器（図1-4）は，腟・子宮（頸管~内腔）・卵管と体外から腹腔に交通している管腔臓器であり，外部から病原微生物が体内に容易に侵入して生殖器や骨盤腔の炎症を起こしやすい。さらに性交，月経，分娩などの行為・現象は感染の危険を高める。感染によって生じた子宮付属器炎や骨盤腹膜炎は生命を脅かすのみでなく，不妊の原因ともなる。

②女性の尿道は短く，また尿道口は腟口や肛門とも近接しているため，細菌が侵入して膀胱炎を起こしやすい。感染がさらに上行すると，腎盂腎炎を発症する。

③骨盤を支持する筋肉・靱帯などが弛緩すると，腟という広い中空器官を介して子宮下垂や子宮脱，膀胱瘤，直腸瘤が生じる。分娩（特に難産）と加齢がこれらの危険因子となる。

④母性の主要臓器である子宮，卵巣，乳房を構成する細胞は生物学的活性が高く，他臓器と比較して，良性あるいは悪性の様々な腫瘍（新生物）の発生率が高い。

5.　妊娠・分娩に伴う合併症

　妊娠・分娩は母性に関する生理的現象であるが，異常が生じやすく，様々な妊娠関連疾患が発生する。また，すでに何らかの障害がある母体では，妊娠による負荷が致命的になることがある。母体死亡の原因としては，産科出血，脳出血・脳梗

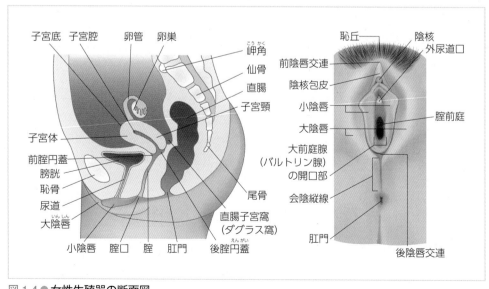

図1-4 ● **女性生殖器の断面図**

1 母性看護概論

2 正常な妊婦・産婦・褥婦および新生児の理解

3 妊婦，産婦，褥婦および新生児の看護

4 妊婦，産婦，褥婦および新生児にみられる症状

5 妊婦・産婦・褥婦および新生児の異常と看護

1 小児の看護概論

2 主な小児疾患

3 小児の多様な場における看護

4 小児の看護技術と状況・状態・症状別看護

5 主な小児疾患患者の看護

塞，循環器系疾患，感染症が多い。さらに，一見正常と思えた妊娠・分娩経過においても，突如として母児の生命を危険に陥れるような事態に転じることがあることにも留意する。

6. 女性生殖器・乳房の悪性腫瘍（悪性新生物）

　女性生殖器の悪性腫瘍発生率は，男性生殖器（前立腺，精巣など）に比してやや高く，また，より若年層に発生する。2022（令和4）年のわが国の死因統計によると，40歳代の女性では，乳がん，子宮がん，卵巣がんの罹患が多くを占め，最終的な女性のがん死亡原因として，乳がんが第5位，子宮がんが第9位，卵巣がんが第12位であった。乳がんは男性にも発生するが，その頻度は極めて少ないため女性特有の腫瘍として扱われている。特殊な悪性腫瘍として，妊娠によって発生する絨毛がん（第4章-Ⅰ-A-3「胞状奇胎」参照）がある。

7. 健康面での男女差

　上記のように，女性特有の疾患が数多く存在するが，女性が男性より病弱ということはなく，男性に好発する疾患のほうが数は多い。

　女性の平均寿命は男性より長い。また，各年齢層において女性の死亡率は男性を下回っており，悪性新生物による死亡率も低い。これらの理由は不明であるが，母性行動における危険を担うために体質的に女性は男性より安定した状態にあるためと推定されている。

8. 女性における受胎調節

　生殖の主役は女性であるという古来の考えによって，これまでの受胎調節は女性側を中心とした方法が進歩してきた。経口避妊薬や子宮内避妊用具（IUD）など効果の高い受胎調節法は，いずれも女性が使用するものである（表1-1参照）。

9. 女性好発疾患

　全体としては，男性に好発する疾患のほうが多数であるが，甲状腺機能亢進症（バセドウ病），胆石症，静脈瘤，雀卵斑（そばかす）・顔面黒皮症・進行性手掌角化症などの皮膚疾患，片頭痛，便秘症などは女性のほうに好発する。

　近年，性差医学（ジェンダー・スペシフィック・メディシン）の概念が発展するとともに，診断基準や治療法などにも性差が考慮されるようになってきている。

B 心理的特徴

1. 母性の心理的特徴

　人間や動物において，母が子に哺乳をしたり保護する行動を**母性行動**という。母

親には出産直後のホルモンの働きなどによって母性行動が起こり，子どもには生まれもった能力として母親に働きかける行動が備わっている。このように母子双方の行動が母と子の**絆形成**の最初の段階に影響している。

　人間の母性行動は，このように先天的に備わったものにくわえて，後天的な学習によって獲得するところが大きい。か弱いものを思いやる気持ちや母性の考え方や価値観は社会的・文化的な影響を受けて培われ，母親としての子どもへの愛情や庇護の意識・感情（**母性意識**）が芽生える。さらに，妊娠・出産・育児をとおして，わが子との相互作用により母親としてのアイデンティティが形成される。

2. 母性の発達

　母性意識や母性行動にみられるような母としての心理的特性，すなわち**母性性**は，女性のライフサイクルをとおして，様々な影響を受けながら発達する（図1-5）。

●**乳幼児期**　母性性は，幼少期からの生育歴や親子関係の影響を受け，人格形成と密接に関係しながら発達していく。乳児は，愛情を受けて世話をされることや母親との相互作用を積み重ねることから，人に対する基本的信頼＊を形成する。また，乳幼児期からの成長過程において，動植物とのふれあいや子どもどうしのかかわりな

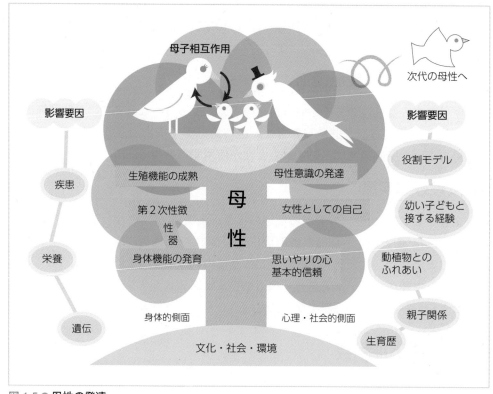

図1-5 ● 母性の発達

＊**基本的信頼**：自分が他者とのかかわりのなかで価値ある存在であり，世界は信頼するに足るものだと信じること。

どの生活経験をとおして，思いやりの心が培われる。

●**思春期**　思春期に入ると，第 2 次性徴＊が起こり，女子では丸みを帯びた体つきや乳房の膨らみ，月経をはじめとする身体的変化を自覚するとともに女性としての自己を確立していく。女子は，自分の母親や身近な女性を役割モデル＊として，また社会の役割期待や価値観の影響を受けながら性役割＊を学習する。

●**成熟期**　実際に自分自身が母親になる過程においても，妊娠を受容し，母親となる準備をすることで母性意識が発達していく。出産は母子にとって重大な出来事であり，出産体験の受けとめは，その後の母親役割獲得に影響を及ぼすといわれている。出産後には，わが子との相互作用の経験をとおして母親役割を獲得していく。

●**更年期**　更年期には自らの生殖機能は停止に向かうが，今までの人生において得られた知識や経験を生かし，妊娠・出産・育児期にある母親へのサポート提供者としての役割をもつようになる。地域社会において子育てを支えることで次世代の育成に貢献する。

C　社会的特徴

1.　家族における母性

　家族は，社会の最小単位集団である。人は，家族のなかで生まれ育ち，日常生活のセルフケア能力や社会性を身につけ成長していく。生まれ育った家族を**定位家族**（あるいは**生育家族**）とよぶ。子どもが成長して定位家族から独立し，結婚して新たにつくる家族を**生殖家族**（あるいは**創設家族**）という。夫婦／カップルの間に子どもが生まれると，夫婦関係にくわえて，親子関係，きょうだい関係ができる。家族員それぞれが母親，父親，兄・姉という新たな地位と役割をもち，家族関係が再構築されることになる。家族もライフサイクル（**家族周期**）をとおして発達していく（図 1-1 参照）。

2.　社会における母性

　近年，わが国では，未婚率の上昇と晩婚化，少子化が進んでいる。また，核家族化，都市化とともに，親戚や近隣との連帯が希薄になってきており，地域や世代間で出産・育児の風習や知恵の伝承が失われつつある。乳幼児とのふれあいや世話をする経験がなく身近な役割モデルを見る機会が少ないために，「親になる」ことのイメージをもつことが難しくなっている。このような背景を踏まえ，社会全体で子育てを支える環境を整えることが必要である。

　そのために，働く女性の**母性保護**や**母子保健**，**児童虐待の防止**に関する法律と施

＊**第 2 次性徴**：身体の生殖器以外の部分に現れる男女の違い。
＊**役割モデル**：その役割における行動や考え方の規範となる存在，手本。
＊**性役割**：その社会や文化のなかで，男女それぞれの性別にふさわしいと期待される役割。

1
母性看護概論

2
正常な妊婦・産婦・褥婦および新生児の理解

3
妊婦，産婦，褥婦および新生児の看護

4
妊婦，産婦，褥婦および新生児にみられる異常

5
妊婦，産婦，褥婦および胎児・新生児の異常と看護

1
小児の看護概論

2
主な小児疾患

3
小児の多様な場における看護

4
小児の看護技術と状況・状態・症状別看護

5
主な小児疾患患者の看護

策のほか，妊娠・出産の安全と快適性の確保，仕事と家庭の両立支援，男性の育児参加の促進，保育サービスの拡充，地域子育て支援などの取り組みが行われている。

　さらに，男女の役割やライフスタイルに関する考え方は変化しており，多様な価値観や生き方を認め合う社会を創ることが求められる。

Ⅲ　母性各期の特徴と看護

A　小児期

● **乳児期**　乳児は，自分の欲求に対して母親が適切に応答することの積み重ねにより，基本的信頼をもつようになる。これは，その後の人格形成や対人関係の出発点となることからも，乳児期に良好な母子関係が形成されることが重要である。

● **幼児期**　2〜3歳になると自分が男か女かを認識し，5歳頃には自分の父親・母親の姿をモデルとして性役割を認識するようになる。

● **学童期**　日常生活におけるセルフケア行動を学習し，友人集団へ帰属することが多くなる。最近では，第2次性徴発現が早まっていることや，性に関する情報が氾濫していることからも，性に関する正しい知識と態度を学習する必要がある。

B　思春期

1.　思春期の特徴

● **思春期とは**　日本産科婦人科学会の「思春期に関する定義」によると，思春期とは，女子では「性機能の発現，すなわち乳房発育，恥毛発生などの第2次性徴出現に始まり，初経を経て第2次性徴の完成と月経周期がほぼ順調になるまでの期間をいう。その期間は，わが国の現状では，8〜9歳頃から17〜18歳頃までになる」とされている。

● **性機能の発育**　女子は，思春期を迎えると，小児期には抑制されていたゴナドトロピン放出ホルモン（GnRH）が視床下部から放出され，下垂体前葉から卵胞刺激ホルモン（FSH）と黄体化ホルモン（LH）が分泌される（図1-6）。これらが卵巣に作用し，エストロゲンとプロゲステロンが産生され，これらのホルモンのフィードバック機構により**月経周期**がコントロールされるようになる。初経から月経周期が確立するまでには長い期間がかかる。第2次性徴の開始に伴い，子宮は大きく成長し，乳房の発育も活発になる。

● **自己同一性の確立**　性機能の発達に伴って，異性への関心や性に目覚める時期であ

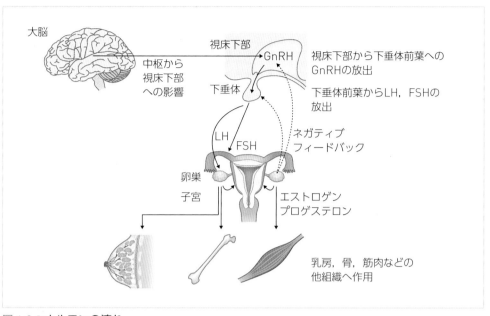

図 1-6 ● ホルモンの流れ

る。女子にとって，月経や乳房の膨らみ，丸みを帯びた体型に変わることは身体的
成熟を意味し，女性である自己を認識することになる。自分自身の性別を受け入れ
ること（**性同一性**），親や同性・異性の友人とのかかわりをとおして他者との関係
性を学び，「自分とは何か」を考えること，すなわち**自己同一性**の確立が課題となる。

2. 思春期母性の看護

1 月経教育

　月経教育は，家庭や学校教育の場で行われている。月経を含めた第 2 次性徴の
受け入れは，女性としての自己や母性意識の発達にも影響するといわれる。正しい
知識を提供し，セルフケア行動がとれるように支援する。

1) 初経

　初めての月経を初経という。わが国では，初経年齢は 10 ～ 14 歳であり，平均
12 歳である。初経後の数年間は無排卵性月経＊であることが多く，経血量が少な
かったり月経周期が安定しないこともある。

2) 月経異常

　満 18 歳を過ぎても初経が起こらない場合を原発性無月経という。妊娠・産褥・
授乳期や更年期などの生理的無月経を除き，それまで順調にあった月経が 3 か月
以上停止したものを続発性無月経という。過度なダイエット，ストレス，激しいス
ポーツ，拒食などが原因となる。無月経が長期間になると回復しにくいことが考え
られるため，早期に受診を勧める。

＊**無排卵性月経**：排卵を伴わない月経。初経後数年間は生理的なものであり異常ではない。

3)　月経随伴症状

●**月経前症候群**（premenstrual syndrome; PMS）　月経前 3〜10 日の間続く精神的あるいは身体的症状で，月経開始とともに消失する。下腹部痛，腰痛，頭痛，むくみ，いらいら，抑うつ，集中力低下，眠気，食欲亢進，便秘，倦怠感（けんたいかん）などがあり，症状やその程度は個人差がある。

●**月経困難症**　月経に伴って起こる病的症状であり，日常生活に支障が生じるほどのものをいう。下腹部痛，腰痛，悪心（おしん），頭痛，倦怠感などがある。機能性月経困難症は，月経時に子宮内膜で産生され痛みのもととなるプロスタグランジンによるものである。月経記録をつけ，鎮痛薬の服用や生活習慣の改善，温罨法（おんあんぽう），運動などの対処法が自分自身でとれるように指導する。月経困難症には子宮筋腫や子宮内膜症などの器質的な病気が原因となっている場合（器質性月経困難症）もあるため，診断・治療を受けることを勧める。

2 性教育

　近年，性に関する情報が氾濫（はんらん）し，青少年の性行動が低年齢化しているのに伴って，性感染症罹患率（りかん）の上昇や人工妊娠中絶が問題となっている。性教育は，人間教育の一環として，思春期の子どもをもつ親，学校，カウンセラー，医療職が協働して取り組む必要がある。

　また，予期せぬ妊娠をして 1 人で悩みを抱えている人を支援するために，自治体やNPO 法人などの団体が妊娠相談窓口を設置して，相談・対応を行っている。

1)　性感染症

　性感染症（sexually transmitted disease; STD）は性的接触によって感染する病気であり，梅毒，性器ヘルペス，性器クラミジア感染症，尖圭（せんけい）コンジローマがある。症状が出ていない感染状態も含めて広くとらえて **STI**（sexually transmitted infection）という用語が用いられる。後天性免疫不全症候群（HIV/AIDS）もこれに含まれる。

　わが国では，10〜20 歳代前半の若者の性器クラミジア感染症罹患率が高い。女性の場合は，自覚症状がなく気がつかない場合も多い。また，症状があっても羞恥心から医療機関を受診しにくいといった理由で，なかなか治療に結びつかないことも問題である。しかし，放置すると子宮内膜炎，卵管炎などを起こし，将来，不妊症や異所性妊娠の原因になる。また，妊娠中に感染すると，流産・早産の原因となったり，新生児結膜炎や肺炎の危険性があることからも注意が必要である。性感染症の予防教育が必要である。罹患した場合は，早期発見と治療につなげる。

2)　人工妊娠中絶

　人工妊娠中絶とは，胎児が母体外において，生命を保続することのできない時期に，人工的に胎児およびその付属物（胎盤，卵膜，臍帯（さいたい），羊水（ようすい））を母体外に排出することをいう。

●**母体保護法の規定**　日本では，**母体保護法**第 14 条に以下の規定がある。

　　①妊娠の継続または分娩が，身体的または経済的理由により母体の健康を著しく害するおそれのあるもの

　　②暴行もしくは脅迫によって，または抵抗もしくは拒絶することができない間に姦淫（かんいん）されて妊娠したもの

　　以上に適応する場合のみ行える。その期間は，妊娠満 22 週未満となっている。

　人工妊娠中絶術には，子宮損傷や子宮内感染などのリスクがある。また，将来，異所性妊娠や妊娠時の頸管無力症などのリスクが高くなると考えられる。

●**心理的・社会的側面への援助**　人工妊娠中絶は，女性の心理的・社会的負担も大きい。「産む」か「産まない」かの自己決定を支え，心理的ケアを行う必要がある。望まない妊娠を繰り返さないために避妊法の指導を行う。

C　成熟期

1.　成熟期の特徴

●**成熟期とは**　成熟期は，思春期の後，更年期に至るまでの18～40歳代前半までを指す。この時期は，女性の心身が成熟し，性機能が安定する。多くの女性は，妊娠，出産，育児を経験し，新しい家族関係や生活基盤を築く時期である。

●**成熟期の健康問題**　近年では，晩婚・晩産化が進み，不妊症や高年初産婦，ハイリスク妊娠などが増加している。妊娠・分娩・産褥期をとおして個別性に応じた看護が求められる。また，女性のライフコース*が多様化し，成熟期女性の健康問題も多岐にわたる。子宮頸がんは，性的接触によって感染するヒトパピローマウイルス（HPV）が原因となり，罹患年齢は30歳代が多い。子宮筋腫や子宮内膜症はエストロゲンの影響を受けて増悪する疾患であり，成熟期の健康問題となる。リプロダクティブヘルス／ライツの考え方に基づいて，女性が自分自身の健康について主体的に自己決定できるように支援することが必要である。

2.　成熟期母性の看護

1　家族計画

　女性の妊娠・出産の適齢期は，医学的には20歳代である。30歳代後半になると，年齢が上がるとともに妊娠率は低下し，妊娠・出産のリスクも増加する。また，出産した後は，次回の妊娠まで1～2年程度の間隔を空けるのが望ましい。6か月未満の短い期間で妊娠すると，周産期合併症のリスクが高まる[1]。そのため，それぞれの家族のあり方や事情を考えて，いつ，どのくらいの間隔で，何人の子どもを産むかを計画すること（**家族計画**）が重要である。

　妊娠を望む場合は，夫婦それぞれの生殖機能を含めた健康状態が良好であることが必要である。女性は，月経周期と基礎体温を記録することで，排卵日や妊娠しやすい日を推定することができる。妊娠前から，予防接種を受ける（風疹ワクチンなど），喫煙や飲酒を避ける，葉酸を含むバランスの良い食事を摂取するなどの健康管理を心がける。

●**避妊法**　妊娠を望まない場合は，避妊法を用いて妊娠を避ける。確実性，安全性，

---

*ライフコース：進学−就職−結婚−出産のように，人生において経験する出来事や役割の変化の道すじ。

表 1-1 ● 避妊法

男性用コンドーム	男性器に装着し，精子が腟内に入るのを防ぐ。日本で最も普及している方法である。性感染症予防の意味でも有用である。
ペッサリー	半球状のゴム膜を腟内に挿入し，精子が子宮内に侵入するのを防ぐ。医師・助産師にサイズを測ってもらう必要がある。
殺精子剤	精子に障害を与える薬剤を腟内に挿入し，精子を死滅させる。錠剤，ゼリー，フィルム状のものがあるが，失敗率が高い。
リズム法（基礎体温法など）	月経周期や基礎体温測定などにより排卵日を推定し，妊娠しやすい時期に性交を避ける。排卵日の予測は確実ではなく，ほかの避妊法を組み合わせたほうがよい。
子宮内避妊用具（IUD）	小さな器具を子宮内に挿入し，受精卵の着床を防ぐ。医師の診察が必要である。未産婦には不適当である。
経口避妊薬（OC）	経口避妊薬（低用量ピル）の内服により，排卵を抑制したり受精卵の着床を阻止する。避妊効果が高いが，毎日服用しなければならない。医師の処方が必要である。
緊急避妊薬（EC）	避妊法の失敗や性被害にあった場合に，72時間以内に緊急避妊薬を服用する。早急に産婦人科を受診することが必要である。

簡便性，性感維持，安価であること，女性の意志で決定できることなどの条件を考慮して避妊法を選択する（表 1-1）。

2 女性のヘルスプロモーション

1）勤労女性の健康

　近年，妊娠中や出産後も継続して働く女性が増加している。労働環境は，妊娠・分娩に影響を及ぼす。有害物質（鉛，ヒ素，水銀など）に触れる作業，重量物の運搬，長時間の立ち仕事，過労を避ける必要がある。職場で女性が母性を尊重され，働きながら安心して子どもを産むことができる環境を整備することは，日本社会において次世代を育成していくうえで重要な課題である。労働基準法，男女雇用機会均等法に基づく母性保護および母性健康管理について，社会に周知するとともに，女性労働者自身がその意義を理解して正しく活用できるように指導する。

2）成熟期女性のがん

　女性特有のがんのうち，子宮頸がんの罹患率は20歳代から増加し30～40歳代にピークがある。乳がんの罹患率のピークは40歳代である。これらのがんを早期発見し治療に結びつけるために，成熟期女性にがん検診の受診を呼びかける必要がある。がん対策基本法では，国および地方公共団体が，がん検診の普及啓発や必要な施策を講ずるよう定めている。

D　更年期

1.　更年期の特徴

●**閉経とは**　閉経は卵巣の機能が次第に低下し，消失し，月経が永久に停止することをいう。一般的には，月経が 12 か月以上連続して来ない場合に閉経と判断する。日本人の閉経年齢は，およそ 50 歳である。

●**更年期とは**　閉経を挟んだ前後 10 年間，卵巣機能が衰え始めて停止するまでの期間を**更年期**という。更年期には，エストロゲンの低下によって，月経異常や自律神経失調症状，精神症状などが起こりやすい。社会的には，子どもの成長や独立，夫の定年退職，老親の介護といった役割の変化がストレスとなったり，孤立感や喪失感を生じることがある。一方，孫育てや地域における子育てのサポーターとして次世代育成にかかわることが期待されている。

●**更年期の健康問題**　更年期の身体的変化と心理的・社会的変化が絡み合って，不定愁訴が起こるといわれる。また，エストロゲンの分泌減少により，骨粗鬆症，動脈硬化や高血圧などの心血管系疾患，膀胱粘膜の萎縮による尿失禁，腟粘膜の萎縮による腟炎や性交障害などのリスクが高まる。更年期女性が，自分自身の心身の変化を理解し，健康管理ができるように支援することが重要である。

2.　更年期母性の看護

1　更年期障害

●**更年期障害とは**　更年期には，エストロゲンの分泌低下にくわえて日常生活の心理的・社会的ストレスにより，様々な心身の不調が現れるが，そのうち，ほかの病気が原因でない症状を更年期症状という。更年期症状のなかで，日常生活に支障をきたすものを**更年期障害**という。

●**症状**　更年期障害の症状には，月経異常，のぼせ（ホットフラッシュ）や発汗などの自律神経失調症状，いらいらや抑うつなどの精神神経症状などがある（図 1-7）。そのほかにも多彩な症状がみられ，その現れ方は個人差が大きい。

●**治療**　更年期障害の治療には，**ホルモン補充療法**（hormone replacement therapy; HRT）や漢方療法などがある。また，エストロゲン様作用のある大豆イソフラボンを含む食品をはじめ，栄養バランスのとれた食事を心がけること，適度な運動をすることなどの生活指導を行う。女性自身が，自分の症状を知り，対処できるように支援することが必要である。

2　生活習慣病の早期発見と予防

　更年期女性は，閉経によりエストロゲンの分泌が低下することで，内臓脂肪型肥満，動脈硬化，糖尿病，高血圧，骨粗鬆症などの生活習慣病になりやすい。これらの疾患を早期発見し，自ら主体的に健康管理をするために，定期的に健康診査を受

1
母性看護概論

2
正常な妊婦，産婦，褥婦および新生児の理解

3
妊婦，産婦，褥婦および新生児の看護

4
妊婦，産婦，褥婦および新生児における異常

5
妊産婦の異常と看護，褥婦および新生児の異常と看護

1
小児の看護概論

2
主な小児疾患

3
小児の多様な場における看護

4
小児の看護技術と状況・状態・症状別看護

5
主な小児疾患患者の看護

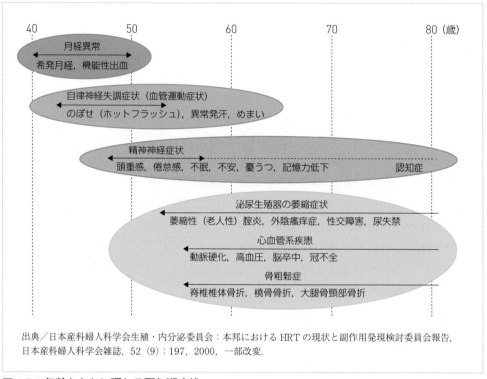

出典／日本産科婦人科学会生殖・内分泌委員会：本邦における HRT の現状と副作用発現検討委員会報告，
日本産科婦人科学会雑誌，52（9）：197，2000，一部改変．

図 1-7 ● 年齢とともに現れる更年期症状

けることが重要である。栄養や運動などの生活習慣を見直す良い機会となる。

E 老年期

　WHO（World Health Organization；世界保健機関）の定義では，65 歳以上を老年期としている。老年期の女性のからだは，卵巣機能が停止し性器が萎縮する。エストロゲンの欠乏により，腟炎，骨粗鬆症，子宮体がんなどのリスクが高まる。また，骨盤底筋群の筋力が低下し，子宮脱や子宮下垂，尿失禁などが起こりやすくなる。

　心理的・社会的には，子どもの巣立ちや退職などによる役割の変化，配偶者や友人との死別などにより，喪失感や孤独感をもちやすくなる。次世代育成という意味では，孫育てへの参加や地域社会で子どもたちを見守る役割が期待されており，社会活動への参加や周囲の人々との交流が高齢者の生きがいにつながるような支援が望まれる。

Ⅳ 母子保健の現状と動向

A 母子保健の発展の歴史

1. 古代から近代における助産の歴史

●**古代**　古代において医療にあたるものは，伝承や呪術であった。日本書紀には豊玉姫が出産した際の神話が描かれている。

●**平安時代**　平安時代には，高貴な人が出産する際に腰をさすって介抱して仕える女性を「腰抱」と称するようになった。

●**江戸時代**　出産の介添えは共同体の役割であった。そのなかで，臍の緒を切ったり沐浴を手伝ったりする女性を「取り上げ婆」「産婆」などとよんでいた。江戸時代後期には，職業として分娩介助を行う取り上げ婆も登場した[2]。

●**明治時代**　西洋近代医学が導入された。1874（明治7）年に医制が公布され，医療制度の基本的な仕組みが定められた。1899（明治32）年には産婆規則が制定され，産婆が全国統一の資格となり，1948（昭和23）年の保健婦助産婦看護婦法まで続いた。この当時の産婆は開業して，自宅分娩の介助と褥婦および新生児の家庭訪問を行っていた。

●**大正時代**　産婆は，助産のほかに，乳児死亡率，妊産婦死亡率を低下させるための地域母子保健活動を行った。

2. 母子保健行政のあゆみ

●**第2次世界大戦前**　1937（昭和12）年に**保健所法**が制定された。昭和初期のわが国では，乳児死亡率も高かったことから，保健所の業務の一つとして，妊産婦および乳幼児の衛生と医療の改善があげられた。第2次世界大戦中には人口増加政策が推進され，1942（昭和17）年に妊産婦手帳の交付が始まり，食料や衛生用品が配給された。

●**昭和20年代～現代**　第2次世界大戦が終結した1945（昭和20）年の衛生状態や国民の栄養状態は劣悪であった。1947（昭和22）年に厚生省（現在の厚生労働省）に児童局が設置され，**児童福祉法**が公布された。妊産婦手帳は母子手帳と改められた。この頃，戦後の困窮のため**受胎調節指導***が盛んになり人工妊娠中絶も増

***受胎調節指導**：妊娠・出産を計画的にするため，妊娠を希望しない時期には避妊をし，妊娠を希望するときには避妊をやめることを受胎調節という。1952（昭和27）年に受胎調節実地指導員制度ができた。母体保護法第15条により，器具を使う受胎調節の指導は，医師のほかに認定講習を修了した助産師・保健師・看護師（受胎調節実地指導員）が行うことと定められている。

加しており，1948（昭和 23）年に優生保護法（現在の**母体保護法**）が施行された。

その後，保健所における妊産婦と乳幼児の保健指導，育成医療，未熟児養育医療，新生児訪問指導，3 歳児健康診査などの保健福祉施策が行われた。これにより，わが国の乳児死亡率や妊産婦死亡率は急速に低下した。

第 2 次世界大戦後，1948（昭和 23）年に保健婦助産婦看護婦法が施行され，新しい看護婦教育，助産婦教育が始まった。

1965（昭和 40）年には**母子保健法**が制定され，母子の一貫した総合的な施策が推進された。妊娠の届け出および**母子健康手帳**の交付，妊産婦および乳幼児健康診査と保健指導に関する実施要領が定められた。わが国の母子保健水準は世界トップレベルとなった。

●**近年の施策**　合計特殊出生率の低下が続き，1989（平成元）年の 1.57 ショック*を契機に，国は少子化対策に取り組み始めた。1994（平成 6）年にエンゼルプランを策定し，1999（平成 11）年からは新エンゼルプランとして，2005（平成 17）〜2009（平成 21）年度には子ども・子育て応援プランとして引き継いだ。また，母子の健康水準の向上のための国民運動計画として，2001（平成 13）年に健やか親子 21 が開始し，2015（平成 27）年からは健やか親子 21（第 2 次）に引き継がれている。

1997（平成 9）年，住民に身近な市町村が母子保健事業の実施主体となった。さらに，2016（平成 28）年の母子保健法第 22 条改正により，妊娠期から子育て期にわたる切れ目のない支援を行う子育て世代包括支援センターが設置されることとなった。

2003（平成 15）年には少子化対策基本法と次世代育成支援対策推進法，2012年（平成 24）年には子ども・子育て支援法が制定され，子どもを安心して生み育てることができる環境の整備に国をあげて取り組んでいる。

B　母子保健統計からみる動向

1.　人口動態調査

日本では，厚生労働省が毎年，**人口動態調査**を行っている。戸籍法および死産の届け出に関する規程により届け出のあった出生，死亡，婚姻，離婚，死産の全数を調べて，表 1-2 のような母子保健統計を公表している。

2.　出生

●**出生数の動向**　出生数は，第 2 次世界大戦後の 1947（昭和 22）〜1949（昭和 24）年の第 1 次ベビーブームには年間約 270 万人であった。その後は減少してい

---

* **1.57 ショック**：1989（平成元）年に合計特殊出生率が過去最低の 1.57 を記録したこと。

表 1-2 ● わが国の母子保健統計に関する用語の定義

指標	定義
出生率	出生数／人口× 1,000
合計特殊出生率	（母の年齢別出生数／年齢別女子人口）の 15 ～ 49 歳までの合計 ※ 1 人の女性が一生に産む子どもの数として一般的に用いられる
妊産婦死亡率	妊産婦死亡数／出産（出生＋死産）数× 100,000 ※国際比較では，分母を出生数とする場合もある
周産期死亡率	周産期死亡（妊娠満 22 週以後の死産＋早期新生児死亡）数／出産（出生＋妊娠満 22 週以後の死産）数× 1,000 ※国際比較では，妊娠満 28 週以後の死産数に早期新生児死亡数を加えたもの（出生千対）を用いる
早期新生児死亡率	早期新生児死亡数／出生数× 1,000 ※早期新生児死亡とは，生後 1 週未満の死亡をいう
新生児死亡率	新生児死亡数／出生数× 1,000 ※新生児死亡とは，生後 4 週未満の死亡をいう
乳児死亡率	乳児死亡数／出生数× 1,000 ※乳児死亡とは，生後 1 年未満の死亡をいう

たが，1955（昭和 30）年以降は，1966（昭和 41）年の「ひのえうま＊」の年を除き増加傾向にあった。1971（昭和 46）～ 1974（昭和 49）年の第 2 次ベビーブームには再び 200 万人を超えたが，それ以降は減少が続いており，2016（平成 28）年には 100 万人を割った。第 2 次ベビーブーム世代が 40 歳代後半になり出産適齢期の人口が減少すると，少子化はいっそう進行し，2023（令和 5）年の出生数は 72 万 7277 人（概数）で過去最少を更新している。

●**合計特殊出生率**　1 人の女性が生涯に何人子どもを産むのかを推計した合計特殊出生率は，第 2 次ベビーブームには 2.14 であったが，出生数の減少とともに下降し，2005（平成 17）年に 1.26 まで下がった（当時の最低の合計特殊出生率）。その後，ゆるやかに上昇し，2015（平成 27）年は 1.45 となった。しかし再び下降に転じ，2023（令和 5）年の合計特殊出生率は 1.20（概数）となった（図 1-8）。

3.　死亡

1 　妊産婦死亡

　妊産婦死亡とは，妊娠中または妊娠終了後満 42 日未満に，妊娠に関連して死亡したものをいう。わが国の**妊産婦死亡率**（出産 10 万対）は，第 2 次世界大戦後の 1950（昭和 25）年に 161.2 であったものが，昭和 30 年代から大きく改善し，1988（昭和 63）年に 1 けた台となった。2022（令和 4）年は 4.2 で，世界トッ

＊**ひのえうま**：干支が丙午にあたる年に生まれた女子は縁起が悪いという迷信により，出生数が激減した。

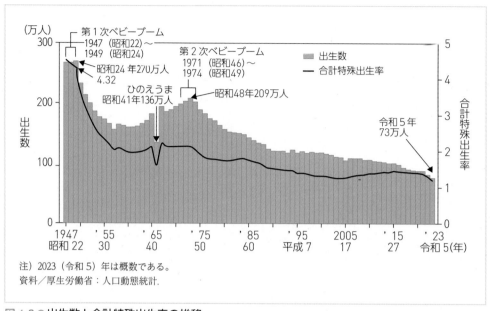

注）2023（令和5）年は概数である。
資料／厚生労働省：人口動態統計.

図 1-8 ● 出生数と合計特殊出生率の推移

プクラスの低さである。妊産婦死亡の原因は，かつては妊娠中毒症（現在でいう妊娠高血圧症候群）が首位を占めていた。2022（令和4）年の統計では，産科的塞栓症や分娩後出血などの直接産科的死亡*が約7割，間接産科的死亡*が約2割となっている。

2 周産期死亡

　周産期死亡とは，妊娠満22週以後の死産と生後1週未満の早期新生児死亡を合わせたものである。周産期死亡は，母体の健康状態，妊娠・分娩の経過，胎児および新生児の健康状態によるところが大きいので，母子保健上の重要な指標である。わが国の**周産期死亡率**（出産千対）は，1979（昭和54）年には21.6であったが，以降改善を続け，2023（令和5）年では3.3（概数）となっている。これは国際比較のデータ*で見ると，世界トップレベルの低さである。

3 乳児死亡，新生児死亡

　乳児死亡とは，生後1年未満の乳児の死亡を指す。わが国の**乳児死亡率**（出生千対）は，第2次世界大戦後の1947（昭和22）年には76.7であったが，1970年代までに劇的に下がった。その後も低下を続け，2023（令和5）年は1.8（概数）となっている。

　新生児死亡とは，生後28日未満の死亡を指す。新生児死亡率（出生千対）も，1947（昭和22）年には31.4であったが，以降減少を続け，2023（令和5）年は

＊**直接産科的死亡**：妊娠時の産科的合併症が原因で死亡したもの。
＊**間接産科的死亡**：妊娠前から存在した疾患または妊娠中に発症した疾患により死亡したもの。
＊**国際比較のデータ**：国際的には，周産期死亡は妊娠満28週以後の死産と生後1週未満の早期新生児死亡と定義されている。日本では，1995（平成7）年に妊娠満28週以後から妊娠満22週以後に変更された。

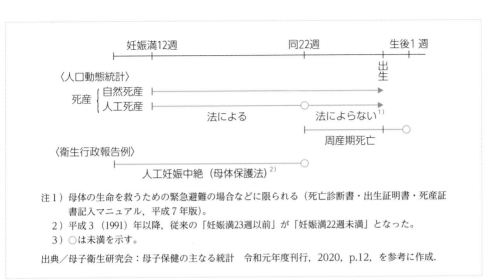

注1）母体の生命を救うための緊急避難の場合などに限られる（死亡診断書・出生証明書・死産証
　　　書記入マニュアル，平成 7 年版）。
　　2）平成 3（1991）年以降，従来の「妊娠満23週以前」が「妊娠満22週未満」となった。
　　3）○は未満を示す。
出典／母子衛生研究会：母子保健の主なる統計　令和元年度刊行，2020，p.12，を参考に作成.

図 1-9 ● 人口動態統計の死産・周産期死亡と人工妊娠中絶

0.8（概数）となっている。いずれも世界最高水準に達している。

4　死産

　死産とは，妊娠満 12 週以後の死児の出産を指す（図 1-9）。第 2 次世界大戦後の
1950（昭和 25）年の死産数は 20 万胎を超えていたが，以降は減少を続け，2023
（令和 5）年は 1 万 5532 胎（概数）となっている。

4. 人工妊娠中絶

　人工妊娠中絶の総件数をみると，1955（昭和 30）年に 117 万 143 件（最多）
であったが，以降は減少傾向にあり，2022（令和 4）年は 12 万 2725 件であった。
年齢別の人工妊娠中絶実施率（女子人口千対）をみると，1996（平成 8）年以降，
20〜24 歳の実施率が最も高くなっている。

C　母子保健対策（図 1-10）

1. 健康診査等

●**妊婦健康診査**　母子保健法第 13 条により，妊婦に対して健康診査を行うことが定
められている。妊婦が必要な回数（14 回程度）の妊婦健診を受けられるように市
町村の公費負担となっている。

●**新生児スクリーニング（先天性代謝異常等検査）**　先天性代謝異常（フェニルケト
ン尿症など）および先天性甲状腺機能低下症は，放置すると知的障害などの症状を
きたすため，異常の早期発見および治療のために，出生した新生児に対して血液検
査によるスクリーニングを行う。

●**新生児スクリーニング（聴覚検査）**　自動聴性脳幹反応（自動 ABR）と耳音響放射

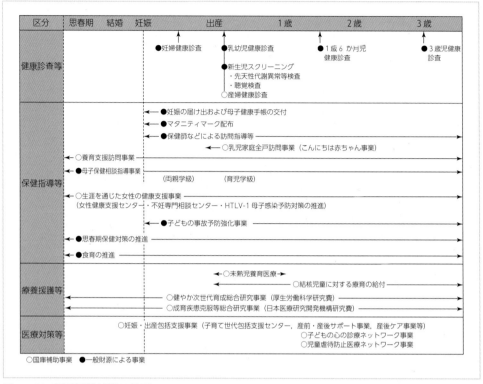

図 1-10 ● 母子保健対策の体系

（OAE）の2つの方法がある。生後2〜4日に初回検査を実施し，要再検（リファー）の場合は，出産施設を退院するまでの間に繰り返し検査を実施する。要再検は直ちに聴覚障害があることを意味するものではなく，反応を確かめるために検査が必要であることを医師から保護者に説明する。

● **産婦健康診査**　産後の母親の心身の状態を把握することは，産後うつの早期発見や新生児への虐待予防の観点からも重要である。産科医療機関や助産所で実施する産後2週間健診および産後1か月健診の費用を国と市町村が助成している。

2. 保健指導等

● **妊娠の届け出および母子健康手帳の交付**　母子保健法第15条，第16条により，妊娠した者は市町村長に妊娠の届け出をし，届け出をした者に対して母子健康手帳が交付される。多胎の場合は申請により子どもの数の冊数が交付される。

　これにより，妊娠期から乳幼児期にわたって必要な保健医療支援に結びつけることができる。妊産婦および乳幼児の健康診査や保健指導の記録をし，自分自身で健康管理を行うことを促すために活用することができる。

● **母子保健相談指導事業**　市町村において，両親学級や育児学級等の集団指導と，妊産婦や乳幼児の保護者に対して個別指導を行う。

● **保健師などによる訪問指導等**　母子保健法により，妊産婦（第17条），未熟児（第

19条）に対して，必要に応じて，医師，助産師，保健師などが家庭訪問を行い保健指導を行うと定められている。

●**乳児家庭全戸訪問事業（こんにちは赤ちゃん事業）**　生後4か月までの乳児のいるすべての家庭を訪問し，様々な不安や悩みを聞き，子育て支援に関する情報提供等を行うとともに，親子の心身の状況や養育環境等の把握や助言を行う。特に支援を要する家庭を把握したら，養育支援訪問事業につなげる。

●**養育支援訪問事業**　養育支援が特に必要と認められる家庭（**特定妊婦***，産後うつ状態などにより育児不安が強い，虐待のリスクがあるなど）の児童および養育者に対して，保健師などが訪問して指導・助言を行う。

●**女性健康支援センター事業**　思春期から更年期の女性の身体的・精神的な悩み（予期せぬ妊娠，性感染症，メンタルヘルス，更年期障害など）に対して医師や保健師・助産師などが相談・指導を行う。

●**不妊専門相談センター事業**　全国の自治体に不妊専門相談センターを設置し，医師や助産師などが不妊相談への対応や情報提供を行っている。

●**子どもの事故予防強化事業**　家庭内における子ども（特に乳幼児）の事故予防のためのパンフレットを両親学級や集団健診等の場において配布・説明するなど，保護者等に対する意識啓発を行う。

●**食育の推進**　食育基本法に基づき，授乳・離乳の支援ガイドの策定や乳幼児の保護者向けの食を通じた子どもの健全育成についての啓発・普及を行う。

3.　療養援護等

●**不妊に悩む方への特定治療支援事業**　体外受精や顕微授精などの生殖補助医療には高額な医療費がかかるため，一定の条件のもとに，国が治療費の一部助成を行っている。

●**未熟児養育医療**　出生時体重が2000g以下の低出生体重児に対して，治療に必要な医療費を公費で一部負担する制度である。なお，母子保健法第18条に定められている低出生体重児は2500g未満である。

4.　医療対策等

●**妊娠・出産包括支援事業**　2015（平成27）年度から，妊娠期から子育て期にわたる切れ目ない支援を図るため，子育て世代包括支援センター*が立ち上げられた。市町村は，ここに保健師やソーシャルワーカーなどのコーディネーターを配置して，健診などの母子保健サービスと子育て支援サービスを一体的に提供する。

●**産後ケア事業**　出産施設を退院後，家族から家事・育児のサポートが受けられない，

***特定妊婦**：出産後の子どもの養育について出産前において支援を行うことが特に必要と認められる妊婦（児童福祉法第6条）。若年妊婦，未婚，経済的問題，望まない妊娠，ドメスティックバイオレンス（31頁参照），妊婦健康診査未受診などの情報を得て支援の必要性が判断される。

***子育て世代包括支援センター**：法律上の名称は「母子健康包括支援センター」（母子保健法第22条）。

あるいは心身の不調や育児不安がある場合に，助産師や看護師などが心身のケアや育児のサポートなどの支援を行う。産後ケア施設の宿泊型やデイサービス型などがある。

●**入院助産**　保健上必要であるにもかかわらず経済的理由により分娩(ぶんべん)施設に入院できない場合，都道府県等に申し込めば，指定の助産施設*で助産を受けた費用が助成される（児童福祉法第 22 条）。

●**出産育児一時金**　健康保険や国民健康保険などの被保険者またはその被扶養者が出産したとき，一定の金額（1 児につき 50 万円）が支給される。直接支払制度を利用する場合は，出産費用として医療機関などへ直接支給される。

5. 母子保健対策に関係する法規

1) 母子保健法（1965［昭和 40］年制定）

母性は，すべての児童が健やかに生まれ育つ基盤であり，母性の尊重と保護，乳幼児の健康の保持増進に努めなければならないと示している。国および地方公共団体が施策を実施することを定めている。

妊娠の届け出，母子健康手帳，妊産婦への保健指導，健康診査，子育て世代包括支援センター，養育医療などについて規定している。

2) 児童福祉法（1947［昭和 22］年制定）

「全て児童は，児童の権利に関する条約の精神にのつとり，適切に養育されること，その生活を保障されること，愛され，保護されること，その心身の健やかな成長及び発達並びにその自立が図られることその他の福祉を等しく保障される権利を有する」（第 1 条）と示されている。「国及び地方公共団体は，児童の保護者とともに，児童を心身ともに健やかに育成する責任を負う」（第 2 条 3）と定め，関係機関，関連施設の責務，運用について規定している。

3) 母体保護法（1996［平成 8］年に優生保護法から改正）

不妊手術および人工妊娠中絶に関する事項を定めることなどにより，母性の生命・健康を保護することを目的としている。

4) 労働基準法（1947［昭和 22］年制定）

母性保護規定として，産前・産後休業*，危険有害業務の就業制限，時間外労働・休日労働・深夜業の制限などが定められている。

5) 雇用の分野における男女の均等な機会及び待遇の確保等に関する法律（**男女雇用機会均等法**）（1985［昭和 60］年制定）

母性健康管理措置として，妊産婦が健康診査や保健指導を受けるための時間を確保することや，妊娠・出産などを理由とした不利益取り扱いが禁止されている。

***助産施設**：児童福祉法により入院助産を行う病院および助産所。

***産前・産後休業**：産後 6 週間（多胎の場合は 14 週間）は女性労働者が請求した場合，産後はすべての産後 8 週間未満の女性を就業させてはならないと定められている。ただし，産後 6 週間以降で，医師が支障がないと認めた業務は可能。

6)　育児休業, 介護休業等育児又は家族介護を行う労働者の福祉に関する法律（育児・介護休業法）（1991［平成 3］年に育児休業法から改正）

　　育児休業制度, 育児時短勤務, 子の看護休暇は, 取得要件を満たす労働者であれば, 男女ともに, 事業主に申し出て利用することができる。

7)　地域保健法（1994［平成 6］年に保健所法から改正）

　　地域保健対策の推進に関する基本指針, 保健所の設置, そのほか地域保健対策の推進に関する事項が定められている。これによって母子保健対策が地域において総合的に推進される。

8)　少子化社会対策基本法（2003［平成 15］年制定）

　　わが国の急速な少子化の進展をふまえて, 少子化に的確に対処するための施策を総合的に推進するために制定された。

9)　次世代育成支援対策推進法（2014［平成 26］年改正）

　　次代の社会を担う子どもが健やかに生まれ育成される環境を整備するための取り組みを推進するため, 国, 地方公共団体, 事業主, 国民の責務を示している。

10)　児童虐待の防止等に関する法律（2000［平成 12］年制定）

　　児童に対する虐待の禁止, 児童虐待の予防および早期発見, 児童虐待の防止に関する国や地方公共団体の責務, 児童虐待を受けた児童の保護および自立の支援のための措置などについて定めている。

11)　子ども・子育て支援法（2019［令和元］年改正）

　　子ども・子育て支援関連 3 法*により, 認定こども園, 幼稚園, 保育所を通じた共通の給付および小規模保育などへの給付が創設された。

Ⅴ　女性の健康と権利に関する概念

A　リプロダクティブヘルス／ライツ

　　リプロダクティブヘルス／ライツ（reproductive health/rights）は,「性と生殖に関する健康・権利」と訳される。性行為をもつかもたないか, 避妊をするかしないか, 子どもを産むか産まないか, いつ産むか, 何人産むか, 妊娠した場合に出産するか中絶するかなど身体に関することを, 当事者である女性が人生の選択の一つとして決めることが社会的に保障されるべきであり, 健康の権利であると位置づけている。

　　1994 年にカイロで開かれた国際人口開発会議で,「リプロダクティブヘルスと

---

*子ども・子育て支援関連 3 法：子ども・子育て支援法, 認定こども園法の一部改正法, 子ども・子育て支援法及び認定こども園法の一部改正法の施行に伴う関係法律の整備等に関する法律。

は，人間の生殖システムの機能と過程のすべての側面において，単に疾病や障がい<ruby>疾病<rt>しっぺい</rt></ruby>がないというばかりでなく，身体的，精神的，社会的に完全に良好な状態にあることをさす」と定義された。リプロダクティブヘルスの基本要素は，①避妊や不妊の適切な治療によって，望むときに女性の意思によって子どもをもつことができる，②すべての女性にとって安全な妊娠と出産が保障される，③すべての新生児が健康な小児期を享受できる，④性感染症の危険のない性的関係をもてる，ことにある。

　世界のリプロダクティブヘルス／ライツの問題として，妊産婦死亡，非合法中絶による死亡や健康障害，AIDS やその他の性感染症，性暴力，ドメスティックバイオレンス，人身売買などが報告されている。

B　セクシュアリティ

　性のとらえ方には，生まれながらの身体の性（sex；**セックス**），男らしさや女らしさなどのように社会的・文化的な見方や役割を表す**ジェンダー**（gender），「自分の性別をどのように認識しているか」という心の性（**性自認**），恋愛や性的関心の対象が異性か同性か両性かを表す**性的指向**などがある。**セクシュアリティ**（sexuality）は，セックスとジェンダーを統合したもので，人間の性を包括した概念である。セクシュアルヘルスとは，セクシュアリティに関連する身体的，情緒的，精神的，社会的安寧の状態であり，すべての人の性の権利が尊重され保護されなけ<ruby>安寧<rt>あんねい</rt></ruby>ればならない。

　LGBT とは，レズビアン（Lesbian；女性の同性愛者），ゲイ（Gay；男性の同性愛者），バイセクシュアル（Bisexual；両性愛者），トランスジェンダー（Transgender；心の性と身体の性との不一致）の頭文字であり，セクシュアルマイノリティ（性的少数者）を表す言葉として用いられる[3]。このほか，性自認や性的指向がはっきりしていない，あるいは決めないことにしている人もいる。

　セクシュアルマイノリティの人たちは，偏見やいじめを受けたり，孤立感を抱えていたり，自分らしく生きていくことが困難な状況に立たされている。看護の場においても，性別の取り扱いについて本人の意思を尊重し，多目的トイレの利用や身体の露出を避ける配慮などプライバシーが守られる環境の整備が必要である。また，肉親にもカミングアウト*していない場合もあるので，本人の了解なくほかの人に知られることのないように注意する。患者にとっての「家族」が同性パートナーや同性カップルである場合も想定される。性や家族の多様性を理解し，尊重する姿勢が重要である。

＊**カミングアウト**：自分の秘密を表明すること。

C　ドメスティックバイオレンス

ドメスティックバイオレンス（domestic violence；DV）とは，配偶者や恋人など親密な関係にある，または，過去に親密な関係であった者から振るわれる暴力である。身体に対する暴力，脅しや人格を傷つける言葉による暴力，性的強要，外出や社会とのつながりの制限などが含まれる。

DV は，家庭内や親しい間柄のなかで起こるため，被害が外部者からは見えにくい。恐怖と孤立感によって支配された被害者は，自尊感情＊が低下し，「逃げられない」心理状態に陥ることがある。内閣府の調査[4]によると，女性の約 11％ が配偶者から何らかの被害を受けたことが「何度もあった」と回答している。

●DV 防止法　日本では，2001（平成 13）年に**配偶者からの暴力の防止及び被害者の保護に関する法律（DV 防止法）**が制定された。医師およびその他の医療関係者は，DV 被害者を発見したとき，被害者に配偶者暴力相談支援センター＊などを紹介することや，被害者の意思を尊重したうえで警察に通報することができる。

D　ヘルスプロモーション

WHO は，1986 年，オタワ憲章において「**ヘルスプロモーション**とは，人々が自らの健康をコントロールし，改善することができるようにするプロセスである」と定義した。病気を治すことにとどまらず，健康を創ることを目指す考え方であり，健康的な環境・社会をつくるための取り組みをも含む。

リプロダクティブヘルス／ライツを実現するための女性の主体的なセルフケアを促すこと，母子と家族の健康な発達を促すこと，それらを地域社会で支える取り組みもヘルスプロモーションである。

E　生殖補助医療

不妊とは，妊娠を望む健康な男女が避妊をしないで性交をしているにもかかわらず，一定期間妊娠しないもの，と定義されている。一定期間とは，日本産科婦人科学会では 1 年が一般的としている。

不妊治療には，卵子あるいは精子（配偶子）の操作をしない一般不妊治療と，より高度な**生殖補助医療**（assisted reproductive technology；ART）がある。一般不妊治療には，タイミング法（性交指導法），排卵誘発剤の服用・注射，人工授

＊**自尊感情**：自分には価値があり尊敬されるべき人間であるという感情。
＊**配偶者暴力相談支援センター**：配偶者からの暴力の防止および被害者の保護を図るために，全国 316 か所（令和 6 年 4 月 1 日現在）に設置されている。相談，カウンセリング，緊急時における安全の確保および一時保護，情報提供などを行う。

1 母性看護概論

2 正常な妊娠・産褥，褥婦および新生児の理解

3 妊娠，分娩，褥婦および新生児の看護

4 妊娠・分娩・産褥における異常

5 妊娠，分娩，産褥および新生児の異常と看護

1 小児の看護概論

2 主な小児疾患

3 小児の多様な場における看護

4 小児の看護技術と状態・症状別看護

5 主な小児疾患患者の看護

表 1-3 ● 不妊治療の種類

一般不妊治療	
タイミング法	基礎体温表，経腟超音波検査，黄体化ホルモン（LH）の尿検査により排卵日を予測し，妊娠しやすい日に性交をもつようにタイミングを指導する。
排卵誘発剤の服用・注射	クロミフェン療法：卵胞刺激ホルモン（FSH）の分泌を促進するクロミフェンを内服し，卵胞の発育を促す。 hMG-hCG療法：卵巣を直接刺激するホルモンhMG製剤を注射して卵胞の発育を促し，卵胞が発育したところで卵胞を破裂させるホルモンhCGを注射する。
人工授精	排卵のタイミングに合わせて，採取した精子をカテーテルで子宮内に注入する。
生殖補助医療（ART）	
体外受精－胚移植（IVF-ET）	卵巣から卵子を体外に取り出し（採卵），精子と共存させることにより受精させる（体外受精）。受精卵を数日間，培養し，胚を子宮内に移植する（胚移植）。
顕微授精（ICSI）	採卵した卵子の中に，細い針を使って精子を1匹，直接注入する（細胞質内精子注入法）。
凍結胚融解移植	体外受精や顕微授精でできた胚を凍結保存しておくことで，採卵とは別の周期に融解して子宮内に移植することができる。

精などがある。生殖補助医療には，体外受精－胚移植（IVF-ET），顕微授精（ICSI）などがある（表 1-3）。

●**不妊治療の影響**　不妊治療を受ける女性のからだへの影響としては，薬物による排卵誘発により，多胎妊娠や卵巣過剰刺激症候群（OHSS）が起こる可能性がある。また，不妊治療は長期間に及ぶ場合もあり，精神的なストレスが大きい。不妊であることによる自尊感情の低下，いつ妊娠に至るかわからないという先の見えない不安や焦り，期待と絶望の繰り返しで，心身ともに疲弊する。検査から治療の過程において患者・カップルの意思決定を支えることや，不妊治療を受ける患者の心理に配慮した対応が求められる。不妊治療施設では，不妊症看護認定看護師＊や不妊カウンセラーなどによる相談・支援が行われている。

　生殖補助医療はヒトの生命誕生にかかわる技術であり，その急速な発展とともに倫理的問題も生じてきている。

F　生命倫理

　生命倫理（バイオエシックス）とは，「生命科学と医療における人間の道徳的な展望，行為や政策などを含む道徳の諸次元の体系的研究」[5]と定義される。受精卵から誕生までのどこからどこまでが人間として倫理的配慮の対象になるのかには多

＊**不妊症看護認定看護師**：日本看護協会の定めた不妊症看護に関する教育を修了し認定を受けた看護師。

表 1-4 ● 倫理的問題

人工妊娠中絶	女性が自分の身体を自由に使う権利を優先するプロチョイス（人工妊娠中絶を認める）と，胎児の生命を優先するプロライフ（人工妊娠中絶を認めない）の立場がある。国や地域によっても，人工妊娠中絶に関する法律が異なる。
出生前診断	出生前の受精卵や胎児の段階で検査を行い，病気の有無や可能性，性別などを診断すること。遺伝子の異常や胎児の障害が発見された場合に人工妊娠中絶をする目的ならば，生命の選択という倫理的問題が生じる。
代理懐胎	夫の精子と妻以外の第三者の卵子を人工授精または体外受精させ妊娠・出産してもらう代理母（サロゲートマザー）と，夫婦が体外受精してできた胚を第三者の子宮に移植して妊娠・出産してもらう借り腹（ホストマザー）がある。 第三者の身体を子どもを産む道具として利用すること，代理懐胎者への身体的・精神的リスクが大きいこと，子どもにとって法律上の母親と出産した母親の両者が存在することなどから社会的な合意が得られていない。

様な見解があり，明確な答えはない。これは，人工妊娠中絶の是非，生殖補助医療によってできた余剰胚*の扱いなどを考えるうえで重要な問いである。また，出生前診断や着床前診断によって人工妊娠中絶を行うとすれば，優生思想*や遺伝病や障がいがある人への差別につながる可能性がある。生殖補助医療の進歩に伴い，夫婦以外の第三者の配偶子・胚を利用することや代理懐胎などの倫理的問題が議論にのぼっている（表 1-4）。

　医療現場において，1 つの状況に対して倫理的に良いと思われる 2 つの判断や行為が対立するとき，倫理的ジレンマが生じることがある。4 つの倫理原則「自律尊重」「善行」「無危害」「正義」を理解することで，倫理的な意思決定を考えることができる。看護師は，その状況のなかで，より善い行動をとろうとする態度（倫理的態度）を身につける必要がある。

Ⅵ　母性看護における安全管理

A　母性看護における医療安全とは

　看護師は，医療法や保健師助産師看護師法をはじめとする法令を守るとともに，患者および妊産褥婦の診療の補助と療養上の世話を安全に実施する責務を担う。
　医療従事者の業務上の行為に伴い発生した有害な結果が医療事故（アクシデント）

---

*余剰胚：体外受精・顕微授精によってできた多くの胚のうち，子宮に移植されずに凍結保存されたまま使われていないもの。
*優生思想：優秀な子孫を増やし，不良な子孫の出生を抑制しようとする思想。

1 母性看護概論

2 正常な妊婦・産婦・褥婦および新生児の理解

3 妊婦，産婦，褥婦および新生児の看護

4 妊婦，新生児にみられる疾病

5 妊婦，産婦，褥婦および小児期以降の発育・発達

1 小児の看護概論

2 主な小児疾患

3 小児の多様な場における看護

4 小児の看護技術と状態・症状別看護

5 主な小児疾患患者の看護

であり，患者に影響を及ぼすには至らなかったものをインシデントという。

　周産期の病棟・外来には，健康な妊産褥婦がいる一方で，流産・死産や病気療養中の人もいるし，新生児から成人まで様々な年代や健康レベルの人々がおり，それぞれ看護の方向性や対応のしかたが異なる。また，夜間や休日にも分娩や入院はあり，緊急対応が求められる場面もある。患者誤認，誤薬，新生児の取り違え，誘拐，新生児の転落，窒息，院内感染などのリスクが考えられる。常に事故防止の意識をもって指示を受け，確認することが大切である。

B　新生児の事故防止策

　新生児は言葉で異常を訴えることや，自ら危険を回避する行動をとることができない。そのため，看護師の観察と確認，安全に配慮したケアが特に重要となる。

1　児の取り違え防止

　新生児には，必ず2つ以上の標識を付ける。児の母親の姓名や出生日時などを書いたネームバンドを足首に巻く，児の足裏や下肢に母親の姓名を記す，児の衣服に名前を書くなど，各施設で定められた方法で統一する。沐浴や診察などで児を裸にするときや着替えのときには特に注意し，標識が脱落していないか，間違いがないかを確認する必要がある。授乳などで母親に児を引き渡すときやコットに寝かせるときにも，必ず母子の姓名を確認し，取り違えのないように気をつける。

2　児の所在の確認

　母子同室制か母子異室制かは施設によるが，児がどこにいるのかを常に把握できるようにしておく。沐浴や診察に連れて行く際や一時的に児を新生児室に預かる場合など，看護師が責任をもって母親に告げたうえで児を移送する。

3　観察とケアの指示確認

　胎外生活への適応過程にある新生児は日々，変化している。健康状態が正常を逸脱していないか，注意深く観察することが必要である。また，日齢によって授乳量や検査の時期が決まってくるので，ミルクや与薬の量や時間の指示を確認する。

4　環境整備

●**環境調整**　新生児は環境の影響を受けやすい。低体温になっていないか，体位や着衣は適切かなどを観察し，調整する。新生児の様子を常に観察できる安全な場所にコットを置く。

●**感染防止**　看護師は，新生児に触れる前に必ず手洗いをする。ケアに使用する物品の清潔な取り扱いに注意する。

●**児の転落防止**　児を抱き上げるときは，一方の手や腕で児の頸部を支え，身体に密着させ，もう一方の手や腕を添えて固定する。処置台などに寝かせる際には，転落防止の柵で囲うか（図1-11），必ず看護師が付き添い，目を離さないようにする。

●**やけど防止**　沐浴の際には，湯の温度を必ず看護師の手で確認する。湯たんぽを使用する場合は，適切な温度の湯を入れカバーをつけ，児に直接触れない位置に置く。

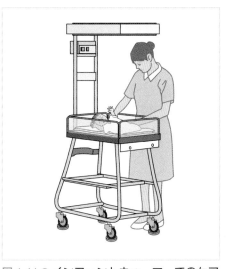
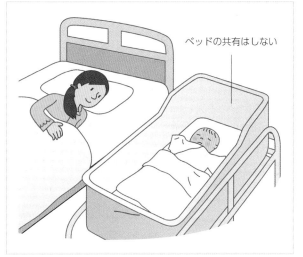

ベッドの共有はしない

図 1-11 ● インファントウォーマーでのケア　　図 1-12 ● 母子同室の際の留意点

● **窒息防止**　掛物や衣服が児の顔を覆っていないか，確認する。児の頭部の下や顔の周囲にタオルなどを敷く場合は，マットレスの下に敷きこむなどして固定するとよい。悪心・嘔吐の症状がないかを観察し，授乳後には排気をさせること，排気をしない場合は顔を横に向けて寝かせることを心がける。

● **児の体位**　うつ伏せ寝は乳幼児突然死症候群（SIDS）（本巻「小児の看護」第 2 章 -ⅩⅫ「そのほかの小児疾患・問題」参照）や事故のリスクを高めるため，診療上の指示がない限り，新生児は仰臥位で寝かせる。

● **添い寝はしない**　母子同室を実施する際には，児を母親と同じベッドで寝かせない [6]。添え乳*をした場合でも，授乳後は児をコットに寝かせる（図 1-12）。

C　事故発生への対応

　　事故が発生したときは，患者の生命および健康と安全を最優先に考えて行動する。まず，患者の健康状態と事故の状況を把握する。救命処置が必要な場合は，直ちに医師に連絡し，ほかの医療スタッフに知らせて人員を確保し，1 次救命処置を開始する。救命救急処置を要しない場合でも，速やかに看護チームリーダーに報告し，どのように対応すべきか指示を受ける。

　　事故発生時には，医療機関内の取り決めに基づいて，管理者へ報告する。いつ，どこで，誰が，何を，どのように実施したか，患者の状態や反応，患者への説明内容などを経時的に記録しておく。現場を保全し，事故に関係した医療機器や薬品，医療材料などは破棄せずに保存しておく。

　　各施設で医療事故発生時の対応マニュアルを作成し，日頃から確認しておくこと

＊添え乳：添い寝の姿勢で母乳の直接授乳をすること。添い寝授乳ともいう。

1
母性看護概論

2
正常な妊婦，産婦，褥婦および新生児の理解

3
妊婦，産婦，褥婦および新生児の看護

4
新生児にみられる異常

5
妊婦，産婦，褥婦および新生児の異常および看護

1
小児の看護概論

2
主な小児疾患

3
小児の多様な場における看護

4
小児の看護技術と状態・症状別看護

5
主な小児疾患患者の看護

が重要である。

　わが国では，分娩時に重度の脳性麻痺となった場合に，子どもと家族の経済的負担を速やかに補償するとともに，原因を分析し再発防止につなげるため，2009（平成21）年に産科医療補償制度が創設された。

D　災害時の対応

　災害に備えて，施設の立地や建物の構造，防火設備や避難経路を把握し，災害時の対応を訓練しておくことが重要である。施設の災害対応マニュアルに従って，管理者またはチームリーダーの指示のもとに，母子の安全を確保する行動をとる。

　避難誘導にあたっては，妊婦は腹部が大きく足元が見えづらいため，独歩可能であっても階段での移動には配慮を要する。新生児は，避難用抱っこ紐で母親が抱っこする，あるいは職員が**新生児避難帯**で搬送する（図1-13）。

　ライフライン*が閉ざされると，妊婦や新生児に適した環境（保温，清潔）や栄養の確保が困難となる。たとえば，粉ミルクを溶かすための湯がいつでも入手できるとは限らない。液体ミルクは，調乳済み，滅菌済みであり，そのまま常温で飲むことができる。常温保存（およそ25℃以下）ができるので，災害時の備蓄用に適している。母乳は，児の感染症予防や母子のストレス軽減にも有効であるので，できるだけ授乳室を確保して，母乳育児ができるように支援する。

　災害はいつ起こるかわからないため，日頃から一人ひとりが防災意識をもって備えておくことが重要である。妊産褥婦や乳幼児のいる家庭に必要な防災対策について情報提供を行い，災害時の連絡方法や避難先などについて家族で話し合っておくことを勧める。

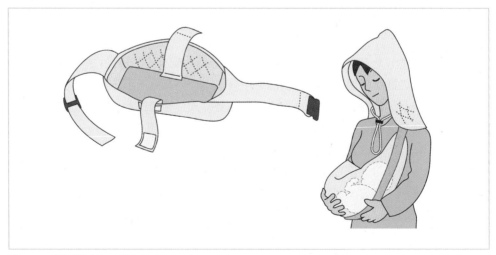

図 1-13 ● 避難用だっこ紐

---

*ライフライン：電気，ガス，水道，通信など，都市生活を維持するために必要なシステム。

文献
1) Lei Ye, et al.：Systematic review of the effects of birth spacing after cesarean delivery on maternal and perinatal outcomes, Journal of Gynecology & Obstetrics, 147：19-28, 2019.
2) 白井千晶：産み育てと助産の歴史；近代化の 200 年をふり返る，医学書院，2016.
3) 中西絵里：LGBT の現状と課題；性的指向又は性自認に関する差別とその解消への動き，立法と調査，394 号，2017 .
4) 内閣府男女共同参画局：男女間における暴力に関する調査（令和 5 年度調査）．http://www.gender.go.jp/policy/no_violence/e-vaw/chousa/pdf/r05/r05danjokan-4.pdf（最終アクセス日：2024/9/10）
5) 松葉祥一：生殖生命倫理学講義，助産雑誌，61（9）：772-777, 2007.
6) 日本周産期・新生児医学会：母子同室実施の留意点，2019. https://www.jspnm.com/Teigen/docs/teigen190905B.pdf（最終アクセス日：2020/5/20）

学習の手引き

1. 母性のライフサイクルによる区分を述べ，その特徴を説明してみよう。
2. 月経周期について理解しよう。
3. 母親役割について話し合ってみよう。
4. 母子保健の歴史を復習しよう。
5. 母性に関連する主要な法規を復習しよう。
6. 人工妊娠中絶の適応はどのように規定されているかを復習しよう。
7. リプロダクティブヘルス／ライツについて理解しよう。

第 1 章のふりかえりチェック

次の文章の空欄を埋めてみよう。

1 母子相互作用

　母から子へ子から母へ，　1　や　2　，　3　，　4　など母子相互作用の積み重ねによって，母子関係が形成される。

2 母子保健統計の用語

　妊産婦死亡とは，妊娠中または妊娠終了後満　5　日未満に，妊娠に関連して死亡したものをいう。周産期死亡とは，妊娠満　6　週以後の死産と生後　7　週未満の早期新生児死亡を合わせたものである。新生児死亡とは，生後　8　日未満の死亡を指す。乳児死亡とは，生後　9　年未満の乳児の死亡を指す。

第 **2** 章　正常な妊婦，産婦，褥婦および新生児の理解

▶ **学習の目標**　　●妊娠の生理を学ぶ。
　　　　　　　　　●分娩の生理を学ぶ。
　　　　　　　　　●産褥の生理を学ぶ。
　　　　　　　　　●新生児の生理を学ぶ。

Ⅰ　妊娠

A　妊娠の生理

1. 妊娠および妊婦，産婦の定義

　妊娠とは受精卵が子宮に着床することに始まり，胎芽または胎児および付属物の排出をもって終了するまでの状態をいい，妊娠している女性を**妊婦**とよぶ。

　産科学的用語では，分娩中の女性を**産婦**，妊娠中や出産前後の女性を**妊産婦**，分娩終了から妊娠前の状態に戻るまでの期間の女性を**褥婦**という。また，初めて分娩する女性は**初産婦**，分娩経験のある場合は**経産婦**とよぶ。なお，行政用語では，妊娠している女性を妊婦とよぶのは同様であるが，産婦は分娩した女性をいう。

2. 妊娠の成立

1 排卵

　成熟期の卵巣では，排卵と月経が周期的に繰り返され，通常は1つの周期に1個の卵子が左右いずれかの卵巣から排卵される。排卵の有無や排卵の時期，および妊娠については，基礎体温の記録により確認できる。

2 受精

　排卵された卵子は，卵管采から卵管内の卵管膨大部へと取り込まれる。一方，腟内に排出された精子は，腟から子宮を経て卵管へと進み，通常は卵管膨大部で卵子と出合う。ここで1つの精子が卵子の中に入り込み，両者の核が融合するのが**受**

精である。

　精子の受精可能期間は 48〜72 時間，卵子は排卵後 24 時間程度であり，受精は排卵後の短時間のうちに成立する。

3 着床

　受精卵は細胞分裂を繰り返しながら卵管を通過し，子宮腔へと向かう。この時期の受精卵は胞胚（胚盤胞）とよばれる段階に成長しており，受精後 6〜7 日に子宮内膜に付着し，**着床**が始まる。着床によって妊娠が成立する（図 2-1）。受精卵が卵管や腹膜など子宮腔以外の場所に着床した場合は**異所性妊娠（子宮外妊娠）**となる。

3. 性の決定

　ヒトの体細胞の染色体数は 44 個（22 対）の常染色体と 2 個（1 対）の性染色体，合わせて 46 個（23 対）であり，胎児の性は精子の性染色体により決定される。すなわち，Y 染色体をもつ精子と受精した受精卵は，X 染色体と Y 染色体を 1 個ずつ（44 + XY）もつため男性，X 染色体をもつ精子と受精した受精卵は 2 個のX 染色体（44 + XX）をもつため女性となる。

●**減数分裂**　性染色体は，対をなしている染色体が半分に分かれて，染色体数が半減する。これを減数分裂という。したがって，卵子の染色体は 22 + X の 1 種類であるが，精子は 22 + X と 22 + Y の 2 種類となる。

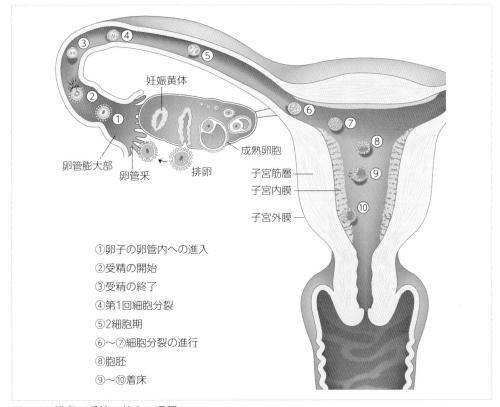

①卵子の卵管内への進入
②受精の開始
③受精の終了
④第1回細胞分裂
⑤2細胞期
⑥〜⑦細胞分裂の進行
⑧胞胚
⑨〜⑩着床

図 2-1 ●排卵・受精・着床の過程

⬤**減数分裂の異常**　減数分裂の過程の異常により，性染色体をもたない，あるいは2個の性染色体をもつ精子や卵子ができることがある。これらが受精した場合，XO(Y染色体がない，ターナー症候群，女性)，XXY（クラインフェルター症候群，男性），XXX，XYY などの性染色体異常の個体が生じる。

4. 胎児の発育

受精卵（胞胚，胚盤胞）は子宮に着床して子宮内膜で増殖を続け，胎児となる。妊娠 10 週未満は**胎芽**（たいが），それ以降を**胎児**とよぶ。

1　胎芽期の発育

着床後，**受精卵（胞胚，胚盤胞）**は表面の栄養胚葉と内部の胚葉の 2 層に分かれ，胚葉はさらに**外胚葉，中胚葉，内胚葉**の 3 層に分かれる。

栄養胚葉は受精卵の周囲を取り巻き，母体から栄養を吸収するため，表面に植物の毛根のような細かい突起（絨毛）（じゅうもう）を形成し，子宮内膜に深く進入する。また，後に一部分（絨毛外栄養細胞）が胎盤を形成する。

胚葉は胎児へと発育する部分である。外胚葉，中胚葉，内胚葉からは，表 2-1 に示すような器官が発生する。

2　妊娠期間（在胎期間），妊娠時期の表現法

1)　妊娠期間

妊娠期間（胎児からは在胎期間）は，最終月経第 1 日を妊娠 0 日とし，満の週数と日数で示す。妊娠月数で示す場合は，28 日（4 週）おきに第 1 か月（0～3 週），第 2 か月（4～7 週）と区切って数える。ただし，これは月経間隔が 28 日（4 週）で，2 週 0 日（14 日）に排卵すると仮定した表現法であるため，月経が不順な女性の場合には正確とはいえない。

受精から分娩（正期産）までの平均日数は 266 日（38 週），最終月経からは満280 日で分娩に至るとされている。

妊娠期間の正確な診断には，基礎体温表などにより排卵日に相当する時期が確定できることが必要である。排卵日が不明な場合や月経が不順であった女性の場合には，超音波断層法により胎芽あるいは胎児の頭殿長（crown-rump length；CRL）を画像上で計測し，妊娠週数を判断する。

2)　妊娠時期

妊娠時期は，国際基準に合わせ以下のように分類されている（図 2-2）。

妊娠初期（1st trimester）：妊娠 13 週 6 日まで

妊娠中期（2nd trimester）：妊娠 14 週 0 日～27 週 6 日

表 2-1 ● 胚葉からの器官の発生

外胚葉	皮膚，汗腺・皮脂腺などの皮膚腺，鼻，口，歯，中枢神経，感覚器など
中胚葉	心臓，腎臓，性腺，血管・リンパ管，骨・軟骨・筋肉・腱・靱帯・結合組織など
内胚葉	消化器，肝臓，呼吸器，甲状腺，胸腺，膀胱など

妊娠初期												妊娠中期	
流産													
早期流産										後期流産			
		妊娠第2か月				妊娠第3か月				妊娠第4か月			
2週0日~6日	3週0日~6日	4週0日~6日	5週0日~6日	6週0日~6日	7週0日~6日	8週0日~6日	9週0日~6日	10週0日~6日	11週0日~6日	12週0日~6日	13週0日~6日	14週0日~6日	15週0日~6日

妊娠中期												妊娠末期	
流産						早産							
後期流産						早期早産							
妊娠第5か月				妊娠第6か月				妊娠第7か月				妊娠第8か月	
16週0日~6日	17週0日~6日	18週0日~6日	19週0日~6日	20週0日~6日	21週0日~6日	22週0日~6日	23週0日~6日	24週0日~6日	25週0日~6日	26週0日~6日	27週0日~6日	28週0日~6日	29週0日~6日

妊娠末期													
早産						正期産						過期産	
早期早産		後期早産											
妊娠第8か月		妊娠第9か月				妊娠第10か月				妊娠第11か月			
30週0日~6日	31週0日~6日	32週0日~6日	33週0日~6日	34週0日~6日	35週0日~6日	36週0日~6日	37週0日~6日	38週0日~6日	39週0日~6日	40週0日~6日	41週0日~6日	42週0日~6日	43週0日~6日

図 2-2 ● 妊娠期間と分娩の定義

妊娠末期（3rd trimester）：妊娠 28 週 0 日以降

3 胎児期の発育（図 2-3）

　超音波断層法により胎児の発育状況を容易に観察できる。

●**妊娠 3 週末**　この時期の胎芽は，まだ頭部と体幹の区別がなく，魚のように鰓と長い尾を有する。器官の発達はまだなく，種々の器官の原器（細胞群）が存在する。超音波像で観察できない。

●**妊娠 7 週末**　胎芽は身長約 2cm，体重は 3~5g，頭部が全身長の 1/2 以上を占める。頸部ができ，尾部は短くなって，ヒトの外観をもつようになる。心臓は拍動し，臍帯ができ，耳，眼，口，四肢，指が発生する。内外性器も発生しているが，まだ外見から性別の判定はできない。

●**妊娠 11 週末**　胎児は身長 8~10cm，体重は 15~25g となり，諸器官や四肢の発達が著明となる。尾部はなくなり，皮膚は透明で内臓が透けて見える。内外性器の発達も進み，外見上から性別が判定できる。超音波ドプラー法により胎児心音が聴取できるようになる。

●**妊娠 15 週末**　身長 15~17cm，体重は約 150g，皮膚は徐々に不透明となりうぶ毛が生え始める。臓器の基本的な形ができあがり，筋肉の運動も活発となる。呼吸様運動が始まり，羊水を嚥下するようになる。この頃に胎盤が完成し，胎児の発育スピードがアップする。

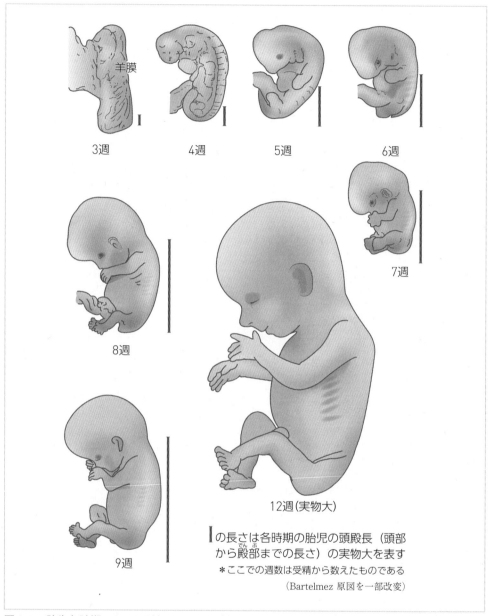

3週　　4週　　5週　　6週

7週

8週

12週(実物大)

9週

▮の長さは各時期の胎児の頭殿長（頭部
から殿部までの長さ）の実物大を表す
＊ここでの週数は受精から数えたものである
（Bartelmez 原図を一部改変）

図 2-3 ● 胎生各時期における胎児の形および大きさ

●**妊娠 19 週末**　身長 24〜26cm，体重は約 300g，頭部は身長の 1/3 程度となる。
からだ全体が胎脂とよばれる白い脂肪のようなものに覆われ始め，うぶ毛が全身に
密生する。動きが活発になり，胎動が感じられるようになる。

●**妊娠 23 週末**　身長約 30cm，体重は約 600g，器官の発達は未熟で，皮膚には胎
脂が付着してくるが，皮下脂肪はまだ少ない。手指に爪が生え始める。筋肉や骨が
発達し，胎動もさかんになる。超音波像で性別がわかる場合もある。

●**妊娠 27 週末**　身長約 35cm，体重は約 1100g。眼，耳，鼻などがほぼ完成し，脳
の発達とともに感覚器系が発達する。皮膚に赤みが増すが，しわが多く，老人のよ

うな外観である。睫毛や頭髪がみられる。肺の構造が完成し，呼吸様運動がみられる。

●**妊娠 31 週末**　身長約 40cm，体重は約 1700g。皮膚にはまだしわが多く，全身にうぶ毛がある。肺呼吸をするため，肺がふくらむのを助ける物質（肺サーファクタント）の分泌が増え始める。

●**妊娠 35 週末**　身長約 45cm，体重は約 2400g。胎脂は少なくなり，うぶ毛はほとんど消失する。皮下脂肪が増えてからだが丸みを帯び，皮膚が滑らかになる。この時期には全身の器官が発達し，娩出されても自発呼吸が可能なことが多い。肺サーファクタントの産生量が十分となり，肺機能が成熟する。

●**妊娠 39 週末**　身長約 50cm，体重はおよそ 3000g，4 頭身となり，成熟児としての特徴を備える。

4　成熟児の特徴

　日本人の成熟児の平均は，身長 50cm，体重 3000g 前後である。生まれるとすぐに目を開き，自力呼吸により泣き，四肢を活発に動かす。出生直後は青みがかっていた皮膚は，数分のうちに四肢以外の体幹部がピンク色になる。脈拍，呼吸は規則的で体温も一定である。生後まもなく排尿，排便があり，最初の便を胎便という。

●**新生児の頭部**　新生児の頭部は，出生直後，狭い産道を通過するときの圧迫により少し細長くなっている。これは，頭蓋骨の縫合・泉門がまだ骨化せず膜状であり，頭部が変形できること（応形機能）による。前頭部の前頭縫合，左右冠状縫合，矢状縫合の合わさる部分の**大泉門**と，後頭部の矢状縫合とラムダ縫合の会する部分の**小泉門**（図 2-4）は，個人差はあるが，大泉門は生後 1.5〜2 年前後，小泉門は生後 2 か月頃に閉鎖する。

　また，左右頭頂骨間の距離は**大横径**とよばれ，胎児発育の指標の 1 つとして用いられる（図 2-4）。

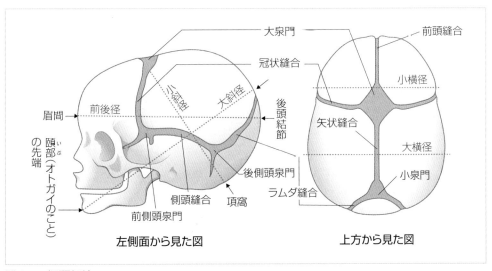

図 2-4 ● 児頭径線

5. 胎児付属物

　胎児の母体内での発育を助けるものを**胎児付属物**といい，胎盤，臍帯，卵膜，羊
水などがある（図2-5）。出生後は不要物として，児の娩出に続き娩出される。

1 胎盤

　着床した受精卵から生じた絨毛組織（絨毛外栄養細胞）が，子宮内膜（脱落膜）
の中に侵入・発育して胎盤を形成する。胎盤は円盤状で血管に富み，臍帯により胎
児とつながっている。胎盤の母体面（子宮に接している側）は暗赤色で，いくつか
に分葉している。胎児面（胎児に接している面）は羊膜で覆われ，多くは，その中
央部に臍帯が付着する（羊膜・臍帯については次項で説明）。

　胎盤は胎児の成長に不可欠であり，母体から胎児へ栄養と酸素を供給し，胎児か
ら排出された老廃物を処理する。また，妊娠の維持を助ける役割もあり，ヒト絨毛
性ゴナドトロピン（hCG），ヒト胎盤性ラクトーゲン（hPL），エストロゲン，プ
ロゲステロンなどのホルモンを生成・分泌する。妊娠16週頃に完成した胎盤は，
妊娠末期には直径15〜20cm，厚さ2〜3cm，重さ500〜600gと，胎児体重のほ
ぼ1/6となる。

2 卵膜

　卵膜は，子宮腔内で胎児，臍帯，羊水を包んでいる膜で，内側より**羊膜**，**絨毛膜**，
脱落膜の3層で構成される。絨毛膜と羊膜は胎児由来，脱落膜は母体由来の細胞
である。卵膜で囲まれた内腔を羊膜腔という。

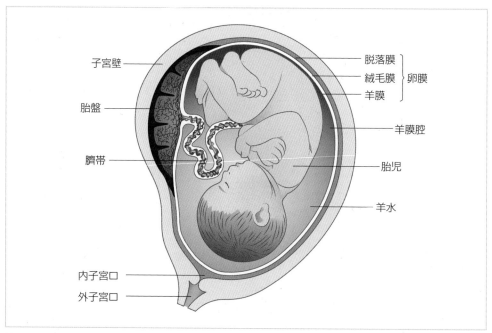

図 2-5 ● 胎児付属物

3　臍帯

　胎児と胎盤をつなぐ索条の管であり，胎児の臍輪から出て，胎盤のほぼ中央に付着する。臍帯の中には2本の臍動脈と1本の臍静脈がある。妊娠末期には約50cmの長さとなる。

4　羊水

　羊膜腔を満たしている淡黄色の液体であり，pH8~9の弱アルカリ性で，たんぱく質，糖質，脂質，電解質などを含む。妊娠初期には，羊水の大部分は羊膜の上皮細胞から産生されるが，妊娠中期以降は胎児尿が中心となり，これに肺胞液などが混入する。羊水量は妊娠第7~8か月に最大量に達し，その後は減少して妊娠末期には200~500mLとなる。

　胎児と臍帯は羊水に浮かんでいる。羊水は妊娠中，外界の衝撃から胎児を保護し，また，胎児と卵膜表面を隔てることで，胎児を発育しやすくし，動きを自由にする。分娩中は，胎児や臍帯への陣痛の影響を緩和する。

6. 胎児循環（胎児の血行）

　胎児心臓の刺激伝導系は胎齢5週（妊娠7週）に形成される。胎児循環の特徴は，卵円孔によって左右の心房が交通していること，**動脈管（ボタロー管）**で肺動脈と大動脈が連絡していることである。

　母体から供給された酸素や栄養に富む動脈血が流れる胎盤の臍帯静脈は，胎児の体内で2本に分岐し，1本は**静脈管（アランチウス管）**となって下大静脈に注ぎ，もう1本は門脈と合流して肝臓に入る。下大静脈は，静脈管からきた動脈血と肝静脈および下半身からの静脈血を集めて，右心房へ送る。下大静脈から右心房に入った血液は上大静脈の血液と合流し，大部分は卵円孔から直接左心房に入り，左心室を経て大動脈へ送られる。残りの一部は右心室を経て，肺動脈に入る（図2-6）。

　肺動脈血の大部分は動脈管を通って下行大動脈に入り，下半身へ向かうとともに，消化管，肝臓，腎臓などの臓器に分流する。また，下行大動脈の血液の一部は内腸骨動脈から分かれた臍動脈（左右に1本ずつ）に流入し，臍帯を通って胎盤へと戻る。このように臍静脈には母体から胎児に向かう血液（動脈血）が，臍動脈には胎児を還流した血液（静脈血）が流れている。

　新生児が呼吸を開始し肺循環が活発になると，卵円孔は閉鎖し，左右の心房間の交通はなくなる。動脈管は数日で萎縮し，臍静脈，臍動脈，静脈管も退化する。すなわち，胎児循環は出生後の短期間に，ほぼ成人と同様の新生児循環へと切り替わる。

7. 妊娠による母体の変化

妊娠することで母体には様々な変化が生じる。生殖器の変化が最も顕著であるが，全身にも変化が生じる。

1　母性看護概論
2　正常な妊婦，産婦，褥婦および新生児の理解
3　妊婦，産婦，褥婦および新生児の看護
4　妊婦，産婦，褥婦および新生児にみられる異常
5　妊婦，産婦，褥婦および新生児の異常と看護
1　小児の看護概論
2　主な小児疾患
3　小児の多様な場における看護
4　小児の看護技術と状態・症状別看護
5　主な小児疾患患者の看護

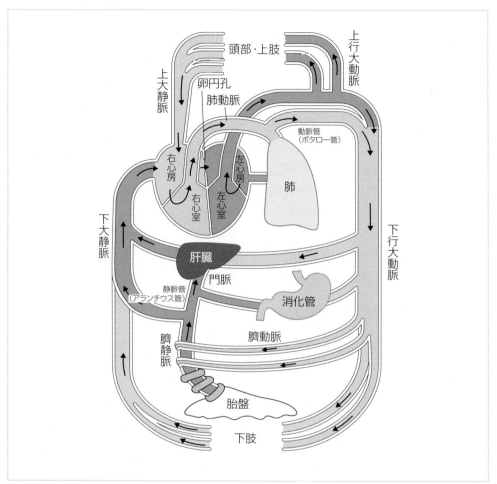

図2-6 ● 胎児循環の模型図

1　生殖器の変化

1）**子宮**

　　月経の停止と子宮の増大が起こる。子宮は，非妊時には鶏卵大で約40〜70g，容積は約10mL以下であるが，妊娠末期には4〜5Lとなる。

　　妊娠初期の子宮体部の増大は一様でなく，受精卵の着床部分が軟化・膨隆する（**ピスカツェック徴候**）。また，子宮腟部の粘膜は充血し，藍紫色になる（**リビド着色**）。

2）**卵巣**

　　排卵後に生じた黄体は，そのまま妊娠黄体となり，プロゲステロンを分泌して妊娠の維持を助ける。胎盤がプロゲステロンを産生するようになると，妊娠黄体は退縮する。

3）**腟・女性外陰部**

　　腟は柔軟になり，白色分泌物が増加する。女性外陰部も肥大・充血し，色素沈着により黒褐色となる。

4)　乳房

乳腺が発育し，乳汁の分泌が始まる。妊娠の比較的早期でも，乳房を圧迫すると初乳の分泌がみられる。乳輪には**モントゴメリー腺**の肥大による小隆起（痕跡的乳腺あるいは皮脂腺と考えられる）が 15〜20 個ほど認められる。乳頭および乳輪に色素沈着が生じる。

2　全身の変化

1)　皮膚

下腹部正中線や腋窩にも黄褐色から黒褐色の色素沈着が現れる。これらはホルモンの影響によると考えられている。

● **妊娠性肝斑**　顔面にそばかす様の褐色斑が生じることがある。

● **妊娠線**　乳房，下腹部，大腿に上下に走る赤褐色の線が多数現れる。妊娠によって急速に皮膚が伸展され，断裂を起こすために生じる。疼痛や瘙痒感を伴うこともある。

2)　消化器

● **つわり**　妊娠初期より悪心・嘔吐，食欲不振などの消化器症状が生じるもので，通常は妊娠 5 週頃に始まり妊娠 11〜12 週頃には軽快する。つわりの程度や期間などには個人差があり，特に症状が強く，治療を要するものは**妊娠悪阻**とよばれる（第 4 章 - Ⅰ-A-1「妊娠悪阻」参照）。原因は明らかではないが，プロゲステロンにより消化管の蠕動運動が低下するためと考えられている。

● **便秘**　プロゲステロンの影響で消化管の蠕動運動が低下することと，妊娠子宮により腸が圧迫されることから，妊娠中は便秘をしやすい。

3)　循環器

妊娠時には，心拍出量と循環血液量の増加を主体とする循環系の変化が生じる。循環血液量は，妊娠初期〜中期に約 40％増加する。心拍出量も妊娠に伴い 30〜40％増加する。その結果，心筋がやや肥大する。一方，妊娠中の母体血圧に大きな変化は認められず，妊娠前半には血圧が低下するものの，妊娠末期は循環血液量の増加に伴って上昇傾向を示す（第 4 章 - Ⅰ-B-3「妊娠高血圧症候群」参照）。

胸部 X 線写真では，これらの変化と横隔膜の挙上によって心胸郭比の上昇がみられ，機能性心雑音が聴診される。心拍出量の増加は，分娩第 2 期，特に努責によってさらに増加する。

妊娠中には腟，女性外陰部，肛門，下肢の静脈がしばしば怒張し，時に静脈瘤や外痔核を生じる。これは循環血液量の増加に加え，子宮の増大により静脈の逆流やうっ血が起こるためである。

4)　呼吸器

横隔膜の挙上により胸郭が横に広がるため，胸式呼吸に移行する傾向がみられる。呼吸数はやや増加するが，肺活量には変化がない。

5)　泌尿器

子宮による圧迫とホルモンの変化により，特に右側の尿管や腎盂に拡張がみられ

1 母性看護概論

2 正常な妊婦，産婦，褥婦および新生児の理解

3 妊婦，産婦，褥婦および新生児の看護

4 妊婦，産婦，褥婦および新生児にみられる異常

5 妊婦，産婦，褥婦および新生児の異常と看護

1 小児の看護概論

2 主な小児疾患

3 小児の多様な場における看護

4 小児の基盤技術と状況・状態・症状別看護

5 主な小児疾患患者の看護

る。また，子宮によって膀胱が圧迫され頻尿となる。腎血漿流量（RPF），代謝産物や老廃物の尿中排泄量が増加する。たんぱくや糖の排泄・濾過も影響を受け，たんぱく尿や糖尿をみることがある。

6）血液

赤血球の産生や鉄分の供給が循環血液量の増加に追いつかず，血液の粘稠度は低下する。この変化は，胎児胎盤循環の維持を効率的にするが，その一方で妊婦貧血（第4章-I-B-2「妊婦貧血（妊娠性貧血）」参照）の原因となる。白血球数は，母体内の胎児を許容する程度の免疫反応により中等度に増加する。血小板数や出血時間には，大きな変化はみられない。

7）内分泌系

妊娠により胎盤という内分泌器官が形成され，ヒト絨毛性ゴナドトロピン（hCG），ヒト胎盤性ラクトーゲン（hPL），エストロゲン，プロゲステロンなどのホルモンが多量に産生されるため，母体のホルモン状態は大きく変化する。その影響もあり，甲状腺や下垂体前葉などの内分泌器官に肥大がみられる。

8）代謝系

●**体重**　妊娠末期の母体の体重は，非妊時に比べ7〜12kg増加する。これは，①胎児や胎盤の成長および羊水の増加，②母体組織，すなわち血液や細胞外液の増加および子宮や乳房の肥大，③胎児への栄養供給，分娩時のエネルギー消費，産褥期の子宮復古と母乳分泌への準備のための皮下脂肪の蓄積などによる。

●**基礎代謝**　胎児を発育させるエネルギーを確保するため，8〜15%亢進する。

●**糖・脂質代謝**　糖質は母児にとって最も重要なエネルギー源である。そのため胎盤から産生されるエストロゲンやヒト胎盤性ラクトーゲン（hPL）のインスリン抵抗性により，食後は高血糖傾向となる。特に妊娠初期〜中期には脂肪が蓄積され，主に妊娠末期の胎児発育に消費される。

B　妊婦の診察

1.　妊娠の徴候

妊娠の徴候は前項7の「妊娠による母体の変化」で述べたが，具体的には以下の自覚症状と他覚症状がある。

1　自覚症状

①月経の停止
②基礎体温の高温相の持続
③つわりの発現
④腹部の膨隆
⑤胎動の自覚
⑥乳腺の発育肥大，乳頭・乳輪の着色，初乳

2 **他覚症状**

　①妊娠反応陽性

　②超音波検査による胎児の存在確認

　③胎児心音の聴取

　④胎動の触知

2. 妊娠の診断法

　市販の妊娠検査薬の精度が高くなり，妊娠の自己判定も極めて容易になった。

1 **妊娠反応**

　絨毛組織で産生されるヒト絨毛性ゴナドトロピン（hCG）の検出が，最も早期に妊娠を診断する方法である。妊娠診断を目的とする尿中 hCG 定性検出法は妊娠反応とよばれ，簡単な手技により月経の予定日頃に陽性所見が得られるようになった。

2 **超音波診断法**

　超音波発生装置を体壁にあてて，その反射波により診断する。

1）　超音波断層法

　超音波断層法とは，経腹または経腟プローブを用いて，オシロスコープ上に反射波の像を描く方法である。妊娠初期には経腟法，中期以降は経腹法が利用される（図 2-7）。

　経腟法を用いることで，妊娠 4〜5 週頃から子宮内に**胎嚢**（gestational sac；GS）が確認できる（図 2-8）。また，妊娠 6〜7 週には**胎児心拍動**（fetal heart beat；FHB）が確認できる。

2）　超音波ドプラー法胎児心拍計

　胎児心臓からの反射波をとらえるもので，超音波断層法が導入される以前は，妊娠初期における胎児生存確認の唯一の方法であった（図 2-9）。妊娠 9〜10 週には

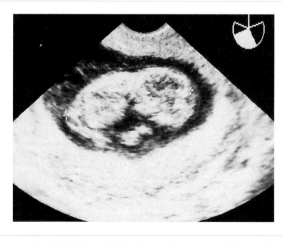

頭殿長 45mm で妊娠 11 週 6 日
±1 週の胎児と判定される。

図 2-7 ● 超音波断層法（経腟プローブ）による妊娠 11 週の胎児

1　母性看護概論

2　正常な妊婦，産婦，褥婦および新生児の理解

3　妊婦，産婦，褥婦および新生児の看護

4　妊婦，産婦，褥婦および新生児にみられる疾患

5　妊婦，産婦，褥婦および小児の家族と看護

1　小児の看護概論

2　主な小児疾患

3　小児の多様な場における看護

4　小児の看護技術と状態・症状別看護

5　主な小児疾患患者の看護

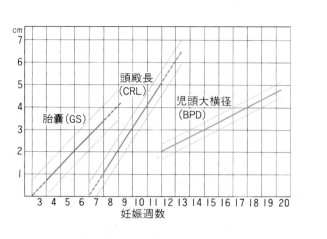

出典／日母研修ノート：周産期胎児管理のチェックポイント.

図 2-8 ● 超音波断層法による胎児の発育値

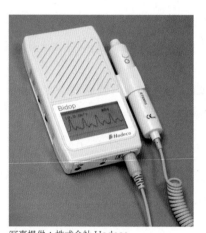
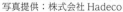
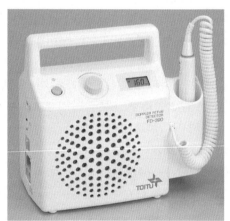

写真提供：株式会社 Hadeco　　　写真提供：トーイツ株式会社

図 2-9 ● 超音波ドプラー法胎児心拍計

50%，妊娠 12 週以降にはほぼ 100%，確認が可能である。

3）基礎体温

　妊娠により基礎体温は高温相が持続する。20 日以上高温相が続いた場合，妊娠の可能性が極めて高い。

3. 子宮の大きさの変化

　妊娠の進行とともに子宮は発育・増大する。胎児の成長やその異常，多胎妊娠などの診断には，超音波断層法が用いられるが，内診あるいは外診による子宮の大きさの観察も重要である。

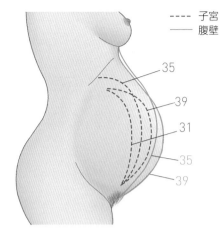
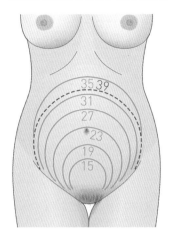

妊娠第31, 35, 39週末の子宮と腹壁の形

妊娠各週末における子宮底の高さ

- - - 子宮
—— 腹壁

35
39
31
35
39

35,39
31
27
23
19
15

※数字は妊娠期間（在胎週数）を示す。

図 2-10 ● 子宮の大きさと子宮底の高さの変化

　非妊娠時には子宮はほぼ鶏卵大である。妊娠 7 週末には鵞卵大（ガチョウの卵の大きさ），11 週末には手拳大，15 週末には小児頭大となり，妊娠 14 週頃になると外診で触知できる。子宮底は妊娠第 6 か月に臍高に達し，35 週末には剣状突起下 3～4cm と最も高い位置に達するが，それ以降はやや下降する（図 2-10）。子宮の大きさは恥骨結合上縁より子宮底までの距離で表す。これを**子宮底長**といい，胎児の大きさに比例し，その正常値は次のようである。

- ・妊娠 15 週末：10～12cm
- ・妊娠 19 週末：15～17cm
- ・妊娠 23 週末：20～22cm
- ・妊娠 27 週末：24～26cm
- ・妊娠 31 週末：28～30cm
- ・妊娠 35 週末：30～32cm
- ・妊娠 39 週末：33～35cm（35 週末以降，子宮底の高さは下降するが，前方への突出が大きくなるため子宮底長も大きくなる）

　これらの数値以下であれば胎児発育遅延，以上であれば巨大児，多胎妊娠，羊水過多症を疑い，超音波断層法による検査を行う。

4. 胎児の位置

　子宮内の胎児の位置を，胎位，胎向，胎勢の 3 つにより表す。

1 胎位

　胎児の縦軸と子宮の縦軸の関係を示すのが**胎位**である。両者が一致していれば**縦位**，直角であれば**横位**，斜めであれば**斜位**という。

　縦位は**頭位**（児頭が下，すなわち産道に近いもの）と**骨盤位**（児頭が上，骨盤が下にあるもの），**横位**がある（図2-11）。

2 胎向

　胎向は子宮に対する胎児の左右の向きを示す。児背（横位では児頭）が母体の左側を向いている場合を**第1胎向**，右側を向いている場合を**第2胎向**という。

　産科臨床では胎位・胎向を合わせて，第1頭位（頭位で第1胎向），第2頭位（頭位で第2胎向）のように表現することが多い（図2-11）。

3 胎勢

　胎勢とは子宮内における胎児の姿勢であり，通常は**屈曲胎勢（屈位）**をとってい

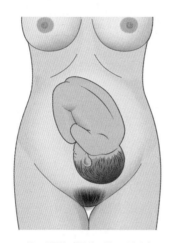
第1頭位（頭位，第1胎向）

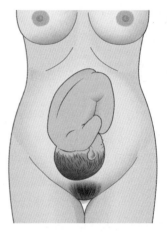
第2頭位（頭位，第2胎向）

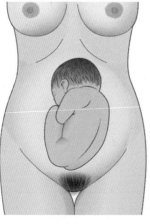
第1骨盤位（骨盤位，第1胎向）

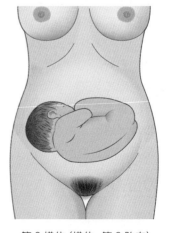
第2横位（横位，第2胎向）

図2-11 ●胎位・胎向

る。すなわち児頭は前屈し，児背は前方に向かって彎曲〈わんきょく〉し，四肢の各関節は屈曲している。頭部や背を後ろに反らしている場合は**反屈位**とよばれる（図 4-5 参照）。

5. 分娩予定日とその計算法

1　最終月経から計算する方法

受精から分娩〈ぶんべん〉（正期産）までの平均日数は 266 日（38 週）とされている。女性の月経間隔が平均 28 日（4 週）で，排卵が 14 日目と仮定すると，最終月経から満 280 日で分娩に至ることになる。最終月経をもとに分娩予定日を計算する方法が以前から行われており，計算を簡便にするための専用の計算器や円形の計算尺が使用されてきた。

簡易法として最終月経初日の月に 9，日に 7 を加える方法（ネーゲレ法）も用いられる（例：1 月 1 日が最終月経初日なら分娩予定日は 10 月 8 日）。ただし，この方法は 28 日型の月経周期で，排卵が 14 日目にあったことを前提としている。そのため，受精日や妊娠初期の超音波検査から得られた予定日が優先される。

2　受精日から計算する方法

人工授精の場合など受精日が明白であれば，その日に 266 日（38 週）を加えることで正確な分娩予定日が計算できる。

3　超音波断層法を用いる方法

超音波断層法により頭殿長を計測し，妊娠週数とともに予定日を推定する。最も正確なのは妊娠 9〜11 週頃の計測とされている。

6. 妊娠期間の表現法

妊娠期間は原則，最終月経第 1 日より満の週数と日数で示す（図 2-2 参照）。

7. 妊婦の診察法

1　問診

他科の場合と同様，家族歴，既往歴，現症歴について問診し，さらに月経歴（初経年齢，周期，出血量，月経随伴症状，最終月経の期日など），結婚歴（未婚，既婚，結婚した年齢，未婚者はパートナーの有無），妊娠・分娩歴（妊娠・分娩回数と時期，児の発育・健康状態，自然・人工流産回数，異常妊娠の有無など）などの情報を得る必要がある。また，不正出血の有無，つわりの状態など妊娠特有の症状も必ず聴取する。また，近年は妊産婦のメンタルヘルスの問題が重要視されているため，社会的・経済的支援の状況，パートナーを含む周囲との関係性や妊娠や育児に対する内面的な問診も大切である。特に初診時は，問診の際にパートナーなどに席をはずしてもらうなど，患者のプライバシーへの十分な配慮が望まれる。

2　視診

顔つき，栄養状態（体格），皮膚・粘膜の色調などを観察する。

3 産科学的診察

産科学的診察として外診と内診を行う（図 2-12）。

1）外診

診察台で仰臥位になってもらい，視診，触診，聴診の順に行う。視診・触診の進め方は他科とほぼ同様であり，妊婦特有の診察ポイントは次のとおりである。

胸部：乳房・乳頭の状態，色素沈着の観察

腹部：子宮底の長さと腹囲の測定。子宮の大きさと形，腹部の緊張や疼痛の有無，色素沈着，妊娠線の状態の観察

下肢：浮腫，静脈瘤の有無の観察

胎児診察：妊娠末期にはレオポルド手技により胎児の触診を行う（図 2-13）。胎児心音の聴診には超音波ドプラー法胎児心拍計（図 2-9 参照）を用いる。胎児の心音数や不整の有無，聞こえる位置を記録する。通常，児背肩甲部で胎児心音が最も良好に聴取できる。

2）内診

子宮がまだ外診できない妊娠初期の妊婦診察や，妊婦健康診査における子宮口の所見や分娩時の分娩進行を観察する場合には内診を用いる。また，妊娠中の出血，子宮の異常収縮や疼痛，帯下の増量や破水感などがある場合にも内診が必要である。

4 超音波検査

胎児の成長やその異常を知るうえで，超音波検査（超音波断層法）による観察が欠かせない。胎児計測では**児頭大横径**（biparietal diameter；BPD），**腹囲**（躯幹周囲長 abdominal circumference；AC），**大腿骨長**（femur length；FL）など

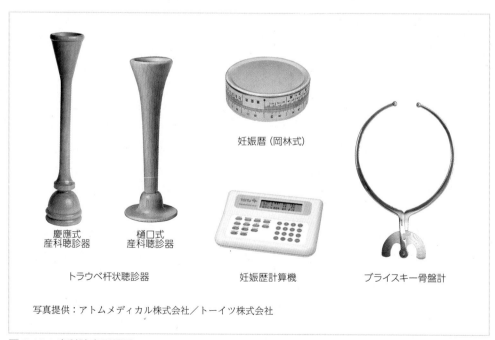

妊娠暦（岡林式）

慶應式
産科聴診器　　樋口式
産科聴診器

トラウベ杆状聴診器　　妊娠歴計算機　　ブライスキー骨盤計

写真提供：アトムメディカル株式会社／トーイツ株式会社

図 2-12 ● 産科診察用器具

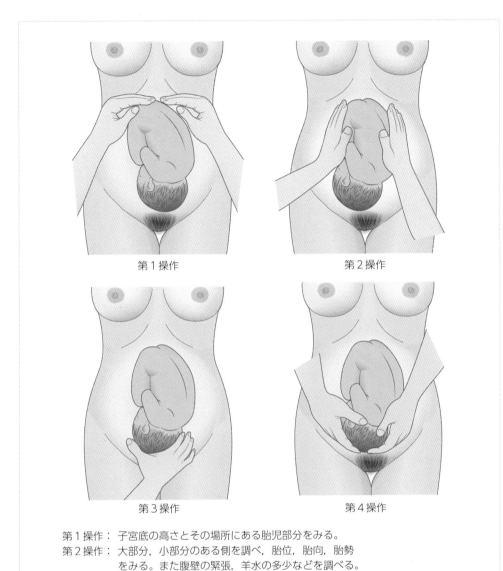

第1操作

第2操作

第3操作

第4操作

第1操作： 子宮底の高さとその場所にある胎児部分をみる。
第2操作： 大部分，小部分のある側を調べ，胎位，胎向，胎勢
　　　　　をみる。また腹壁の緊張，羊水の多少などを調べる。
第3操作： 胎児先進部をみる。
第4操作： 胎児先進部（下向部）が頭部か殿部か，またその骨盤進入の程度をみる。

図 2-13 ● 胎児触診法（レオポルド手技）

を測定し，**推定児体重**（estimated fetal weight；EFW）を求める。多胎，胎位
の異常，胎盤の異常の診断にも超音波検査を用いる。

5 **そのほかの検査**

　妊婦健診時には必ず，血圧測定と検尿（たんぱく，糖）を行う。また，妊娠初期
には，血算，血液型検査，血糖値，梅毒，B 型肝炎ウイルス（HBV），C 型肝炎ウ
イルス（HCV），ヒト免疫不全ウイルス（HIV），風疹ウイルスなどの感染症検査
を行う。ヒト T 細胞白血病ウイルス（HTLV － 1）検査は妊娠 30 週までに行い，
血算は妊娠中期・末期に，血糖は妊娠中期にも再検する（妊娠中期の血糖検査は

1
母性看護概論

2
正常な妊婦，産婦，褥
婦および新生児の理解

3
妊婦，産婦，褥婦
および新生児の看護

4
妊婦，産婦，褥婦および
新生児にみられる異常

5
妊婦，産婦，褥婦おと
び新生児の異常と看護

1
小児の看護概論

2
主な小児疾患

3
小児の多様な場に
おける看護

4
小児の看護技術・状況・
状態・症状別看護

5
主な小児疾患患者
の看護

50g 糖負荷試験が勧められる）。また，妊婦の希望に応じて，妊娠初期にトキソプラズマなどの血液抗体検査と子宮頸部細胞診，妊娠 30 週頃までに子宮頸管のクラミジア・トラコマチス抗原検査，妊娠 35～37 週に B 群溶血性レンサ球菌（GBS）培養検査を行う。

　妊娠 37 週以降には，ノンストレステスト*などを行う。また，帝王切開などの手術予定があれば術前検査が必要である。

　胎児異常の有無の検査（出生前診断と総称）は，希望者に対してのみ，社会的・倫理的な配慮を含めたカウンセリングにより同意を得たうえで施行される。超音波検査のほか，血清マーカー検査（クアトロテスト™），母体血を用いた胎児染色体検査（NIPT），絨毛検査，羊水検査，臍帯血検査などがある。

Ⅱ　分娩

A　分娩の生理

1.　分娩の定義

　分娩とは母体を中心とした用語で，胎児とその付属物が子宮から母体外に完全に排出される現象をいう。これに対し，児を中心とした用語は**出産**である。妊娠の期間によって分娩は次のように分類される（図 2-2 参照）。

　流産：妊娠 22 週未満の分娩
　早産：妊娠 22 週から 37 週未満の分娩
　正期産：妊娠 37 週から 42 週未満の分娩
　過期産：妊娠 42 週以後の分娩

　さらに，分娩が正常か異常かによって正常分娩と異常分娩に，分娩時の人工介助の有無によって自然分娩と異常分娩に分類される。また，出産児の生死によって生産と死産，胎児数によって単胎分娩と多胎分娩に分類される。

　正常分娩とは，正期（妊娠 37～41 週）に，陣痛が自然に発来し，成熟胎児が経腟的に前方後頭位で娩出し，母児ともに障害や合併症がなく，予後良好な分娩である。また，分娩経過において，通常の範囲内の会陰切開以外の手術的操作を行わず，分娩所要時間が初産婦で 30 時間未満，経産婦で 15 時間未満の分娩をいう（それぞれの用語については後述）。

＊**ノンストレステスト**：胎児胎盤機能検査の一つ。母体がリラックスした状態で 20～40 分間，分娩監視装置を用いて胎児心拍数と胎動を連続して記録する。負荷（子宮収縮）がない状態での胎児の状況を調べる。

2.　分娩の3要素

　胎児（とその付属物），産道，娩出力は分娩の3要素とよばれる。分娩の難易はこれらの相互関係によって決まる。

1　胎児

　分娩経過は，胎児の大きさ・成熟度・胎位・胎勢・回旋などにより異なる。正常分娩では胎児は前方後頭位をとる。それ以外の胎位・胎勢は異常である。

2　産道

　胎児の通過路である産道は，骨産道と軟産道からなる。

1）骨産道

　骨盤腔は，上方の広い部分が大骨盤腔，下方の管状の部分が小骨盤腔とよばれる。小骨盤腔が**骨産道**であり，上から順に骨盤入口部，骨盤濶部，骨盤峡部，骨盤出口部に分けられる。骨産道の広さは分娩の難易に影響する。

　骨盤入口部は，縦径（前後径）が横径より短い楕円形である。骨盤入口部の縦径は分娩の難易を知るうえで重要である。一般にはX線写真で計測した恥骨結合後面と岬角の最短距離（**産科的真結合線**）で表わされ，日本人の平均は11.5cmであり，9.5cm未満を狭骨盤，9.5～10.5cm未満を**比較的狭骨盤**という（表2-2）。

　骨産道の最も広い部分が骨盤濶部である。骨盤入口部・濶部・峡部・出口部の縦径の中点を結んだ線を**骨盤軸**といい，胎児はこの線に沿って娩出される（図

表 2-2 ● 骨盤の大きさの基準

	産科的真結合線（cm）	入口部横径（cm）
正常骨盤（平均値）	10.5～12.5（11.5）	11.5～13.5（12.3）
狭骨盤	9.5未満	10.5未満
比較的狭骨盤	9.5～10.5未満	10.5～11.5未満

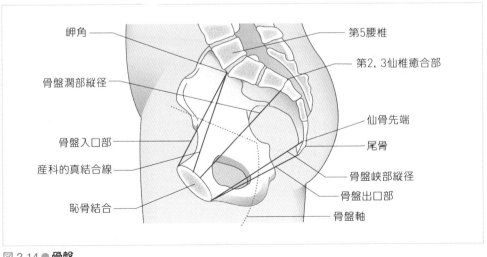

図 2-14 ● 骨盤

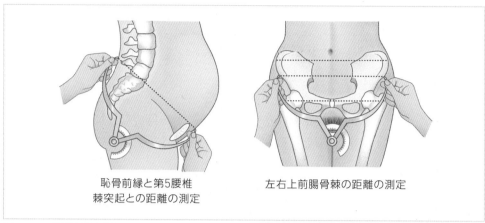

恥骨前縁と第5腰椎　　　　　左右上前腸骨棘の距離の測定
棘突起との距離の測定

図 2-15 ● 骨盤外計測法

2-14)。

2)　骨盤計測

　　骨盤計を用いて骨盤の各部の前後・左右径を測定し，それらの数値から骨産道の広さを推測する方法が**骨盤外計測法**である（図 2-15）。また，骨盤 X 線計測法には，側面からの**骨産道撮影（グッドマン法）**と，上方からの**骨盤入口部撮影（マルチウス法）**の 2 方向からの撮影法がある。

　　かつては一般診療としてこれらの骨盤計測法が実施されていたが，X 線計測法は胎児の放射線被曝（ひばく）の危険があり，また，最終的には分娩（ぶんべん）時の進行状況により判断すべきであるとして，最近は実施が減少してきている。

3)　軟産道

　　軟産道は，子宮下部から子宮頸管（けいかん）・腟（ちつ）を経て外陰部（がいいんぶ）までの筋肉と結合織からなる腔である。分娩時に胎児が通過するため，開大・伸展の度合が分娩の進行に影響する。子宮頸管の開大度が分娩進行の目安となる。

3 　娩出力

　　胎児と胎児付属器を娩出させる力を**娩出力**（べんしゅつりょく）という。陣痛（じんつう）と腹圧がある。

1)　陣痛

　　陣痛は周期的な子宮収縮であり，いくつかの種類がある。娩出力として働くのは分娩陣痛であり，一般的に陣痛といえば分娩陣痛のことである。

（1）　陣痛の種類

・**妊娠陣痛**：妊娠中に起こる弱い不規則な子宮収縮。
・**前陣痛（前駆陣痛）**：分娩開始直前に起こる子宮収縮。分娩陣痛より弱い。
・**分娩陣痛**：10 分おき，あるいは 1 時間に 6 回以上陣痛が起こる場合を分娩陣痛という。分娩陣痛の発生をもって分娩開始とする。
・**後陣痛**：産褥（さんじょく）期に不規則に起こる子宮収縮。子宮復古に伴う。

（2）　分娩陣痛の特性

　　分娩陣痛は連続的ではなく，子宮収縮と休止を繰り返す。収縮期を**陣痛発作期**，

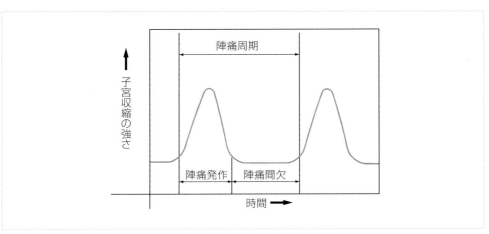

図 2-16 ● 陣痛曲線

表 2-3 ● 陣痛に関する子宮内圧および陣痛周期（産科婦人科用語問題委員会報告，1976 年）

1）子宮内圧

子宮口	第 1 期			第 2 期
	4 〜 6 cm	7 〜 8 cm	9 〜 10cm	
平均	40 mmHg	45 mmHg	50 mmHg	
過強	70 mmHg 以上	80 mmHg 以上	55 mmHg 以上	
微弱	10 mmHg 未満	10 mmHg 未満	40 mmHg 未満	

2）陣痛周期

子宮口	第 1 期			第 2 期
	4 〜 6 cm	7 〜 8 cm	9 〜 10 cm	
平均	3 分	2 分 30 秒	2 分	2 分
過強	1 分 30 秒以内	1 分以内	1 分以内	1 分以内
微弱	6 分 30 秒以上	6 分以上	4 分以上	初産 4 分以上 経産 3 分 30 秒以上

休止期を**陣痛間欠期**，陣痛発作開始から次の陣痛開始までの時間を**陣痛周期**という（図 2-16）。また，日本産科婦人科学会により陣痛の詳細な定義が定められている。

　陣痛の発来機序は明らかではないが，陣痛発来の後は，卵膜で産生されるプロスタグランジンと下垂体後葉から分泌されるオキシトシンにより，陣痛が強くなっていく。また，妊娠末期の母体に投与すると陣痛が誘発されることから，プロスタグランジンとオキシトシンは子宮収縮薬として使用される。

（3）陣痛の強度

　陣痛の強度は子宮内圧または陣痛周期で表される（表 2-3）。

2）腹圧

　腹圧は本来，腹筋・横隔膜・骨盤底筋の収縮による随意的なものであるが，娩出

1 母性看護概論

2 正常な妊婦・産婦・褥婦および新生児の理解

3 妊婦・産婦・褥婦および新生児の看護

4 妊婦・産婦・褥婦および新生児にみられる異常

5 妊婦・産婦・褥婦およびび新生児の異常と看護

1 小児の看護概論

2 主な小児疾患

3 小児の多様な場における看護

4 小児の看護技術と状況・状態・症状別看護

5 主な小児疾患患者の看護

が近づくと陣痛発作とともに不随意に起こり（**共圧陣痛**という），胎児を娩出する力となる。

3. 分娩の経過

1 分娩の近づいた徴候

　分娩が近づくと，前陣痛（不規則な子宮収縮），頻尿，腟分泌物の増加とともに胎児の下降感，胎動の軽減などが現れる。臨床的には子宮頸管成熟度を評価する**ビショップスコア**という内診所見が用いられることが多い（表2-4）。

2 分娩開始の徴候

①規則的な陣痛の開始
②腟からの血性粘液の分泌：**産徴（おしるし）**とよばれる。通常は陣痛開始後に分泌されるが，陣痛開始前にみられることも多い。
③破水：卵膜が破れて羊水が流出することであり，分娩が進行し，子宮口が全開大する前後に生じるのが一般的である。陣痛開始前にもしばしば起こる（**前期破水**）。

3 分娩の各期

　分娩開始〜終了を3期に分類する（4期に分けることもある）。

●**分娩第1期（開口期）**　陣痛開始〜子宮口全開大までの時期。開口期の初期には，頸管の開大のために卵膜の下縁が子宮壁から剥離することによって生じる産徴がみられる。陣痛は，初めは弱く次第に増強する。

　分娩の進行とともに，内子宮口付近の卵膜が子宮壁から剥離して嚢胞状に膨隆する。これを胎胞といい，陣痛発作時はさらに著明となり頸管の開大を助ける。

　子宮口の開大が直径10cmに達した状態を子宮口全開大という。子宮口全開大の前後に胎胞が破れ，羊水が流出（破水）する。子宮口全開大後の破水を適時破水（正期破水），陣痛開始後であるが全開大前の破水を早期破水という。

●**分娩第2期（娩出期）**　子宮口全開大より胎児が娩出するまでの時期。陣痛がさらに強くなり，腹圧が加わって胎児の下降を促進する。分娩が進むと，陣痛発作時には腟口から胎児の先進部が現れ，間欠時は後退するのがみられる（**排臨**）。

　さらに分娩が進むと，間欠時にも胎児の先進部が現れるようになり（**発露**），陣痛発作時に自然に腹圧が加わって（**共圧陣痛**），胎児が娩出される。

表2-4●ビショップスコア（子宮頸管成熟度のスコア）

因子	点数			
	0	1	2	3
頸管開大度（cm）	0	1〜2	3〜4	5〜6
展退度（%）	0〜30	40〜50	60〜70	80〜
児頭位置（cm）	−3	−2	−1〜0	+1〜
頸部硬度	硬	中	軟	
子宮口位置	後方	中央	前方	

1) 総合得点9点以上を成熟とする。
2) 分娩誘導して，8〜10点は24時間以内に90%が成功する。
3) 0〜4点は容易には分娩に至らない。

●**分娩第3期（後産期）**　胎児娩出後～胎盤の娩出までの時期。胎児の娩出後，いったん休止していた陣痛が再び起こり，胎盤を娩出させる（後産期陣痛）。

●**分娩第4期**　胎盤娩出後から2時間後までを分娩第4期とよぶことがある。

●**フリードマン曲線**　子宮口開大の速度から分娩進行を判定する参考となる標準的な分娩進行曲線は，提唱者の名から**フリードマン曲線**とよばれる。これによると分娩第1期は，子宮口開大が緩徐な潜伏期と急速な活動期に分けられる。

活動期はさらに，子宮口開大が比較的緩やかな加速期（4cmまで），最も急速な急速開大期（4～9cm），子宮口がほぼ全開大となり児頭の下降が進む減速期の3つに分けられる（図2-17）。しかし，フリードマン曲線を妄信すると分娩への不要な介入が多くなるという指摘もあり，最近は，少しでも分娩進行が認められれば，子宮口開大6cmまでは潜伏期とするという考え方が主流になりつつある。

4　分娩の所要時間

分娩に要する時間は個人差が大きく，陣痛の強弱，胎児の大きさ，産道の状態，母体の体力の影響を受けるが，初産婦と経産婦には明確な差がある。日本人における各期の平均持続時間を表2-5に示す。

5　分娩機転

産道は十分な広さがないため，胎児は回旋を行うことで産道を効率よく通過する。この胎児の回旋を分娩機転という。

児頭径で最も短い小斜径が（図2-4参照），骨盤軸に水平になるように産道を通過する屈位をとるのが，胎児にとって最も合理的である。図2-18に第1前方後頭

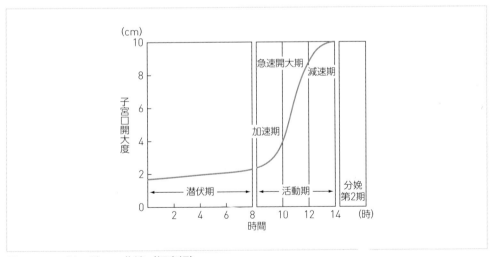

図2-17 ●フリードマン曲線（初産婦）

表2-5 ●日本人の分娩の持続時間

	第1期	第2期	第3期	計
初産婦	10～12時間	2～3時間	15～30分	12～15時間
経産婦	4～6時間	1～1.5時間	10～20分	5～8時間

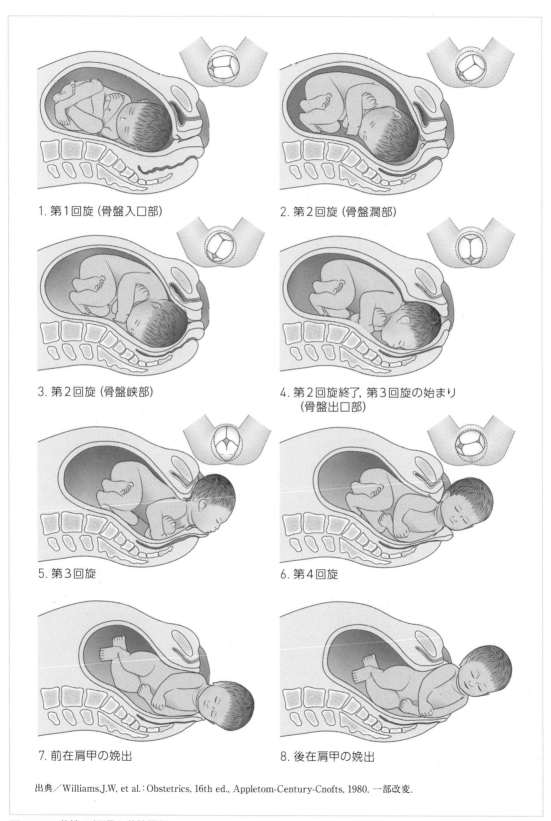

1. 第1回旋（骨盤入口部）

2. 第2回旋（骨盤濶部）

3. 第2回旋（骨盤峡部）

4. 第2回旋終了，第3回旋の始まり
　（骨盤出口部）

5. 第3回旋

6. 第4回旋

7. 前在肩甲の娩出

8. 後在肩甲の娩出

出典／Williams,J.W. et al.：Obstetrics, 16th ed., Appletom-Century-Cnofts, 1980, 一部改変.

図 2-18 ● 分娩の経過と分娩機転

位の場合を示した。第2前方後頭位の場合はこれと左右が逆になる。

●**第1回旋**　胎勢の回旋であり，骨盤入口部で起こる。児は，骨盤入口部で最も長い（余裕がある）入口部横径に頭の矢状縫合を合わせるよう，骨盤軸に対し横向きとなって屈位をとり，小泉門（後頭部）を先進させて入口部を通過する。

●**第2回旋**　胎向の回旋である。骨盤の濶部では斜径が，峡部・出口部では縦径が最も長いため，胎児は濶部では斜径，峡部では縦径に矢状縫合を合わせるように，屈位を保ちながら90°回旋する。

●**第3回旋**　胎勢の回旋であり，骨盤出口部で起こる。児頭の後頭結節が恥骨弓下縁に接すると，後頭・前頭・額・顔面・顎の順で反屈しながら児頭全体が娩出される。

●**第4回旋**　肩甲の回旋に伴う胎向の回旋である。肩甲も児頭と同様の機転で，両肩を結ぶ線が峡部・出口部の縦径に一致する（母体の後方を向いていた児の顔面が母体の大腿内側を向く）ように，再び90°回旋して産道を通過する。

前在肩甲，後在肩甲の順に肩甲が娩出されれば，体幹，四肢は抵抗なく娩出される。

6　胎盤の娩出

胎児の娩出後，子宮から胎盤が剝離し，後産期陣痛により娩出される。この胎盤の剝離には次のような徴候がある。

①**シュレーダー徴候**：ほぼ臍高にあった子宮底が，胎盤が剝離するとやや上昇し右に傾く。

②**アールフェルド徴候**：臍帯を鉗子で挟み目印にしておくと，胎盤の剝離とともに鉗子の位置が下降する。

③**キュストネル徴候**：恥骨結合上部で子宮を圧迫したとき，胎盤が剝離していないと臍帯が腟内に後退するが，剝離していると後退しない。

また，胎盤の娩出方式（図2-19）には，次の3つがある。

(a)　**シュルツェ式**：胎盤の胎児面から娩出される。

(b)　**ダンカン式**：胎盤の母体面から娩出される。

(c)　**混合式**：一部は母体面，残りは胎児面から娩出される。

B　分娩監視

母児の安全を図るため，分娩の進行を継続的に監視することを分娩監視という。胎児心拍・陣痛モニター（分娩監視装置）は，陣痛と胎児心拍数を継続的に記録する機器であり，陣痛の過強あるいは微弱，胎児機能不全の有無を診断する（図2-20）。分娩時は，胎児心拍数基線，基線細変動，一過性徐脈の組み合わせによる分娩時胎児心拍数レベル分類（図2-21）に基づいて管理を行う。分娩の進行は，子宮口開大や児頭の下降を内診することにより診断する。

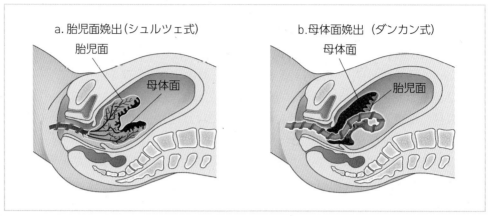

図 2-19 ● 胎盤の娩出方式

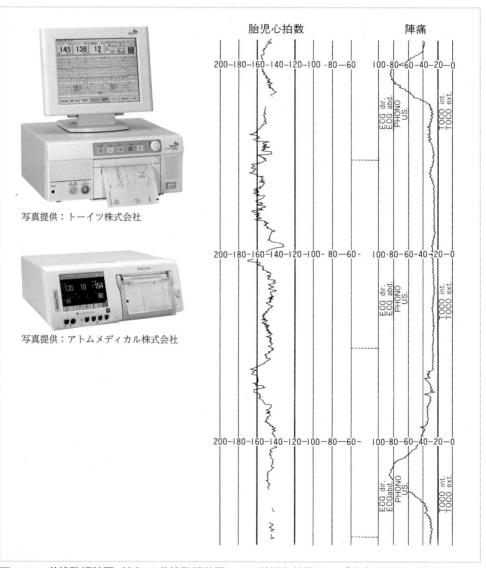

図 2-20 ● 分娩監視装置（左）と分娩監視装置による胎児心拍数および陣痛の記録の例（右）

(表1) 胎児心拍数波形のレベル分類

レベル表記	日本語表記	英語表記
レベル1	正常波形	normal pattern
レベル2	亜正常波形	benign variant pattern
レベル3	異常波形（軽度）	mild variant pattern
レベル4	異常波形（中等度）	moderate variant pattern
レベル5	異常波形（高度）	severe variant pattern

(表 2-1) 基線細変動正常例

一過性徐脈 / 心拍数基線	なし	早発	変動		遅発		遷延	
			軽度	高度	軽度	高度	軽度	高度
正常脈	1	2	2	3	3	3	3	4
頻脈	2	2	3	3	3	4	3	4
徐脈	3	3	3	4	4	4	4	4
徐脈（<80)	4	4		4	4	4		

(表 2-2) 基線細変動減少例

一過性徐脈 / 心拍数基線	なし	早発	変動		遅発		遷延	
			軽度	高度	軽度	高度	軽度	高度
正常脈	2	3	3	4	3*	4	4	5
頻脈	3	3	4	4	4	5	4	5
徐脈	4	4	4	5	5	5	5	5
徐脈（<80)	5	5		5	5	5		

*正常脈 + 軽度遅発一過性徐脈：健常胎児においても比較的頻繁に認められるので「3」
とする。ただし，背景に胎児発育不全や胎盤異常などがある場合は「4」とする。

(表 2-3) 基線細変動消失例

一過性徐脈	なし	早発	変動		遅発		遷延	
			軽度	高度	軽度	高度	軽度	高度
心拍数基線にかかわらず	4	5	5	5	5	5	5	5

薬剤投与や胎児異常など特別な誘因がある場合は個別に判断する
心拍数基線が徐脈（高度を含む）の場合は一過性徐脈のない症状も「5」と判断する

(表 2-4) 基線細変動増加例

一過性徐脈	なし	早発	変動		遅発		遷延	
			軽度	高度	軽度	高度	軽度	高度
心拍数基線にかかわらず	2	2	3	3	3	4	3	4

心拍数基線が明らかに徐脈と判定される症例では，表2-1の徐脈（高度を含む）に準じる。

図 2-21 ● 分娩時胎児心拍数レベル分類およびレベル分類に基づく対応と処置

(表2-5)　サイナソイダルパターン

一過性徐脈	なし	早発	変動		遅発		遷延	
			軽度	高度	軽度	高度	軽度	高度
心拍数基線にかかわらず	4	4	4	4	5	5	5	5

付記：
ⅰ　用語の定義は日本産科婦人科学会55巻8月号周産期委員会報告による。
ⅱ　ここでサイナソイダルパターンと定義する波形はⅰの定義に加えて以下を満たすものとする。
　　①持続時間に関して10分以上。
　　②滑らかなサインカーブとはshort term variabilityが消失もしくは著しく減少している。
　　③一過性頻脈を伴わない。
ⅲ　一過性除脈はそれぞれ軽度と高度に分類し，以下のものを高度，それ以外を軽度とする。
　　・遅発一過性除脈：基線から最下点までの心拍数低下が15bpm以上
　　・変動一過性除脈：最下点が70bpm未満で持続時間が30秒以上，または最下点が70bpm以上80bpm未満で持続時間が60秒以上
　　・遷延一過性除脈：最下点が80bpm未満
ⅳ　一過性除脈の開始は心拍数の下降が肉眼で明瞭に認識できる点とし，終了は基線と判定できる安定した心拍数の持続が始まる点とする。心拍数の最下点は一連の繋がりをもつ一過性除脈の中の最も低い心拍数とするが，心拍数の下降の緩急を解読するときは最初のボトムを最下点として時間を計測する。

(表3)　胎児心拍数波形分類に基づく対応と処置（主に32週以降症例に関して）

波形レベル	対応と処置	
	医師	助産師**
1	A：経過観察	A：経過観察
2	A：経過観察　または　B：監視の強化，保存的処置の施行および原因検索	B：連続監視，医師に報告する
3	B：監視の強化，保存的処置の施行および原因検索　または　C：保存的処置の施行および原因検索，急速遂娩の準備	B：連続監視，医師に報告する　または　C：連続監視，医師の立ち会いを要請，急速遂娩の準備
4	C：保存的処置の施行および原因検索，急速遂娩の準備　または　D：急速遂娩の実行，新生児蘇生の準備	C：連続監視，医師の立ち会いを要請，急速遂娩の準備　または　D：急速遂娩の実行，新生児蘇生の準備
5	D：急速遂娩の実行，新生児蘇生の準備	D：急速遂娩の実行，新生児蘇生の準備

〈保存的処置の内容〉
一般的処置：体位変換，酸素投与，輸液，陣痛促進薬注入速度の調節・停止など
場合による処置：人工羊水注入，刺激による一過性頻脈の誘発，子宮収縮抑制薬の投与など
**：医療機関における助産師の対応と処置を示し，助産所におけるものではない

出典／日本産科婦人科学会，日本産婦人科医会編：産婦人科診療ガイドライン産科編2020，日本産科婦人科学会，2020，p.229-231.

図2-21 ●　（つづき）

C　産痛緩和ケア

産痛は陣痛や娩出に伴う痛みの総称であり，分娩と産痛は切り離せないが，緩和法（痛みを和らげる技術）は重要である。近年，麻酔による無痛分娩の普及によって，産痛緩和の方法が大きく変容している一方，欧米では，呼吸法とからだの緊張のほぐし方を基本とする産痛の克服とその達成感が再評価されてきている。呼吸法の基本を図 2-22 に示す。

1.　自然分娩法（リード法）

イギリスのリードは，妊婦の「分娩は痛いもの」という過剰な分娩への不安が，子宮筋の余分な緊張を招くと考えた。それが悪循環を招き，さらに苦痛を増強させるという概念のもとに，運動療法の技術を取り入れ，からだの弛緩によって安産を目指す方法を提唱した。

2.　精神予防性和痛分娩法

条件反射の理論を取り入れ，旧ソ連のベルボフスキーらによって考案された和痛分娩法である。産婦には陣痛は痛いという先入観があり，陣痛が起こると反射的に苦痛を訴える。この条件反射を断ち切るため，分娩前の準備教育や腹式呼吸法，マッサージや圧迫などの補助動作を行い，和痛を図る方法である。

3.　ラマーズ法

フランスのラマーズによって考案された，精神予防性和痛分娩法の考えを発展させた方法である。呼吸法とからだの弛緩法を反復訓練し，陣痛時にそのテクニックを条件反射的に用いて和痛を図り，分娩を自律的に行う方法である。

4.　そのほかの方法

妊婦自身が出産場所・分娩体位・呼吸法・リラックス法などを自由に選択し，自分にとって快適な満足のいく分娩を目指そうとするアクティブバース法や，産前教育に出産のイメージトレーニングや瞑想などの心理的訓練を加えることで，分娩中の積極的なリラックスを重視し安産を目指すソフロロジー法などがある。

また，温浴（入浴）・足浴やアロマセラピーなど，施設により様々な産痛緩和ケアが工夫され，実施されている。

D　薬剤による無痛分娩

わが国においても，麻酔薬などを用いて分娩時の痛みを除く**無痛分娩**が普及してきている。ただし，鎮痛効果が強いものほど微弱陣痛から分娩遷延を生じる可能性

1
母性看護概論

2
正常な妊婦，産婦，褥婦および新生児の理解

3
妊婦，産婦，褥婦および新生児の看護

4
妊婦，産婦，褥婦および新生児に求められる看護

5
妊婦，産婦，褥婦およひ新生児の異常と看護

1
小児の看護概論

2
主な小児疾患

3
小児の多様な場における看護

4
小児の看護技術と状況・症状別看護

5
主な小児疾患患者の看護

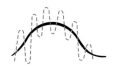

①ゆっくりした深呼吸の分娩への応用
　子宮収縮が始まると，息を吸い，弛緩して息を吐く，その後収縮の間ゆっくりと深く，一定のリズムを保ちながら呼吸を続ける。収縮が終わると普通の静かな呼吸に戻す。

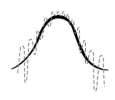

②浅い呼吸の分娩への応用
　合図とともに息を吸い，息を吐いて弛緩し，ゆっくりした深呼吸を始める。その後次第に浅く速い呼吸に移り，子宮収縮の頂点で浅く早く呼吸する。収縮が弱まるにつれて，次第に深くゆっくりした呼吸に戻す。

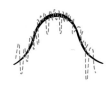

③第1期より第2期への移行期への応用
　浅い呼吸で始める。息を止めることがこらえられなくなったら，腹圧をかけないようにして唇を開いて息を吐き，いきみたい気分がおさまるまで続ける。

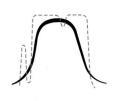

④分娩第2期への応用
　子宮収縮が始まると，□で呼吸する。一度息を吸ったら，□を閉じ，頭と足を持ち上げていきみの姿勢をとる。そしてこらえられる限り長く息を止める。それから□を開いて肩で息を吐き，すぐに息を吸い，また□を閉じて子宮収縮の続く限りいきむ。収縮が終わると息を吐き，十分呼吸をしてくつろぐ。

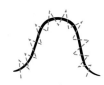

⑤短促呼吸（児娩出時の呼吸）
　短促呼吸は楽に覚えられる。□，骨盤底，大腿部を弛緩させ，児頭の娩出を助けるようにする。

注）子宮収縮を太い曲線で，呼吸を点線で表す。

出典／Maternity Center Association：Psychophysical preparation for childbearing；guidelines for teaching, 2nd ed., Maternity Center Association, New York, 1965.

図 2-22 ● 呼吸の調節法

が高く，また麻酔法によっては薬剤の胎児移行の危険があることに注意しなければならない。

1）分娩第1期

　持続硬膜外麻酔が最も有効である。精神安定薬，鎮痛薬，鎮静薬なども用いられる。

2）分娩第2期

　持続硬膜外麻酔のほか，吸入麻酔（笑気や麻酔ガスを吸入），サドル麻酔（妊婦を座位にして行う脊椎麻酔），陰部神経麻酔（腟壁から陰部神経叢をブロック），静脈麻酔（分娩前にバルビタールなどの静脈麻酔薬を静注）などがある。

Ⅲ　産褥

A　産褥の生理

1.　産褥の定義

　産褥<ruby>産褥<rt>さんじょく</rt></ruby>とは，分娩の終了後から，母体の妊娠・分娩に伴う生理的な変化が非妊時の状態に復旧するまでの期間と定義される。一般には分娩後 6～8 週間とされ，この時期の女性を<ruby>褥婦<rt>じょくふ</rt></ruby>という。

　産褥期については分娩当日を 0 日，以後産褥 1 日，2 日と数える方式が一般的である（週も同様）。

2.　生殖器の回復

1　子宮復古と後陣痛

　子宮は分娩直後には約 1kg あり，子宮底は臍下 3 横指に位置する。分娩後約 2 日間，子宮はほぼ同じ大きさを保ち，その後は急速に縮小して，6 週後にはほぼ非妊時の大きさに戻る。これを**子宮復古**という。

　膀胱の充満や分娩によって弛緩していた骨盤底筋群の緊張が回復することなどにより，分娩後しばらくは子宮底の位置が上昇し，約 12 時間後に臍高（臍の高さ）となる。そして産褥 1 日以後，子宮の縮小に伴い子宮底の位置が次第に下降し，産褥 2 週で腹壁上から触知できなくなる（図 2-23）。

　子宮復古の過程では，産褥 2～3 日まで，子宮の収縮による不快な程度の下腹部痛（**後陣痛**）を伴うことがある。経産婦の方が後陣痛の強い傾向があり，オキシト

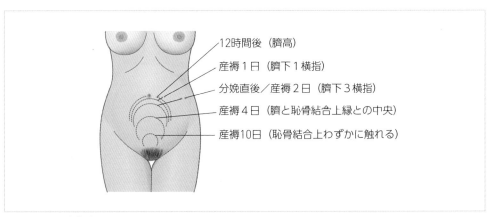

12時間後（臍高）
産褥 1 日（臍下 1 横指）
分娩直後／産褥 2 日（臍下 3 横指）
産褥 4 日（臍と恥骨結合上縁との中央）
産褥10日（恥骨結合上わずかに触れる）

図 2-23 ● 子宮復古

1　母性看護概論

2　正常な妊婦，産婦，褥婦および新生児の理解

3　妊婦，産婦，褥婦および新生児の看護

4　新生児，産婦，褥婦および新生児にみられる異常

5　妊婦，産婦，褥婦および新生児の異常と看護

1　小児の看護概論

2　主な小児疾患

3　小児の多様な場における看護

4　小児の看護技術と状況・状態・産状別看護

5　主な小児疾患患者の看護

シンが分泌される授乳時に痛みが増強する。

2 腟および女性外陰部の復古

腟および女性外陰部も，分娩による伸展・腫脹，あるいは裂傷が産褥の経過とともに急速に回復し，産褥4〜8週でほぼもとに戻る。

3 悪露

子宮や腟の復古機転により，腟から血液，リンパ液，子宮の脱落膜などを含む分泌物が排出される。これを悪露という。悪露の性状は産道の復古時期により変化し，次のような経過をとるのが一般的である。

●**悪露の性状変化**　産褥2〜3日までは，血液成分の構成比が高く悪露は血性（赤色悪露）となる。その後，1週間ほどは量および血液成分が減少し，赤色調が薄くなる（褐色悪露）。産褥10日以後は産道の創傷面が新しい上皮で覆われてくるため，悪露の主成分は漿液性の創傷液となり，淡黄色（黄色悪露）となる。産褥6週以降には，悪露はほぼ消失する。

悪露の性状とその持続期間には個人差があり，分娩様式，分娩時の損傷の有無，産婦の体質により異なる。しかし，凝血の排出や赤色悪露の持続，悪臭のある悪露の場合，胎盤や卵膜の一部遺残や感染などが原因となっていることが多く，注意を要する。

3. 乳房の変化

妊娠中から続いている乳腺の発育は，分娩が終わると加速し，本格的な乳汁分泌が始まる。乳房は腫脹・肥大し，乳房表面の静脈が怒張し，結節状の乳腺を触れることもある。

1 母乳の分泌

分娩直後には母乳の分泌は微量であるが，産褥2〜3日より分泌量が増加する。最初に分泌される初乳の成分組成は，成乳（成熟乳）とは異なる。産褥5日頃より初乳から成乳への移行が始まり（**移行乳**），10〜15日目には成乳が分泌されるようになる。

①**初乳**：黄色く，やや粘稠で中性である。成乳と比べると，カゼインの含有量は少なく，消化の良いたんぱく質（アルブミン・グロブリン）量が多く栄養価が高い。IgAに代表される免疫グロブリンの含有量が特に高く，児の腸管性感染を防御すると考えられる。塩類が多く，胎便の排泄を促す。

②**成乳**：乳白色の液体で大小の脂肪球を含み，弱アルカリ性である。初乳に比べて乳糖，カゼインに富んでいる。

2 乳汁分泌のしくみ

内分泌系と神経系が乳汁分泌に複雑に関与している。

妊娠時にはエストロゲン，プロゲステロン，ヒト胎盤性ラクトーゲン，プロラクチン，コルチゾル，インスリンなどが共に作用し，乳腺と乳管からなる乳汁分泌装置が顕著に成長・発育する。妊娠中は，胎盤から分泌される多量のエストロゲンと

プロゲステロンにより乳汁分泌は抑制され，胎盤が娩出されると（すなわち分娩後），血中のエストロゲンとプロゲステロンが急激に低下して乳汁分泌が本格的に始まる。

　産褥期の乳汁の分泌と維持には，神経－内分泌系の活動が主要となる。乳児の吸乳による刺激は，乳腺からの求心性神経路を興奮させ，視床下部－下垂体系を刺激して，下垂体後葉からオキシトシン，前葉からプロラクチンを放出させる。オキシトシンは乳汁の排出，プロラクチンは乳汁産生を促す。

4. 全身の変化

1 体温

　分娩当日～翌日にみられる 37.5℃前後の微熱は，分娩時に生じた創傷の治癒機転によるものである。また，産褥 3～4 日頃の一過性の体温上昇は，乳汁分泌が盛んになるため乳汁うっ滞による生理的反応と考えられる。これ以外の発熱がみられた場合は異常として対処すべきである。

2 体重

　母体体重は，胎児，胎盤の娩出により分娩後の数日間で 5～6kg，さらに利尿亢進によって 2～3kg 減少する。これ以後の体重減少は小さい。

3 心拍数，血圧

　心拍出量，循環血液量の増加を主体とする妊娠時の生理的変化は，分娩後 2 週までに非妊時の正常レベルまで戻ることが多い。産褥早期に，安静臥床や食事摂食の不足などにより脈拍数が 50/ 分以下となる（産褥性遅脈）ことがある

4 血液所見

　妊娠中の水血症状態の消失と分娩後の利尿亢進により血液が凝縮する。分娩時には一定程度の出血が生じるが，出血によって低下したヘモグロビン値およびヘマトクリット値は産褥 5 日目以降に回復が認められる。白血球は分娩直後には増加するが，産褥 1～2 週間で回復する。

5 泌尿器および消化器

　高エストロゲン状態による水分貯留作用や下半身静脈圧の上昇により，妊娠中は細胞外液が増加するが，産褥期にはこれらが解除され利尿が生じる。一方，分娩時の児頭による圧迫，麻酔，創部痛などにより膀胱機能が減弱（膀胱麻痺）し，尿閉や尿失禁などが現れることがある。分娩後しばらくは腸管運動が低下する。分娩後 2～3 日，食欲がやや減退しても，その後速やかに増進することが多い。

Ⅳ 新生児

A 新生児の生理

1. 新生児の定義

　新生児期は出生直後から胎外生活への適応能力を得るまでの期間であり，その期間にある児を新生児という。定義上は生後 28 日未満が新生児期とされ，そのうち生後 7 日未満は早期新生児期とよばれる。新生児の日齢は出生当日を 0 日とし，満日数で示す。

2. 新生児の状態

1 呼吸

　出生直後に肺呼吸を開始する。第 1 呼吸とともに大きな声で泣き，それによって全身に酸素が供給され，皮膚がピンク色になる。

　出生直後は**横隔膜呼吸**（横隔膜の上下運動による腹式呼吸）で，1 分間に 40～60 回と呼吸数が多い。日齢が進むにつれ規則的な腹式呼吸となり，呼吸数は減少して 1 分間に 30～40 回となる。

2 循環

1）　胎児循環から新生児循環への移行

　出生時の呼吸開始とともに，**胎児循環**（図 2-6 参照）から**新生児循環**（成人循環とほぼ同様）へと移行する。

　具体的には，①肺動脈の開放，②卵円孔の閉鎖，③動脈管（ボタロー管）と静脈管（アランチウス管）の閉鎖，④臍動脈の閉鎖が生じる。

2）　心拍数

　出生直後の心拍数は 150～180/ 分であり，頻脈かつ不安定で，啼泣や体動により変動する。24 時間後には 130～140/ 分程度になる。

3 体温

　新生児は温熱中枢が未熟であり，環境温度の影響を受けやすく体温が容易に変動する。出生直後の新生児の体温は成人より高く，37℃を超えることもあるが，数時間以内にからだの冷却，肺や皮膚からの体温の発散により 36℃前後となる。早産児や低出生体重児では，さらに下降が大きい。24 時間後には上昇し始めて，36.5～37.5℃で安定する。37.5℃以上の場合は発熱と判定する。

4 体重

　新生児は，出生直後から生後 3～4 日まで体重減少がみられる。これは体表面か

らの水分の発散，排尿，排便などによる生理的な体液喪失が哺乳量を上回るためで，生理的体重減少という。減少の程度は 6~8% である。その後は，毎日 25~35g ずつ体重が増加し，生後 6~8 日には出生体重に戻り，その後は増加の一途をたどる。

　成熟児で体重減少が出生体重の 10% 以上の場合は病的とされ，原因の検索が必要である。早産児では体重減少率が大きく，回復も遅くなる。

5 血液

　出生直後の新生児は，赤血球数 500 万~800 万 /μL，ヘモグロビン量 19~22g/dL であり，多血を示す。白血球数も 2 万 /μL と多い。これらは次第に減少する。

6 産瘤

　胎児が頭位で産道を通過するとき，産道の圧迫により，児頭の皮下組織にこぶ（瘤）のようなうっ血と浮腫が生じることがあり，これを**産瘤**という（図 4-10 参照）。産道の抵抗が大きいほど著明となるが，生後 24~36 時間で消失する。

7 臍帯

　臍帯の断端部は生後 5~6 日頃，乾燥・萎縮して脱落する。

8 皮膚

　新生児の皮膚は薄くて軟らかく，淡い赤色を呈する。時に，顔面や体幹の皮膚が濃い紅色のまだらになることがある（**新生児紅斑**）。また，中央に黄色の斑点をもつ紅斑（新生児中毒性紅斑）が生後 1~2 日に見られることがあるが，生後 3~4 日より表皮が剝奪（落屑）し，5~6 日で治る。

　日本人をはじめ有色人種の殿部や背部に見られる大小様々な青色斑は，真皮および皮下組織の色素細胞によるもので，児斑（蒙古斑）とよばれる。10 歳過ぎ頃までに自然消失することが多い。

9 新生児黄疸

　血中のビリルビンが増加し（高ビリルビン血症），皮膚や粘膜に沈着して黄色を呈した状態を黄疸という。新生児生理的黄疸は生後 2~3 日頃に新生児に出現する黄疸であり，胎児期の過剰な赤血球が破壊されて（溶血）ビリルビンの産生が高まることや，新生児期には肝臓のビリルビン処理機能が不十分なことが原因となって起こる。生後 4~5 日に最も強くなり，血中総ビリルビン値は 10~14mg/dL に達するが，通常は生後 2 週間以内に消失する。

10 排泄

1) 尿

　新生児の 98% で生後 24 時間以内に初回の排尿がある。生後数日間は排尿が少ないが，哺乳量の増加とともに回数・量が増加し，生後 1 週では 1 日あたり 6~8 回，尿量は 1 日当たり 100~300mL となる。

2) 便

　新生児の 95% で生後 24 時間以内に胎便の排泄が認められる。胎便は暗緑色で無臭であり，羊水中の成分や胆汁，腸粘膜上皮からなる。生後 48 時間頃から哺乳

1 母性看護概論

2 正常な妊婦，産婦，褥婦および新生児の理解

3 妊婦，産婦，褥婦および新生児の看護

4 妊婦，産婦，褥婦にみられる疾患

5 妊婦，産婦，褥婦および新生児の異常と看護

1 小児の看護概論

2 主な小児疾患

3 小児の多様な場における看護

4 小児の看護技術・状況・状態・症状別看護

5 主な小児疾患患者の看護

後の便が混じり（**移行便**），生後 4〜5 日で軟便となる。母乳栄養児ではやや緑色
を帯びた酸性の便を 1 日 2〜3 回程度，人工栄養児では淡黄色で弱酸性またはアル
カリ性の便を 1 日 1 回程度排泄する。

11　神経系

●**反射運動**　新生児の脳神経の発達は不完全であり，哺乳や泣くことなどは無意識の
反射運動によるものである。反射運動には**吸啜反射**，**モロー反射**（児を水平に抱き，
頭部を支えていた手を急に離すと，児は驚いたように両腕を伸ばして，バンザイの
ような形をとり，次に抱きつくような動作をする），**把握反射**などがあり，これら
は**原始反射**とよばれる（図 2-24）。生後 2 か月過ぎ頃から，大脳皮質の発達にともな
ない意識的な行動が出現し，原始反射はしだいに消失する。

●**視覚**　光覚は出生直後からあるが，生後 1 週間で明暗がわずかにわかる程度である。
色覚はまだない。

●**味覚・嗅覚**　出生時から備わっている。

●**聴覚**　不完全ではあるが出生時から備わっている。

●**皮膚感覚**　触覚・温覚は不完全ではあるが出生時から備わっている。痛覚は少し遅
れて備わる。

12　生殖器

　生殖器はすでに完成し，男児では精巣が陰嚢内に下降し，女児では肥大した大陰
唇が小陰唇を覆っている。女児は，胎児期に胎盤から流入した母体の女性ホルモン
の消褪により，生後 4〜6 日に性器出血（**新生児月経**）を生じることがある。

13　乳房

　性別にかかわらず，生後 1〜2 日の新生児の 1/3 は乳房が腫脹し，白色透明の液
（奇乳。胎児期に胎盤から流入した女性ホルモンの影響による）が排出されること
がある。

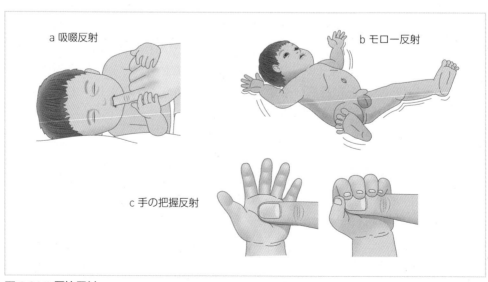

a 吸啜反射
b モロー反射
c 手の把握反射

図 2-24 ● 原始反射

1 母性看護概論

2 正常な妊婦、産婦、褥婦および新生児の理解

3 妊婦、産婦、褥婦および新生児の看護

4 妊婦、産婦、褥婦および新生児の異常

5 妊婦、産婦、褥婦および新生児の異常の新生児の異常と看護

1 小児の看護概論

2 主な小児疾患

3 小児の多様な看護における

4 小児の看護技術と状況・状態・症状別看護

5 主な小児疾患患者の看護

学 習 の 手 引 き

1. 妊娠の生理を十分に復習しよう。
2. 基礎体温の測定法を覚えよう。
3. 性の決定の機序を覚えよう。
4. 妊娠各月の胎児の特徴を記憶しよう。
5. 胎児付属物とは何か説明してみよう。
6. 羊水とは何か，その役割を説明してみよう。
7. 妊娠の徴候と早期診断法について復習しよう。
8. 妊娠各月の子宮の大きさを記憶しよう。
9. 分娩予定日の計算を練習してみよう。
10. 分娩の3要素について復習しよう。
11. 分娩第1期～第3期の特徴をまとめてみよう。
12. 悪露とは何か，またその種類を説明してみよう。
13. 新生児の状態について復習しよう。

第2章のふりかえりチェック

次の文章の空欄を埋めてみよう。

1 子宮内の胎児の位置

子宮内の胎児の位置は，［　1　］，［　2　］，［　3　］の3つにより表される。胎児の縦軸と子宮の縦軸の関係を示すのが［　1　］である。両者が一致していれば［　4　］，直角であれば［　5　］，斜めであれば［　6　］という。［　2　］は子宮に対する胎児の左右の向きを示す。児背（横位では児頭）が母体の左側を向いている場合を［　7　］，右側を向いている場合を［　8　］という。［　3　］とは子宮内における胎児の姿勢である。通常は［　9　］をとっている。頭部や背を後ろに反らしている場合は［　10　］とよばれる。

2 レオポルド手技

妊娠末期にはレオポルド手技により胎児の触診を行う。［　11　］では，子宮底の高さとその場所にある胎児部分をみる。［　12　］では，胎位，胎向，胎勢をみる。また腹壁の緊張，羊水の多少などを調べる。［　13　］では，胎児先進部をみる。［　14　］では，胎児先進部（下向部）が頭部か殿部か，またその骨盤進入の程度をみる。

第3章 妊婦，産婦，褥婦および新生児の看護

▶**学習の目標**
- ●妊婦の看護を学ぶ。
- ●産婦の看護を学ぶ。
- ●褥婦の看護を学ぶ。
- ●新生児の看護を学ぶ。

Ⅰ 妊婦の看護

A 妊婦の身体，心理・社会的特徴と看護

1. 身体的特徴

　最も顕著な身体的変化は子宮の増大であるが，妊娠週数に応じた様々な身体的特徴が表れる。

●**妊娠初期（妊娠13週まで）**　腹部の膨隆はまだほとんど認められないが，多くの妊婦がつわりや眠気，便秘などの不快症状を訴える。乳房は少しずつ大きくなってくる。

●**妊娠中期（妊娠14週から27週まで）**　腹部の膨隆が外見上明らかとなってくる。つわりなどの不快症状は軽減してくる。初めて胎動を感じるのは，妊娠20週頃である。

●**妊娠末期（妊娠28週から）**　腹部の膨隆は顕著となり，妊娠線ができることもある。胃部圧迫感，頻尿，腰痛，下肢の浮腫，下肢の痙攣（こむらがえり）などのマイナートラブル（妊娠中の生理的変化に伴う不快症状）が増える。

2. 心理・社会的特徴

　妊娠週数に応じた身体的変化の影響を受けて，妊婦の生活状況などを反映した心理・社会的特徴を示す。

●**妊娠初期**　妊娠を知った妊婦の反応は一様ではない。妊娠を望んでいた場合には喜

びを感じると同時に，母親になることに多少の不安を感じることが多い（アンビバレントな感情）。反対に，予期していなかった時期の突然の妊娠や，パートナーや家族が妊娠継続を望んでいない場合などには，妊婦は戸惑ったり強い不安を抱いたりするものである。また，身体的変化はまだ顕著ではないため，妊娠したという実感がわきにくい。つわりや眠気，体がだるいなどの不快症状が表れるのも，妊娠初期の特徴である。

●**妊娠中期**　この時期になると，胎盤が完成し流産の危険性も低くなるため，それまで妊娠の公表を差し控えていた妊婦も，周囲に妊婦であることを伝えるようになる。腹部の膨隆も明らかとなってくるので，妊婦として注目されることが多くなる。つわりなどの不快症状は軽減し，妊娠 20 週前後に胎動を感じること，超音波画像で胎児画像を見ることにより，胎児への愛着が生まれる。心理的に安定する時期である。

●**妊娠末期**　腹部の膨隆や乳房の腫大，皮下脂肪の沈着などにより，体重は非妊時と比べて 10kg 前後増加するため，体型の変化に戸惑うこともある。腹部の膨隆に伴うマイナートラブルが増え，出産が間近になることによる不安を感じるなど，多くの妊婦が否定的な感情を経験する。一方，具体的な出産準備を始める時期でもあるため，出産後の生活や育児について空想することが多くなり，期待感も高まる。里帰り出産の場合には，この時期に里帰り先に移動する。

B　妊婦の看護

1.　妊娠の届け出と母子健康手帳

●**妊娠の届け出**　母子保健法により，妊娠した者は速やかに市町村長に届け出なければならないと規定されている。妊娠の届け出により，母子健康手帳と妊婦健康診査受診券などが交付され，母子保健サービスが利用しやすくなる。したがって，妊婦が母子健康手帳を持っていない場合には，なるべく早く妊娠の届け出をするように勧める。

●**母子健康手帳**　日本の母子健康手帳（図 3-1）は，諸外国からも高く評価されているすばらしいシステムである。妊婦健診の内容，分娩の記録，産後の母子の状態，予防接種などの記録ができるようになっている。母子健康手帳は妊婦健診時だけでなく，妊婦が外出するときには必ず携帯するように指導する。

2.　健康診査

　妊娠が正常に経過しているかどうかをみるために，定期健康診査（妊婦健診）が実施される。定期健康診査は，妊婦が異常を感じなくても受診するように勧める。受診の頻度は，妊娠 23 週までは 4 週間に 1 回，妊娠 24 週から 35 週では 2 週間に 1 回，妊娠 36 週から 40 週では 1 週間に 1 回，妊娠 41 週以降分娩までは 1 週

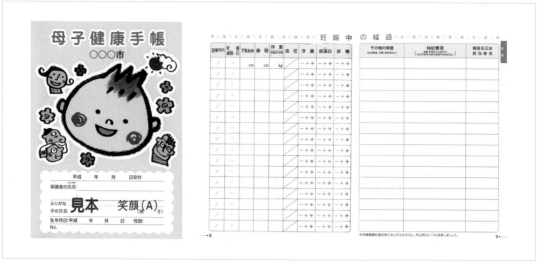

図 3-1 ● 母子健康手帳

　間に 2 回以上が推奨されている。ただし，異常がある場合には医師の指示に従っ
て受診する。なお，以下の健康診査の内容は母子健康手帳にも記入する欄があるの
で，健診時には忘れず持参するように指導する。
　①体重：500g/ 週以上の増加に注意する。
　②血圧：収縮期血圧 140mmHg 以上，拡張期血圧 90mmHg 以上に注意する。
　③尿検査：尿糖と尿たんぱくの有無をみる。
　④子宮底：妊娠 16 週以降から測定することが一般的である。恥骨結合上縁から
　　子宮底最後部までの距離を測定する（図 3-2）。
　⑤腹囲：妊娠 16 週以降から測定することが一般的である。臍の高さで腹部周囲

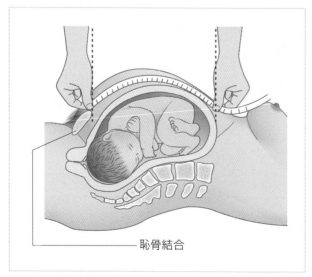

図 3-2 ● 子宮底長の計測

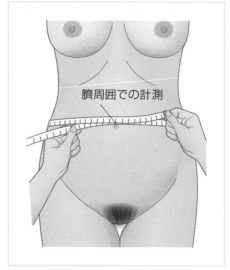

図 3-3 ● 腹囲の計測

の長さを測定する（図 3-3）。

3. 保健指導と相談

●**保健指導の目的と方法**　妊娠中の保健指導の目的は，妊婦とその家族が順調な妊娠経過を過ごせるように，自ら考えて行動できるようにすることであり，妊婦健診時に実施されることが多い。保健指導の方法には，大きく分けて個人指導と集団指導がある。

●**個人指導**　個人指導は，妊娠経過に合わせたうえで個々の相談内容に対応した内容にすると効果的である。

●**集団指導**　集団指導には，母親学級や両親学級などがあり，1 回 2 時間程度のものを 3～4 回行うことが一般的である。妊娠，分娩，産褥，育児などの内容を含み，20 人程度の人数で実施することにより，妊婦同士の話し合いを促すこともできる。

1　妊娠初期

●**身体と口腔の清潔**　妊娠中は汗をかきやすく，女性外陰部からの分泌物も多くなるため，シャワーや入浴で全身を清潔に保つように指導する。また，妊娠中のホルモンの変化やつわりなどの影響を受けて，口腔内が不潔になりやすい。したがって，歯磨きの励行と歯科健診を勧め，う歯がある場合には早めの受診と治療を勧める。

●**栄養指導**　日本人の妊婦・授乳婦の食事摂取基準（表 3-1）を目安にし，わかりやすく指導することを心がける。ただし，つわりがある場合には，食べられるものを食べたいときに摂取すればよいことを説明する。摂取量が少なくても，胎児の発育に悪影響を及ぼすことはまずないので，過剰に心配する必要はない。便秘にもなりやすい時期なので，繊維質の多い食品と水分を十分に摂取するよう勧める。また，貧血予防のため，鉄分の多い食品の摂取を勧めるとよい。

●**流産予防**　原則として，日常慣れている仕事や運動は差し支えない。性器出血や腹痛があるなど，流産の危険性がある場合には医師から安静の指示が出るが，そうで

表 3-1 ● 日本人の妊婦・授乳婦の食事摂取基準（1 日当たり）

区分 \ 種類	エネルギー(kcal)	たんぱく質(g)	カルシウム(mg)	鉄(mg)	ビタミンA(μgRAE)	ビタミンB$_1$(mg)	ビタミンB$_2$(mg)	ナイアシン(mgNE)	ビタミンC(mg)	ビタミンD(μg)	葉酸(μg)
	身体活動レベルふつう	推奨量	推奨量	推奨量(月経なし)	推奨量	推奨量	推奨量	推奨量	推奨量	目安量	推奨量
18～29歳 女性	1950	50	650	6.0	650	0.8	1.2	11	100	9.0	240
付加量 妊婦・授乳婦別　妊婦 初期	+50	+0	+0	+2.5	+0	+0.2	+0.3	+0	+10	9.0	+0
妊婦 中期	+250	+5		+8.5	+0						+240
妊婦 後期	+450	+20		+8.5	+80						+240
授乳婦	+350	+20	+0	+2.0	+450	+0.2	+0.6	+3	+45	9.0	+100

資料／厚生労働省：「日本人の食事摂取基準（2025 年版）」策定検討会報告書，2024.

1 母性看護概論
2 正常な妊婦，産婦，褥婦および新生児の理解
3 妊婦，産婦，褥婦および新生児の看護
4 妊婦，産婦，褥婦および新生児にみられる異常
5 新生児の発育と看護
1 小児の看護概論
2 主な小児疾患
3 小児の多様な場における看護
4 小児の看護技術と状況・状態・症状別看護
5 主な小児疾患患者の看護

なければ妊娠しているという理由だけで安静にする必要はない。ただし，激しいスポーツ（乗馬，登山など）や腹圧を強度にかける仕事（重いものの運搬，物の上げ下ろし，長時間歩くことなど），疲労しすぎる作業などは避けたほうがよい。また，旅行は妊娠初期と末期は控えたほうがよい。

●**アルコール・たばこ・薬**　妊娠中のアルコール摂取と喫煙は控えるように説明する。副流煙も胎児に悪影響を与えるので，周囲の喫煙にも注意すべきである。服薬に関しては薬の種類にもよるので，必ず主治医に相談するように説明する。

2 妊娠中期

●**衣服と靴**　妊娠中期になると徐々に腹部が膨隆してくることから，身体をしめつけないゆったりとしたものや，ウエスト部分が調節できるように工夫されている衣服を選ぶとよい。また，腹帯には，増大する腹部を支持し，姿勢を正しく保ち，腰痛を予防するなどの効果がある。昔ながらのさらし木綿（岩田帯）や，妊婦用コルセット，腹巻タイプのものなどがある。

　靴に関しては，妊婦は姿勢のバランスを崩しやすく，転倒の危険性があるため，踵が広くて高すぎない靴（ヒールが2～3cm程度）を勧めるとよい。

●**休養と睡眠**　十分な休養と睡眠は，疲労を軽減させるだけでなく，精神面でも良い影響を与える。妊娠末期になって腹部が膨隆してくると寝苦しくなるので，安楽で寝やすいシムス位などを指導するとよい（図3-4）。

●**乳房の手入れ**　少量の乳汁が分泌され，かさぶたになることもあるので，入浴時などにやさしく洗うように指導する。乳汁を絞り出すことは子宮収縮を誘発するため，行う必要はない。また，妊娠中の乳房マッサージや陥没乳頭矯正のためのブレストシールド装着などの効果は明らかでないため，積極的に勧める必要はない。

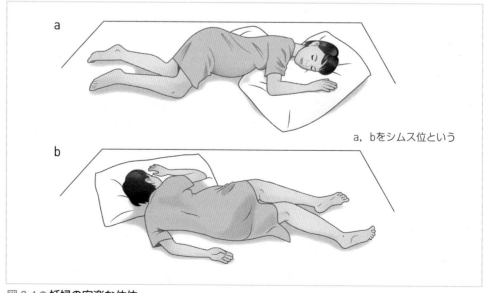

a，bをシムス位という

図3-4 ● 妊婦の安楽な体位

3 　妊娠末期

●**異常の早期発見**　妊娠末期になると体重増加も著しくなるため，過剰な体重増加に注意することが，妊娠高血圧症候群の予防につながる。ただし，最近ではやせ型妊婦の妊娠中のダイエットと低出生体重児の関連が指摘されているため，適切な体重管理が行えるよう指導する。また，頻回な子宮収縮や性器出血は早産の徴候とみなし，早めに受診するよう指導する。

●**出産・育児に対する準備**　出産と育児に必要な物品は，妊娠中期以降の余裕のある時期に準備するよう説明する。出産用品については，分娩施設に準備してある場合もあるので（パジャマや産褥パッドなど），準備が重ならないように説明する。育児に関しては物品（ベビー服やおむつなど）を準備するだけでなく，産後に活用できるサポート体制を現実的に考える必要があることを説明する。里帰り分娩の場合には，妊娠32週頃を目安に帰省を勧めるとよい。

●**バースプランの作成**　妊婦とその家族が出産に主体的に臨めるように，バースプランを作成することを勧める分娩施設も最近では少なくない。バースプランとは，「夫立ち会い出産がしたい」「なるべく母乳で育てたい」などのような，妊婦とその家族の出産に対する希望や要望を書いたものである。内容によっては受け入れることが難しい要望もあるので，妊婦健診の時などに話し合っておくとよい。

4. 母親役割獲得

　妊娠したからといって，すべての女性が理想的な母親になれるわけではない。母親としての意識が芽生え，母親らしい行動をとるまでには，いくつかの段階を経ることがわかっている。身体的変化が乏しい妊娠初期には，超音波画像で胎児の姿を見ること，ドプラーによる胎児心音を聞くことで，胎児がおなかの中にいることを確認することができる。妊娠20週前後に胎動を感じ始めるようになると，母親としての実感はますます強くなり，胎動に反応しておなかを触る，胎児に話しかけるなど，胎児への愛着を示す行動がみられるようになる。胎児や生まれた後の子どもの様子を空想し，母親としての自分を想像したりする。また，身近にいる子育て中の女性や実母などを役割モデルとして考え，自分なりの母親像を膨らませたりする。

●**父親となる実感**　一方，男性の場合には身体的変化がないため，父親になるという実感をもちにくい。したがって，時間の許す限り妊婦健診に一緒に来てもらい，胎児心音を聞くことや超音波画像を見てもらうことで，父親になる意識を高めることができる。妊婦だけでなく，男性もケアの受け手になるという意識を看護師がもつことが重要である。

1 母性看護概論

2 正常な妊婦・産婦・褥婦および新生児の理解

3 妊婦、産婦、褥婦および新生児の看護

4 新生児にみられる異常

5 妊婦、産婦、褥婦および新生児の異常と看護

1 小児の看護概論

2 主な小児疾患

3 小児の多様な場における看護

4 小児の看護技術と状況・状態・症状別看護

5 主な小児疾患患者の看護

Ⅱ　産婦の看護

A　産婦の身体，心理・社会的特徴と看護

1.　身体的特徴

　分娩進行に伴い産婦の状態は刻々と変化するため，継続的な注意深い観察が必要となる。数時間にも及ぶ陣痛の痛みにより産婦は疲労し，生理的欲求が満たされにくくなる。産婦の体力消耗を最小限にし，分娩をスムーズに進行させるためにも，食事の摂取，休息の確保，苦痛の緩和に努める。

●**異常への逸脱の危険性**　分娩が正常に経過していても，すべての産婦が異常へ逸脱する危険性をもっている。したがって，異常への逸脱を予防し，早期発見することが重要である。母子共に安全に分娩が終了することを目的とし，ケアを提供する。異常時には早急な対応が求められるため，緊急時の必要物品の配置場所や使用方法を熟知しておくことが大切である。

2.　心理・社会的特徴

1　分娩開始時

　分娩開始徴候をみると，産婦は出産が近づいた喜びとともに，自分は大丈夫だろうかという不安をもつものである。入院時には，産婦は家族に付き添われてくることが一般的である。看護師は温かい笑顔で迎え入れ，産婦と家族が安心して出産に臨めるよう，医師と共に十分な説明を行いながらケアを提供する。

　入院すると，産婦は陣痛室や分娩室で多くの時間を過ごすことになる。ほかの産婦が入院していると，苦痛の叫び声などが聞こえてくることもあり，不安が増強する場合もある。産婦が落ち着くまで看護師が付き添うことで，主体的に出産に臨めるようにするとよい。

2　分娩第1期

●**不安と緊張**　分娩進行に伴い産痛が強くなってくると不安も増強し，産婦は恐怖を感じて緊張が生じる。緊張は痛みの増強をまねき，分娩が遷延する原因となる。また，妊娠中に習得した呼吸法や自律訓練法がうまくできず，呼吸法のリズムが速くなることや過換気症候群になることも多い。したがって，看護師は産婦のそばにいて，声かけやマッサージを行いながら一緒に呼吸法などを実践するとよい。付き添いの夫や家族がどうしたらよいか戸惑っているような場合には，具体的なサポートのしかたなどを教えてもよい。また，産婦が自信をもって意欲的に分娩に臨めるよう，看護師は産婦を褒めながら励ましの言葉をかけ続けることが大切である。

●**精神的余裕の減少** 分娩第 1 期は最も時間が長く，子宮口が全開大に近づく頃には強い産痛を伴った子宮収縮が頻回となり，産婦は精神的な余裕がなくなり，口数が減る。「これ以上は耐えられない」「異常があるのではないか」などの言葉が聞かれるのもこの頃である。付き添いの家族も同様に，焦りや不安の態度をみせることも少なくない。この時期には，看護師は医師と共に分娩経過を丁寧に説明し，産痛にうまく対処できていることを話して，落ち着いた態度で対応することが重要である。

3 **分娩第 2 期**

子宮口が全開大となり，努責（どせき）することが可能となり，児娩出までもう少しということがわかると，産婦は安心感を覚えるものである。それまで禁じられていた努責ができることで，「楽になった」と感じる産婦もいる。児娩出のためには，母児の状態に合わせた有効な努責のかけ方が重要となるため，医師や助産師の指導に合わせて努責できるよう声かけを行う。

児娩出後の産婦は一気に楽になり，喜びや達成感などの感情があふれてくる。児の産声や外見に敏感になり，医療者が児に対して行う処置をずっと目で追っているものである。母子共に異常がなければ，この時期に裸の児との接触が勧められ，おそるおそる児の顔や指に触る行動がみられる。一方，分娩が長時間に及んで夜間にかかった場合には，産婦は疲労感からぐったりしていることもある。

4 **分娩第 3 期**

胎盤娩出後に必要な医療処置が終わると，産婦は分娩台の上で 2 時間程度安静に過ごすことが一般的である。新生児の処置も終わり，着衣したわが子と家族と共にゆっくり面会する時間でもある。無事に出産をなし遂げたという安堵感や達成感を実感し，児に触れながら様々な思いを抱く。

5 **分娩体験の意義**

分娩体験は，産婦にとって非常に貴重で固有な体験である。産婦が期待していた分娩経過と異なった体験となった場合，「こんなはずではなかった」「自分はだめな人間だ」などと否定的な感情を抱きやすい。分娩体験に対する不満足感は，母親となって育児をしていくうえでの障害となり得る。したがってどのような分娩であっても，産婦にとって納得のいく体験であったと気持ちの整理ができるようにかかわることが大切である。具体的には，分娩に対する産婦の思いを傾聴し，必要に応じて医療処置が必要だった理由などを説明するとよい。最も重要なことは，産婦の思いを否定せず，ありのままに受け止めることである。

B 分娩各期の看護

1. 入院時の看護

入院時期は様々であるが，一般的に分娩が開始した陣痛周期 10 分の頃を目安として，経産回数や個人差を考慮して決定される。破水している場合には直ちに入院

1 母性看護概論
2 正常な妊娠・分娩，産婦，褥婦および新生児の理解
3 妊婦，産婦，褥婦および新生児の看護
4 妊産婦および新生児にみられる異常
5 妊婦，産婦，褥婦および新生児の異常と看護
1 小児の看護概論
2 主な小児疾患
3 小児の多様な状況における看護
4 小児の看護技術と状況・状態・症状別看護
5 主な小児疾患患者の看護

となる。入院後すぐにすべきことは，母子に異常はないか，緊急に処置すべきことはないかの観察と判断である。

1 入院時の診察

●**一般状態のアセスメントと状態説明**　分娩進行状態および母子の異常の有無を判断するため，医師や助産師により問診，触診，聴診，内診，検査などが実施される。看護師はバイタルサインを聴取し，産婦の一般状態をアセスメントする。入院時には胎児心拍モニタリングを実施し，分娩進行状態を観察することが一般的である。一とおりの診察が終わったら，産婦と家族に対して状態説明を行う。

●**緊急時の処置に備える**　女性外陰部の除毛や浣腸は，すべての産婦に慣例的にすべき処置ではないため，医師や助産師の指示に応じて実施する。全身状態の観察と緊急時の処置（帝王切開術など）に備えるため，マニキュアや化粧は落としてもらい，コンタクトレンズや指輪などのアクセサリーははずしてもらう。

2 オリエンテーション

　産婦とその家族が安心して分娩に臨むために，入院時のオリエンテーションは重要である。病棟スタッフの紹介，病室・病棟内の説明と案内，同室者への紹介，面会時間，1日のスケジュール，入院中の規則などについて，わかりやすく説明する。入院時の産婦の状態は様々であり，分娩経過が進んで産痛が強いと，産婦に余裕がない場合もある。このようなときには，家族に説明するか余裕のある時期を見計らって説明するとよい。

2. 分娩第1期の看護

　分娩第1期は最も時間が長く，分娩経過に伴い産婦の状態も劇的に変化する時期である。看護のポイントは以下のとおりである。

1 分娩進行状態の観察のポイント

●**陣痛発作・間欠・強さと胎児心音**　第1期の初期には30分に1回，陣痛周期が短くなったら15分に1回の頻度で観察する。医師や助産師の指示により，胎児心拍モニタリングを実施する。

●**子宮口の開大度・胎児先進部の下降度**　医師や助産師による内診所見を参考にする。子宮口全開大前の努責は禁じる。

●**破水の有無**　破水したときは，直ちに医師や助産師に報告する。

2 一般状態の観察と基本的ニードの充足

●**体温・脈拍・血圧**　8〜12時間おきに測定する。

●**栄養と水分のニードの充足**　産婦自身が食事や水分を摂取できるようであれば，自由に摂取してよい。分娩進行に伴いセルフケア能力は低下するので，看護師は適時の水分摂取を勧める。ストローや吸い飲みなどを利用してもよい。

●**排泄のニードの充足**　膀胱や直腸の充満は分娩進行の障害となるため，膀胱充満の程度を触診し，2〜4時間ごとの排尿を促す。排便感は努責感であることもあるので，トイレ内での分娩とならないよう十分に注意することが必要である。

●**清潔のニードの充足**　未破水であればシャワー浴を勧めてもよい。発汗が多いとき
には清拭や着替えを行う。また，分娩進行に伴い血性分泌物の量が増加し，陣痛発
作時に少量の尿や便が漏れることもあるので，こまめに女性外陰部のパッドを交換
するようにする。口腔内の清潔にも留意し，嘔吐後はうがいができるように援助す
る。

●**休息のニードの充足**　産婦自身が最も安楽と思える姿勢で過ごしてよい。また，産
婦自身が眠れるようであれば，自由に眠ってよい。分娩進行に伴い疲労が蓄積して
くるので，陣痛間欠時にウトウトするだけでもよいことを伝え，休息できるよう環
境を整える。

3. 分娩第 2 期の看護

　分娩室に移動するタイミングは，個々の分娩経過と経産回数を考慮して決められ
る。分娩室入室後は，30 分〜1 時間程度で児娩出となるのが一般的である。

1 分娩進行状態の観察

　分娩第 1 期と同様の看護を継続する。この時期には，胎児心拍モニタリングを
持続的に実施することも多い。

2 分娩の準備

●**分娩室への移動**　医師や助産師の指示により，分娩室に移動する。産婦の状態に応
じて，独歩，車椅子，ストレッチャーなどで移動する。

●**分娩室の準備**　分娩セットを開き，新生児蘇生のためのインファントウォーマーを
温めて準備する。分娩の清潔野をつくるために脚帯を産婦の脚に装着する場合もあ
る。分娩時の正確な記録のため，カルテ一式を準備しておく。

●**呼吸法の指導**　有効な努責や短促呼吸ができるよう，そばにいて声かけを行う。

3 産婦と新生児の観察

●**産婦の観察**　児が娩出したら，①血圧測定，②子宮収縮状態の観察を行う。産婦の
顔色や様子を注意深く観察し，気分不快がないかをみる。

●**新生児の観察**　児娩出の時間とアプガースコアを記録し，新生児の一般状態を観察
する。出生直後の観察のポイントは，①強く啼泣したか，②手足はだらっとしてい
ないか（筋緊張低下），③心拍数は 100/ 分以上か，である。

4. 分娩第 3・4 期の看護

　胎盤娩出前後のこの時期は，大量出血などの異常が発生しやすいため，注意深く
観察する。

1 子宮収縮状態の観察

　胎盤娩出を促すため，子宮底の輪状マッサージを行う。胎盤娩出直後は子宮底の
高さと硬さをみる。分娩直後の子宮底の高さは臍下 2〜3 横指であるが，その後
12 時間程度は上昇し，臍高となる。子宮収縮が不良の場合には，子宮底の輪状マ
ッサージや冷罨法を行う。併せて出血量を測定する。

2 産婦の観察

●**体温・脈拍・血圧**　出血多量の場合には，特に血圧低下と頻脈に注意する。

●**裂傷・縫合部**　腟・会陰裂傷や会陰切開がある場合には縫合が必要となるので，縫合セットの準備をする。縫合後に血腫が形成されることもあるので，縫合部の腫脹や疼痛の増大に注意する。

3 母子の面会

母子共に必要な医療処置が終わり，異常がなければ家族と共に面会する。産婦は疲労からウトウトすることもあるので，母子の面会中は必ず看護師や家族がそばにいて見守るようにする。

4 病室への移動

胎盤娩出後2時間程度安静にした後，異常がなければ病室に移動する。バイタルサイン，子宮収縮状態，会陰縫合部の状態を観察し，膀胱が充満しているようであれば排尿を試みる。全身清拭した後に着替え，車椅子などで病室に移動する。

C 分娩に必要な設備と備品

分娩可能な医療施設では，主に分娩第1期を過ごす陣痛室，分娩第2〜4期を過ごす分娩室，その後退院まで過ごす病室を備えており，これに手術室や新生児室などが加わる。また，分娩第1〜4期までを同一の部屋で過ごすことができるLDR（labor, delivery, recovery）システムを採用している施設もある。分娩室は，適切な室温と湿度，換気，採光に配慮した設計となっており，酸素と陰圧吸引装置用のパイピングがつけられている（図3-5）。

分娩に必要な備品としては，分娩セット（図3-6），酸素吸入器，吸引分娩器，鉗子，救急セットなどがあり，いつでも使用できるように点検しておく。

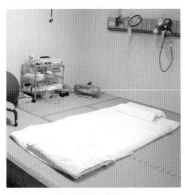
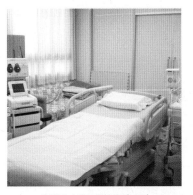

畳の部屋の分娩室　　　　　　　　　　　病室のような分娩室（LDR）

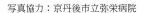
写真協力：京丹後市立弥栄病院

図 3-5 ● 分娩室

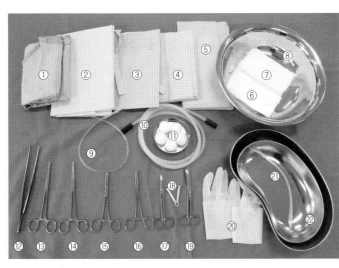

①滅菌ガウン
②掛け布　③④脚袋
⑤新生児用シーツ
⑥会陰保護綿
⑦ガーゼ　⑧ベースン
⑨気管カテーテル
⑩吸引用チューブ
⑪綿球
⑫長鑷子（無鉤）
⑬⑭長コッヘル止血鉗子
⑮⑯コッヘル止血鉗子
⑰直剪刀
⑱臍帯クリップ
⑲臍帯剪刃　⑳滅菌手袋
㉑ネラトンカテーテル
㉒膿盆（大・中）

図 3-6 ● 分娩セット

Ⅲ　褥婦の看護

A　褥婦の身体，心理・社会的特徴と看護

1.　身体的特徴

　　産褥期（分娩後約 6 週間）は，妊娠・分娩による全身の変化が妊娠前の状態にまで回復する時期であり，主な身体的変化は，子宮の復古（退行性変化）と乳汁分泌（進行性変化）である。看護師はこれらの身体的特徴を踏まえたうえで，褥婦を観察，アセスメントし，身体的回復を促進する必要がある。注意深い観察は，子宮復古不全や感染症などの異常の早期発見にもつながる。

　　全身の回復状態には個人差があり，合併症（妊娠高血圧症候群や切迫早産など）の有無やどのような分娩だったのか（分娩所要時間，会陰切開，帝王切開など）の影響を大きく受ける。身体的苦痛は育児を行ううえでの大きなストレスとなり，母親役割への適応の障害となりえる。したがって，褥婦の心理・社会的健康状態と併せて身体的健康状態をアセスメントすることが重要である。

2.　心理・社会的特徴

　　母親になるということは適応を要するものである。出産後，すべての女性がすぐに良い母親になれるわけではない。特に初産婦にとっての育児は初めての経験であ

り，慣れないおむつ交換や授乳に戸惑うことも多い。思いどおりにいかない育児がストレスとなり，心理的に不安定になることもある。また，子どもの誕生により人間関係は変化することが多く，様々なストレスに対処する必要性が生じる。精神障害の既往がある場合には，出産後に再発することも少なくない。

　分娩後 1～2 日の褥婦の一番の関心は自分自身であり，安楽・休息・食事などの基本的欲求を満たすことが大切である。自分自身の出産体験を話すことに夢中になることもある。産褥 3 日頃になると，それまで依存的であった褥婦に自立的な行動がみられるようになる。褥婦の関心は自分自身から子どもに移り，積極的に子どものことを知り，世話するようになる。したがって，退院指導はこの時期に実施すると効果的である。

　退院後は母子相互作用の機会はますます増加し，新しい家族関係を形成していくことになる。夫婦 2 人だけの生活をあきらめる，新しいきょうだい関係をつくるなど，心理・社会的に適応しながら人間的成長を遂げていく。

B 褥婦の看護

1. 観察

　バイタルサイン（体温，脈拍，血圧）は 8～12 時間おきに測定する。分娩後 24 時間は一時的に 38℃台の発熱をみることも多いが，発熱が持続する場合には産褥熱や感染症などを疑い対応する。子宮底の高さ，子宮の硬さ，悪露の量と性状を観察し，子宮の復古状態をアセスメントする。会陰切開や会陰裂傷がある場合には，縫合部の発赤や腫脹，硬結の有無と併せて，疼痛の程度を観察する。

2. 清潔

　分娩時の出血や発汗，悪露や乳汁により，褥婦は不快を感じやすい。全身状態に問題がなければ，産褥 1 日目からシャワー浴を開始することが一般的である。初めてシャワー浴をするときは，浴室内のナースコールの位置を必ず教えておき，気分不快などに迅速に対応できるようにしておく。褥婦の疲労や疼痛が強い場合や，発熱や高血圧などにより安静が必要な場合には，全身清拭により清潔を保つとよい。特に，女性外陰部は常に悪露にさらされているため，産褥パッドを適宜交換し，排尿・排便後に洗浄するよう褥婦に説明する。清拭綿を用いて女性外陰部を清拭する場合には，女性外陰部の汚染を防止するため，必ず手前から肛門に向けて拭き下ろす。悪露や乳汁により下着やパジャマが汚れることも少なくないので，適宜交換するよう促すことも大切である。

3. 休息と運動

●初回歩行　胎盤娩出後 2 時間（分娩第 4 期）は，出血などの異常が起こりやすい

時期であるため，分娩台で安静臥床して管理することが一般的である。異常がなければ，車椅子などで病室に移動し，4～6時間程度の安静を保つ。初回歩行の前には，褥婦のバイタルサイン，子宮収縮状態，会陰縫合部の状態，疲労の程度などを観察する。初回歩行には看護師が必ず付き添い，トイレの中で褥婦が倒れるなどの，万が一の場合に備える。

●**早期離床の援助**　早期離床は，子宮収縮や悪露の排泄の促進，血栓症の予防，便秘の予防，褥婦の回復感などの効果がある。したがって，褥婦の体調をみながら離床を促し，運動量を増やしていくとよい。

●**睡眠の援助**　産褥期には，褥婦の睡眠パターンは劇的に変化する。分娩当日は，一時的な興奮や環境の変化などにより，眠れないと訴える褥婦は少なくない。また，授乳開始後は夜間でも2～3時間ごとに起きて授乳することになるため，睡眠不足になりやすい。睡眠不足は疲労を蓄積させ，育児への意欲低下にもつながるため，十分な睡眠と休息がとれるように環境を整えることが大切である。援助としては，昼間でも寝られるときに寝るようにする，夜間は児を新生児室に預かる，1回の授乳時間を短くできるように手伝う，児が母乳を欲しがるときだけ褥婦のもとへ連れていくなどである。看護師はこれらの具体策を褥婦に押しつけるのではなく，褥婦の希望を聞きながら実施することが大切である。

4.　産褥体操

産褥体操の効果には，以下がある。
①悪露の排出を促し子宮収縮を促進する
②血液循環を促し静脈瘤や血栓を予防する
③乳汁分泌を促す
④妊娠・分娩によって伸展・弛緩した腹壁や骨盤底筋の回復を促し，便秘や排尿障害，子宮下垂を予防する
⑤肩こりなどの筋肉痛を和らげ疲労を回復する，など。

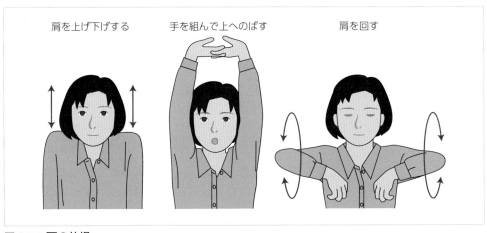

肩を上げ下げする　　手を組んで上へのばす　　肩を回す

図 3-7 ●肩の体操

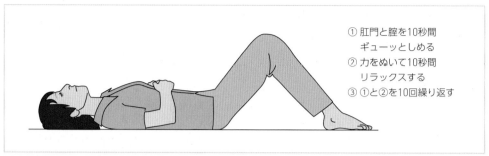

① 肛門と腟を10秒間
　ギューッとしめる
② 力をぬいて10秒間
　リラックスする
③ ①と②を10回繰り返す

図 3-8 ● 骨盤底筋体操

　産褥経過が順調であれば，1 日目から開始するとよい。深呼吸から徐々に始め，回復状況に合わせて進めていく。たとえば，肩こりは褥婦の多くが訴える症状の一つであり，肩の体操（図 3-7）を取り入れるとよい。腹圧性尿失禁も産褥期によくみられる症状であり，骨盤底筋体操（図 3-8）が効果的である。

5.　排便

　産褥早期は臥床していることが多く，腹圧の低下，会陰縫合部や痔の痛みなどが原因となり，便秘になりやすい。会陰縫合部の離開を恐れて排便を我慢すると便はますます硬くなり，悪循環に陥る。したがって，十分な水分と食事の摂取，適度な運動，腹部マッサージなどを勧めるとよい。一般的に，朝の目覚めや食後に便意が生じやすいため，我慢しないで排便を促すようにする。産褥 3 日まで排便がみられない場合には，緩下剤や浣腸が処方されることもある。

6.　授乳指導

●**母乳の利点**　多くの褥婦が「できれば母乳栄養を希望」しており，褥婦や新生児の状態により，母乳か人工乳を新生児に与えることになる。母乳の利点としては，①児にとって消化・吸収が優れている，②感染を防御する，③簡単で経済的，④母子相互作用が促進される，などがあげられる。褥婦が抗精神病薬などを服用している場合には授乳禁忌であるので，注意が必要である。

●**母乳育児成功のための 10 か条**（表 3-2）　WHO/ 国際連合児童基金（United Nations Children's Fund）が 1989 年に共同声明として発表したもので分娩や新生児のケアにかかわるすべての医療者が実践すべきものである。10 か条すべてを厳密に実践することにこだわらず，看護師は褥婦の疲労度，考えや感情をアセスメントしたうえで，専門的な立場から授乳方法に関する提案を行うべきである。

●**授乳の手順**　授乳は分娩後すぐに開始してもよい。一般的な母乳授乳の手順は，①手を洗う，②おむつ交換をする，③母乳を与える，④排気させる，である。褥婦と児が一緒の部屋で過ごす母子同室制を取り入れている施設では，児が欲しがるときに授乳する自律授乳を行っていることが多い。一方，褥婦と児が別々の部屋で過ごす母子別室制を取り入れている施設では，3～4 時間ごとの時間授乳を行っている

表 3-2 ● 母乳育児成功のための 10 か条（WHO/UNICEF, 2018）

1a. 母乳代替品のマーケティングに関する国際基準（WHO コード）と世界保健総会の決議を遵守する

1b. 母乳育児の方針を文章にして，施設の職員やお母さん・家族にいつでも見られるようにする

1c. 母乳育児に関して継続的な監視およびデータ管理のシステムを確立する

2. 医療従事者が母乳育児支援に十分な知識，能力，技術をもっていることを確認する

3. すべての妊婦・その家族に母乳育児の重要性と方法について話し合いをする

4. 出生直後から，途切れることのない早期母子接触をすすめ，出生後できるだけ早く母乳が飲ませられるように支援する

5. お母さんが母乳育児を始め，続けるために，どんな小さな問題でも対応できるように支援する

6. 医学的に必要がない限り，母乳以外の水分，糖分，人工乳を与えない

7. お母さんと赤ちゃんを一緒にいられるようにして，24 時間母子同室をする

8. 赤ちゃんの欲しがるサインをお母さんがわかり，それに対応できるように授乳の支援をする

9. 哺乳びんや人工乳首，おしゃぶりを使うことの弊害についてお母さんと話し合う

10. 退院時には，両親とその赤ちゃんが継続的な支援をいつでも利用できることを伝える

ことが多い。

●**適切な授乳姿勢**　効果的な母乳授乳のためには，適切で楽な授乳姿勢（ポジショニング）をとることが重要である。看護師は褥婦の授乳姿勢を観察し，適宜クッションや枕，足台などの利用を勧めるとよい。また，児が乳頭を含む動作（ラッチオン）の観察も重要である。乳頭と乳輪部まで深く児の口に含んでいるか，児の口唇が外向きに開き口を大きくあけているか，下顎を乳房にしっかりつけているか，などが観察のポイントである（図 3-9）。授乳時間に関しては特に制限する必要はなく，児が欲しがるだけ授乳すればよい。ただし，あまりに長時間に及ぶと母子の疲労や乳頭亀裂などの原因となるので，母子の状態をみながら授乳時間に関する助言を行う。乳首をはずすときには，児の口角から母親の小指を差し入れて，口の中の陰圧を解除してからはずすと，乳首に負担がかからずにすむ。

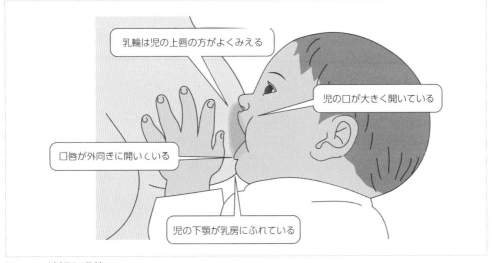

乳輪は児の上唇の方がよくみえる

児の口が大きく開いている

口唇が外向きに開いくいる

児の下顎が乳房にふれている

図 3-9 ● 適切な吸着

7. 退院指導

　経腟分娩後は，母子に異常がなければ産褥4〜6日目頃に退院するのが一般的である。産後の生活に心身共に順調に適応できるよう，パンフレットやビデオなどを用いて退院指導を行うと効果的である。

1 褥婦についての指導

　退院後しばらくは疲れたらすぐ横になれるように，布団を敷いたままにしておくとよい。徐々に活動量を増やし，産褥3週目頃に床上げ（寝床をかたづけて，通常の生活に戻っていくこと）をすることが多い。就業は産褥9週目から（本人の申請により産褥7週目から可能）である。バランスの良い食事を心がけ，産後1か月健康診査までは湯船に浸からないシャワー浴とする。また，性生活も1か月健康診査までは控えるよう指導する。産後は排卵の再来の予測が難しいので，家族計画について夫婦間で十分に話し合い，適切な避妊法について情報提供する。

　退院後は活動量の増加により一時的に血性悪露が増加することもあるが，出血の持続や量の増加がある場合には異常を疑い，受診するよう説明する。このほか，発熱や疼痛などの症状がある場合にも乳腺炎や尿路感染症などが疑われるため，受診が必要である。

2 新生児についての指導

　退院後すぐに必要となる育児技術が沐浴である。首のすわらない新生児の沐浴は思ったより難しいため，入院中に少なくとも1回は実際に沐浴練習できるとよい。褥婦の夫に実施してもらうのも効果的である。おむつかぶれは多くの新生児にみら

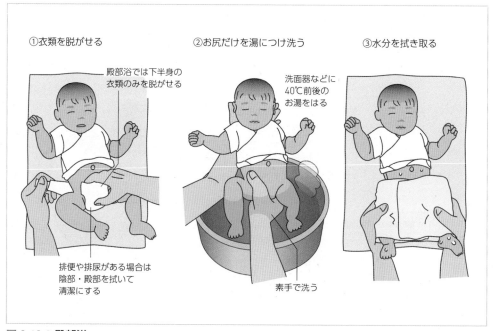

図 3-10 ● 殿部浴

れるもので，殿部だけをあらう殿部浴（図 3-10）の方法も一緒に指導するとよい。沐浴後の臍の処置についても指導しておく。

　褥婦の産後 1 か月健康診査と同様に，児の生後 1 か月健康診査についても，入院中に日時を予約しておくことを指導する。新生児の生理的な特徴（モロー反射など）や生じやすい健康問題（脂漏性湿疹など）について，図などを用いてわかりやすく説明しておくと，褥婦が過度に不安になることを予防することができる。

3　諸届けと社会的支援

　出生届（戸籍法第 49 条）は，医師・助産師の出生証明書を添えて出生地（または出生児の本籍地，届出人の所在地）の市区町村長へ 14 日以内に届け出をする。

　分娩施設を退院してから産後 1 か月健診までの間は褥婦が育児不安を訴えることが多く，電話相談や母乳外来などのサービスを提供している施設もある。分娩施設退院後から一定期間「産後ケア」を提供する施設も増えており，宿泊型やデイサービス型などの種類がある。同年齢の子どもをもつ母親同士の集まりであるサポートグループを紹介することも，育児不安に対応する 1 つの方法である。また，退院後に褥婦が利用できる社会的支援の一つに新生児訪問指導（母子保健法）があり，保健師などが家庭訪問し，母親の育児不安などに対応している。

Ⅳ　新生児の看護

　早期新生児期（生後 7 日間）は妊娠・分娩の影響がまだ残っており，母体外生活へ生理的に適応していく時期であり，異常への逸脱というリスクが高いという特徴をもつ。また，母親や家族との関係を形成し始める重要な時期でもあるため，看護師には日々の観察に基づいた適切な対応が求められる。

1.　出生直後の新生児の看護

　出生直後は呼吸・循環系を中心とする生理的機能が大きく変化する時期である。新生児の適応過程が円滑に行われるよう，出生前から十分に準備しておくことが大切である。具体的には，①インファントウォーマーを温めておく，②吸引の準備（滅菌水，滅菌カテーテル），③蘇生の準備（酸素，マスク・バッグ，薬品），④ハイリスク新生児の出生が予測される場合には小児科医に連絡しておく，などである。

1　気道の確保

　生後まず鼻口周囲の羊水をガーゼで拭き取る。必要に応じて口腔と鼻腔の順番で吸引を行って気道を確保する。咽頭を深く強く吸引すると，徐脈や無呼吸を起こす（迷走神経反射）ので注意する。

2　保温

　出生直後の新生児は羊水や血液が付着した状態であるため，保温を怠ると急速に

1 母性看護概論

2 正常な妊婦，産婦，褥婦および新生児の理解

3 妊婦，産婦，褥婦および新生児の看護

4 妊婦，産婦，褥婦および新生児にみられる異常

5 妊婦，産婦，褥婦および新生児の異常と看護

1 小児の看護概論

2 主な小児疾患

3 小児の多様な場における看護

4 小児の看護技術と状況・状態・症状別看護

5 主な小児疾患患者の看護

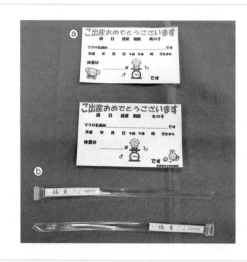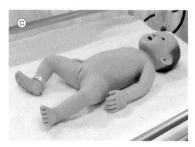

ⓐ：コット（新生児用ベッド）につ
　　ける標識
ⓑ：足首につける標識
ⓒ：右足に標識を装着したところ

図 3-11 ● 新生児標識用品

体温が下降して，全身状態が悪化する。したがって，生後直ちに全身に付着している羊水や血液を乾いたタオルで素早く拭き取り，ぬれたタオルはすぐに除去する。全身状態の観察は，インファントウォーマー上で行う。

3 新生児の識別（図 3-11）

　新生児の取り違いは絶対に起こってはならないことである。新生児の識別法は，①正確，②安全，③簡便の 3 条件を満たすもので，2 つ以上の方法を用いる。一般的な方法としては，①ネームバンド（新生児と母親の両方につける），②名札（コットや新生児服につける），③新生児に直接記入（マジックペンなどで足の裏に母親の名前を書く），などがある。ネームバンドは，母親に対しては児の出生前（分娩台に母親がいるときなど）に母親の手首に装着し，児に対しては臍帯切断前に児の足首もしくは手首に装着する。

4 全身状態の観察と計測

　出生直後の全身状態の観察と計測（表 3-3）は，児の母体外生活への適応状況の評価と，分娩外傷や外表奇形の有無，成熟度の評価のために行う。インファントウォーマー上で，以下の順にすばやく観察する。
全体的な様子と姿勢：手足はだらっとしていないか，四肢の左右対称性
頭顔部：頭血腫，顔面麻痺，結膜下出血，副耳，口唇口蓋裂
胸腹部：乳房腫脹，鎖骨骨折，腹部膨満，腹部陥没
背部：脊柱は曲がっていないか，二分脊椎（腫瘤，皮膚陥没など）
外陰部と四肢：指の数は 5 本あるか，停留精巣，鎖肛

5 点眼

　産道を通る際の感染による眼炎（クラミジアなどによる）を予防するため，抗菌薬の点眼を行う。通常，児出生後 30 分以内に点眼することが多い。

表 3-3 ● 成熟児の標準計測値

体重		3000g 前後
身長		50cm 前後
頭囲	眉間と後頭結節を結ぶ周囲	33 ～ 34cm
胸囲	肩甲骨下端と乳頭直上部の周囲	32 ～ 33cm
小横径	左右の冠状縫合最大距離	約 7.5cm
大横径	左右の頭頂骨結節間の最大距離	約 9 ～ 9.5cm
小斜径	大泉門中央と後頭結節窩の距離	約 9 ～ 9.5cm
大斜径	あごの先端と後頭間の最大距離	約 13 ～ 13.5cm
前後径	眉間と後頭結節間の距離	約 11cm
大泉門	菱形の中点を結ぶ辺と辺の長さ	約 2 × 2cm

6 臍の処置

臍帯断端と臍輪部をアルコール綿で消毒し，感染を予防する。

7 母親・家族との面会

　生後なるべく早く母子の接触を図る。母親以外の家族がいる場合には，家族員にも気を配る。出産直後の母親は気分が高揚した状態であり，かつ新生児の反応性が高いことから，愛着形成のために効果的な時期と考えられている。ただし，出産直後の母親は大変疲れていることが多いため，母子の状態が安定していることを確認したうえで，母子接触を図ることが大切である。母子接触の際には，以下の点に配慮する。

　　①出生時間，性別，出生時体重を告げる（児に装着したネームバンドで確認できる）。
　　②母親と児に装着したネームバンドの名前と番号が一致するかどうか，母親と共に確認する。
　　③可能であれば，直接母乳を援助する。

2. 出生後から退院時までの看護

　出生後の新生児は徐々に母体外生活へ適応していくが，生後 2～3 時間は異常への逸脱に特別な注意が必要となる時期であるため，インファントウォーマー上で観察することが多い。状態が安定したら着衣させ，新生児用ベッド（コット）に移動する。

1 全身状態の観察と看護

●バイタルサイン　新生児は音や接触などの刺激による影響を受けやすいので，呼吸→心拍→体温の順に測定する。呼吸と心拍は 1 分間測定する。正常新生児の場合には，血圧は測定しないのが一般的である。

●生理的体重減少　毎日体重測定をし，出生体重を基準とした体重減少率を計算する。哺乳量の増加に伴い生後 3～4 日頃から体重が増加し始めることが多いが，10%以

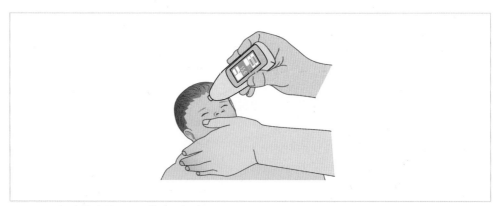

図 3-12 ● 経皮黄疸計による黄疸の観察

上の減少は病的と考え対応する。

●**生理的黄疸**　経皮黄疸計（図 3-12）を用いて黄疸の程度を毎日評価する。生後日数により基準値は異なるが，基準値以上の値を示した場合には採血による血中ビリルビン値の評価が必要となる。

●**嘔吐**　新生児の胃は成人の胃と違って縦型であり，噴門部がゆるいため嘔吐しやすい。少量の乳が口からたらたらと流れ出るような状態は溢乳といい問題はないが，胃内容を口から強く吐き出すような状態の嘔吐には注意が必要である。出生当日～1 日によくみられる初期嘔吐は，飲み込んだ羊水を吐き出すもので問題はない。嘔吐物に血液が混じっていないか（壊死性腸炎など），緑色の胆汁のようなものが混じっていないか（下部消化管閉塞など），泡を含んだ粘り気のあるものではないか（食道閉鎖など），噴水状の勢いのある嘔吐ではないか（幽門狭窄症など）などに注意する。

2　身体の清潔

　身体の清潔を保つ方法として，沐浴や全身清拭（ドライテクニック）がある。新生児の裸の状態が観察できる重要な機会でもある。

●**沐浴**　沐浴槽で全身を洗う方法である。湯の温度は 38～40℃とし，沐浴時間は 5 分程度でよい。湯からあげた後は素早くバスタオルで優しく押さえ拭きする。臍部は，アルコール綿やアルコールを浸した綿棒を用いて消毒する。

●**ドライテクニック**　清潔なタオルで体表面の水分や血液のみを拭き取る方法である。沐浴による体力の消耗を防ぎ，胎脂を残すことにより皮膚のバリア機能を保つという利点がある。ドライテクニックを取り入れている医療機関では，退院前に 1 回だけ沐浴を実施している場合もある。

3　栄養

　栄養方法には，母乳，人工栄養，混合栄養がある。新生児に必要なエネルギー所要量は 120kcal/kg/ 日であり，母乳のエネルギー量は約 65kcal/dL である。母乳は消化・吸収が良く免疫学的にもすぐれているが，ビタミン K が不足しやすいという欠点がある。

●**哺乳状態の評価**　哺乳量は徐々に増加していくが，児が欲しがるときに欲しがるだけ授乳する場合（自律授乳）の哺乳回数の目安は 10～12 回／日である。哺乳状態の評価は，哺乳回数，哺乳意欲，吸啜力，哺乳量，吐き気の有無などを総合的にアセスメントして行う。

●**ビタミン K の投与**　ビタミン K 不足による消化管出血や頭蓋内出血の予防のためにビタミン K 製剤の投与を行う。投与法には 3 回法と 3 か月法があり，3 か月法（生後 3 か月まで 1 週間ごとに 13 回内服させる方法）が推奨されている。投与方法としては，シリンジによる直接投与，哺乳びんの乳首を利用した投与などがある。

4　新生児マススクリーニング

　先天性代謝異常 4 疾患（フェニルケトン尿症，メープルシロップ尿症，ホモシスチン尿症，ガラクトース血症）と先天性内分泌異常 2 疾患（クレチン症，先天性副腎過形成症）に加え，アミノ酸，有機酸，脂肪酸の各代謝異常のスクリーニング検査はタンデムマス法と称され，公費負担のもと日本全国で出生した新生児全員を対象として実施されている。これらの疾患は治療しないと知的障害などを残すが，早期発見による食事療法や薬物療法によりほぼ正常の発育が期待できる。日齢 5 日頃に採血し，濾紙にしみこませたものを検査する。

5　新生児聴覚スクリーニング

　先天性の難聴発見のために，聴覚スクリーニングを実施する医療機関が多くなってきている。乳幼児の難聴は日常生活では気づきにくく，2～3 歳以降の聴力回復では正常な発語が難しくなる。検査自体は数分間で実施できる非侵襲的なものであり，聴性脳幹反応や耳音響放射などを利用した任意の検査である。

6　医療安全

　新生児にかかわる医療事故としては，間違った保護者への新生児の引き渡し，体重測定中の転落，湯の温度を確認しないまま沐浴を行った結果の熱傷などが報告されている。看護師の一瞬の気のゆるみがこれらの重大な事故を引き起こすので，十分に注意して看護にあたらなければならない。

3. 育児指導と退院後の支援

　正常新生児は，医師による退院診察を経て一般的に生後 4～6 日程度で母親と共に退院する。退院後の児の健康診査は，生後 1 か月以内に小児科医によって実施されることが多い。退院してから 1 か月健康診査までは，医療者と直接接する機会はないことが多い。したがって，母親や家族が自信をもって育児できるよう，退院前にできるだけ不安を取り除くことが大切である。

1　沐浴指導

　退院後すぐに必要となる育児技術の一つが沐浴である。首のすわらない新生児の沐浴は母親にとっては難しいため，母親が実際に自分の子どもを入院中に沐浴する機会をつくることが望ましい。沐浴指導のポイントは以下のとおりである。

　①低体温を防ぐため，温かい部屋で素早く沐浴を行う。湯に浸かっている時間は

1 母性看護概論

2 正常な妊婦・産婦・褥婦および新生児の看護・解剖

3 妊婦，産婦，褥婦および新生児の看護

4 勤産婦，産褥，褥婦および新生児

5 妊婦，産婦，褥婦および新生児の疾患と看護

1 小児の看護概論

2 主な小児疾患

3 小児の多様な場における看護

4 小児の看護技術と状況・状態・症状別看護

5 主な小児疾患患者の看護

表 3-4 ● 母親からの質問が多い新生児の症状

落屑 （らくせつ）	皮膚が乾燥するために表皮が剝けた状態。気になるようであればベビーローションなどを塗って保湿してもよい。
おむつかぶれ	殿部の発赤に始まり，ひどくなると表皮が剝ける。こまめにおむつを換え，殿部の乾燥をはかる。殿部だけを湯で洗ってもよい（殿部浴）。
新生児月経	母体ホルモンの影響でおむつに血液が付着するもので，女児にのみみられる。血便との鑑別が重要となる。
尿酸尿 （にょうさんにょう）	おむつにピンク色のしみがつくため血液と間違いやすい。濃縮尿に多くみられるもので，血尿や血便との鑑別が重要となる。

　　5 分程度でよい。

②必ずしも新生児用の沐浴槽を準備する必要はない。清潔であれば，大きめのたらいやプラスチック製の衣裳ケースなどを利用してもよい。

③沐浴後は必ずアルコール綿やアルコールをしみこませた綿棒を用いて臍を消毒する。臍帯は生後 1 週間程度で自然脱落することが多いが，脱落後も臍からの滲出液がなくなるまで消毒を続ける。

2　家庭生活への適応の促進

　退院後の家庭生活において，児が健康で快適な生活を送れるための情報を提供することが大切である。主な指導のポイントとしては，以下のようなものがあげられる（表 3-4）。

●**室温・湿度**　室温 24～26℃，湿度 50～60％が新生児には適している。季節によって寒かったり暑かったりするので，着衣や掛布の調整をしたり，エアコンディショナーを使用して調節する。

●**事故防止**　体重計などの狭い場所に児を寝かせる場合には，転落を防止するため児から目を離さない。沐浴の場合には，やけどを防止するため湯が熱すぎないか確認する。医学上の理由からうつぶせ寝とするときには，窒息を防止するため下の寝具が柔らかすぎないか注意する。

4.　新生児医療

　わが国では産科が新生児を管理している場合が一般的だが，新生児の異常に対しては小児科医や新生児科医が管理することが多い。ハイリスク新生児には濃密な治療とケアが必要となるため，新生児集中治療室（neonatal intensive care unit；NICU）にて管理されることが一般的である。出生後に NICU 設置医療機関に新生児を移送する場合を新生児搬送という。これに対し，出生前に NICU やハイリスク妊婦を管理する母体・胎児集中治療室（maternal fetal intensive care unit；MFICU）を設置した医療機関に妊婦を移送する場合を母体搬送という。

1　新生児集中治療室（NICU）

●**NICU に収容される新生児**　NICU には，正期産児でも様々な障害がある新生児

のほかに，多くの低出生体重児（出生体重 2500g 未満）が収容されている。特に早産による未熟児，すなわち極低出生体重児（同 1500g 未満）や超低出生体重児（同 1000g 未満）は呼吸障害，低血糖，低カルシウム血症，高ビリルビン血症，感染症などを合併しやすく，保育器に収容して管理することも多い。また施設によっては，NICU での集中治療を必要としないまでも，正常新生児よりも注意深い管理を必要とする新生児（状態が安定してきた低出生体重児など）を収容するための GCU（growing care unit）を設置している場合もある。

● **母親役割獲得への援助**　NICU に新生児が収容されると母子同室を行うことはできず，母子分離を余儀なくされる。また，新生児のみ NICU 設置医療機関に搬送された場合には，母子が別々の医療機関に入院することになる。母親が退院した後も，新生児のみ入院治療の継続が必要な場合が多い。したがって，看護師はなるべく多くの母子相互作用の機会をつくり，母親としての役割が獲得できるよう援助することが重要である。

学習の手引き

1. 妊婦の保健指導の必要性について話し合ってみよう。
2. 入院した産婦に対して，どのような看護が必要か知っておこう。
3. 分娩での看護，褥婦に対する看護の基本を理解しよう。
4. 新生児への授乳の方法について説明してみよう。
5. 新生児の届出について復習しよう。
6. 成熟児の標準計測値を復習しよう。
7. 新生児集中治療室（NICU）では，どのような新生児をケアするか説明してみよう。

第3章のふりかえりチェック

次の文章の空欄を埋めてみよう。

1　新生児の身体の清潔を保つ方法

　新生児の身体の清潔を保つ方法として，[　1　]や[　2　]がある。[　1　]は，沐浴槽で全身を洗う方法である。[　2　]は，清潔なタオルで体表面の水分や血液のみを拭き取る方法である。

2　新生児の栄養

　ビタミン K 不足による消化管出血や頭蓋内出血の予防のために，ビタミン K 製剤の投与を行う。3か月法の投与回数は，生後[　3　]まで，[　4　]ごとに，[　5　]させる。

第4章 妊婦，産婦，褥婦および新生児にみられる異常

▶**学習の目標**　●妊娠各期の異常と妊婦・胎児に影響を及ぼす疾患を理解する。
　●分娩時に起こる母体と胎児の異常を理解する。
　●産褥期に起こる異常を理解する。
　●新生児に起こる異常を理解する。

Ⅰ　妊娠の異常（ハイリスク妊娠）

　妊娠・分娩は生理的な現象であるが，必ずしも正常に進行するとは限らない。妊娠そのものが原因となり，母児のいずれかまたは両者に何らかの疾患が認められる妊娠を**異常妊娠**という。これに対し，何らかの内科的疾患などを抱えて妊娠している状態を合併症妊娠という。また，異常妊娠となるリスクが高く，特別な注意や監視などを必要とする妊娠は，予防医学の視点からハイリスク妊娠とよばれる。**ハイリスク妊娠**は「妊娠期間中あるいは分娩後間もなくに，母児のいずれかまたは両者に重大な予後が予測される妊娠」と定義され，内科的合併症などを抱える医学的ハイリスク妊娠（合併症妊娠）と，経済面や環境などに問題を抱える社会的ハイリスク妊娠に分類される。

　近年は，医学的ハイリスク妊娠に対し，妊娠前からの健康管理（プレコンセプションケア）の重要性が認識されている。妊娠に向けて最良の経過をたどり，さらに，その先の長いライフビジョンを考えて女性の健康を整えることまで幅広く視野に入れた健康管理の実施が勧められている。そして，不十分なプレコンセプションケアをカバーする妊娠中のインターコンセプションケア，また，次の妊娠やライフビジョンを考えた産褥期のポストコンセプションケアも重要である。

A　妊娠初期の異常

1.　妊娠悪阻

●**妊娠悪阻とは**　妊娠初期の妊婦に見られる食欲不振，悪心・嘔吐などの消化器症状を**妊娠嘔吐（つわり）**という。50〜80％の妊婦に認められ，程度や期間などには個人差があるが，妊娠5週頃に始まり，妊娠12〜16週頃に軽快することが多い。特に症状が強く，治療を要するものが**妊娠悪阻**とよばれる。

●**原因・症状**　つわりが重症化して栄養障害，体重減少（2kg/週以上）や肝機能障害などが生じた状態である。妊娠悪阻では，糖質の摂取不足により体脂肪の分解が亢進し，ケトン体の産生が増加して，ケトーシスや代謝性アシドーシスとなる。悪化すると耳鳴り，視力障害，頭痛，めまい，不眠などの脳神経症状が現れ，意識消失，昏睡など命にかかわる事態も起こり得る。つわりの原因は明らかではないが，高プロゲステロン血症による消化管の蠕動運動低下が主因と考えられている。

●**治療**　軽症であれば安静や気分転換を図り，食事は本人の好きな消化しやすいものを少量ずつ摂取する。しかし，脱水や急激な体重減少などを認める場合は，各種ビタミンを加えた輸液療法が必要となる。特に，糖代謝経路の補酵素となるビタミンB_1を十分に補給する。

2.　流産・切迫流産

●**流産とは**　流産は妊娠22週未満での妊娠の中絶をいう。自然に起きる流産は**自然流産**，人工的に妊娠を中絶した場合は**人工流産（人工妊娠中絶）**という（人工流産については本章-Ⅴを参照）。また，妊娠12週未満の流産を早期流産，妊娠12週以降22週未満の流産を後期流産という。さらに妊娠22週未満で，胎芽・胎児およびその付属物が排出されてはいないが，性器出血などがあって流産への進行のおそれがある臨床症状を呈する場合を**切迫流産**という。

●**原因**　流産の大部分は早期流産であり，原因はほとんどが胎芽あるいは胎児の異常である。後期流産では，子宮内感染，子宮頸管無力症，先天性子宮形態異常（子宮奇形），抗リン脂質抗体症候群などが原因としてあげられる。

●**症状および進行度による分類**　症状・進行度により，以下のように臨床分類される。
①**進行流産**：流産がすでに開始した状態。出血，子宮頸管および子宮口の開大が認められ，陣痛様の下腹部痛を伴う。
②**不全流産**：子宮内容の排出が不完全であり，子宮内にまだ妊卵（受精した卵）の一部が残留している状態。子宮口の開大と出血の持続が認められる。
③**完全流産**：子宮内容が自然に，かつ完全に排出された状態。通常，下腹部痛や出血は消失し，子宮は縮小している。子宮内清掃の必要はない。
④**稽留流産**：胎芽あるいは胎児は子宮内で死亡しているが，排出されず子宮内に停

滞している状態。

●**診断**　主に超音波断層法により診断する。

●**治療**　早期流産では，自然排出されるのを待つ待機療法と子宮内容除去術（流産手術）が行われる。後期流産では，胎児が一定程度成長しているため，経腟的に分娩させる方法を選択する。早期流産の確立された予防法はない。頸管無力症（先天的または既往手術などによる子宮頸部の脆弱化で，子宮内に胎児を維持しておくことが困難な状態）の場合は，症状が安定しているときに子宮頸管縫縮術*を行う。

3.　胞状奇胎

●**胞状奇胎とは**　受精卵から発生した絨毛が異常増殖し，ぶどうの房のような多数の嚢胞を形成したものをいう。発生頻度は妊娠1000対で2〜3である。一連の系統的疾患として胞状奇胎（全胞状奇胎と部分胞状奇胎），侵入奇胎（胞状奇胎が子宮筋層内に侵入したもの），絨毛がん（絨毛細胞が悪性化したもの）があり，絨毛性疾患と総称される。

●**原因**　原因は染色体異常である。全胞状奇胎は雄性発生（父親由来の染色体から発生）である。

●**診断**　超音波断層法により子宮内に小嚢胞が認められる。病理学的検査によって確定診断される。

●**治療**　診断がついたら，速やかに子宮内容除去術を行う。胞状奇胎は絨毛がん移行の危険があるため，胞状奇胎娩出後の一定期間はhCG値の消長を観察する。残存がないことの確認のため，一定期間後に再除去術を行うこともある。絨毛性疾患には化学療法が奏効する。

4.　異所性妊娠（子宮外妊娠）

●**異所性妊娠とは**　受精卵が子宮腔以外の場所に着床したものを**異所性妊娠**という。全妊娠数の0.5％前後の発生頻度であり，着床した部位によって卵管妊娠，腹腔妊娠，卵巣妊娠，頸管妊娠に分類される（図4-1）。また，既往帝王切開創部に着床した帝王切開瘢痕部妊娠も，近年では正常子宮腔外として異所性妊娠に含めている。

　最も多い卵管妊娠（異所性妊娠全体の95％）は，さらに卵管膨大部妊娠，卵管峡部妊娠，卵管間質部妊娠などに細分類される。

●**原因**　多くは原因不明であるが，卵管炎（クラミジアなど），子宮内膜症，腹腔内手術の既往などによる卵管の癒着や狭窄が原因となることがある。

●**症状**　流産や卵管破裂が生じるまでは無症状のことが多い。流産や卵管破裂が生じると，多量の出血と強い下腹部痛が現れ，貧血から出血性ショックに陥ることもある。

●**診断**　血中または尿中hCG値の測定と，経腟超音波検査による。診断が困難な場合は腹腔鏡検査が行われる。

＊**子宮頸管縫縮術**：子宮頸管を，テフロン製の細いテープで縫縮する手術。マクドナルド法とシロッカー法がある。

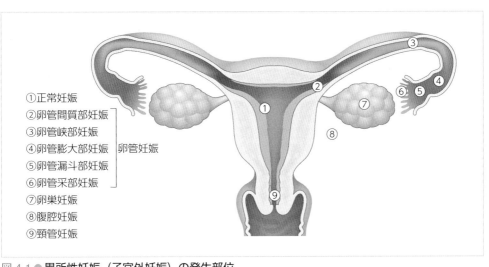

①正常妊娠
②卵管間質部妊娠
③卵管峡部妊娠
④卵管膨大部妊娠 ⎫
⑤卵管漏斗部妊娠 ⎬ 卵管妊娠
⑥卵管采部妊娠 ⎭
⑦卵巣妊娠
⑧腹腔妊娠
⑨頸管妊娠

図 4-1 ● 異所性妊娠（子宮外妊娠）の発生部位

●**治療**　一般的には開腹または腹腔鏡による手術療法が行われる。最近では未破裂の症例に対し，薬物療法や待機療法（自然吸収を待つ）も試みられている。頸管妊娠や帝王切開瘢痕部妊娠では一期的手術（1 回の手術での治療）が困難な場合があり，子宮動脈塞栓術（そくせん）や薬物療法を併用した経頸管摘除術（TCR）が行われることが多い。

5. 多胎妊娠

●**多胎妊娠とは**　子宮内に 2 つ以上の胎児が存在する妊娠を多胎妊娠という。2 児の場合は双胎妊娠，3 児の場合は三胎（以前は品胎）妊娠，4 児以上は超多胎妊娠とよばれる。また，1 つの受精卵から 2 つ以上の卵が発生したものを 1 卵性多胎妊娠，2 つ以上の卵が同時に排卵・受精したものを多卵性多胎妊娠（双胎の場合は 2 卵性）という。

●**原因**　排卵誘発薬の使用や複数の受精卵を移植する生殖補助医療（ART）などにおいて，多胎の発生頻度が高くなる。また，自然多胎の発生には人種差があり，日本人の場合双胎は 1／100，三胎は 1／1 万の発生頻度とされる。

●**診断**　超音波断層法により診断される。超多胎妊娠は非常にまれであり，高度のハイリスク妊娠である。ここでは頻度の高い双胎妊娠について説明する。

1 双胎妊娠

●**分類**　1 卵性双胎と 2 卵性双胎に分けられる。

①**1 卵性双胎**（図 4-2）：受精卵の分離時期により，膜性（胎盤と卵膜の共有の程度）に違いが生じる。受精して 3 日以内の分離では，絨毛膜（胎盤循環）と胎児を包む卵膜がいずれも別々の 2 絨毛膜 2 羊膜双胎，3〜7 日の間に分離すると胎盤循環は共有するが卵膜は別になる 1 絨毛膜 2 羊膜双胎，その後に分離が起こると，胎盤循環と卵膜を両方共有する 1 絨毛膜 1 羊膜双胎となる。児は同一の性となる。

②**2 卵性双胎**：受精卵が別々に着床するためで，必ず 2 絨毛膜 2 羊膜双胎となる。

1
母性看護概論

2
正常な妊婦・産婦・褥婦および新生児の理解

3
妊婦・産婦・褥婦および新生児の看護

4
妊婦・産婦・褥婦および新生児にみられる異常

5
妊婦・産婦・褥婦および新生児の異常と看護

1
小児の看護概論

2
主な小児疾患

3
小児の多様な場における看護

4
小児の看護技術と状況・状態・症状別看護

5
主な小児疾患患者の看護

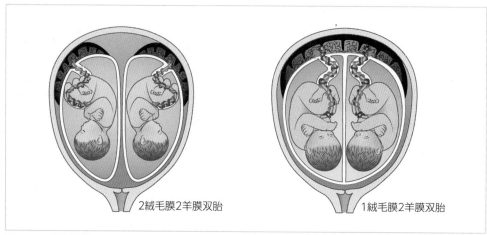

2絨毛膜2羊膜双胎　　　　　　　　1絨毛膜2羊膜双胎

図 4-2 ● 双胎妊娠

　　児は同一の性とは限らない。
●**管理**　1絨毛膜双胎は，胎盤内の吻合血管の存在により特有の合併症（双胎間輸血症候群など）が発生する可能性があるので，妊娠10週までに必ず1絨毛膜性か2絨毛膜性かの診断を行う（膜性診断）。ただし，2絨毛膜双胎であっても，単胎妊娠と比較すると早産・切迫早産，妊娠高血圧症候群，母体貧血など各種合併症の出現頻度が高く，**胎児形態異常**の発生率も高いことに留意する。

　　双胎妊娠の場合，妊娠初期から NICU などが完備された周産期母子医療センターで管理を行うことが望ましい。母体は異常の発生に十分注意し，切迫早産徴候などを見逃さない。胎児は発育の程度と羊水量，胎児血流の測定などを行い，細心の注意を払った観察が必要である。

●**分娩**　正期産に近い週数の場合，第1児が頭位であれば経腟分娩にトライすることも可能であるが，帝王切開を選択するのが一般的である。双胎妊娠で胎児に発生する障害として，次のようなものがある。

①**双胎間輸血症候群関連疾患**：1絨毛膜性双胎の場合，胎盤循環を共有していることが多い。両児の血液循環に差が生じると，多い方の児は多血や羊水過多，少ない方の児は貧血や羊水過少となることがある。

②**双胎児1児死亡**：1絨毛膜性双胎で1児が死亡した場合，胎盤循環を共有しているもう1児も胎児死亡や重篤な後遺障害をきたすことがある。

B　妊娠中・後期の異常

1.　早産・切迫早産

●**早産とは**　早産は妊娠22週以降37週未満の分娩であり，自然早産と，母体や胎児に危険があり人工的に妊娠を終了させる人工早産がある。

陣痛様の子宮収縮，頸管の開大，子宮出血，前期破水などの早産の徴候があり，放置すれば早産の可能性が高い状態は切迫早産とよばれる。

　早産は児の周産期予後の悪化につながる最多の合併症であり，全分娩の 4~9% を占める。また，極低出生体重児や超低出生体重児では後遺障害を残す頻度が高い。早産の予知と予防は周産期診療の重要な課題である。

●**原因**　母体側の原因として，自然早産では子宮内感染や頸管無力症，人工早産では妊娠高血圧症候群などがあげられる。

　胎児・胎盤側の原因には，胎児発育不全，多胎妊娠，前置胎盤，胎盤早期剝離などがある。

●**治療**　早産児は，成熟度と出生体重に応じた管理を行う必要があるため，十分な機器とスタッフがない場合，NICU のある高次医療施設に児を搬送する。

　切迫早産に対し，かつては子宮収縮抑制薬（リトドリン塩酸塩，硫酸マグネシウム水和物など）による陣痛の抑制，妊娠の継続が試みられていたが，長期に子宮収縮抑制を行う弊害（合併症）が大きく，子宮収縮抑制薬の効果自体も疑問視されるようになった。そのため，短期間で早産に至ると予測される症例を見きわめ，母体搬送も含めた児の管理の必要性の検討が重要である。

2.　妊婦貧血（妊娠性貧血）

　妊娠中に発生する鉄欠乏性貧血は妊婦貧血（妊娠性貧血）とよばれる。

●**原因**　妊婦は循環血漿量が増加し，血液希釈（水血症という）が生じる。そのため赤血球を増加させようとして，赤血球の必須成分である鉄の需要が増加し，鉄欠乏性貧血となりやすい。貧血が軽度は生理的な適応現象とみなされるが，一定の限度を超えれば治療対象となる。目安はヘモグロビン（Hb）10.5~10.0g/dL 未満である。

●**予防と治療**　不足した鉄の補給が治療の原則であり，食事療法で海藻類やレバーなど鉄分の多い食物の摂取をすすめる。薬物療法としては経口と経静脈の鉄剤があり，消化器疾患がなければ経口の鉄剤をまず用いる。

3.　妊娠高血圧症候群

●**妊娠高血圧症候群とは**　妊娠時に高血圧を認めるもので，産科領域における代表的疾患の一つである。発症頻度は全妊婦の 3~4% を占める。なかでも，母体の収縮期血圧 160mmHg 以上／拡張期血圧 110mmHg 以上の場合，母体に肝機能障害，呼吸循環障害，凝固線溶系の異常，中枢神経系の異常が認められた場合，また，児への子宮胎盤循環不全（胎児発育不全）が認められた場合には，妊娠高血圧症候群重症とよばれる。

●**原因**　発生機序は明らかではないが，主な要因として胎盤形成異常が推定されている。

●**治療**　妊娠高血圧症候群の有効な予防法はない。効果的治療は妊娠の終了しかなく，

1　母性看護概論

2　正常な妊婦・産婦・褥婦および新生児の理解

3　妊婦・産婦・褥婦および新生児の看護

4　妊婦・産婦・褥婦および新生児にみられる異常

5　妊婦・産婦・褥婦および新生児の事例による看護展開

1　小児の看護概論

2　主な小児疾患

3　小児の多様な場における看護

4　小児の看護技術と状態・症状別看護

5　主な小児疾患患者の看護

発症したら入院管理が望ましい。分娩方法は母児の状態に応じて決定する。子癇発作に対しては，全身状態を観察しながら鎮静・鎮痙薬を使用する。

4.　前置胎盤

● **前置胎盤とは**　胎盤の付着部位の異常である。子宮下部に胎盤が付着し，内子宮口にまで及ぶものは前置胎盤とよばれ，内子宮口を覆う程度により全，一部，辺縁に分類される。妊娠中・後期に胎盤付着部位が子宮収縮によって剝離し，大量出血を起こすことがある。全分娩の約0.5％の頻度で発生する（図4-3）。

● **原因**　受精卵の着床位置の異常が原因である。

● **診断**　胎盤の位置を経腟超音波断層法により確認する。

● **治療**　全前置胎盤の場合，妊娠37週末までに帝王切開による分娩を予定する。少量の出血が胎児の未成熟な時期にみられた場合，子宮収縮抑制薬により妊娠の継続を図ることもあるが，出血が多量の場合や胎児が十分成熟している場合には帝王切開を行う。帝王切開の既往がある場合は特に，癒着胎盤を合併することが多いため，子宮摘出や輸血の準備をしたうえで手術に臨むことが望まれる。

5.　常位胎盤早期剝離

● **常位胎盤早期剝離とは**　産科出血性疾患として，前置胎盤と共に代表的なものが常位胎盤早期剝離（早剝）であり，正常な位置に付着した胎盤（常位胎盤）が，胎児の娩出以前に剝離する疾患である（図4-4）。剝離面が小さいと，分娩後の胎盤所見で診断されるまで無症状で経過するが，剝離が広範な場合，子宮内胎児死亡や播種性血管内凝固（DIC）などの重篤な状態に陥る危険がある。発生頻度は，症状を伴うものは分娩総数の0.1〜0.3％前後，無症状のものを含めると1％前後とされる。

● **原因**　多くは原因不明である。絨毛膜羊膜炎，外傷などもあげられる。

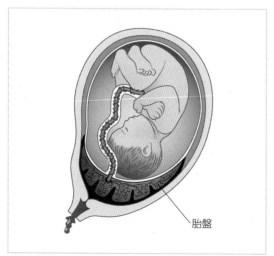

図4-3 ● 全前置胎盤

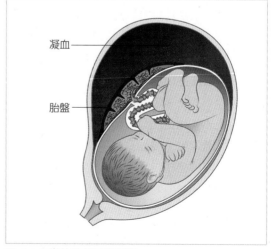

凝血

胎盤

図4-4 ● 常位胎盤早期剝離

●**症状と診断**　発症は妊娠末期が多い。剝離の部位，速度および程度によって症状や重篤度が大きく異なる。急激な子宮内出血から急性腹症を発症し，外出血が少ない場合に重篤例が多い。軽症の場合，少量の出血と下腹痛から始まり，切迫早産と誤診されやすい。問診と症状から本症が疑われれば，超音波断層法により児の状態と胎盤後血腫，胎盤内血腫の有無を観察するが，画像上に所見が認められないことも多い。

●**治療**　できる限り速やかな分娩の終了を原則とするが，ショックやDICを合併している重症例では，母体の救命を優先する。児が生存しており，吸引・鉗子による急速遂娩ができない場合は，帝王切開を行う。胎児死亡の場合には，母体のDIC管理をしながらの経腟分娩が選択されることが多い。

6. 胎児発育不全

●**胎児発育不全 (fetal growth restriction；FGR) とは**　子宮内で胎児の発育が抑制・停止し，妊娠期間に応じた児の発育がみられない状態をいう。胎児機能不全，胎児死亡，周産期死亡などが起こりやすい。

●**原因**　多くの因子が関与することが多い。多胎児の場合や，胎児奇形，染色体異常などの先天的要因，母子感染，胎盤の機能不全，臍帯の胎盤付着異常，そして母体の妊娠高血圧症候群，糖尿病，全身疾患，低栄養，喫煙などが考えられる。低出生体重児の家系による場合もある。

●**診断**　胎児の推定体重を超音波断層法で計測し，各妊娠週数に対する胎児発育曲線の下限（－1.5SD［標準偏差］）未満であることによって診断される。

●**治療**　超音波断層法で胎児の発育度や奇形の有無，羊水量や胎児血流波形などを観察する。状態の悪化がみられる場合は早期の娩出を考慮する。

7. 羊水過多症，羊水過少症

　胎児は妊娠後半期には羊水を嚥下し，尿を羊水中に排泄する（羊水循環）が，この循環に異常が生じると，羊水過多や羊水過少が起こる。800mL以上が羊水過多，100mL以下が羊水過少と定義されているが，臨床上は羊水のスペース（羊水ポケット）の超音波検査による測定値で診断される。

1 羊水過多

　妊娠時期に関係なく，羊水量が異常に多い場合を羊水過多といい，それにより母体に呼吸困難や動悸などの何らかの症状が認められる場合を羊水過多症という。

●**原因**　著明な羊水過多の場合，胎児に中枢神経系の異常，食道閉鎖・十二指腸閉鎖などの異常を伴うことが多い。胎盤腫瘍や双胎間輸血症候群などもある。母体側の原因としては糖尿病などがあげられる。

●**治療**　原因疾患により治療が異なる。経腹的に子宮を穿刺し，羊水を除去する対症療法を行うこともある。

2 **羊水過少**

　羊水過少は羊水量が異常に少ない状態である。高度の羊水過少が長期間続くと，胎児の四肢や顔面の変形，肺低形成などが生じる。分娩の際には臍帯の圧迫が強まり，胎児機能不全を起こしやすくなる。

●**原因**　胎児の腎奇形や胎児発育不全が原因となることもあるが，まず前期破水との鑑別が必要である。

8.　前期破水

　分娩開始の前に起こる破水（卵膜の破綻）が前期破水である。正期産期の30％弱に生じ，特に病的なものではないが，早産期に起こると胎児が十分成熟していないため様々な問題が生じる。

●**原因**　正期産期においては，前駆陣痛および頸管の開大によって生じることが多い。早産期の場合，子宮内感染（胎盤・卵膜の感染。絨毛膜羊膜炎）が原因となって生じることが多い。

●**管理**　破水の状況と子宮内感染の診断が重要となる。正期産期では多くの場合，破水から24時間以内に陣痛が生じることを前提とし，分娩を誘発するタイミングを図る。早産期では，胎児が成熟していれば正期産期と同様に管理するが，未熟な場合には，子宮内感染がなければ妊娠期間の延長も選択肢となる。
　子宮内感染があった場合，短時間での分娩が期待できるのであれば分娩誘発を行うが，時間を要するようであれば帝王切開を行う。

9.　過期妊娠

　分娩が妊娠42週0日を超えても起こらない場合，過期妊娠とよばれる。

●**原因**　原因は明らかでない。

●**管理**　胎盤機能が低下して胎児状況が急に悪化することがある。その場合には分娩誘発を考慮する必要がある。

C　妊娠中の母体・胎児に影響を及ぼす疾患

　疾患をもつ女性の妊娠あるいは妊婦の罹患が，母体や胎児に悪影響を及ぼすことがある。特に注意すべき疾患を以下にあげる。

1.　感染症

　妊婦が感染すると，母体への障害だけでなく，母子感染により胎児・新生児にも悪影響を与える危険がある。

1 **母体に対する問題**

　妊娠により母体の免疫機能は抑制傾向にある。また，諸臓器には妊娠による負荷がかかっているため，妊娠時に感染すると重症化しやすい。

2　児に対する問題（母子感染）

（1）　母子感染とは

　妊娠・分娩・授乳により，母体に感染している病原微生物が児にも感染することを母子感染という。子宮内（胎内）感染，産道感染，母乳感染に分けられるが，必ずしも明確に分類できない。母子感染の特徴的な問題点として，①児の感染の重症化（胎児や新生児では免疫機能が未熟なため），②胎児の催奇性（器官形成期の胎児が罹患するため）の2つがあげられる。

（2）　TORCH（トーチ）

　胎内感染により胎児異常を生じる代表的な病原微生物として，トキソプラズマ（*Toxoplasma gondii*），風疹ウイルス（rubella virus），サイトメガロウイルス（cytomegalovirus），単純ヘルペスウイルス（herpes simplex virus）があり，頭文字をとって TORCH（トーチ。O は others）と総称される。胎内で TORCH に感染した新生児には，TORCH 症候群とよばれる共通した症状（肝脾腫，黄疸，肺炎，紫斑，脳脊髄膜炎，網脈絡膜炎）がみられる。特に風疹ウイルスは注意が必要であり，妊娠初期に母体が感染すると，児に 20〜35% という高率で先天性風疹症候群が発症する。

●**トキソプラズマ**　母体感染から胎内感染の成立まで数か月かかるとされる。母体はほとんどの症例で無症状であるが，妊娠中の初感染の約 30% で胎盤へ血行的に感染・増殖して，胎児の脳などの実質臓器に波及し，数%〜20% に典型的な先天性トキソプラズマ症状（顕性感染：胎内死亡，流産，網脈絡膜炎，小眼球症，水頭症，小頭症，脳内石灰化，肝脾腫など）を発症する。感染予防としては，肉類によく火をとおすこと，果物や野菜をよく洗うことなどがあげられている。妊婦の初感染が疑われた場合，児に問題がなければスピラマイシンを投与する。

●**風疹ウイルス**　妊娠初期に妊婦が風疹に初感染すると，母子感染により胎児に白内障や緑内障などの眼症状，先天性心疾患，難聴などを引き起こすことがある。これを先天性風疹症候群（congenital rubella syndrome；CRS）という。これに対し，妊娠初期に風疹抗体価（HI）測定と問診を行い，風疹様症状や風疹患者との接触があった場合，風疹 HI 抗体価 256 倍以上の場合には，ペア血清 HI 抗体価と風疹特異的 IgM 抗体価測定による感染診断を行う。また，風疹 HI 抗体価が 16 倍以下の妊婦には産褥早期の風疹ワクチン接種を勧める。

●**サイトメガロウイルス（CMV）**　CMV は全出生の 0.4〜1% で胎内感染が起こり，そのうち 85〜90% は出生時に無症状（出生時非症候性）である。また，出生時症候性感染児の 90%，出生時非症候性感染児の 5〜15% に感音性難聴，運動障害，知能障害などの続発症状がみられる。実状としては，母体 CMV 抗体スクリーニング検査による児予後改善への有用性は確立されていない。

●**単純ヘルペスウイルス**　単純ヘルペスウイルスの子宮内感染はごくまれであるが，出産時の産道感染により，新生児死亡や重篤な神経学的後遺症などが生じる確率が高い。したがって，分娩が近い時期の妊婦の感染を予防することと，分娩中に児が

ウイルスに曝露するのを避けることが重要である。初感染発症から1か月以内，再発または非初感染初発型（潜伏ウイルスによる）発症から1週間以内に分娩の可能性が高い場合は，帝王切開により新生児感染を予防する。妊娠後期の予防的なアシクロビル投与により，帝王切開率を減少できるという近年の報告もある。

（3）TORCH 以外の母子感染

TORCH 感染症以外にも母子感染の原因となる以下のようなものがある。

● **B群溶血性レンサ球菌（GBS）**　GBS は常在菌であり，成人腸管内の約1/3に保菌され，会陰部から腟内へと定着する。妊娠中の腟からの検出率は15～30%と報告されている。新生児 GBS 感染症は児死亡もしくは後遺症の原因となる。出生7日以内に発症する早発型は，出生6～12時間以内に呼吸窮迫症状，無呼吸，ショックなどの症状で発症することが多く，早産や低出生体重児の場合，特発性新生児呼吸窮迫症候群との鑑別が重要となる。正期産 GBS 母子感染予防として，妊娠35～37週に腟周辺の培養検査を実施し，陽性の場合は経腟分娩中にペニシリン系抗菌薬を用いて感染を防ぐ。

● **B型肝炎ウイルス（HBV）**　免疫が未発達な3歳未満の時期に HBV に感染すると慢性化（キャリア化）することがあるため，母子感染予防が重要である。妊婦が HBs 抗原陽性の場合は，母子感染のリスクを説明するとともに，母親に内科受診を勧め，出生児に「B型肝炎母子感染防止事業」を行う（健康保険）。授乳を制限する必要はないので，その旨を説明する。

● **C型肝炎ウイルス（HCV）**　HCV 抗体陽性の妊婦に対し，HCV-RNA 定量検査と肝機能検査を行う。HCV-RNA 定量の測定結果が陰性であれば，母子感染の心配は低いことを説明する。結果が陽性の場合は母子感染のリスクを説明し，出生児の感染対策として，定期的に肝酵素や HCV-RNA を検査により管理する。授乳を制限する必要はないので，その旨を説明する。HCV は現在，薬物療法による完治が期待できるため，必ず受診するよう内科に紹介する。

● **ヒト免疫不全ウイルス（HIV）**　HIV 感染症は，妊娠中の抗 HIV 薬投与，選択的帝王切開分娩，新生児への人工栄養と抗 HIV 薬投与により，母子感染を有意に減少させることができる。妊婦の場合，HIV の1次（スクリーニング）検査で約0.3%が陽性，そのうち約95%は確認検査で陰性（スクリーニング検査偽陽性）となるため，告知や説明には十分な注意が必要である。

● **ヒトT細胞白血病ウイルス（HTLV-1）**　HTVL-1 の母子感染は，キャリアの母乳中に含まれているウイルス感染したリンパ球により起こる。ワクチンなど確実に母子感染を予防できる方法は今のところなく，母子感染率を低下させる目的で人工栄養（断乳）が推奨されている。これは，感染源となるリンパ球を含んだ母乳を遮断するため，最も確実な予防法である。成人T細胞白血病（ATL）は，HTVL-1 感染後40年以上の潜伏期を経て発症するとされる。

● **梅毒**　原虫である梅毒トレポネーマ（*Treponema pallidum*）による感染症が梅毒である。経胎盤感染を起こすため，妊娠第4月末までに梅毒血清学的検査法に

よる診断を行い，胎盤完成期以前に駆梅療法（薬物療法）を開始する。梅毒感染は近年急増しており，妊娠中の感染も散見されるので注意が必要である。

●**性器クラミジア感染症**　クラミジア・トラコマティス（*Chlamydia trachomatis*）による，わが国で最も多い性感染症である（妊婦の陽性率2〜5%）。産道感染による新生児クラミジア感染症の多くは，分娩施設を退院後に発症する（新生児クラミジア結膜炎は出生後5〜10日目頃，新生児クラミジア肺炎は出生後数週間目頃）。妊娠中にクラミジア子宮頸管炎*のスクリーニング検査を実施し，分娩前に治療して新生児クラミジア感染症を予防することが重要である。

●**伝染性紅斑（リンゴ病）**　パルボウイルスB19は，妊婦の初感染において約20%はウイルスが胎盤を通過して胎児に感染し，そのうち約20%で胎児に貧血や胎児水腫がみられる。これは，ウイルスが胎児赤血球系前駆細胞に感染することにより，造血障害による重症貧血，心不全，低酸素血症を引き起こすためとされる。胎児水腫の発症は母体のウイルス感染から2〜6週頃が多いため，妊娠早期の感染が特に問題となる。胎児水腫は約30%が自然に軽快する。

●**公費負担のある主な感染症**　妊婦健康診査において，風疹，梅毒，HBV，HCV，HIV，HTLV-1，クラミジアについての検査を，公費で受けることが定められている。また，HBVに対する児の抗HBsヒト免疫グロブリンとHBワクチン併用療法の費用はすべて，母子感染予防事業による公費負担となっている（特定B型肝炎ウイルス感染者給付金等の支給に関する特別措置法）。風疹については予防接種法などに基づくワクチンの接種が行われている。

2.　心疾患

　妊娠は心負荷を増大させるため，心疾患の主要なリスク因子である。妊娠中の心不全発症時期のピークは，循環血液量増加が最大となる妊娠後期（特に30〜32週頃），分娩時，産褥期の3つである。狭窄性病変のある大動脈弁狭窄症などの心疾患や頻脈性不整脈は，循環血液量や心拍出量がピークになる妊娠後期に悪化しやすい。一方，虚血性心疾患，周産期心筋症やQT延長症候群などの徐脈性不整脈などは，容量負荷に弱く，分娩時から産褥期に悪化しやすいとされる。また，循環血液量増加に加えて，エストロゲンなどのホルモンの変化により大血管の脆弱性が増す妊娠後半から産褥期は，大動脈解離などのリスクが高まることが知られている。

　心疾患をもつ妊婦の管理においては，原疾患の危険性と現在の重症度の認識が重要である。心疾患重症度の判定に世界的に利用されているのは，ニューヨーク心臓協会（New York Heart Association；NYHA）の心機能分類である（表4-1）。一般的に，母体の予後は妊娠直前のNYHAの重症度と相関し，全妊娠経過をⅠ度，Ⅱ度で維持できれば予後は良好である。Ⅲ度，Ⅳ度の場合は，妊娠の継続について厳密なインフォームドコンセントと厳重な妊娠管理が要求される。母体死亡を回避

*****クラミジア子宮頸管炎**：スクリーニング検査は，血清抗体検査ではなく，必ず子宮頸管の分泌物や擦過検体からクラミジア・トラコマティスを検出することで行う。

表 4-1 ● NYHA の心機能分類

Ⅰ度	日常生活にまったく支障をきたさないもの
Ⅱ度	日常生活に軽い障害をきたすもの。安静時には無症状であるが，日常生活において，易疲労感，動悸，呼吸困難，狭心症状を生じるもの
Ⅲ度	日常生活に著しい障害をきたすもの。安静時には無症状であるが，日常生活以下の労作において，易疲労感，動悸，呼吸困難，狭心症状を生じるもの
Ⅳ度	いかなる日常生活労作においても障害を生じるもの。安静時においても心不全症状あるいは狭心症状を呈する。いかなる軽度の労作によっても，症状が悪化するもの

するため，妊娠の中絶を選択せざるを得ないこともある。

3. 呼吸器疾患

1 気管支喘息

　妊娠中，閉塞性障害を伴う気管支喘息発作が起こった場合，低酸素状態から流産，胎児発育不全，胎児脳障害発症の危険があることが報告されている。しかし，これら予後不良の報告には喘息のコントロール不良例や悪化例が多く含まれている。そして，気管支喘息が適切にコントロールできれば，重篤な周産期合併症にはつながらなかったことも判明している。妊娠前からのコントロールが適切であれば，妊娠による気管支喘息の悪化はほとんどないとされ，基本的に非妊娠時と同様の薬物療法で発作を予防する。

4. 内分泌・代謝疾患

1 糖尿病

　糖尿病をもつ女性は，妊娠に伴う様々な母体合併症が生じやすく，胎児・新生児死亡など児の異常もリスクが増加する。また，妊娠自体が糖尿病の増悪因子であるため，妊娠中は母体の糖尿病が悪化する。

　母体は，糖尿病の増悪によるケトアシドーシス，腎障害，心血管障害，網膜症などを発症する危険がある。産科的リスクとしては，羊水過多，巨大児分娩に伴う母体損傷などがある。児に対する危険としては，巨大児，胎児発育不全による低出生体重児の発生頻度の増加があげられ，先天異常の発生頻度も重症例で増加する。母体の高血糖状態が胎児の臓器の成熟を妨げ，重症の場合は胎内死亡，軽症の場合でも新生児呼吸障害，低血糖症，低カルシウム血症が増加する。

　したがって，糖尿病をもつ女性が妊娠を望む場合には，十分な血糖管理を行い計画的に妊娠することが望ましい。また，妊娠中の血糖管理は，非妊時よりはるかに厳重に行う必要がある。

1) 妊娠中の糖代謝異常

　妊娠中の糖代謝異常（hyperglycemic disorders in pregnancy）には，妊娠糖尿病（gestational diabetes mellitus；GDM），妊娠中の明らかな糖尿病（overt diabetes in pregnancy），糖尿病合併妊娠（pregestational diabetes mellitus）

がある。妊娠糖尿病は「妊娠中に初めて発見または発症した糖尿病に至っていない糖代謝異常」と定義されており，妊娠中の明らかな糖尿病，糖尿病合併妊娠は含まれない。

2）　診断基準

●**妊娠糖尿病**　75g 経口ブドウ糖負荷試験（OGTT）において，次の①〜③の基準のうち 1 つ以上を満たした場合，妊娠糖尿病と診断される。

①空腹時血糖値が 92mg/dL 以上（5.1mmol/L）

② 1 時間値が 180mg/dL 以上（10.0mmol/L）

③ 2 時間値が 153mg/dL 以上（8.5mmol/L）

●**妊娠中の明らかな糖尿病**[*]　次のどちらかを満たした場合，妊娠中の明らかな糖尿病と診断される。

①空腹時血糖値が 126mg/dL 以上

② HbA1c 値が 6.5% 以上（JDS 値では HbA1c が 6.1% 以上）

　随時血糖値が 200mg/dL 以上または 75gOGTT の 2 時間値が 200mg/dL 以上の場合は，妊娠中の明らかな糖尿病を念頭に置き，①または②の基準を満たすかどうか確認する[*]。

●**糖尿病合併妊娠**

①妊娠前にすでに診断されている糖尿病

②確実な糖尿病網膜症があるもの

2　甲状腺疾患

　女性の甲状腺機能異常の頻度は，潜在性を含め数 % と報告されている。甲状腺疾患合併妊娠の管理において考慮すべき点は，妊娠による甲状腺への影響，甲状腺機能異常による母児への影響，抗甲状腺薬による児への影響，甲状腺自己抗体による児への影響である。手術などで甲状腺機能が正常化しても，残った自己抗体が児に影響してしまうことがあるため注意を要する。

　甲状腺機能低下症の場合，甲状腺ホルモンの補充を考慮する。また，甲状腺ホルモン値は正常で甲状腺刺激ホルモン（TSH）が高値である潜在性甲状腺機能低下症は，流・早産との関連性や，妊娠初期の胎児の精神・神経発達への影響を危惧する報告があり，妊娠初期の TSH 高値に対して甲状腺ホルモン補充を考慮すべきという意見もある。

　甲状腺機能亢進症に対し，抗甲状腺薬のチアマゾールとプロピルチオウラシルが用いられるが，チアマゾールは妊娠初期における催奇形のリスクが高いため，妊娠初期の使用は避け，それ以外の時期にはコントロールしやすく有害作用が少ないチ

---

[*]**妊娠中の明らかな糖尿病**：妊娠前に見逃されていた糖尿病，妊娠中の糖代謝の変化の影響を受けた糖代謝異常，および妊娠中に発症した 1 型糖尿病を含む。分娩後には診断の再確認が必要である。

[*]妊娠による生理的なインスリン抵抗性の増大を反映し，妊娠中，特に妊娠後期の糖負荷後血糖値は非妊時より高値となる。そのため，随時血糖値や 75gOGTT 負荷後血糖値に，非妊時の糖尿病診断基準をそのまま当てはめることはできない。

1　母性看護概論

2　正常な妊婦・産婦・褥婦および新生児の理解

3　妊婦・産婦・褥婦および新生児の看護

4　妊婦、産婦、褥婦および新生児にみられる異常

5　妊婦、産婦、褥婦および新生児の異常と看護

1　小児の看護概論

2　主な小児疾患

3　小児の多様な場における看護

4　小児の看護技術や状況・状態・症状別看護

5　主な小児疾患患者の看護

アマゾールの利点を生かしてコントロールするのが理想である。いずれの抗甲状腺薬も禁忌ではないため，状況に合わせて対応する。

5.　腎疾患

　妊娠により泌尿器系の負荷も増大する。主な原因は循環血漿量と糸球体濾過量の増加であり，妊娠により腎障害は増悪するため，腎疾患をもつ女性は，専門医と連携した妊娠計画により，腎機能の査定を行ってからの妊娠が望ましい。腎機能は，一般にクレアチニンクリアランス値を用いて査定する。また，腎疾患の診断には至っていなくても，1日1g以上のたんぱく尿がある女性は，妊娠中の母体合併症や分娩後の腎機能低下のリスクが上昇するため注意が必要である。

　なお，妊娠～産褥期に高血圧の合併がなくても，分娩後12週以上たんぱく尿が持続する場合は，腎生検により糸球体腎炎や腎硬化症，妊娠高血圧腎症が高率に診断されるため，専門医への紹介が勧められる。

6.　婦人科器質的疾患

　わが国では子宮がん検診の受診率が低く，妊婦健康診査時に無症状の婦人科器質的疾患が診断される確率が高い。

1　子宮筋腫

　子宮筋腫はほとんどの成熟期女性にみられ，約30％の成熟期女性には超音波検査で描出できる子宮筋腫が存在する。筋腫が妊娠とともに増大し，変性や筋腫内出血による腹痛や発熱を生じることもあるが，大部分は臨床的には問題とならない。また，産褥期には筋腫が縮小する。

　筋腫が子宮頸部にあり，児の産道通過を障害する場合，帝王切開が必要となることがある。有茎性漿膜下筋腫では，茎捻転（腫瘍の重みにより，腫瘍の支持組織が捻転し，血行障害に陥り激痛が生じる）を生じた場合に，緊急手術の適応となる。

2　卵巣腫瘍

　卵巣腫瘍は，妊娠中に重篤な合併症を起こす危険があり，茎捻転，腫瘍の破裂などに留意する。産婦人科診療ガイドラインでは，腫瘍径が10cm以上の卵巣腫瘍や，悪性腫瘍が疑われた場合を手術の対象としている。妊娠初期に認められる卵巣黄体嚢胞（ルテイン嚢胞）は，hCGの刺激によるものであり，妊娠第4月頃には消失する。

　茎捻転や破裂などによる急性腹症の場合は，妊娠時期にかかわらず緊急手術が必要となる。それ以外は妊娠第4～5か月頃，卵巣黄体嚢胞との鑑別が容易となり，妊娠子宮が臍下に位置する時期に手術を行うのが一般的である。

3　子宮頸部異形成，子宮頸がん

　子宮頸部異形成，子宮頸がんはヒトパピローマウイルス（HPV）感染によって生じ，若年女性にも発症する。異形成，上皮内扁平上皮がん（CIS）は，妊娠中に浸潤がんに進行する頻度が低く，分娩後には自然消失することがあるため，細胞診

で経過観察し，分娩後に再評価を行う。

　微小浸潤がん，上皮内腺がん（AIS）の場合には，円錐切除術を行う。病期が 1a1 期（間質浸潤の深さが 3mm 以内で広がりが 7mm を超えないもの）で，リンパ管や血管に侵襲していなければ，子宮を温存し妊娠を継続する。それ以上の場合は非妊時と同じ治療方針をとるが，治療の開始時期などは個々に検討する。

7.　自己免疫疾患

1　全身性エリテマトーデス（SLE）

　多臓器障害をきたす自己免疫機序が関与する全身性炎症疾患であり，性成熟期女性に多い。活動期（疾患の活動性が高い時期）に妊娠すると増悪する傾向がある。血中に抗リン脂質抗体が認められることが多く，胎盤循環において血栓が形成され，流産・早産，妊娠高血圧症候群，胎児発育不全，子宮内胎児死亡，動静脈血栓症が高い頻度で生じる。流産・早産を繰り返したり，死産となったりする不育症としての治療やステロイド療法が行われる。

2　関節リウマチ（RA）

　自己免疫機序が関与する非化膿性多発性関節炎で，発症は性成熟期女性に多い。妊娠中には約 50％で症状の改善がみられ，経過に異常が認められることも少ないが，分娩後の増悪に注意が必要である。

8.　血液・造血器疾患

1　特発性血小板減少症（ITP）

　血小板自己抗体が産生され，血小板破壊による血小板減少症をきたす疾患で，原因は不明である。性成熟期女性に多い。非寛解例の場合，妊娠中の増悪が多くみられ，血小板自己抗体が胎盤を通過し，胎児に血小板減少症を起こすことがある。血小板数 5 万 /mL 以下の場合は，分娩時の産科危機的出血を予防するため，血小板を増加させるステロイド療法やγ‐グロブリン大量療法を行うことが望ましく，血小板輸血などの準備も必要である。

2　白血病

　妊娠は白血病の経過に影響しないことが多い。急性白血病に対しては，母体治療を優先した化学療法を行う。妊娠中期以降の化学療法は，胎児へのリスクは低いといわれている。妊娠初期の場合は，汎血球減少に伴う諸症状や化学療法による流産，先天異常の発症リスクに留意する必要がある。

9.　精神障害

1　周産期うつ病

　妊娠期は女性にとって心身の変化が急激で大きく，女性のライフサイクルのなかでも非常にストレスフルな時期である。精神障害が発症・悪化・再燃しやすい時期でもあり，これらの時期に十分な支援がないと，周産期うつ病の発症リスクが誰に

でも高頻度（妊娠中は約 10%，産後は 10〜15%）に存在する。ただし軽症例が多いため，産婦人科を中心とした多職種連携による適切な支援があれば，薬物療法が必要とされるような重症化を予防できるといわれている。

　　頻度は低いが，双極性障害や統合失調症などの精神障害の場合には薬物療法が必要であり，不十分な治療により重症化しやすく自殺率も高くなることから，必ず精神科と連携し治療方針を決定する。

2　てんかん

　　てんかんは，種々の病因によってもたらされる慢性の発作性脳疾患であり，大脳皮質・皮質下神経細胞の間欠的で過剰な同期性発射による反復性発作（てんかん発作）を主徴とする。妊娠中にてんかん発作が初発することはまれで，妊娠前にすでに確定診断されていることが多い。抗てんかん薬使用による胎児奇形発現率は，抗てんかん薬を使用しない妊婦の 2〜3 倍と報告されており，口唇口蓋裂，心奇形，神経管閉鎖不全などが多く発生する。一方，妊娠中にてんかん発作を起こした場合には，胎児低酸素症をきたし，重積発作では胎児仮死，胎盤剝離などにより 30〜50% の胎児死亡リスクがあるとされる。また，抗てんかん薬を使用せず妊娠初期に重積発作を起こした場合，胎児奇形発現率が一般妊婦より高くなることも報告されている。これらについて妊娠前から患者に十分説明し，抗てんかん薬を適切に使用できるようにする。

II　分娩の異常

A　胎児機能不全

● **胎児機能不全とは**　臨床検査による胎児の状態を評価において，胎児に「正常ではない所見」が存在し，胎児の健康状態に問題がある，または問題が生じるかもしれない状態を胎児機能不全という。妊娠中，分娩中に生じる胎児の呼吸・循環障害であり，以前は「胎児仮死」とよばれたが，必ずしも仮死状態（死の直前の状態）ではないため，胎児機能不全とよばれるようになった。国際的に足並みをそろえる意味で，non-reassuring fetal status（NRFS，安心できない胎児状態）という英語表記を用いてもよい。

● **診断**　診断は胎児心拍数モニタリングなどにより行う。波形の異常パターンには，①高度徐脈の持続や繰り返し，②遅発一過性徐脈，③高度変動一過性徐脈，④心拍数基線細変動の消失などがある（図 2-20 参照）。典型的な異常パターンにあてはまらない場合は，超音波断層法による胎児観察や超音波カラードプラー法による胎児血流測定法により診断する。

●**治療**　胎児の状態が改善されない場合，急速遂娩（産科手術により早急に分娩を終了させること。本節 -H「異常分娩時の産科手術」参照）を行う。

B　胎位・胎勢の異常

1　胎位の異常

頭位以外はすべて異常な胎位である。

1)　骨盤位

縦位で，児の頭部より殿部が先進する胎位であり，全分娩の 1～2%にみられる。一般に逆子とよばれる胎位であり，先進する胎児部分により，単・複殿位，全・不全足位に分けられる。分娩時に体幹が頭部に先行するため，臍帯圧迫による低酸素状態により，新生児仮死の頻度が高くなる。児の損傷の発生頻度も高い。頭位に比べ前期・早期破水も起こりやすく，臍帯脱出が生じる頻度も高くなる。

●**原因**　子宮の形態異常，子宮筋腫，胎児奇形，多胎，羊水過多などで発生率が高いが，明らかな原因は不明である。

●**治療**　骨盤位は妊娠中期まで頻度が高いが，多くは自然矯正される。妊娠 10 か月で外回転術を行う施設もある。以前は膝胸位をとらせる逆子体操が指導されたが，最近は有効性が否定されている。分娩は多くの施設で帝王切開が選択されるが，熟練したスタッフによる分娩体制と妊婦・家族の同意があれば，骨盤位牽出術も選択が許容される。骨盤位牽出術においては，臍帯圧迫が長引くと，児の死亡や重篤な障害のおそれがあるため，胎児の下半身を把持して速やかに娩出させる手技が求められる。

2)　横位

児の体軸と子宮の縦軸が直角をなしている胎位を横位（垂直位）という。妊娠後期には頭位か骨盤位に変わることが多いが，横位のまま妊娠末期に至った場合には，経腟分娩は不可能であり，帝王切開を行う。

2　回旋の異常

産道は胎児に対し十分の広さがないため，回旋を行うことにより胎児は効率よく産道を通過する（2 章 -Ⅱ-A-3- **5**「分娩機転」参照）。回旋に異常が生じるとスムーズな分娩ができない。

・第 1 回旋の異常　骨盤入口部で児頭が縦向きのままで，産道に進入できない状態を高在縦定位という。また，胎児が屈位をとらず，顎が上がった状態（反屈位）も分娩の進行を妨げる。反屈位のまま児頭が下降した場合，児の顔面が前方（母体の恥骨側）を向くように回旋して大泉門が先進することが多い。これを前方前頭位といい，さらに反屈が強くなると額位や顔位となる（図 4-5）。

・第 2 回旋の異常　第 2 回旋が起こらず，横向きのまま児頭が下降してきた場合には分娩が停止する（低在横定位）。

●**治療**　高在縦定位では帝王切開が必須である。前方前頭位や低在横定位の場合，産

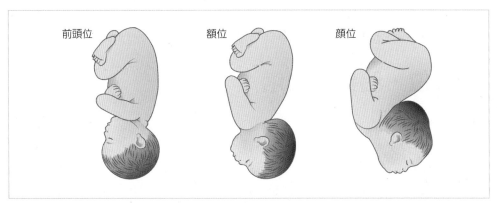

図 4-5 ●反屈位

道に余裕があれば自然分娩および鉗子・吸引分娩も可能であるが，多くは帝王切開
が必要となる。

C　産道の異常

　産道の異常は骨産道と軟産道の場合に分けられる。

1　骨産道の異常

●**狭骨盤**　骨産道が狭く児の通過が困難と判断される場合を狭骨盤とよぶ。以前は診
断に X 線撮影による骨盤計測を用いたが，胎児被曝を避けるため，現在は内診所
見や分娩進行の状況から臨床的に診断される。

●**児頭骨盤不均衡（CPD）**　胎児の大きさに比べて骨産道が狭く，経腟分娩が不可能
または困難と判断される場合を児頭骨盤不均衡（CPD）とよぶ（図 4-6）。診断は
狭骨盤の診断と同様に，最近は臨床的に行われている。

2　軟産道の異常

　軟産道が十分に伸展せず分娩の進行が妨げられるものを軟産道強靱という。子宮・

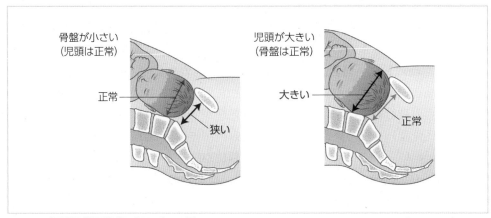

図 4-6 ●児頭骨盤不均衡（CPD）の例

腟・女性外陰部の形態異常や既往手術の瘢痕〔はんこん〕，加齢（高年初産）などが原因となる。分娩経過の観察により自然分娩が困難と判断されれば，帝王切開や鉗子・吸引分娩などが行われる。

D　娩出力の異常

陣痛〔じんつう〕の異常には微弱陣痛と過強陣痛がある。いずれも分娩監視装置による陣痛の状態の記録と，産婦の自覚症状から診断される（陣痛については表 2-3 参照）。

1 微弱陣痛

子宮の収縮力が弱い，陣痛持続時間が短い，間欠が長い場合などが微弱陣痛である。分娩の開始時から微弱なものを原発性微弱陣痛，分娩進行中に陣痛が微弱となったものを続発性微弱陣痛とよぶ。

●**原因**　胎位・回旋異常，産道の異常，多胎・羊水過多症などの子宮の過伸展，子宮の形態異常・腫瘍〔しゅよう〕・手術既往などが原発性微弱陣痛の原因となる。続発性微弱陣痛の原因としては，母体疲労，胎位・回旋異常，産道の異常が多い。

●**治療**　オキシトシンやプロスタグランジンなどの子宮収縮薬を，胎位・回旋異常，産道の異常などがない場合には使用する。前駆陣痛と原発性微弱陣痛の誤認に注意する。

2 過強陣痛

子宮の収縮力が強い，陣痛持続時間が長い，間欠が短い場合などを過強陣痛という。陣痛周期が 2 分未満である場合は，子宮頻収縮と表現する。多くの場合，産婦は苦痛を訴える。

●**原因**　原因としては陣痛促進薬を不適切に使用していることが多い。胎位・回旋異常，産道の異常などでも過強陣痛が一過性に起こることがある。

●**治療**　母児に対する危険が大きいのは，微弱陣痛より過強陣痛である。母体の安静を保持し，子宮弛緩薬，鎮静薬〔しかんやく〕，吸入麻酔などを必要に応じて使用する。陣痛促進薬を使用している場合，直ちに中止する。

E　分娩時の産道損傷

分娩時，胎児が通過することによって生じる子宮および産道の損傷である。

1 子宮破裂

子宮破裂は妊娠子宮の裂傷であり，多くは分娩時に発生する。母児ともに重篤な状態に至る危険があり，迅速な対処が必要である。

●**原因**　多くは子宮手術（帝王切開・筋腫核出など）既往例に発生するが，子宮収縮薬の過剰使用や鉗子〔かんし〕・吸引分娩，骨盤位牽出術〔けんしゅつ〕などの産科手術も原因となる。

●**症状**　破裂前に子宮頻収縮が認められることもあるが，ほとんどの場合，予知は困難である。破裂後の母体は陣痛が消失し，やがてショック症状を呈する。胎児は心

1 母性看護概論

2 正常な妊婦・産婦・褥婦および新生児の理解

3 妊婦・産婦・褥婦および新生児の看護

4 妊婦・産婦・褥婦および新生児にみられる異常

5 妊婦・産婦・褥婦および新生児の異常と看護

1 小児の看護概論

2 主な小児疾患

3 小児の多様な場における看護

4 小児の看護技術と状態・症状別看護

5 主な小児疾患患者の看護

拍が急速に悪化し，児の先進部が上昇することもある。外出血は少量であることが多く，主に腹腔内に出血が生じる。産科手術や帝王切開の既往による破裂では，分娩後に発見される場合もある。

●**治療**　胎児と付属物を開腹手術により娩出させ，破裂部位を縫合するか，子宮を摘出する。輸血が必要になることが多い。

2　頸管裂傷

分娩により外子宮口から子宮頸管の上方へ生じる裂傷であり，頸管の左右方向に発生することが多い。児の娩出直後から持続的に多量の出血がみられる。

●**原因**　分娩の急速な進行や産科手術によることが多い。

●**治療**　早急に縫合して止血を行う必要がある。

3　腟裂傷

多くは会陰裂傷の延長として生じる腟の裂傷である。分娩の急速な進行や産科手術では会陰裂傷と関係なく生じる。血腫ができる場合もある。

4　会陰裂傷

分娩時に生じる会陰部の裂傷であり，通常は正中部に発生する。裂傷の程度によ

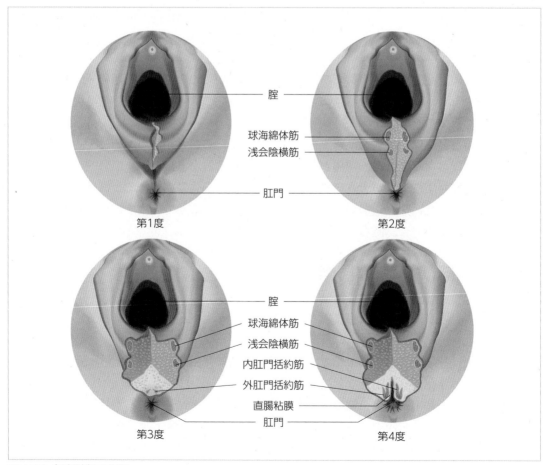

図 4-7 ● 会陰裂傷の分類

り第1度〜第4度に分類される（図4-7）。
　　第1度：会陰の皮膚または腟粘膜の表層にとどまるもの
　　第2度：会陰の筋層に及ぶもの
　　第3度：肛門括約筋の損傷を生じたもの
　　第4度：直腸粘膜に及ぶもの

●**原因**　児の先進部により会陰が限界を超えて伸展されて生じる。経産婦より初産婦に発生することが多い。

●**予防および治療**　予防的に会陰切開を行うこともあるが，何よりも重度の裂傷を予防し，母体の苦痛を和らげることが重要である。第3〜4度裂傷の縫合には一定の技術が必要であり，裂傷を見落とすことのないようにする。

F　児娩出後の異常

　児と胎盤の娩出後，母体に異常がないことが確認されるまで分娩の監視を続ける。特に重要なのが出血の管理であり，分娩開始から産褥2時間までに500mL以上の出血を認める場合を分娩時異常出血，胎盤娩出後から産後の場合は分娩後異常出血とよばれる。

　一方，妊産褥婦の生命にかかわる産科出血は**産科危機的出血**と総称される。集約的なチーム管理と，新鮮凍結血漿を含む迅速で適切な輸血が必要となる。診断の目安としては，ショックインデックス（心拍数／収縮期血圧：1.5以上）や血中フィブリノゲン値（150mg/dL以下）が重視される。意識レベル・血圧・心拍数・出血量・尿量を継続的に評価し，播種性血管内凝固（DIC，後述）併発症状として血液の凝固性や出血傾向にも注意する。『産科危機的出血への対応指針』にある産科危機的出血への対応フローチャートに沿って輸血を開始できない場合は，高次施設に搬送する。

　児の娩出後に生じる異常として，次のようなものがある。

1　癒着胎盤

　児の娩出後，胎盤が子宮に付着して娩出されない状態を**癒着胎盤**という。30分以上経過しても胎盤が娩出されないときは癒着胎盤を念頭において対応する。

●**原因**　子宮筋層内へ胎盤の絨毛が侵入するために生じる。絨毛が子宮筋層を貫通している場合は穿通胎盤とよばれる。

●**治療**　超音波検査により胎盤血流の有無を確認し，血流が認められなければ用手剝離（子宮腔内に手を挿入し，胎盤を子宮壁からはがす）を試みてもよい。剝離できない場合や血流が認められる場合，子宮摘出が必要となることもある。

2　子宮内反症

　子宮の内面が裏返しになり，腟の入口部から外側に反転している状態をいう。多量出血や強い疼痛からショック状態に陥ることもある。

●**原因**　臍帯の過度の牽引や粗暴な胎盤の圧出，癒着胎盤などによって生じる。

1　母性看護概論
2　正常の妊婦，産婦，褥婦および新生児の理解
3　褥婦，産婦，褥婦ならびに新生児の看護
4　妊婦，産婦および新生児にみられる異常
5　妊婦，産婦，褥婦ならびに新生児の異常と看護
1　小児の看護概論
2　主な小児疾患
3　小児の多様な看護における看護
4　小児の看護技術と状況・症状別看護
5　主な小児疾患患者の看護

●治療　鎮痛しながら用手整復を行う。開腹による整復が必要となる場合もある。

3 弛緩出血

　分娩終了後，子宮の収縮が不良で，子宮の胎盤剥離面の止血が不十分となり，多量の出血が生じることを**弛緩出血**という。弛緩出血は，産道損傷や癒着胎盤，子宮内反症など，ほかの出血原因がない場合に診断される。

●原因　遷延分娩や分娩促進薬使用による子宮の疲労，多胎妊娠・巨大児分娩，子宮筋腫合併などによる子宮の過伸展，胎盤や卵膜の一部残留などが原因となる。

●治療　輸液を行いながら，母体損傷などほかの出血原因がないか素早く確認する。この鑑別を怠って安易に弛緩出血の診断をすると，その後の治療選択を誤り，母体にさらなる危険を招くことになる。弛緩出血の診断が確定できたら子宮収縮薬を使用し，止血するまで子宮双合（手）圧迫（内診のように腟内に挿入した手と腹壁からの手の間に子宮を挟んで圧迫する）を行う。

G　産科ショック・播種性血管内凝固（DIC）

1 産科ショック

　妊娠および妊娠に伴って発生した病的状態によるショックを産科ショックといい，多くは出血性ショックである。

　また，妊産褥婦は重症感染症を発症する危険性も高いことから，ショックの発生頻度は高い。ショックを離脱しても播種性血管内凝固（DIC）を続発し，母体が重篤な状態となることもある。仰臥位低血圧症候群*や羊水塞栓症*のような特殊な病態の鑑別も必要である。

●治療　抗ショック療法により呼吸・循環機能の改善などを行いながら，原因疾患を治療する。

2 播種性血管内凝固（DIC）

　凝固機能が異常亢進し，全身の血管内に多数の微細な血栓を生じた結果，多発性の臓器機能障害と凝固因子の欠乏による持続性出血が生じる病態をいう。原因は様々である。

●治療　輸血や凝固因子の補給とともに全身管理を行う。

H　異常分娩時の産科手術

　母体あるいは胎児が分娩中に危険な状態となった場合，分娩を急速に終了させなければならない。これを急速遂娩という。子宮口が全開し，胎児が頭位で十分下降

＊**仰臥位低血圧症候群**：妊娠後半期の母体では，仰臥位をとったときに下大静脈が妊娠子宮により圧迫されて，循環不全や低血圧を呈することがある。

＊**羊水塞栓症**：陣痛や破水が契機となり，羊水中の微粒物質（胎脂，胎児の体毛など）や生理活性物質が母体中に入り，アナフィラキシー様症状（重篤な呼吸・循環不全）とともに，重症のDICを発症させる病態をいう。

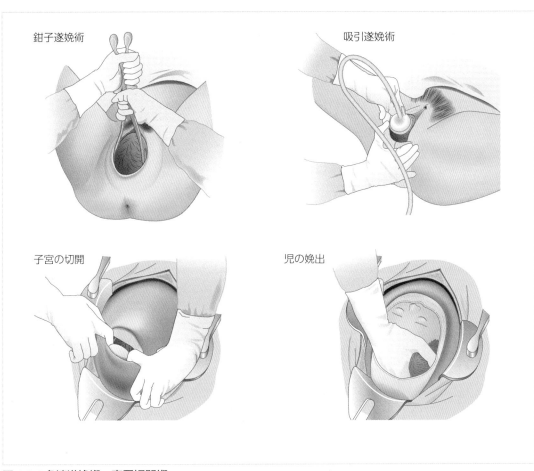

図 4-8 ●急速遂娩術・帝王切開術

している場合には鉗子遂娩術，吸引遂娩術，それ以外の場合は帝王切開術が行われる（図 4-8）。

①**鉗子遂娩術**：産科鉗子により，陣痛に合わせて児頭を牽引して，児を娩出させる。

②**吸引遂娩術**：陰圧吸引によりシリコンまたは金属製の吸引カップを児頭に吸着させ，連結している吸引ハンドルを牽引して児を娩出させる。鉗子に比べ確実性・迅速性では劣るが，娩出操作は容易である。

③**帝王切開術**：子宮壁を切開し，児を娩出する。下腹部横切開または正中切開で開腹し，子宮下部の筋層を胎児を傷つけないように切開して，卵膜を破り胎児と胎盤を娩出させる。

Ⅰ 分娩誘発

経腟分娩を目的とし，自然陣痛が発来する前に，人工的に分娩現象を生じさせることを分娩誘発という。妊娠継続が母児に危険または不利益をもたらす可能性があり，妊娠を早く終了させるべきと判断された場合に行われる。

　機械的方法と薬物的方法があり，子宮頸管が成熟している（子宮口が一定程度開大し軟化している）場合は薬物的方法のみで効果が期待できる。未熟な場合にはまず機械的方法で子宮頸管を成熟・開大させ，その後に薬物的方法を用いる。

①**機械的方法**：子宮頸管拡張器（ラミナリア桿など）やメトロイリンテル（風船状の頸管拡張器具）を子宮頸管または子宮下部に挿入して，子宮頸管の成熟と陣痛発来を促す。

②**薬物的方法**：オキシトシンやプロスタグランジンなどの子宮収縮薬を，輸液ポンプにより点滴静注して陣痛を発来させる。

III　産褥の異常

1.　産褥熱

●**産褥熱とは**　産褥期の熱性疾患の総称。分娩時の創傷に細菌が感染して生じる。

●**定義**　生殖器の炎症が原因で，分娩24時間以内を除く産褥10日以内に，2日以上続けて38℃以上の発熱をきたしたものと定義されている。

●**原因**　かつては黄色ブドウ球菌などの強毒菌が主流であったが，最近は嫌気性菌，グラム陰性桿菌などの弱毒菌が多くなっている。

●**病態・症状**　産褥熱は子宮内感染が中心であり，非妊時と同様，病勢に応じ，子宮付属器炎・子宮傍結合組織炎から骨盤腹膜炎へと上行性に進展する。全身に伝播した場合は産褥敗血症となる。症状としては発熱以外に，疼痛，悪露の異常などが特徴的であり，重症化すると全身に様々な症状が現れる。

●**予防**　分娩時・産褥期には，産婦への無菌的操作を徹底する。必要に応じて抗菌薬を投与する。

●**治療**　抗菌薬の投与が主体となるが，重症の場合，敗血症やDICに対する全身管理を行い，さらに病巣摘除や排膿などの外科的処置が必要となる場合もある。

2.　子宮復古不全

●**子宮復古不全とは**　産褥期に子宮復古が障害されている状態をいう。分娩後の比較的早い時期は弛緩出血をきたしたりする。その後であれば子宮収縮不良や出血（悪露）の持続・増加などがみられる。

●**原因**　原因として最も多いのは胎盤片，卵膜片，凝血などの子宮内残留であり，次いで子宮内感染が多い。ほかには膀胱・直腸の充満，子宮筋腫，多胎・羊水過多症の分娩後などがあげられる。

●**治療**　子宮内の残留物の器械的除去が必要となる場合もあるが，産褥6～8週間は子宮筋が脆弱で，器械的除去による子宮損傷や穿孔のリスクが高いため，子宮収縮

薬と抗菌薬の使用を優先する。

●**予防**　子宮復古不全を予防するためには，①分娩時は無菌的操作に留意すること，②適切な子宮収縮薬や抗菌薬を使用すること，③早期に離床および授乳を開始することなどが大切である。

3.　産褥静脈血栓症・産褥血栓性静脈炎

　産褥期は血栓症（産褥静脈血栓症）の好発時期である。要因として，血液の凝固性の亢進，感染症による血管内皮の障害，過度の臥床による静脈血流の停滞などがあげられる。血栓に感染が加わった状態は産褥血栓性静脈炎とよばれる。

●**症状**　産褥数日後から下肢に一側性に起こることが多く，浮腫，炎症性腫脹（しゅちょう）をきたし，熱感と疼痛を訴えるのが一般的である。卵巣静脈に生じた血栓性静脈炎では腹痛を訴える。肺塞栓（そくせん）や肺炎を起こし，全身にまん延することがある。

●**治療**　抗菌薬や消炎鎮痛剤の投与，抗凝固療法が中心となる。

4.　乳腺炎

　乳腺炎は初産婦に多い傾向があり，全産褥の2～3％にみられる。産褥期の主な乳腺の異常として，うっ滞性乳腺炎と感染性乳腺炎がある。産褥期の比較的早期に起こるうっ滞性乳腺炎は，乳管内に乳汁がうっ滞した状態であり，真の炎症ではない。感染性乳腺炎の原因は細菌感染である。

1　うっ滞性乳腺炎（乳汁うっ滞）

　分娩後1週間以内，乳汁分泌が盛んになる産褥2～4日頃に発現することが多い。乳汁うっ滞により閉鎖した乳管と一致して，乳房の腫大，発赤，疼痛，局所的な熱感などが生じる。軽度の白血球増加や発熱（はっせき）を生じることもある。

●**治療**　積極的に哺乳を行う。乳房内の血液やリンパ液のうっ滞除去には，乳房や乳頭のマッサージも有効である。激しい疼痛に対しては消炎鎮痛薬を使用する。

2　感染性乳腺炎

　多くは産褥2週間以降に発症し，悪寒戦慄（お かんせんりつ）や倦怠感（けんたいかん），38～40℃の発熱や弛張熱（日内変動が1℃以上）がみられる。局所的に疼痛を伴う硬結，腫脹，発赤，熱感などが認められ，膿瘍（のうよう）を形成することもある。

●**原因**　大部分は片側性で，ブドウ球菌感染によるものが多い。初産婦に好発する。

●**治療**　抗菌薬を主体とした薬物療法が中心となる。膿瘍を形成している場合，切開・排膿を行うことがある。

5.　乳汁分泌不全

　乳汁の分泌量が育児に不十分な状態を乳汁分泌不全とよぶ。育児不安のある女性は，母乳の不足感から乳汁分泌不全を心配することも多いが，真の乳汁分泌不全であるか，児の状態などから診断することが重要である。

●**原因**　産婦の体力回復の不全，児の吸啜力（きゅうてつ）不足，扁平乳頭や陥没乳頭（へんぺい）による吸引困

1 母性看護概論

2 正常な妊婦，産婦，褥婦および新生児の看護

3 妊婦，産婦，褥婦および新生児の看護

4 妊婦，産婦，褥婦および新生児にみられる異常

5 妊婦，産婦，褥婦および新生児の異常と看護

1 小児の看護概論

2 主な小児疾患

3 小児の多様な場における看護

4 小児の看護技術と状態・症状別看護

5 主な小児疾患患者の看護

難などの原因が考えられる。

●**治療**　母児の状態を把握し，適切な授乳指導を行う。必要に応じ人工乳の使用を提案する。

6. 産褥期精神障害

妊娠時や産褥期の女性には様々なストレスがかかるため，精神障害の発症に注意が必要である。

1 マタニティブルーズ

ホルモンバランスの異常による一過性の情動障害であり，産褥早期（分娩後2週間以内）に褥婦の約30%に発症する。涙もろさと抑うつ状態（気分の落ち込み），不安，緊張感などの精神症状と，疲労感，不眠，食欲不振などの身体的症状から診断される。

2 産後うつ病

1日中続く抑うつ気分，あるいは1日中日常生活での興味や喜びを感じにくくなる状態が2週間以上持続し，日常生活に支障をきたす病態をいう。産後2週～数か月で発症し，発症率は褥婦の10～15%である。軽症であれば心理療法やカウンセリングを行うが，中等度～重度（育児や家事ができない），もしくは重度うつ病の既往がある場合は，抗うつ薬などの薬物療法を組み合わせた治療を行う。

3 産褥精神病

重篤な急性多発性精神障害であり，産褥早期（数週間以内）に発症する。幻覚や妄想，まとまりのない会話，錯乱，意識障害など多彩な症状が変動して出現する。産褥期に，突然これらの精神病症状が出現したら本症を疑う。0.1～0.2%と発症率は低いが，自傷他害のリスクが高いため早期の対応が必要である。抗精神病薬を中心とした薬物療法を行い，自傷他害のリスクや危険な妄想がある場合には精神科入院も検討する。

Ⅳ 新生児の異常

1. 新生児仮死

新生児に呼吸循環不全の徴候がみられる場合を新生児仮死という。出生時の新生児の状態は，アプガースコア（表4-2）により評価する。主に生後1分，5分に，10点満点で仮死の程度を判定する。1分後の合計点数が10～7点であれば正常，6～4点は第1度（軽症）仮死，3～0点は第2度（重症）仮死と評価する。5分後のスコアのほうが児の神経学的予後との相関が強いとされている。5分後のアプガースコアが7点未満の場合には，スコアが7点に達するまで5分ごとに，20分ま

表 4-2 ● アプガースコア（アプガー採点法）

徴候	0点	1点	2点	1分後	5分後
心拍数	なし	緩徐，100 未満	100 以上		
呼吸	なし	緩徐，不規則	強く泣く		
筋緊張	まったく弛緩	四肢を少し屈曲	活発に運動		
反射	なし	顔をしかめる	咳またはくしゃみ		
皮膚の色	蒼白または暗紫色	体幹ピンク，四肢蒼白	全身ピンク		
			合計		

で記録するのが望ましい。

　また，分娩直後の臍帯動脈血には，分娩前・分娩中の胎児の血液酸素化状態が反映されているため，可能な限り採取して評価する。

●**原因**　分娩経過における胎児への酸素供給の一過性の低下・途絶，貧血，新生児の呼吸循環機能の未熟や障害などが原因となる。

●**治療**　本格的な蘇生処置（気管挿管，胸骨圧迫，薬物治療）が必要な出生児は全体の 1％程度存在し，適切な処置を受けられないと死亡または重篤な障害が残るといわれている。新生児の状態の評価はアプガースコアがその一つであるが，蘇生の実際においては，呼吸・啼泣や筋緊張の出生直後からの評価と，新生児蘇生法（NCPR）アルゴリズム（図 4-9）に沿ったルーチンケアあるいは蘇生処置の開始が求められている。ルーチンケアは母親の横で行うことが望ましく，保温，気道確保，皮膚の乾燥（羊水を拭き取る）を実施する。一方で，蘇生処置は保温しながら自発呼吸の誘発を目的とし，新生児の状態は 30 秒ごとに評価される。

2. 感染症

　新生児の免疫機能は未熟であり，感染への抵抗力が弱い。また，成人の感染症でみられるような発熱，局所の発赤，疼痛などの症状が生じにくく，診断が遅れがちで重症化することが多い。敗血症と髄膜炎には特に注意が必要である。初発症状は様々であり，発熱あるいは低体温，呼吸障害，黄疸，哺乳力低下などがみられる。

●**原因**　子宮内感染，産道感染，出生後の水平感染（院内感染を含む）などである。

●**治療**　血液，尿，髄液などにより起因菌を同定し，適切な抗菌薬を投与する。重症の場合，全身的治療が必要となる。

3. 分娩による児の損傷

　吸引・鉗子などによる急速遂娩，骨盤位分娩，巨大児分娩などは，児に分娩損傷を生じるリスクが高い。

1 母性看護概論

2 正常な妊婦，産婦，褥婦および新生児の理解

3 妊婦，産婦，褥婦および新生児の看護

4 妊婦，産婦，褥婦および新生児にみられる異常

5 妊婦，産婦，褥婦および新生児の異常と看護

1 小児の看護概論

2 主な小児疾患

3 小児の多様な場における看護

4 小児の看護技術と状況・状態・症状別看護

5 主な小児疾患患者の看護

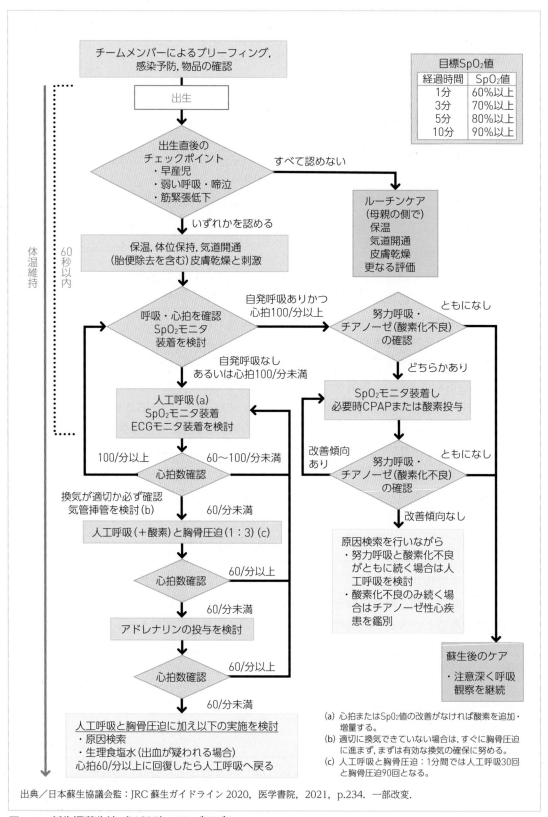

出典／日本蘇生協議会監：JRC 蘇生ガイドライン 2020, 医学書院，2021, p.234. 一部改変.

図 4-9 ● 新生児蘇生法（NCPR）アルゴリズム

1　頭部の損傷

　児の頭部が産道通過時に圧迫されて変形し，頭蓋骨の重積や産瘤が生じても，多くは生後1～2日で軽快する（図 4-10）。一方，頭血腫や帽状腱膜下血腫の場合，出生直後にはわからず，時間の経過とともに明らかになることが多い。

1）頭血腫

　産道による圧迫のため，児頭の頭蓋骨の骨膜下に生じた血腫を頭血腫という。通常は自然治癒するが，悪化して貧血や遷延性黄疸をきたすこともある。

2）頭蓋内出血

　分娩時の外傷による頭蓋内出血として硬膜下血腫とクモ膜下血腫がある。難産児に多く，どちらの場合も早急な治療が必要である。脳室内出血は早産の低出生体重児に多く，発症は分娩時の外傷と無関係であることが多い。

3）帽状腱膜下血腫

　血腫が皮下の帽状腱膜と頭蓋骨骨膜との間に生じるものである。出血は頭部全体に及び，重症貧血や黄疸，新生児DICの原因となる。

2　末梢神経の損傷（分娩麻痺）

　分娩の際，児の末梢神経が過度に伸展，圧迫されることで，その末梢神経の支配領域に麻痺が生じる。

1）腕神経叢の麻痺

　障害を受けた神経根の位置によって分類され，横隔神経麻痺（第3～4頸神経の障害，横隔膜が麻痺し呼吸障害が生じる），エルブ麻痺（第5～6頸神経の障害，上肢が挙上できない），クルンプケ麻痺（第7～8頸神経，第1胸神経の障害，手関節，手指が動かない）がある。整形外科的処置が必要になることもあるが，多く

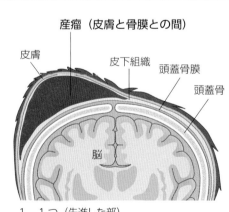
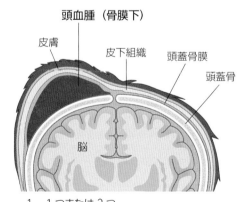

産瘤（皮膚と骨膜との間）

皮膚　皮下組織　頭蓋骨膜　頭蓋骨　脳

1.　1つ（先進した部）
2.　軟らかく，波動性がない
3.　児頭の縫合や泉門に無関係に生じる
4.　生後より存在し，比較的早く消失する

頭血腫（骨膜下）

皮膚　皮下組織　頭蓋骨膜　頭蓋骨　脳

1.　1つまたは2つ
2.　波動性，弾性がある
3.　縫合や泉門を越えない
4.　出生後2～7日で著明となり，数週間続く

図 4-10 ● 産瘤と頭血腫との鑑別

は自然治癒する。神経が完全に断裂した場合には，回復は望めない。

2）顔面神経麻痺

顔面神経の圧迫によって麻痺が生じるが，ほとんどは 2〜3 週間で回復する。

3 骨折

骨盤位分娩や肩甲難産時に起こりやすく，鎖骨（さこつ），上腕骨，大腿骨（だいたいこつ）骨折が生じる。

4. 重症黄疸

生理的なものである新生児黄疸（おうだん）に対し，病的黄疸は生後 24 時間以内に黄疸が発症したり，黄疸が異常に強くなったり，ほかの症状を伴う場合に診断される。病的黄疸は，核黄疸（ビリルビンにより脳の神経細胞が障害され，脳性麻痺や死亡の原因となる）を発症する可能性がある。多くは血液型不適合による新生児溶血性疾患によるが，重症感染症や先天的胆道閉塞（へいそく）など重篤（じゅうとく）な疾病（しっぺい）も原因となり得るので，早急な検査・治療が必要である。

黄疸計を用いれば簡便に計測でき，スクリーニングに適している（図 4-11）。

1 新生児溶血性疾患

胎児が，母体にない血液型抗原をもっている状態が血液型不適合妊娠であり，母体が胎児赤血球により感作された結果，母体に生じた抗体が胎盤から胎児に移行して赤血球を破壊し，胎児や新生児に貧血および黄疸が生じる。

●原因　Rh 式および ABO 式の血液型不適合が主な原因である。Rh 不適合は母親が Rh（−），児が Rh（＋）の組み合わせにより，また ABO 不適合は母親がO型，児が A 型または B 型の組み合わせにより新生児溶血性疾患が生じる。ABO 不適合より Rh 不適合のほうが重症となるが，わが国では Rh（−）の人口が少ないため，ABO 不適合による新生児溶血性疾患が多い。絶対的な予防法ではないが，Rh 不適合に対して，妊娠 28 週および分娩後の母体に抗 D グロブリンを注射し，胎児

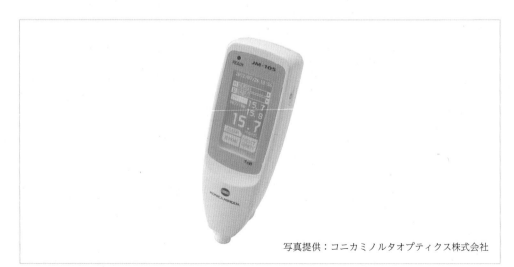

写真提供：コニカミノルタオプティクス株式会社

図 4-11 ●黄疸計（デジタル）

および次子の発症を予防する方法が確立している。

●治療　軽症であれば光線療法，重症の場合は交換輸血を行う。

5. 新生児メレナ

吐血・下血を主徴とする消化管出血を新生児メレナといい，次の種類がある。

1 真性メレナ

生後 2〜5 日に発症する血液凝固障害が原因と考えられる消化管出血である。軽症ではコーヒー残渣様の吐物とタール便がみられる。重症になると新鮮血の吐血，下血が起こり，全身状態が悪化する。治療にはビタミン K_2 の注射と必要に応じた輸血を行う。新生児の真性メレナを予防するために，ビタミン K_2 の予防的投与法が確立している。

2 仮性メレナ

産道や乳頭の裂傷から出血した母体血液を嚥下し，それを嘔吐することによる。

3 症候性メレナ

消化管潰瘍，敗血症，梅毒など重症疾患に合併する消化管出血であり，原疾患の治療が必要である。

6. 新生児嘔吐

生後 2〜3 日の新生児には吐乳がみられることが多い。まだ哺乳に不慣れであり，哺乳と同時に空気を飲み込んだり，胃腸の処理機能を超えた量を飲んだりするために生じる。新生児嘔吐を予防するには，哺乳後しばらく「縦抱き」にして，背中をさすり「ゲップ」をさせる，哺乳量を制限するなどの方法がある。

また，出生直後の新生児は，分娩時に飲み込んだ羊水，血液などの刺激で嘔吐を繰り返すことがあり，そのような場合は哺乳開始を少し遅らせる。

長期に及ぶ嘔吐や激しい嘔吐の場合は，消化管の異常，頭蓋内出血，感染症など別の原因を疑う必要があり，輸液を行いながら原因を探索する。

7. 臍部の異常

臍の周囲や臍帯の脱落部位に出血，炎症などが生じることがある。

1 臍の出血，ポリープ

臍帯脱落部位に増殖した肉芽から出血したりポリープ状になったりすることがある。硝酸銀による焼灼，根部を結紮しての摘除，ステロイド治療などを行う。単なる出血であればガーゼなどで圧迫するが，感染源となり得るので注意する。

2 臍炎

臍周囲の炎症であり，発赤や疼痛などを伴う。抗菌薬により治療する。

8. 低出生体重児

出生体重 2500g 未満の新生児は低出生体重児とよばれる。さらに，1499〜

1 母性看護概論

2 正常な妊婦，産婦，褥婦および新生児の理解

3 妊婦，産婦，褥婦および新生児の看護

4 妊婦，産婦，褥婦および新生児にみられる異常

5 妊婦，産婦，褥婦および新生児の異常と看護

1 小児の看護概論

2 主な小児疾患

3 小児の多様な場における看護

4 小児の看護技術・状態・症状別看護

5 主な小児疾患患者の看護

1000gの場合が極低出生体重児，1000g未満が超低出生体重児と細分類される。

　早産が低出生体重児の最大の原因であるが，本章-Ⅰ「妊娠の異常」で前述したように，正期産であっても母体・胎児・胎盤の異常により生じる。低出生体重児の予後は在胎週数や原因によって大きく差があり，極低出生体重児や超低出生体重児の場合は，新生児集中治療室（NICU）での厳重管理が必要である。

　現在の周産期医療において，低出生体重児対策は最大の課題である。管理の詳細は本巻「小児の看護」第5章「主な小児疾患患者の看護」を参照されたい。

9. 先天異常

　胎児期に何らかの身体的異常がすでに生じていることを先天異常という。そのうち明確な形態異常があるものを奇形といい，新生児期に全出生の1%に何らかの奇形が発見される。厳密には，新生児の3～4%弱に何らかの先天異常があると推察されている。

●**原因**　遺伝によるものと，先天性風疹症候群のような胎芽期の外因（環境要因）によるものがあるが，多くは遺伝要因と環境要因の相互作用により発生すると考えられている。環境要因については,特に影響を受けやすい時期として,受精後8週（妊娠10週）までの各器官の原基が完成する時期（臨界期）が重要である。

●**症状**　通常の奇形は無脳児，心奇形，多指症などのような単一奇形である。染色体異常の場合は，多発奇形となることが多い。症状は原因などによって大きく異なる。

●**治療**　新生児期に緊急手術が行われる奇形として，臍帯ヘルニア，横隔膜ヘルニア，脊椎破裂，一部の消化器奇形・心奇形などがある。口唇裂，口蓋裂，多指症などの外表奇形は，児の成長を待って手術が行われる。重症例や多発奇形の場合，治療の適応とならないことも少なくない。

Ⅴ　受胎調節，避妊，人工妊娠中絶

　妊娠を希望しない時期に，避妊法を用いて妊娠を避ける方法を**受胎調節**という。**人工妊娠中絶**とは，胎児が母体外では生命を保続することのできない時期に，人工的に胎児およびその付属物を母体外に排出することをいう。

1 **避妊法**

1）経口避妊薬（ピル）

　主成分のプロゲスチン（合成品も含めたプロゲステロン製剤）に少量のエストロゲンを加えた薬剤により，排卵と着床を抑制する避妊法である。現在は，有害反応を軽減するために開発された低容量ピルが主に用いられている。極めて避妊効果が高く，女性側から避妊ができ，手軽でもあることから，避妊法の主流となっている。

　ただし，毎日服用する必要があり，血栓塞栓症などの重篤な合併症につながる可

能性があるという欠点がある。甲状腺機能亢進症や糖尿病などの内分泌疾患，肝機能障害，子宮体がんや乳がん，静脈血栓や肺塞栓およびその既往，重症心疾患をもつ女性や 35 歳以上のヘビースモーカー（肺塞栓のリスクが高い）は使用できない。

2)　子宮内避妊用具（intrauterine contraceptive device ; IUD）

　子宮腔内に挿入したプラスチックの器具により，受精卵の着床を防ぐ避妊法である。避妊効果をより高めるため，最近は銅やプロゲスチンを付加した薬剤付加IUD も用いられている。1 回挿入すれば長期間避妊が可能で，避妊効果も経口避妊薬に次いで高い。欠点として，専門医による挿入操作が必要であり，不正出血・過多月経，月経痛，上行性感染などを生じる可能性がある。子宮や骨盤内の感染症の場合，子宮奇形や子宮腫瘍のある場合は使用できない。

3)　コンドーム

　男性の陰茎に円柱状のラテックスゴム製品をかぶせて，腟内への精液の射出を防止する方法である。わが国では最もポピュラーな避妊法であり，性感染症の予防効果もあるが，そのためには適正な使用が必要である。

4)　ペッサリー

　外子宮口を膜状のゴム器具で覆い，子宮内への精子の侵入を防止する方法である。女性主体の避妊法であるが，器具の装着が難しく，殺精子剤と併用しなければ十分な避妊効果が得られない。

5)　殺精子剤

　殺精子剤を腟内に挿入し，射出された精子を殺す避妊法である。錠剤，ゼリー，フィルムがある。殺精子剤を単独で使用しても避妊効果は不確実である。

6)　腟外射精法（性交中絶法）

　性交の途中で陰茎を腟外に出して射精する方法である。避妊法として不確実である。

7)　リズム法（オギノ式）

　予定月経前 12 ～ 16 日の 5 日間に排卵が生じるという荻野学説に基づき，妊娠しない安全日を月経周期から計算する方法である。月経周期は変動することが多いため，避妊効果は不確実である。

2　緊急避妊

性交後に妊娠を防止する方法。最も一般的な方法は，プロゲストーゲンを主成分とした緊急避妊ピル（モーニングアフターピル）とよばれる薬剤を性交から 72 時間以内に内服する。妊娠率を約 2％に抑制することが可能とされている。排卵を遅らせることがあり，緊急避妊ピル内服後の性交で妊娠することがある。また，性交から 72 時間以上経過していた場合，銅を付加した IUD を使用する方法などもある。

3　人工妊娠中絶

　人工妊娠中絶には，吸引や胎盤鉗子で子宮内容を除去する手術的方法と，薬剤により陣痛を誘発して分娩させる方法の 2 つがある。一般的には，妊娠 11 週以前の初期中絶は前者，妊娠 12 週以降の中期中絶には後者の方法がとられる。母体保護

法に規定された人工妊娠中絶の定義，適応（許される条件），実施できる医師（指定医師）などに則って行われる。

4 不妊手術

　手術により永久的に妊娠不能の状態にするもので，女性では腹式，腟式，腹腔鏡下に両側の卵管を結紮する卵管結紮法が行われる。男性は陰嚢の部位で両側の精管を切除し断端を結紮する精管切除法が用いられる。不妊手術の適応については母体保護法に規定されている。

学 習 の 手 引 き

1. 妊娠が成立する機序について説明してみよう。
2. 流産および早産の定義を述べてみよう。
3. 子宮外妊娠の原因，症状について復習しておこう。
4. 1卵性双胎と2卵性双胎の相違を説明してみよう。
5. 妊娠高血圧症候群の概要を復習しておこう。
6. 分娩前，分娩後の多量出血の原因について整理しよう。
7. 産褥期の異常について整理し，その症状を復習しておこう。

第4章のふりかえりチェック

次の文章の空欄を埋めてみよう。

1 産褥期の精神障害

　妊娠時や産褥期の女性には様々なストレスがかかるため，精神障害の発症に注意が必要である。［　1　］は，ホルモンバランスの異常による一過性の情動障害であり，産褥早期（分娩後2週間以内）に褥婦の約30％に発症する。涙もろさと抑うつ状態（気分の落ち込み），不安，緊張感などの精神症状と，疲労感，不眠，食欲不振などの身体的症状から診断される。

2 流産

　流産は妊娠［　2　］週未満での妊娠の中絶をいう。自然に起きる流産は［　3　］，人工的に妊娠を中絶した場合は［　4　］という。

第 **5** 章 妊婦，産婦，褥婦およ び新生児の異常と看護

▶**学習の目標**
●異常な状態にある妊婦の看護について学ぶ。
●異常な状態にある産婦の看護について学ぶ。
●異常な状態にある褥婦の看護について学ぶ。
●異常な状態にある新生児の看護について学ぶ。

Ⅰ 妊娠の異常と看護

1. 妊娠悪阻

　妊娠悪阻（おそ）の看護のポイントは，①全身状態の観察，②食事の工夫，③精神面のケアである。悪心・嘔吐（おしんおうと）の状態，栄養の摂取状態，皮膚の色調と乾燥状態，体重減少，水分摂取と排泄の状態などを観察する。

　入院中は輸液療法が行われることが多いが，食事から栄養を摂取することも重要である。悪心・嘔吐を引き起こす食物やにおいは妊婦により様々であるので，妊婦が好きなものを好きなときに摂取できるようにする。パンやクラッカーなどの口当たりの軽い食べ物は一般的に好まれるようである。また，心身共に安静にすることも大切なので，病室の人間関係に配慮し，においのある花や食物を置かないようにする。夫や家族との関係に悩んでいる場合もあるため，妊婦自身が自ら話せるような環境をつくり，受容的な態度で接するように心がける。

　食事が摂取できないことから，胎児の発育について妊婦が不安をもつこともあるが，心配するほどではないことを伝えるとよい。胎児心音を一緒に聞くことにより，妊婦に安心感をもたせることもできる。

2. 妊娠高血圧症候群

　妊娠高血圧症候群の妊婦は自覚症状に乏しいことが特徴であるが，重症になると母児に危険が及ぶため，注意深い観察に基づいた看護が必要である。

　重要な観察項目は血圧とたんぱく尿の有無であり，医師の指示に合わせた頻度で観察する。食事は減塩と高たんぱく食が基本となるので，入院中のみならず自宅で

も食事療法が継続できるように，食事指導を行う（「日本人の食事摂取基準（2020年版）」参照）。胎児機能不全を早期に発見するため，胎児心拍数モニタリングを定期的に実施する。

●**子癇**　妊娠高血圧症候群が重症になると，**子癇**（しかん）といわれる痙攣（けいれん）発作を起こす可能性が高くなる。発作時は意識障害を伴うため，ベッドからの転落，飲食物の誤嚥（ごえん），舌をかむなどの危険がある。したがって，子癇を起こしたらベッドサイドを離れずに妊婦に付き添い，ナースコールなどでほかの医療スタッフを直ちに呼ぶようにする。酸素投与，血管確保などの救命処置が必要となる場合もあるので，その心構えをしておく。

●**子癇の前駆症状**　子癇は突然発症することもあるが，頭痛，悪心（おしん），上腹部痛，眼華閃発（がんかせんぱつ）（目の前がチカチカすること）などの前駆症状の後に発症することもある。看護師は血圧の上昇やこれらの前駆症状を見逃さないように注意し，カーテンを引いて室内を暗くし，テレビを消すなどして，安静を保てるように環境を整える。

3.　糖尿病・妊娠糖尿病

●**糖尿病が及ぼす影響**　糖尿病または妊娠糖尿病で最も重要なのは，血糖コントロールである。妊娠中にうまく血糖コントロールができないと，胎児異常や新生児異常をまねく危険が高まる。妊娠糖尿病は分娩後に正常化しても，将来的に真の糖尿病に進展する可能性が高いことから，妊娠中にセルフケア能力を高めておくことが大切である。

●**看護ケア**　治療には，血糖自己測定，食事療法，インスリン療法などが選択される。血糖自己測定は耐糖能の程度により，1日に4～7回実施する必要があり，正しい手技を指導する。インスリン療法としては経口血糖降下薬ではなく，自己注射療法が診断直後から選択されることもあるため，注射方法や注射部位，量などに関する指導を行い，正しく実施できているか定期的に確認する。食事療法のポイントは，カロリー制限とバランスの良い規則正しい食事である。血糖コントロール中は，低血糖症状（全身倦怠感（けんたいかん），悪心，頭痛など）と高血糖症状（多飲，多尿，口渇（こうかつ）など）の有無に注意する。

　血糖コントロールに必要な血糖自己測定やインスリン自己注射などは，毎日定期的に実施する必要がある。また，食事療法に関しても毎日のことであるため，妊婦にとってはかなりのストレスとなる。ストレスを軽減し，セルフケア能力を高めるためにも，精神面でのケアが非常に重要となる。妊婦を励まし，がんばっていることを認めて褒める（ほめる）などは効果的である。家族のサポートも重要であるので，指導する際には妊婦に対してだけでなく，家族にも立ち会ってもらえるようにするとよい。

4.　常位胎盤早期剥離

　常位胎盤早期剥離（はくり）では，剥離の程度により症状と重篤度が異なるが，母児共に生命の危険性が高い病態であることを忘れてはならない。

　妊娠中に突然発症することもあるため，妊婦の様子をみて「おかしい」と感じたら，①下腹部痛，②顔面蒼白や冷感などの貧血症状，③子宮が板のように硬く（板状硬）圧痛がある，などの症状がないかを観察する。出血は子宮内で起こっているため，外出血はほとんどみられないこともある。これらの症状がみられたら直ちに医師に報告し，超音波検査，内診，腟鏡診，血液検査などが実施できるようにするとともに，緊急帝王切開になる心構えをしておく。

　母体に対する処置としては，バイタルサインの観察，酸素吸入，血管確保などがある。胎児に対する処置としては，胎児心拍数の確認などが実施される。診断後はかなり緊迫した雰囲気となるため，看護師は落ち着いた態度で対応することが必要である。妊婦自身の不安も大変強いことから，わかりやすく説明しながら迅速に処置を進めることが要求される。

5. 前置胎盤

　前置胎盤では帝王切開が原則であり，妊娠末期になると手術の予定日が決められることが一般的である。前置胎盤の特徴は，痛みのない性器出血が突然認められることであり，入院管理が必要となる。

　看護のポイントは，①安静の保持，②出血状態の観察，③胎児心拍数モニタリングである。止血が困難な場合は直ちに帝王切開に移行するので，その心構えをしておく。また，前置胎盤での帝王切開は出血多量となることも多く，輸血の準備の指示が医師から出されることを念頭に置き，手際よく対応することが重要である。

　入院安静が必要な妊婦は，胎児や家族のことなどを心配する，日常生活が規制されることから苦痛を感じていることも多い。入院生活を少しでも快適に過ごせるよう，妊婦の様子に細心の注意を払い，清潔や排泄などの基本的ニーズを満たすケアを提供するとよい。

6. 胎児発育不全

　胎児発育不全では胎児の状態を評価するため，超音波検査や胎児心拍数モニタリングなどが定期的に実施される。胎児発育不全の原因や胎児の状態により，入院治療が必要になることもあるが，外来で経過観察する場合もある。

　いずれにしても，妊婦は胎児が正常に発育していないことを心配することが多く，精神面でのケアが重要となる。医師が胎児の状態を説明する際には看護師もなるべく立ち会うようにし，理解の程度や受け止め方などの妊婦の反応をみたうえで援助する。医師と看護師の間で情報交換することも重要である。

7. 流産・切迫流産

　切迫流産とは，妊娠22週未満で，胎芽・胎児および付属物は排出されていないが，流産に進行する可能性があると判断される場合を指す。流産と異なり妊娠継続の可能性がある。切迫流産の看護のポイントは，①安静の保持，②出血状態の観察，③

1　母性看護概論

2　正常な妊婦・産婦・褥婦および新生児の理解

3　妊婦・産婦・褥婦および新生児の看護

4　妊婦・産婦・褥婦および新生児にみられる異常

5　妊婦・産婦・褥婦および新生児の異常と看護

1　小児の看護概論

2　主な小児疾患

3　小児の多様な看護における看護

4　小児の看護技術と状況・状態・症状別看護

5　主な小児疾患患者の看護

下腹部痛の観察である。特に出血に関しては量だけでなく凝血の有無にも注意する。

　流産の進行度によっては子宮内容除去術が実施され，医師より術前の禁飲食などの指示が出される。一般の手術と同様，指輪などのアクセサリーははずし，化粧やマニキュアなどは除去するよう指導する。術後は麻酔からの覚醒状態を観察することが重要である。嘔吐に備えてガーグルベースンとタオルをベッドサイドに置いておき，ベッドからの転落防止のためにベッド柵をつけておくとよい。退院は手術当日のこともあれば翌日の場合もある。出血と下腹部痛の状態を確認し，腟内ガーゼが挿入されているときは必ず抜去してから退院になることを忘れないようにする。

　子宮内容除去術は妊娠12週未満で実施されることが一般的で，妊娠12週以降22週未満の場合は，人工的に陣痛を誘発し経腟分娩により児を娩出させることになる。いずれの方法が選択されても，妊婦には児を失うというつらい体験となるため，精神的なケアが非常に重要となる。家族と一緒に児との別れを悲しみ，事実を受け止められるよう，新生児の泣き声が聞こえないような個室が準備できるとよい。また，医療者への不満や不信感が表出されることもあるが，看護師は温かい態度で話を聞き，誤解があるときには正しい情報を医師から説明できるよう対応する。

8.　切迫早産

　切迫早産は妊娠22週以降の分娩が切迫した状態であり，子宮収縮を防止し，可能な限り妊娠を継続させる治療が行われる。

　入院中の看護のポイントは，①安静の保持，②子宮収縮状態の観察，③感染防止である。安静の度合いは妊婦の状態により決定されるので，医師の指示に基づき清潔（シャワー浴や全身清拭）や排泄（ポータブルトイレの設置）などの援助を行う。

　子宮収縮の状態は，分娩監視装置を用いて胎児心拍数と共に定期的に観察することが多いが，子宮収縮が頻回にあるときは持続的に観察することもある。破水の有無の確認も重要であり，破水の量が少量であることもあるので，妊婦の訴えに注意する。

　破水時には発熱などの感染徴候に注意し，清潔が保てるように援助する。また，子宮収縮抑制薬が経口的あるいは点滴静注により投与されることもあるので，副作用に注意しながら正しい薬量が投与されていることを確認することが大切である。子宮収縮の状態により医師は点滴のスピードを決定するので，適時主治医に報告するようにする。

　入院安静が必要な妊婦への看護に関しては，前置胎盤の看護に準じる（本章-Ⅰ-5「前置胎盤」参照）。

9.　異所性妊娠（子宮外妊娠）

　異所性妊娠の症状の現れ方は様々であるが，激しい腹痛を訴えて救急車により来院することも少なくない。看護師は落ち着いた態度で迅速に対応することが求められる。

経腟超音波検査やダグラス窩穿刺，緊急手術の準備のほか，バイタルサインの観察が必要である。特に卵管破裂を起こしている場合は出血多量となり，ショック状態になることもあるため，素早く救急処置ができるよう心構えをしておくことが重要である。

10.　分娩予定日を過ぎた妊婦への看護

　　分娩予定日を過ぎたことを過度に心配する妊婦もいるので，現在の母児の状態と今後の予定をわかりやすく説明することが大切である。分娩予定日を過ぎると胎盤機能は徐々に低下し，胎児機能不全につながる可能性もあるため，胎児心拍数モニタリングや超音波検査により胎児の状態が評価される。一般的に妊娠41週頃に入院し，分娩誘発が行われる。

11.　妊娠性貧血の予防・看護

　　妊娠中は生理的に貧血になりやすいため，食事やサプリメントなどから鉄分を補給することが大切である。鉄分の多い食品としては，大豆，海藻類，卵，アサリ，レバーなどがあり，妊婦の嗜好に合わせた具体的な調理法などを紹介するとよい。妊娠性貧血の多くは無症状だが，貧血が高度になると，疲れやすい，息切れ，めまいなどの症状が出てくる。経口薬や経静脈薬が投与されている最中は，胃腸障害や便が黒っぽくなるなどの副作用の可能性があることを説明しておく。

Ⅱ　分娩の異常と看護

　　分娩時の異常はすべての産婦に起こり得る可能性があり，母子共に安全に分娩が終了するよう，迅速に対応することが要求される。そのためには，ふだんから緊急時の必要物品の配置場所や使用方法を熟知しておくことが重要である。また，分娩異常が発生した場合の産婦や家族に対する心理的ケアを忘れてはならない。看護師は落ち着いた態度で，状況と必要な医療処置を十分に説明することが大切である。

1.　胎児機能不全

　　胎児心拍数の異常パターン（図2-20参照）の出現は，胎児の呼吸・循環機能が障害された状態と考え，医師に報告したうえで対応する。
　　できるだけ早く児を娩出させるために，吸引分娩や鉗子分娩，帝王切開術などが選択される場合もあるが，①体位変換，②酸素投与，③血管確保などの処置と共に経過をみることも多い。

1　母性看護概論

2　正常な妊婦・産婦・褥婦および新生児の理解

3　妊婦，産婦，褥婦および新生児の看護

4　妊婦，産婦，褥婦および新生児にみられる異常

5　妊婦，産婦，褥婦および新生児の異常と看護

1　小児の看護概論

2　主な小児疾患

3　小児の多様な場における看護

4　小児の看護技術と状況・状態・症状別看護

5　主な小児疾患患者の看護

2. 産道の異常

　骨産道や軟産道に異常があると分娩進行が妨げられ，陣痛開始後長時間に及ぶことが多い。児頭骨盤不均衡が疑われる場合には，Ｘ線骨盤計測や超音波検査を実施し，経腟分娩が難しいと判断されれば帝王切開術が選択される。軟産道強靱が原因となって微弱陣痛や分娩遷延を引き起こしている場合には，吸引分娩や鉗子分娩，帝王切開術などが選択されることも多い。

●**看護ケア**　陣痛発来時に検査を受けることは苦痛を伴うため，看護師は産婦に付き添いスムーズに検査が受けられるようにする。また，緊急帝王切開術の実施が決定された場合には，産婦と家族の理解と協力を得ながら迅速に対応する。

3. 娩出力の異常

1 微弱陣痛

　微弱陣痛は分娩所要時間を長引かせ，母体疲労をまねき，胎児機能不全になりやすい。産婦の状態をみながら水分と食事摂取を促し，適切な休息をとらせて体力の回復に努める。また，陣痛促進薬が使用されることも多いため，子宮収縮の状態と胎児心拍数を注意深く観察する。

2 過強陣痛

　過強陣痛は，微弱陣痛よりも母児に危険がさし迫った状態と考えて対応する。放置すれば子宮破裂を引き起こし，胎児機能不全や胎児死亡の原因ともなる。陣痛促進薬が投与されている場合には，直ちに投与が中止されることが多い。産婦は激しい疼痛の苦しみを訴えることが多いため，看護師は付き添って温かい励ましの声かけを行う。

4. 胎児，胎児付属物の異常

　分娩が遷延している場合，内診や超音波検査により回旋異常が認められることがある。回旋異常があると分娩遷延や微弱陣痛になりやすく，胎児機能不全や産道損傷の原因となる。体位変換が胎児の自然回旋に有効に働くことを期待し，産婦に側臥位などをとらせてもよい。吸引分娩や鉗子分娩，帝王切開術になる可能性を考慮し，物品や手術の手続きなどの準備をしておく。

　骨盤位や横位などの胎位の異常がある場合には，経腟分娩をせずに帝王切開術が最初から選択されることが多い。

5. 分娩時の母体損傷，異常出血

1 子宮破裂

　母体損傷のなかで，母児に対する危険が最も高いのは子宮破裂である。帝王切開術や子宮筋腫核出術などの既往がある場合には，手術創から破裂する可能性があることに注意する。子宮破裂が起こる前には，過強陣痛，激しい疼痛，収縮輪の上昇，

子宮底の上昇などの切迫子宮破裂症状が現れるので，これらの症状を見落とさないようにする。一般的に，直ちに帝王切開術が実施されないと，母児ともに重篤な状態となる。

2 裂傷

会陰裂傷や腟裂傷，頸管裂傷が生じた場合には，速やかに縫合することで止血できる。

3 弛緩出血

異常出血の原因として最も多いのは，弛緩出血である。子宮底の輪状マッサージや子宮収縮薬の投与により，子宮収縮を促す。異常出血のそのほかの原因としては，癒着胎盤，子宮内反症などがある。出血が多量になるとショック状態を引き起こすため，看護師は出血量を正確に測定し，血圧低下と頻脈に注意する。血管確保の準備をし，輸液・輸血の投与に備える。

6. 産科ショック，播種性血管内凝固（DIC）

分娩時の異常出血は，産科ショックの原因となる。症状としては，血圧低下，頻脈，不穏状態，皮膚蒼白，冷汗などがみられる。したがって，バイタルサインを注意深く観察し，血管確保の準備をする。また，大量の異常出血は播種性血管内凝固（DIC）を引き起こすこともあり，出血が止まらなくなる状態となる。全身管理が必要となるため，自動血圧測定計，パルスオキシメーター，膀胱留置カテーテルなどの準備をしておく。

7. 胎児死亡

胎児死亡は，妊娠中または分娩中に起こる可能性があるが，診断後は速やかに児の娩出を図る必要がある。予期せぬ胎児死亡の知らせは，産婦と家族に多大な悲しみと苦しみをもたらす。したがって，看護師は産婦に付き添い，適切な励ましの声かけを行いながら児の娩出を図ることが重要である。

Ⅲ　産褥の異常と看護

1. 産褥熱

分娩後 24 時間は，分娩の疲労と脱水などの影響を受けて一時的に 38℃台の発熱をみることはまれではない。しかし，それ以降も 38℃以上の発熱が続くようであれば，産褥熱を疑い対応する。悪露に異臭はないか，子宮に疼痛はないかなどをアセスメントする。抗菌薬による治療中は安静を図るとともに，母親の負担にならない程度に母子相互作用を促進する。

1 母性看護概論
2 正常な妊婦・産婦・褥婦および新生児の理解
3 妊婦，産婦，褥婦および新生児の看護
4 妊婦，産婦，褥婦，新生児にみられる異常
5 妊婦，産婦，褥婦および新生児の異常と看護
1 小児の看護概論
2 主な小児疾患
3 小児の多様な場における看護
4 小児の看護技術と状況・状態・症状別看護
5 主な小児疾患患者の看護

2. 子宮復古不全

　　子宮底の高さと硬度を毎日観察し，子宮復古が遅れていないかアセスメントする（図2-23参照）。子宮復古を促すためには，適度の離床と授乳が効果的である。また，膀胱（ぼうこう）の充満や便秘は避ける。子宮底部の輪状マッサージも子宮収縮を促すため，母親自身でマッサージできるよう指導するとよい。子宮収縮薬が処方されている場合には，きちんと服薬できているかどうかを確認する。超音波断層法により子宮腔内に卵膜や胎盤の遺残，血液の貯留などを認めた場合には，子宮内容除去術が行われることが多い。

3. 尿路感染症

　　経腟分娩（けいちつぶんべん）時の児頭による末梢神経の圧迫や創部痛などが原因となり，スムーズな自然排尿が障害されることが多い。尿が停滞すると尿路感染症を引き起こすため，水分摂取を促し，たとえ尿意がない場合でも排尿を促すことが予防的に重要である。残尿感や排尿時痛などの尿路感染症の徴候に注意して観察する。

4. 乳房の異常

　　乳房痛と乳頭痛は，産褥期（さんじょく）に多くみられる乳房トラブルである。
●乳房痛　分娩後の乳汁産生に伴う乳房痛は，産褥3～4日頃の母親が訴えることが多く，頻回授乳と搾乳（さくにゅう）によりしっかりと排乳することが重要である。放置すれば乳腺炎を引き起こす可能性があり，局所の硬結（こうけつ），発赤（ほっせき），疼痛（とうつう），発熱などの症状が現れる。
●乳頭痛　乳頭痛は，児が乳頭を吸着，吸啜（きゅうてつ）することにより乳頭に発赤や亀裂が生じた結果引き起こされることが多い。児が乳頭を深く吸着できるように援助し，また授乳終了時に無理やり児の口を乳頭から離すことは避け，母親の指を児の口と乳頭の間に入れながら離すようにするとよい。乳頭亀裂による乳頭痛が強い場合には，搾乳することにより乳頭の安静を図ることもある。

5. 産褥期精神障害

●マタニティブルーズと精神障害　マタニティブルーズが特別な治療を必要としないのに対して，うつ病や統合失調症などの精神障害は治療を必要とするため注意が必要である。精神障害の既往がある褥婦（じょくふ）は出産後に再発する頻度が高いため，精神科医と連携して対応することが重要である。
●看護ケア　褥婦が産後入院中に突然の気分の変化（涙もろさ，不安感，不眠，怒りっぽさなど）を訴えた場合，まずは褥婦の話をよく聞くことが大切である。不安や不眠の原因が慣れない育児によるなど，ある程度原因がはっきりしていれば，看護師による対応でマタニティブルーズの症状が軽減することもある。たとえば，授乳が思い通りに進まないことで不眠や抑うつの症状を呈している場合には，あせらず

授乳できるように見守り，夜間は児を新生児室で預かるなどして睡眠を十分にとらせるとよい。ただし，褥婦の話を聞いても看護師の対応だけでは難しいと判断した場合には，速やかに医師に報告し，カウンセリングや精神科につなげることが重要である。

　精神障害があるとセルフケア能力も低下し，児のことまで頭が回らないことも少なくない。おむつ交換や授乳などの育児技術の習得にも時間を要することが多い。したがって，家族を含めた退院指導や，入院中の家族の付き添いを許可することで，退院後も家族からのサポートを十分に受けられるよう配慮することが大切である。

Ⅳ　新生児の異常と看護

　出生後に子宮内生活から母体外生活への適応が順調に進まず，異常へと逸脱する新生児は少なくない。したがって，入院中の新生児の観察の大部分を担う看護師の責務は極めて大きい。健康な子どもの誕生を期待していた両親にとっては，わが子の異常や生命の危険は認めがたいことである。看護師は両親の反応を共感的に理解し，母子相互作用の機会をつくり，母親が育児に自信がもてるように支えることが重要である。以下に，発生頻度の比較的高い新生児異常の看護のポイントをあげる。

1. 新生児仮死

　生後 1 分と 5 分に評価されるアプガースコアに注意する。0～6 点を新生児仮死とみなし，迅速に対応する。生後まず顔面の羊水を拭き取った後，口腔と鼻腔の吸引を行って気道を確保するが，それでも強く泣かずぐったりしているようであれば，足底を手のひらで優しくたたくか背部をこすりあげて皮膚刺激（図 5-1）をくわえる。

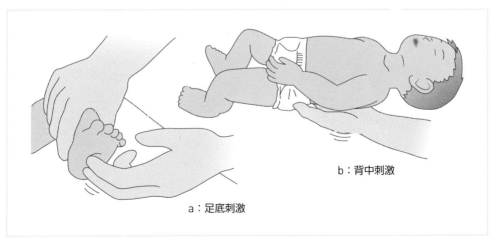

b：背中刺激

a：足底刺激

図 5-1 ● 呼吸のための皮膚刺激

　さらに蘇生が必要な場合には，バッグ・マスク法による加圧酸素の投与，気管内挿管，胸骨圧迫，薬剤投与（臍帯静脈あるいは末梢静脈）などの対応を，医師と共に行う。蘇生後も安心せず，呼吸の異常，低体温，低血糖，痙攣などに注意しながら継続して観察する。蘇生時には早急な対応が求められるため，良く整備された救急カート（図5-2）を準備し，使用方法を熟知しておくことが大切である。

2.　新生児感染症

　新生児には感染症特有の症状が出にくいため，日々の看護師の観察が特に重要となる。感染症の初期症状として，何となく元気がない，哺乳力低下，発熱あるいは低体温，無呼吸，黄疸の増強，腹部膨満などに特に注意し，見逃さないようにする。

3.　分娩時外傷のある児

　分娩時外傷の主なものは出血，麻痺，骨折であるが，これらは看護師が注意深く観察することで生後直ちに視診によって把握できるものである。頭血腫は多くの場合2～3か月以内に自然消失するので，経過観察だけでよい。

　これに対して帽状腱膜下血腫や頭蓋内出血の場合には，哺乳力低下，無呼吸，刺激過敏などの症状を呈するので，早期発見し適切な処置につなげる。顔面神経麻痺は比較的発生頻度が高く，啼泣時に麻痺側の口角が動かないことが特徴である（図5-3）。1～2か月で自然治癒する。鎖骨骨折がある場合には，患側の腕の動きが悪いなどの症状がみられるのが特徴であるが，通常自然治癒する。ただし，自然治癒するとはいっても両親の心理は必ずしも穏やかではないので，看護師は軽く考えないように注意する。

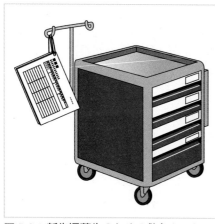

良く整備された救急カートを準備しておく。薬物投与量，方法を明記した掲示板，薬剤種類別ラベル，蘇生記録用紙を常備しておく。

図5-2 ● 新生児蘇生のための救急カート

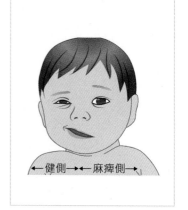

←健側→　←麻痺側→

図5-3 ● 顔面神経麻痺

4.　新生児黄疸

　　生理的黄疸と病的黄疸を区別するには，看護師の日々の観察が非常に重要となる。生後 24 時間以内に黄疸が現れていないか，黄疸の程度が異常に強くないか，哺乳力低下やぐったりした感じはないかなど，病的黄疸の症状を見逃さないように注意する。十分な水分補給が重要となるので，しっかりと哺乳できるようにケアする。

5.　低出生体重児

　　低出生体重児（2500g 未満）は様々な機能が未熟であるため，注意深い観察と適切なケアが必要となる。在胎週数と出生体重により必要となるケアに大きな差があるが，特に注意すべきこととして，低体温，低血糖，無呼吸などがあげられる。新生児の低血糖症状としては，刺激過敏や振戦，無呼吸などがあり，早急な処置が必要となる。また体液管理も重要であり，しっかりと哺乳させることが重要であるが，吸啜力が弱い，哺乳中の呼吸調節がうまくいかずチアノーゼが出現するなどの特徴をもっているため，観察が必要である。

　学 習 の 手 引 き

1.　妊婦，産婦，褥婦の観察の視点について整理しよう。
2.　妊娠高血圧症候群の患者への食事指導の要点について説明してみよう。
3.　流産の症状のなかで，直ちに医師に報告すべきことは何かあげてみよう。
4.　切迫早産の看護の目的を説明してみよう。
5.　分娩の異常の種類とその際の看護の要点を整理してみよう。
6.　新生児の観察のポイントを復習しよう。

第 5 章のふりかえりチェック

次の文章の空欄を埋めてみよう。

1　妊娠高血圧症候群

　　妊娠高血圧症候群が重症になると，［　1　］といわれる痙攣発作を起こす可能性が高くなる。

2　前置胎盤

　　前置胎盤では［　2　］が原則であり，妊娠末期になると手術の予定日が決められることが一般的である。看護のポイントは，①安静の保持，②出血状態の観察，③胎児心拍数モニタリングである。

母子看護

小児の看護

■ 小児の看護

第 1 章 小児の看護概論

▶**学習の目標**
- ●小児看護の特徴と小児保健の動向について学ぶ。
- ●子どもの権利を理解する。
- ●小児の成長・発達とその解剖学・生理学的特徴について理解する。
- ●成長・発達に必要な小児の栄養について学ぶ。
- ●小児の発達段階に応じた養護について学ぶ。
- ●小児の疾病予防（予防接種）について学ぶ。

I 小児看護の基本

A 小児の特徴

　小児期は，成長・発達の急激な変化を遂げる時期である。発達段階に応じて，身体的・精神的・心理的な特徴をもち，成人とは異なる反応や症状が生じることもある。本項では，小児をケアするにあたり，小児がどのような存在であるのかを4点にまとめた。

1 小児は権利を有する主体的な存在である

　1989（平成元）年の国連総会で子どもの権利条約が採択され，日本は1994（平成6）年に批准した。この条約は全54条からなり，18歳未満の小児を大人と同様1人の人間として人権をもつ主体であると認めるとともに，成長の過程で特別な保護や配慮が必要な子どもならではの権利を定めている。小児看護においても，小児を，1人の人間として尊重し，小児の権利を保障できるよう，小児の最善の利益を考え支援することが求められる。

2 小児は絶えず成長・発達している存在である

　小児は，大人へと絶えず成長・発達している存在である。小児期は，新生児期・幼児期・学童期・思春期に分けられるが，それぞれに発達課題があり，またそれぞれの時期に起こり得る健康問題がある。小児の健やかな成長・発達を目指して発達課題を達成できるよう支援すること，起こり得る健康問題に対して，発達の課題を踏まえて支援することが求められる。

❸ 小児は適切な養育環境のなかではぐくまれることを必要とする存在である

　小児は，様々な機能が未熟あるいは不十分であり，成長・発達のためには，親・家族のもとで守られ，適切な養育環境のなかではぐくまれる権利を有する存在である。小児は，環境との相互作用のなかで発達課題を達成していく存在であり，親あるいはそれに代わる保護者の役割は非常に大きい。子どもが健やかに成長・発達するためには，親・家族による愛情ある世話が不可欠である。親・家族が，適切な養育環境で小児をはぐくむことができるよう支援することが求められる。

❹ 小児は人生のなかで重要な基盤となる時期にある存在である

　小児期は，人生のなかで，重要な基盤となる時期であり，この時の体験は小児の将来に大きく影響する。そのため，小児とかかわるときには，その時の体験が将来にどのような影響を及ぼし得るかということを踏まえて支援することが求められる。

B 小児の発達段階の特徴 （図 1-1）

1. 新生児期・乳児期

　新生児期とは，生後 4 週間（27 日まで）を指し，新生児が胎外生活に適応して

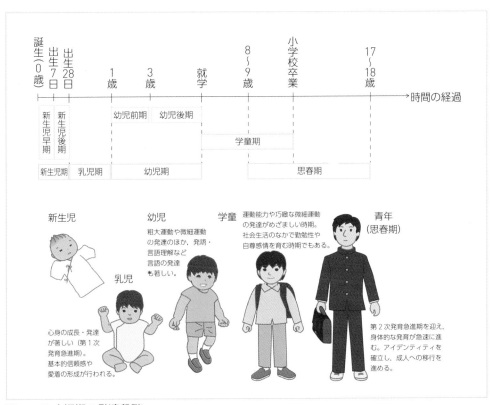

図 1-1 ● 小児期の発達段階

いく時期である。さらに，生後7日未満は**新生児早期**，それ以降の27日までは**新生児後期**に分けられる。**乳児期**とは生後から1歳までを指す（新生児期は乳児期に含まれる）。乳児期は，心身の成長・発達が著しい時期（第1次発育急進期）であり，からだの大きさ・重さ，運動能力，認知機能がめざましく成長・発達する。また，親やそれに代わる保護者との愛着関係や，基本的信頼感（世界は信頼に値するという感覚）をはぐくむ大切な時期であり，人が生きていくうえで大切な基盤となる。新生児期もまた，抱っこされる温かい感覚や不快で泣いた時におむつを換えてもらうこと，おなかがすいたらおっぱいをもらうことなどをとおして愛着形成する重要な時期である。

2. 幼児期

幼児期とは，1歳から6歳（小学校入学）までの期間である。からだの大きさ・重さは，乳児期よりも速度は緩やかではあるが，身長は出生時の2倍以上，体重は6倍程度まで成長する。歩く・走る・跳ぶなどの粗大運動や指先を使った微細運動の発達のほか，言語の理解や発語表現・文字の習得など言語の発達もめざましい時期である。また，幼児期は基本的な生活習慣や基本的生活行動を身につける時期であり，乳児期に形成した愛着や基本的信頼感を基盤に世界を広げ，友達とのやり取りもできるようになっていく。自我の発達もめざましく，自律性や主体性をはぐくむ時期でもある。

3. 学童期

学童期は，小学校入学から小学校卒業までの期間である。からだの大きさ・重さの成長は，幼児期や思春期と比較すると緩やかなものとなる。スポーツの運動能力や巧緻な指先を使った微細運動の発達のめざましい時期である。学童期は，生きていくために必要な技や知識を獲得し，仲間や教師との社会生活のなかで社会の規範や権利について学び，勤勉性や自尊感情をはぐくむ時期である。

4. 思春期

思春期は，第2次性徴の発来とともに始まる。そのため，学童期の後半は思春期と一部重なる場合もある。身長・体重も急激に増加する時期であり，これを思春期スパート（第2次発育急進期）という。認知機能の発達も成人へと近づき，成人と同様に理解することが可能になる時期である。心理社会的な発達は，自立と依存を行きつ戻りつしながら，巣立ちの準備をし，アイデンティティの確立へと向かう時期である。

C 小児看護の役割

小児看護の対象は，あらゆる健康状態にある小児であり，健康な小児も，病気や

障がいがある小児も対象となる。また，対象とする場（看護を提供する場）も，病棟，外来，在宅，クリニック，保育園や学校など様々である。また，小児の親やきょうだいである家族も看護の対象となる。小児は地域社会で親やきょうだいと相互作用のなかで成長・発達を遂げる。家族は，社会のなかで常に変化して発達する集団である。また，小児に病気や障がいがある場合，そのきょうだいの成長・発達にも影響を及ぼし得る。家族が小児の養育者としての役割を果たすことができるよう，家族集団やきょうだいも健全に発達していくことができるよう援助することが必要となる。

　小児看護の目的は，健康な小児も病気や障がいがある小児も健やかに成長・発達でき，いずれは自分自身の力で健康を保持・増進することができるように支援することを目指すものである。本項では，小児看護の役割を以下の6点にまとめた。

1)　一人ひとりの小児を尊重し，小児の権利を保障して援助する役割

　まず，小児看護の役割の大前提として小児が安全に安心して医療を受けられるよう保障する役割がある。生命を脅かされるような状況の場合，生命を守るための治療・処置が最優先される。そのような状況であったとしても，小児が1人の人として尊重され，基本的な権利を損なわれることのないように援助する。小児は，意思決定に参加する権利を有する主体的な存在であると認識し，小児一人ひとりの発達段階に合わせて，治療や検査・処置について説明して，その子なりの理解と納得が得られるように援助する。小児は，言語発達が未熟であることから自分の思いを上手に言葉で表現できないことや，たとえ思春期であっても自分の思いを表現できずにいることもある。その場合には，看護師は小児の思いや考えをアドボケイトする（小児に代わって伝える）役割を担うことが求められる。

2)　小児の成長・発達の促進を援助する役割

　次に小児看護の役割として，小児が，各時期に特有の発達課題を達成しながら，健全に成長・発達できるよう援助することがあげられる。小児は，各々のプロセスのなかで，常に成長・発達している存在である。病気や障がいがあったとしても，その子なりの成長・発達を遂げることができるよう援助し，子どもの成長・発達する力を最大限に引き出させるような，環境を整えることが求められる。

3)　生涯にわたる健康を維持・増進する力を援助する役割

　小児期は，生涯にわたって必要となる健康を維持・増進する力をはぐくむ時期であり，この時期に獲得されたものが基盤となり人生を歩んでいく。たとえば，小児は，食事や睡眠，感染予防行動，運動など健康の基盤となる生活習慣行動を家庭や保育園・幼稚園・学校のなかで獲得する。そのため，小児看護には，小児自身への健康教育や，家族を巻き込んだ健康教育を充実する役割が求められる。また慢性疾患をもつ小児は，生涯にわたって療養行動を自己管理していく力をつける必要がある。慢性疾患をもつ小児に対しては，小児が療養にかかわるセルフケア能力を獲得できるよう援助する。先天性疾患や，幼少期より慢性疾患を抱えている小児の場合，時に親が過保護・過干渉になっている場合もある。その場合には小児の発達段階に

合わせて，セルフケアを親から小児へと移譲し，小児が自立していくことを支えられるよう親に対しても援助することが求められる。

4) 苦痛を緩和する役割

小児は，自分自身で痛みやそのほかの症状を，上手に表現できないことも多い。生命を脅かす危険から守り，小児の苦痛や恐怖・不安を緩和し，安全・安楽に過ごせるよう保障するのも小児看護の重要な役割である。小児の苦痛をできる限り緩和できるように援助するために，どんな小さなサインも見逃さないよう観察し，小児や家族の訴えに耳を傾け，早期に対応する。

5) 家族を援助する役割

親・家族を小児のセルフケア能力を助ける存在としての役割を果たすことができるよう援助する。また，家族全体を1つのシステムとしてとらえ，家族全体が健全に発達していけるよう援助することが求められる。

6) 他職種と連携する役割

病気や障がいがあったとしてもその子なりの成長・発達を遂げながら，その子にとってQOLの高い生活を目指すためには，医療・保健・教育・福祉で連携しながら支援する必要がある。そのため，医療従事者だけでなく，他職種と連携しながら小児を支援することが小児看護では求められている。

D 小児看護の特徴

小児期は，人生における各ライフステージのなかで最も変化の大きい時期である。小児期のなかにも様々な発達段階があり，小児を看護する際には，対象である小児の発達段階に合わせた多種多様な看護援助のスキルが必要となる。

小児をケアするにあたっては，小児自身はもちろんのこと，その家族との信頼関係を構築することも重要である。小児や家族との信頼関係を結ぶためには高いコミュニケーションスキルが必要となる。仮に小児や家族が，医療従事者に心をひらく準備ができていない場合であっても，いつも気にかけているというメッセージを発信し続けることで，信頼関係構築につながることもある。また，ユーモアは，小児にとってつらい療養生活のなかで心のよりどころになり得る。小児が楽しいと思えるようなかかわりや気持ちの切り替えを助ける力も小児看護では必要となる。

小児医療では，意思決定を親が小児に代わって行う。そのため，親が子どもにとって最善の意思決定を行うことができるよう援助する必要がある。小児は自分で自分の気持ちを表現できないことがあるため，看護師は小児の思いや考えをアドボケイトする（代弁する）力が求められる。そのためには小児の思いに共感し，ありのままの子どもを受け止めることができる感性が求められる。また，小児は自分で症状を訴えることができないため，異常を発見する観察力と高いアセスメント能力が求められる。

小児は常に成長・発達している存在である。小児をケアする際には，常に小児の

将来（その子なりの自立していく姿）を見すえた看護援助が必要となる。

E 小児看護の課題

1 少子化によってもたらされた課題

　少子化・核家族化がさらに進み，孤立した環境や経験不足のなかでの育児，地域の育児能力の低下，氾濫する育児情報のなかで，子育てしている親の育児不安は大きい。こうした要因が小児の虐待につながる場合もある。また小児の発達障害や心の問題も多様化しており，子どもだけではなく家族全体をとらえた援助が必要となってきている。少子化によって，小児科・小児病棟の閉鎖，小児科医の不足などにより小児医療体制は危機的状況になっている。小児の疾患は重症化し，ますます複雑で高度な知識や技術を必要とされるようになってきている。このほか，軽症の小児の救急外来受診が増加して，本来の救急医療機能の低下が問題となっている。

●子育て支援

　家族がもっている力を引き出すために，養育のしかたなどを支援することや，支援システムの構築などが課題となっている。

●高度な知識や技術の必要性や小児救急看護の充実

　変化に対応する豊かな知識や熟練した技術をもち，小児と家族に寄り添い，治癒を促すことのできる専門的な力をもつ看護師の育成が課題となる。

　緊急性の高い小児を抽出するトリアージできる力や小児の一般的な急性症状に家庭で対応できるよう指導できる力のある看護師の育成が課題である。2005（平成17）年から小児救急認定看護師制度が発足している。

2 疾病構造の変化によってもたらされた課題

　医療の進歩に伴い，小児の疾病構造は変化し，慢性疾患や障がいがありながら地域で生活している小児と家族は増加した。しかし，慢性疾患や障がいがある小児や家族への支援や社会資源は十分とはいえない。

●小児在宅医療の推進

　医療的ケアを必要とする小児が地域で安全・安心に生活できるよう，地域で小児看護を実践できる訪問看護師の育成やレスパイト施設の充実，保険制度の拡大や福祉制度の拡充，地域支援体制の整備などが課題である。

●慢性疾患をもつ小児の継続看護

　慢性疾患をもつ小児と家族の困難は発達段階で変化する。家庭や学校で生じた新たな問題や困難の相談を受けたり調整したりする，継続した支援が必要となる。外来は，在宅と医療を結ぶ継続看護の重要な場となるが，外来に十分な人員が配置されているとはいえず，課題となっている。

●慢性疾患をもつ小児の移行期支援

　慢性疾患をもつ小児が，成人医療へと移行するためには，自身で自分の病気を理解し自己管理し，自立した医療行動をとることなどが必要となるが，十分な準備が

1 母性看護総論

2 正常な妊娠・産褥，褥婦および新生児の理解

3 妊婦，産婦，褥婦および新生児の看護

4 新生児にみられる異常

5 妊娠，産褥，褥婦および母体・胎児の異常と看護

1 小児の看護概論

2 主な小児疾患

3 小児の多様な場における看護

4 小児の看護技術と状況・状態・症状別看護

5 主な小児疾患患者の看護

整わないまま成人医療へ移行している現状が課題となっている。そのため，移行期にある患者に対し，継続的で良質で，発達に即した医療サービスを提供することが課題となっている。

3 子どもの権利の保障にかかわる課題

小児の権利に関する考え方は小児看護でも重要であり，小児の病院環境や倫理的な側面からの課題は多い。

●入院環境の充実

小児専門病院などの一部の病院を除くと，成人との混合病棟に小児が入院せざるを得ない状況やプレイルームや院内学級が整備されていない状況は続いている。小児にふさわしい入院環境のなかで入院生活を送ることができるよう環境を整えることが課題となっている。

4 小児看護の専門性

小児看護においても，その独自性や専門性，看護ケアの質の向上が求められている。2001（平成13）年に小児看護領域における小児専門看護師が認定されて以降，2023（令和5）年12月現在，314名が専門性の高い看護を実践している。今後もさらなる活躍が期待される。

II　小児保健

A　小児の保健と福祉

小児の社会における存在価値は，少子高齢化がますます進む時代にあっては極めて大きいといえる。1989（平成元）年の"1.57ショック"以降，わが国は様々な少子化対策を講じてきた。"1.57ショック"とは，1966（昭和41）年の丙午の年の合計特殊出生率"1.58"を下回ったことに由来しており，少子化の象徴的な年となっている。主な対策としては，1994（平成6）年のエンゼルプラン，1999（平成11）年の新エンゼルプラン，2004（平成16）年の子ども・子育て応援プランなどを経て，2010（平成22）年には"子ども・子育てビジョン"が策定された。子ども・子育てビジョンでは過重な負担がかかる家族や親の子育てから，社会全体で子どもを育てる社会の実現が打ち出された。

また2003（平成15）年には"次世代育成支援対策推進法"が成立した。2014（平成26）年には同法の改正があり，2025（令和7）年まで法律の期限が延長されている。基本理念は保護者が子育ての意義を理解し，子育ての喜びを実感できるように配慮することであった。一方国連では18歳未満を「児童（子ども）」と定義し，"子どもの権利条約"が1989年の第44回国連総会において採択され1990年に発効

した。わが国では 1994（平成 6）年に条約を批准した。

　2018（平成 30）年には成育基本法が成立した。社会全体で子育てをする時代の実現が成育基本法の大きな目標であり，地域社会のなかで妊娠・出産・子育てが安心して行われ，子どもが健康に大人（成人）へと育つことを保障する法律である。小児に関連する多くの法律を有機的に連携させて補強し，胎児から成人への成育の流れのなかで子どもを守っていくことが理念となっている。

1．子ども・子育てビジョン

　"子ども・子育てビジョン" は子どもと子育てを応援する社会の実現を目指しており，基本的な考え方は以下となる。

1）　社会全体で子育てを支える

　子どもを大切にする，ライフサイクル全体を通じて社会的に支える，地域のネットワークで支える。

2）　「希望」がかなえられる

　生活・仕事・子育てを総合的に支える，格差や貧困を解消する，持続可能で活力ある経済社会を実現する。

　さらに，子どもの育ちを支え若者が安心して成長できる社会，妊娠・出産・子育ての希望が実現できる社会，多様なネットワークで子育て力のある地域社会，男性も女性も仕事と生活が調和する社会の実現を目指している。

2．健やか親子 21

　2000（平成 12）年に策定された "健やか親子 21" は，21 世紀に深刻化することが予想され取り組むべき課題を設定し実現を目指したものである。その主要課題

column

成育医療と地域包括ケア時代の小児看護

　成育医療とは，従来の小児医療の年齢枠を超えて，受精卵から始まり，胎児から成人に至り，次世代を生み出すというライフサイクルを考慮して，家族や社会を含めて未来を展望した医療・保健サービスを提供するものである。また，地域包括ケアは，少子高齢化というわが国の現状から，さらに高齢化の進む 2025 年をめどに示された高齢者への支援を中心とした地域の包括的な支援サービス提供体制（地域包括ケアシステム）である。地域や社会で自助，互助，共助，公助という考え方のもとで生活者の自立を支えるための施策や医療・保健サービスが示されている。そして，少子化のなかで「子育て」を支援することや障害がある子どもやその家族への支援も，地域包括ケアシステムの考え方のなかで進められる。各市町村や各都道府県で実施されている介護支援や医療支援などに注目してほしい。

1　母性看護概論

2　正常の妊婦・産婦・褥婦および新生児の看護

3　妊婦・産婦・褥婦および新生児の看護の特論

4　妊婦・産婦・褥婦・新生児にみられる異常

5　子育て・子育て世代の異常と看護

1　小児の看護概論

2　主な小児疾患

3　小児の多様な場における看護

4　小児の看護技術と状況・症状別看護

5　主な小児疾患患者の看護

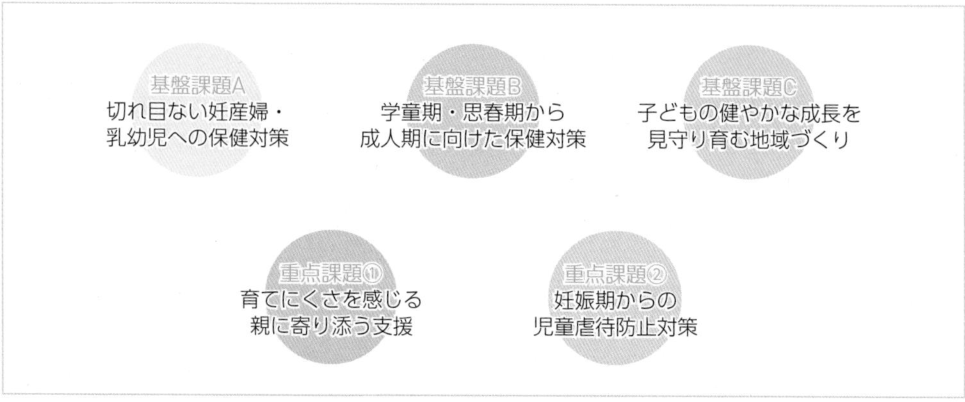

図 1-2 ● 健やか親子 21（第 2 次）の課題

と数値目標は約 8 割が改善したと 2010（平成 22）年の第 2 回中間報告で述べられているが，新たな課題の実現を目指して 2015（平成 27）年からは“健やか親子 21（第 2 次）”が開始された。健やか親子 21（第 2 次）は現在の母子保健を取り巻く状況を踏まえて 3 つの基盤課題と，特に重点的に取り組む必要のある 2 つの重点課題を設定している（図 1-2）。

3. 子どもの権利条約

　現代の子どもは，複雑化する社会のなかでいじめや虐待などの子どもの人権に大きくかかわることが社会問題となってきている。国連が提唱した“子どもの権利条約”では，子どもにとって一番良いことは何かを考えなければいけないと述べられている。そして子どもの権利を守る 4 つのことを定めている。医療識者は“子どもの権利”の視点で，子どもたちが家庭や学校，社会のなかで健やかに育ち楽しく学び楽しく遊べる環境づくりを考える必要がある。

1 生きる権利
防げる病気で命を失わないこと，病気やけがをしたら治療を受けられること。

2 育つ権利
教育を受け休んだり遊んだりできること，考えや信じる自由が守られ自分らしく育つことができること。

3 守られる権利
虐待や搾取から守られること，障害がある子どもや少数民族の子どもは特別に守られること。

4 参加する権利
自由に意見を述べたり，集まってグループをつくったり，自由に行動できること。

4. 成育基本法

　2018（平成 30）年に成立した成育基本法は，社会全体で子育てをする時代の実

現を目指した法律である。地域保健法，予防接種法，母子保健法，学校保健安全法，健康増進法，児童福祉法，児童虐待防止法，子ども・子育て支援法，次世代育成支援対策推進法，子ども若者育成支援推進法など小児保健・福祉に関する既存の法律を有機的に連携させ補強していくこと，産科・小児科医療の強化を図ること，などが基本理念となっている。今後の小児保健・福祉は成育基本法が中心になって推進されることが期待されている。

5.　社会的養護と児童養護施設

　近年社会構造の変化と家族関係の複雑化により子どもの虐待や貧困が激増している。国は 2011（平成 23）年に以下の社会的養護*の概念を提唱し，同時に児童養護施設の整備を行った。

①**養育**：家庭で適切な養育を受けられない子どもの養育
②**心理的ケア**：発達のゆがみや心の傷の回復
③**地域支援**：親子関係の再構築，自立支援，地域支援

　また，子どもたちができる限り家庭的な環境下で育つことができるように里親やファミリーホームなどの家庭養育制度を導入しているが，日本は欧米と比較して家庭養育率が低く今後の課題となっている。

6.　母子保健事業

　出生率の低下，高齢化が進み，子どもを健全に産み育てていくことがますます重要な課題となっている。1994（平成 6）年の母子保健法改正で母子保健事業の市町村への一元化が図られ，市町村はほとんどすべての基本サービスを受け持つこととなった。主なサービスは次のとおりである。

①**妊娠届の受理**
②**母子健康手帳の交付**
③**健康診査**：妊産婦，乳幼児，1 歳 6 か月児，3 歳児
④**訪問指導**：妊産婦，新生児

1 母子健康手帳の交付

　母子健康手帳は改良が重ねられており，現在の母子健康手帳は「子育ての相談をできる相手がいるかどうか」「日常生活で強いストレスを感じているかどうか」など，どのような環境で子育てをしているのかがわかるようになっている。また子育てに悩んだときの母親の心情をつづる欄を大幅に増やしている。

2 保健指導

　妊婦に対する保健師などによる訪問指導のほか，結婚前からの母子保健対策として婚前学級，新婚学級，両親学級，育児学級などの指導事業を行っている。また生

***社会的養護**：保護者のない児童や保護者に監護させることが適当でない児童を，公的責任で社会的に養育し保護するとともに養育に大きな困難を抱える家庭への支援を行うことである。

涯を通じた女性の健康支援事業として，一般健康相談や不妊専門相談，妊娠以降では子どもの事故予防強化事業，養育支援訪問事業なども行っている。

3 健康診査

現在，公的健康診査として，妊産婦（35歳以上の超音波検査），乳幼児，1歳6か月児，3歳児の健康診査が行われている。

4 療養援護

出生時体重が2000g以下の新生児については，未熟児養育医療が行われる。そのほか小児慢性特定疾患治療研究事業，小児慢性特定疾患児に対する日常生活用具の給付，結核児童に対する療育の給付，療育指導事業，代謝異常児等特殊ミルク供給事業などがある。

5 新生児マススクリーニング

先天異常に含まれる疾患には，治療を行わずに放置すると死亡や生存しても重篤な後遺症を残すものが多い。そのうち早期診断法が確立され治療によって死亡や後遺症が予防できる疾患については，新生児マススクリーニングが実施されている。

●**対象疾患** 1977（昭和52）年からフェニルケトン尿症，メープルシロップ尿症（楓糖尿症），ホモシスチン尿症，ガラクトース血症，先天性甲状腺機能低下症，先天性副腎過形成症の6疾患を対象に行われ，検査費用は公費負担となっている。

●**タンデムマス法** また2014（平成26）年より脂肪酸代謝異常，有機酸代謝異常，アミノ酸代謝異常を対象にした新しいスクリーニング（タンデムマス）が実施されるようになり，フェニルケトン尿症，メープルシロップ尿症，ホモシスチン尿症はアミノ酸代謝異常としてタンデムマス法によるスクリーニングになっている。

6 小児慢性特定疾病対策

小児慢性疾患のなかで，長期の治療を要し医療費も高額で，しかも治療を行わなければ小児の生命，発育に重大な影響を及ぼす疾患に対して医療費が助成される小児慢性特定疾病対策事業は，2015（平成27）年度より大きく変更された。すなわち難病および小児慢性特定疾病の対象疾患が拡大され，これまで医療費助成を受けられなかった疾病も助成が受けられるようになった。

7. 学校保健

学校保健は保健教育と保健管理からなる。保健教育は保健学習と保健指導で，保健指導には養護教諭による保健室での個別指導も含まれる。保健管理は保健主事，養護教諭，学校医，学校歯科医，学校薬剤師が行うもので，健康診断，健康相談，伝染病予防，学校環境衛生などがある。

1 健康診断（表1-1）

健康診断には，①就学時健診，②児童・生徒等の定期・臨時健診，③職員の定期・臨時健診がある。①は就学4か月前までに，②の定期健診は毎学年6月30日までに，②の臨時健診は必要時に，③は学校の設置者が定める適切な時期に実施する。

表 1-1 ● 学校保健による定期健康診断の検査項目と実施学年　　　2024（令和6）年4月現在

項目	検査・診察方法			発見される疾病異常	幼稚園	小・中学校 1	2	3	4	5	6	1	2	3	高校 1	2	3	大学
保健調査	アンケート				○	◎	◎	◎	◎	◎	◎	◎	◎	◎	◎	◎	◎	○
身長				低身長など	◎	◎	◎	◎	◎	◎	◎	◎	◎	◎	◎	◎	◎	◎
体重					◎	◎	◎	◎	◎	◎	◎	◎	◎	◎	◎	◎	◎	◎
栄養状態				栄養不良・肥満傾向・貧血など	◎	◎	◎	◎	◎	◎	◎	◎	◎	◎	◎	◎	◎	◎
脊柱・胸郭・四肢・骨・関節				骨・関節の異常など	◎	◎	◎	◎	◎	◎	◎	◎	◎	◎	◎	◎	◎	△
視力	視力表	裸眼の者	裸眼視力	屈折異常，不同視など	◎	◎	◎	◎	◎	◎	◎	◎	◎	◎	◎	◎	◎	△
		眼鏡などをしている者	矯正視力		◎	◎	◎	◎	◎	◎	◎	◎	◎	◎	◎	◎	◎	△
			裸眼視力		△	△	△	△	△	△	△	△	△	△	△	△	△	△
聴力	オージオメータ			聴力障害	◎	◎	◎	◎	△	◎	△	◎	△	◎	◎	△	◎	◎
眼の疾病および異常				感染性疾患，その他の外眼部疾患，眼位など	◎	◎	◎	◎	◎	◎	◎	◎	◎	◎	◎	◎	◎	◎
耳鼻咽喉頭疾患				耳疾患，鼻・副鼻腔疾患，口腔咽喉頭疾患，音声言語異常など	◎	◎	◎	◎	◎	◎	◎	◎	◎	◎	◎	◎	◎	◎
皮膚疾患				感染性皮膚疾患，湿疹など	◎	◎	◎	◎	◎	◎	◎	◎	◎	◎	◎	◎	◎	◎
歯および口腔の疾患および異常				むし歯，歯周疾患，歯列・咬合の異常，顎関節症症状，発音障害	◎	◎	◎	◎	◎	◎	◎	◎	◎	◎	◎	◎	◎	△
結核	問診・学校医による診察			結核		◎	◎	◎	◎	◎	◎	◎	◎	◎				
	エックス線撮影														◎			◎ 1学年（入学時）
	エックス線撮影，ツベルクリン反応検査，喀痰検査など					○	○	○	○	○	○	○	○	○				
	エックス線撮影，喀痰検査・聴診・打診など														○			○
心臓の疾患および異常	臨床医学的検査，その他の検査			心臓の疾病，心臓の異常	◎	◎	◎	◎	◎	◎	◎	◎	◎	◎	◎	◎	◎	◎
	心電図検査				△	◎	△	△	△	△	△	◎	△	△	◎	△	△	△
尿	試験紙法	たんぱくなど		腎臓の疾患	◎	◎	◎	◎	◎	◎	◎	◎	◎	◎	◎	◎	◎	△
		糖		糖尿病	△	◎	◎	◎	◎	◎	◎	◎	◎	◎	◎	◎	◎	△
その他の疾患および異常	臨床医学的検査，その他の検査			結核疾患，心臓疾患，腎臓疾患，ヘルニア，言語障害，精神障害，骨・関節の異常，四肢運動障害	◎	◎	◎	◎	◎	◎	◎	◎	◎	◎	◎	◎	◎	◎

注）　◎ほぼ全員に実施されるもの
　　　○必要時または必要者に実施されるもの
　　　△検査項目から除くことができるもの

表 1-2 ● 第二種の感染症の出席停止期間

インフルエンザ	発症後 5 日間経過し，かつ解熱後 2 日（幼児は 3 日）経過するまで
百日咳	特有の咳が消失するまで，または 5 日間の適正な抗菌薬による治療が終了するまで
麻疹	解熱後 3 日経過するまで
流行性耳下腺炎	腫脹の発現後 5 日経過し，全身状態が良好になるまで
風疹	発疹が消失するまで
水痘	すべての発疹が痂皮化するまで
咽頭結膜熱	主要症状消退後 2 日経過するまで
新型コロナウイルス感染症	発症後 5 日を経過し，かつ症状が軽快した後 1 日を経過するまで
結核，髄膜炎菌性髄膜炎	症状により学校医その他の医師が感染のおそれがないと認めるまで

2 学校感染症

　学校において特に予防すべき感染症は，学校保健安全法施行規則により次の 3 種類に分類されている。

　　①第一種：感染症法の一類感染症および二類感染症（結核を除く）。出席は治癒するまで停止。
　　②第二種：飛沫感染し児童生徒の罹患が多く，学校において流行を広げる可能性の高いもの。出席停止期間は各疾患で表 1-2 のように定められている。
　　③第三種：学校教育活動を通じ，学校において流行を広げる可能性があるもの。

B 小児の衛生統計

1. 小児人口の推移と死亡統計

　小児をめぐる様々な統計は，社会における乳幼児保健の現状を知り，どのような問題があるのか，さらにどのように発達させなければならないのかなど，将来の対策を見いだすための最も基礎的な科学知識である。

1 年少人口の推移（図 1-3）

　出生率の低下により年少人口（0〜14 歳）の割合はますます低下し，2023（令和 5）年には 11.4％ となった。老年人口（65 歳以上）の割合は 29.1％ となり，今後も年少人口割合の低下と老年人口割合の上昇が予測されている。さらに人口動態統計からみると，2023（令和 5）年の出生数は約 72 万 7000 人，死亡数は約 157 万 6000 人であり，約 84 万 9000 人の人口自然減となった（2023 年の数値は概数）。今後もわが国は長期にわたる人口減少が続くものと思われる。

2 周産期死亡

　周産期死亡は，妊娠 22 週以降の死産と生後 1 週未満の死亡を合わせたものであり，母体の健康状態に強く影響される。わが国の周産期死亡率（出産千対）は改善

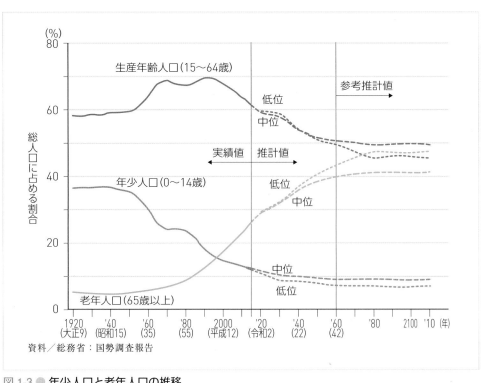

(%)

生産年齢人口（15〜64歳）

参考推計値

低位
中位

総人口に占める割合

実績値　推計値

年少人口（0〜14歳）

低位
中位

中位
低位

老年人口（65歳以上）

1920
(大正9)
'40
(昭和15)
'60
(35)
'80
(55)
2000
(平成12)
'20
(令和2)
'40
(22)
'60
(42)
'80
2100
'10 (年)

資料／総務省：国勢調査報告

図 1-3 ● 年少人口と老年人口の推移

を続け2023（令和5）年は3.3（概数）であり，世界トップレベルの低さである。死亡原因としては児側の要因として「周産期に発生した病態」，母側の要因として「原因なし」「妊娠とは無関係の場合もあり得る母体の病態」「胎盤，臍帯および卵膜の合併症」などとなっている。

3 乳児死亡，新生児死亡，早期新生児死亡（図 1-4）

　生後1年未満の死亡を乳児死亡，生後4週未満の死亡を新生児死亡，生後1週未満の死亡を早期新生児死亡といい，出生1000に対する死亡率でみる。特に乳児の生存は母体の健康状態，養育条件などの影響を強く受けるため，乳児死亡率は，その地域の衛生状態の良否，生活水準を反映する指標の一つとなる。日本では大正，昭和，近年を通じこれらの値が急激に改善し，2023（令和5）年の日本の乳児死亡率は1.8，新生児死亡率は0.8，早期新生児死亡率は0.6（すべて概数）といずれも世界的にみても最高水準となっている。以前は新生児以後の乳児死亡低下による影響が顕著であったが，最近は早期新生児死亡の低下が大きい。

　なお2022（令和4）年の乳児の死因は，「先天奇形，変形および染色体異常」が全体の35.6%，次いで「周産期に特異的な呼吸障害および心血管障害」「不慮の事故」「乳幼児突然死症候群」である。

4 幼児，学童の死亡（表 1-3）

　死亡を原因別にみると，4歳までの乳幼児期は「先天奇形，変形および染色体異常」が第1位であるが，5歳以降は「悪性新生物」，10歳以降は「自殺」が第1位

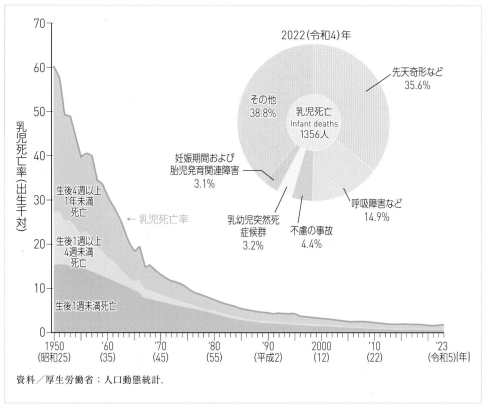

図 1-4 ● 乳児死亡，新生児死亡，早期新生児死亡の推移

表 1-3 ● 小児の年齢別死亡順位（令和 5 年）

年齢	1 位	2 位	3 位	4 位	5 位
0	先天奇形群	呼吸器障害など	不慮の事故	出血性障害等	乳幼児突然死症候群
1〜4	先天奇形群	悪性新生物	不慮の事故	心疾患	新型コロナウイルス感染症
5〜9	悪性新生物	不慮の事故	先天奇形群	インフルエンザ	その他の新生物〈腫瘍〉
10〜14	自殺	悪性新生物	不慮の事故	先天奇形群	心疾患
15〜19	自殺	不慮の事故	悪性新生物	心疾患	先天奇形群

となっている。また小児期をとおして「不慮の事故」が死亡原因の 2 位か 3 位を
占めていることは特筆すべきである。

2. 低出生体重児の割合の上昇

　　わが国の出生児の平均体重は近年低下傾向にあり，2500g 未満の低出生体重児，
1500g 未満の極低出生体重児の割合も上昇傾向を示している。その理由は不明で
あるが，女性のやせ願望や妊娠中の体重増加の抑制，不妊治療，喫煙などの影響が
推測されている。低出生体重児は長期的に様々な合併症をきたす可能性があり，そ
の減少は"健やか親子 21（第 2 次）"の主要課題の一つとなっている。

C　小児保健の問題と今後の方向

　小児保健の発展にはめざましいものがあり，治療および予防医学の進歩，育児の知識の向上，生活の向上，保健指導の普及，公衆衛生状態の改善などは，乳児死亡率の低下に大きく貢献した。今後はさらに身体のみでなく，精神上の特性，個人差についても考慮され，家庭環境，経済条件を含めた小児保健指導が必要とされる。また，小児難病や心身障害児の保護対策の向上，時代を反映して変化している疾病の予防，地域差の解消，小児死亡率の上位を占める事故や自殺の防止など，小児の健全な育成を目指すうえでの課題は多く，何よりも社会的配慮が望まれるが，政府の「子ども・子育てビジョン」に示されるように家庭や医療に従事する者が社会と協力していく姿勢が大切である。

　小児保健の今日の問題として，主に次のものがある。

1　肥満

　食文化の変化により肥満の子どもが増加している。肥満は将来の生活習慣病の原因であり，早期の対策が必要である。

2　虐待

　虐待はますます増加傾向にある。表在性の外傷（熱傷も含む）のほか，骨折，脱臼，硬膜下血腫による症状，内臓損傷までみられ，精神運動発達の遅滞もある。虐待の要因は複雑で，その背景には都市化，核家族化，価値観の多様化，母子の孤立，育児不安の増大，育児の負担感や困難感などがある。虐待を疑った場合は児童相談所や福祉事務所に相談・通告し，子どもの安全確保と虐待者からの分離を図る必要がある。さらに里親制度など児童養護制度を活用することが望ましい。

3　子どもとメディア

　わが国では，メディア機器とシステムが急速な勢いで発達している。また，デジタル技術の進歩はこのネット社会をますます複雑化しつつある。メディアとの長時間に及ぶ接触は，心身の発達過程にある子どもへの影響が懸念されている。

4　孤食

　1人で食事をする子どもが増えている。原因として，家族形態の変化（核家族化，単身赴任），不規則な生活（夜更かし族），メディアの普及などがある。また，孤食をする子どもは"いらいらする"傾向があるというデータもある。家族みんなで楽しく食事をする習慣をつけることが大切である。"こども食堂"は，様々な事情で食事困難や孤食となっている子どもたちに食事を提供する場所として普及してきた。育ち盛りの子どもに十分な栄養をとってもらうとともに，大人数で食卓を囲む楽しさを知ってもらう狙いもある。

III 小児の解剖・生理

A 小児の解剖学的特徴

成長・発達という視点から小児の解剖学的特徴をまとめると以下のようになる。

1. 身長，体重，頭囲，胸囲，体表面積（平均値）（表 1-4）

1 出生時

出生時の平均は，身長 50cm，体重 3kg，頭囲 33cm，胸囲 32cm，体表面積は 0.2m^2 である。

2 3か月時

生後 3 か月時の平均は，身長 60cm，体重 6kg で体重は出生時の約 2 倍となる。頭囲は 40cm，体表面積は 0.3m^2 である。なお生後 3 か月までの 1 日の体重増加は平均 25～30g である。その後 6 か月までは 1 日平均 20～25g，9 か月までは 1 日平均 15～20g，12 か月までは 1 日平均 10～15g で，徐々に体重増加率は減少していく。

3 12か月時

生後 12 か月時の平均は，身長 75cm，体重 9kg で身長は出生時の約 1.5 倍，体重は約 3 倍となる。頭囲，胸囲は 45cm，体表面積は 0.4m^2 である。

4 1歳以降

2 歳時には平均で，身長は 85cm，体重は 12kg，3 歳時には身長は 95cm，体重は 14kg となる。なお身長の年ごとの伸び率は徐々に減少していくが，14，15 歳の思春期になると 1 年に 8，9cm と急速に伸びる時期がある。これを成長スパート（growth spurt）という。

2. 大泉門，小泉門

大泉門は左右頭頂骨と前頭骨との間の菱形の間隙（かんげき）を指し，生後 1 年 6 か月から 2 年前後に閉鎖する。小泉門は左右頭頂骨と後頭骨との間の三角形の間隙を指し，

表 1-4 ● 身長，体重，頭囲，胸囲，体表面積の推移

	身長（cm）	体重（kg）	頭囲（cm）	胸囲（cm）	体表面積（m^2）
出生時	50	3	33	32	0.2
3か月	60	6	40		0.3
12か月	75（1.5倍）	9（3倍）	45	45	0.4
24か月	85	12	48		0.5
36か月	95	14	50		0.6

触診上は生後 2 か月頃までに閉鎖する。いずれも閉鎖時期には個人差がある。

　大泉門は医学的に重要であり，早期閉鎖は小頭症，狭頭症など，閉鎖遅延は水頭症，くる病，ダウン症候群，クレチン症などでみられる。また大泉門は髄膜炎などの頭蓋内圧の亢進によって膨隆し，脱水症のときには陥没する。小泉門の開大の持続はクレチン症などでみられる。

3. 歯牙の発育

　乳歯は生後 6〜9 か月頃から萌出し，1 歳で 8 本，2 歳頃に完成して 20 本となる。萌出の順序は下顎中切歯→上顎中切歯→上顎側切歯→下顎側切歯→第 1 乳臼歯→犬歯→第 2 乳臼歯である。なお乳歯は胎児期にすべて形成されているが，萌出が 1 歳頃のこともある。

　永久歯は 6〜7 歳に萌出し始め，14 歳前後で 28 本となり，智歯（第 3 大臼歯，親知らず）の 4 本は 16〜20 歳頃に生え，合計 32 本となる。永久歯は乳幼児期につくられる。

4. 骨の発育 (表 1-5)

　化骨は化骨核の発現に始まり，化骨期は身体発育の状態，年齢，疾病などによって左右される。新生児期は膝，生後 5，6 か月では膝と足根部の化骨で判定する。1 歳以上では手根骨の化骨数で判定する。疾病診断に用いられ，暦年齢に対して骨年齢とよばれ，成長ホルモン分泌不全性低身長症では骨年齢の遅延がある。逆に思春期早発症では骨年齢は加速する。

5. 各臓器の発達

　身体各部の成長・発達は同調せず，臓器ごとに差がある。スキャモン（Scammon, R.E.）の成長曲線を図 1-5 に示す。

①一般型（身長，体重など）：新生児〜乳児期と思春期に大きく発育する S 字状の成長
②リンパ型：生後 10 年で成人の 2 倍の成長を示しその後減少する
③神経型：乳幼児期に急速にほぼ 100% に達する
④生殖型：思春期以後に急速に成長する

表 1-5 ● 年齢と手根骨の化骨数

年齢（歳）	1	2〜3	4	5	6	7	8	9〜11	12
化骨数	2	3	4	5	6	7	8	9	10

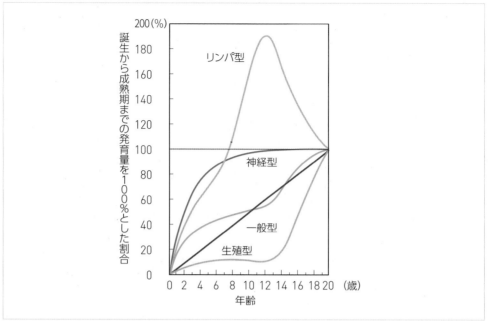

図 1-5 ● スキャモンの成長曲線

B 小児の生理的特徴

1. 消化と吸収

1 口腔

　乳児の硬口蓋（こうこうがい）は高く，頰の脂肪沈着とともに乳を吸うのに適している。舌下腺（ぜっかせん），顎下腺（がくかせん），耳下腺からは唾液（だえき）が分泌される。その主成分である唾液アミラーゼは主に耳下腺より分泌され，でんぷんをブドウ糖に分解する。糖質が多く与えられる離乳期以後，特に重要である。

2 胃

　人乳の消化には 2～2.5 時間，牛乳では 3～4 時間を要する。胃の容量は新生児で約 50mL，乳児では約 300mL，2 歳で約 600mL である。胃液は遊離塩酸，ペプシンを含み，乳汁たんぱくを予備消化する。

3 小腸

　ペプシンにくわえ，膵液（すいえき）成分のアミラーゼ，リパーゼにより主要栄養素，鉄，多くのビタミン類が空腸口側 60cm 以内でほぼ消化吸収される。なお，ビタミン B_{12}，胆汁酸は回腸肛側（かいちょうこう）で吸収される。

2. 排泄

1 糞便

　胎便とは生後数日間排泄（はいせつ）される便で，暗緑色，粘稠（ねんちゅう）で，数日後には普通便に移行

する。生後まもなく排出される胎便は無菌的である。

　胎便以後の乳児の便は主に食事に関係し，母乳栄養児では酸性かつ軟性で，1 日 2～4 回，時として少量の顆粒が混じり，放置すればいくぶん緑色となる。人工栄養児ではアルカリ性かつ有形で硬く，1 日 1～2 回，色は黄白色である。

　幼児・年長児の便は黄褐色を帯び，中性ないし弱アルカリ性である。インドール，スカトールが存在するため固有の臭気がある。

2 尿

　乳児の尿は希薄で，比重も低く淡黄色である。尿量は摂取水分量，気温，湿度，発汗などの状態により大きく変動する。

3. 呼吸，循環 （表 1-6）

　出生時から乳児期，幼児期，学童期にかけて呼吸，循環は大きく変化する。

1 心拍

　出生時の心拍は速く 130～150/ 分である。その後徐々に低下し，学童期は 80～90/ 分となる。

2 呼吸数

　出生時の呼吸は速く 40～50/ 分である。その後徐々に低下し，学童期は 18～20/ 分となる。また，乳児の呼吸様式は腹式で，成長するにつれて胸式呼吸となる。これは，乳児は胸郭が未発達で肋骨も水平に走行しており，胸式呼吸には適さないためである。

3 血圧

　血圧は成人よりも低く，また年齢が小さいほど低い。出生時は約 80/45mmHg である。

4. 血液系の発達

1 赤血球と血色素（ヘモグロビン）

　出生直後は赤血球と血色素（ヘモグロビン）が非常に多い多血症である。しかし生後は胎児ヘモグロビン（ヘモグロビン F）でできた赤血球は急速に崩壊し，生後約 3 か月で最低となる（生理的貧血）。その後は成人ヘモグロビン（ヘモグロビン A）でできた赤血球に置き換わるため徐々に増加し，学童期以後は成人値に近づく。

表 1-6 ● 小児の呼吸，循環の発育

	出生時	乳児	幼児	学童期	成人
心拍数（/分）	130～150	110～130	90～120	80～90	60～80
呼吸数（/分）	40～50	30～40	20～30	18～20	16～18
収縮期血圧（mmHg）	80／45	80～90	＜120		
呼吸様式	腹式呼吸			胸式呼吸	胸腹式呼吸

2 白血球（図 1-6）

白血球数は出生直後に最も多く，その後徐々に低下する。生後 1 か月までは好中球数が多く，乳幼児期はリンパ球，学童期以降は好中球が多い。

5. 体温

小児，特に乳児は代謝が盛んで高体温である。また環境，食事，運動，啼泣，入浴などに左右されやすい。体温は日内変動があり，起床時は低く，夕方から夜にかけて高い傾向にある。測定方法による差もあり，直腸温＞口腔温＞腋窩温の順に高い。腋窩温は 37.0℃を超えることも珍しくないため，発熱は腋窩温で 37.5℃以上と定義されている。また新生児は体温調節機能が未熟で，環境温度に左右されやすい。このことは保育環境の重要性を示唆している。

6. 睡眠

乳児の平均睡眠時間は約 18 時間，幼児は約 12 時間，学童は約 10 時間であるが，個人差が大きい。生後 1 か月までは昼夜の区別なく睡眠と覚醒を繰り返す。夜泣きに睡眠リズムが関係するという報告もある。乳幼児の睡眠は発育上非常に重要で，睡眠中は成長ホルモンが多量に産生される。

7. 免疫（図 1-7）

乳児では生後 6 か月頃までは母体からの免疫グロブリン G（IgG）の移行により（母児免疫），麻疹などウイルス性疾患に罹患しにくい（水痘は新生児でも罹患する）。生後 6 か月以降は本人の産生する IgG が徐々に増加する。免疫グロブリンでは IgM，IgG，IgA の順で増加する。免疫グロブリン以外の T 細胞，補体，NK 細胞活性はいずれも生直後は低値であるが，徐々に増加する。

また母乳栄養児では母乳（特に初乳）からの免疫グロブリン A（IgA）の分泌に

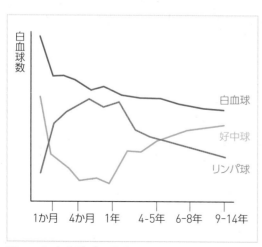

図 1-6 ● 白血球系の発達

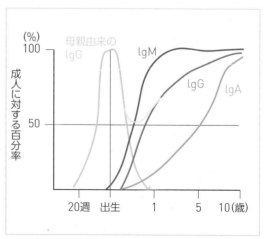

図 1-7 ● 母児免疫と免疫グロブリンの発達

より，腸管の局所免疫が人工栄養児より優れており，腸管感染症や栄養障害も人工栄養児に比べれば少ないといわれる。

Ⅳ　小児の成長・発達

　子どもの成長は胎児期から始まっており，さらに出生後も新生児期，乳幼児期，学童期を経てダイナミックに変化する。子どもの疾患は胎生期から始まる成長の各段階の特徴に関連して発症するものが多く，成長・発達を理解することで各疾患の病態を知ることができる。

　成長期を分類すると，表 1-7 のようになる。

A　小児の成長・発達

1．成長

1　体重

　成熟新生児の出生時の平均体重は約 3.0kg である。生後 3〜4 日頃生理的におよそ出生時体重の 6〜8% くらいが減少して，6〜8 日目に旧値に復し，その後，増加をみるようになる。これを生理的体重減少というが，この現象がはっきりみられない新生児もある。生理的体重減少の原因は哺乳（ほにゅう）量の少ないこと，尿・胎便の排出，皮膚・肺からの水分蒸散にある。

　体重は乳児の発育の指標の一つとなり，客観的に最も測定しやすい。したがって，乳児期では体重測定を行った際にグラフの形でそれを記録し，その曲線（体重曲線）を標準値と照合しながら育児指導を行う。体重増加が順調でないときには栄養障害または疾病（しっぺい）を考慮に入れ，栄養の過誤や疾患の発見に努力する必要がある。

2　身長

　出生時の平均身長は約 50.0cm である。年間の身長の伸びは徐々に減少するが，14，15 歳頃に急速に伸びる時期がある（成長スパート [growth spurt]，図 1-8）。なお，女児は男児より成長スパートの出現が早い。

表 1-7 ● 小児の分類（成長期）

受精卵	受精〜2 週間	新生児期	出生後 4 週未満
胎芽期	胎生 3 週〜8 週	乳児期	出生〜1 歳未満
胎児期	胎生 9 週〜出生	幼児期	1 歳〜6 歳未満
		学童期	6 歳〜12 歳未満
		思春期	12 歳〜18 歳未満

1 母性看護概論
2 正常な妊婦，産婦，褥婦および新生児の理解
3 妊婦，産婦，褥婦および新生児の看護
4 妊婦，産婦，新生児にみられる異常
5 妊婦，産婦，褥婦および新生児の異常と看護
1 小児の看護概論
2 主な小児疾患
3 小児の様々な場における看護
4 小児の看護技術と状況・状態・症状別看護
5 主な小児疾患患者の看護

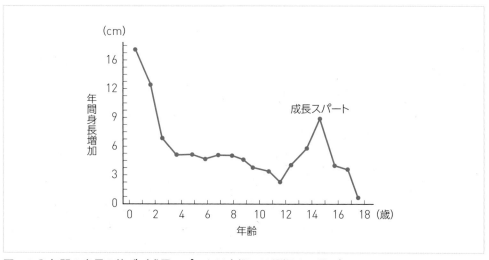

図 1-8 ● 年間の身長の伸び（成長スパートは女児では男児より早い）

2. 運動・精神発達

1 原始反射

　新生児や乳児は大脳皮質の制御が未発達で，脊髄や，下位の脳レベルの反射がみられる。これを原始反射という。これらの多くは大脳の発達とともに消失するため，発達障害の指標にもなる。

　①吸啜反射：口唇，口角に触れると吸啜する。生後 1 歳で消失。

　②把握反射：手掌を押すと強く握るもので，3~4 か月で消失。足底把握反射は足底をつかむと足趾が屈曲するもので，10 か月頃に消失。

　③モロー反射：大きな音に反応して両手を広げて抱きつくような動作をするもので，4~5 か月で消失する。

　④緊張性頸反射：頭を受動的に一側に向けると，同側の上肢を伸展し，反対側は屈曲する。4~5 か月までには消失する。

　⑤交差伸展反射：一側足底を強く押すと，反対側下肢でこれを排除するように，内転屈曲後に伸ばす。4~5 か月で消失する。

　⑥バビンスキー反射：1~2 歳までには消失する（足裏の外側を強くこすると，足の親指が甲側に屈曲する脊髄反射。原始反射ではない）。

2 感覚機能の発達

　瞳孔の対光反射は存在し，生後 1 か月で固視（注視）ができる。生後 2~3 か月で追視ができるようになり，6 か月を過ぎると，親とほかの人を識別できるといわれる。新生児の眼球運動は非共同的（非共同性眼球運動，左右の目が同方向に動かない）で，生理的斜視を認めることもある。

　生後間もない時期から大きな音に対する反応（瞬目）を示す。1 か月以後，音を立てたりあやしたりすると泣きやんで静かになる。5 か月で音のする方向をしっか

りと向き，6か月以降は親の声を聞き分ける。

　味覚は新生児でもかなり発達しており，甘いものを吸啜し，塩辛いものは吸わない。

　嗅覚は新生児でも存在し，刺激臭には反応する。

　6か月以後，視覚と手が連動できるようになり，顔にかけた布を取ることができるようになる。

3　運動機能の発達（図1-9）

　①新生児期：反射運動または非協同的運動を行うのみである。

　②2か月：やや協同運動をするようになる。光や音の方に眼を向け，頭をもち
　　上げる。

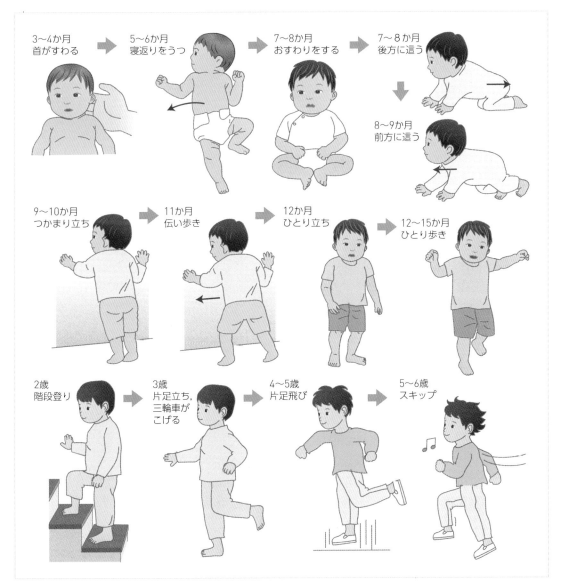

図1-9 ● 基本的な運動発達

（図中ラベル）
3～4か月　首がすわる
5～6か月　寝返りをうつ
7～8か月　おすわりをする
7～8か月　後方に這う
8～9か月　前方に這う
9～10か月　つかまり立ち
11か月　伝い歩き
12か月　ひとり立ち
12～15か月　ひとり歩き
2歳　階段登り
3歳　片足立ち，三輪車がこげる
4～5歳　片足飛び
5～6歳　スキップ

1 母性看護概論
2 正常な妊婦・産婦，褥婦および新生児の理解
3 妊娠，産婦，褥婦および新生児の看護
4 妊婦，産婦，褥婦および新生児にみられる異常
5 妊婦，産婦，褥婦およびひ新生児の異常と看護
1 小児の看護概論
2 主な小児疾患
3 小児の多様な場における看護
4 小児の看護技術と状況・状態・症状別看護
5 主な小児疾患患者の看護

③3～4か月：首がすわる。腹臥位で頭部と肩を上げ，しばらくそのままにしていられる。

④5～6か月：協同性の随意運動が発達する。手を伸ばして物を握る。寝返りがうてる。

⑤7～8か月：座位が可能。後方に這うことができる。

⑥8～9か月：はいはいができる。

⑦9～10か月：つかまり立ちができる。

⑧11か月：伝い歩きができる。

⑨12か月：ひとり立ちができる。母指と示指でものをつまめる。

⑩1歳～1歳3か月：ひとり歩きができる。

⑪1歳6か月：上手に歩ける。積み木を積む。

⑫2歳：階段を登れる。走れる。ボールけりができる。

⑬3歳：三輪車に乗れる。片足立ちができる。

⑭4歳：片足飛びができる。上手投げができる。

⑮5歳：スキップ，でんぐり返しができる。ボタンをはめられる。

4　言語発達

無意味な発音である喃語は生後3か月頃から，聴覚の発達に従ってみられる。多少意味のある片言は満1歳までにはみられるようになり，1歳6か月までに意味のある単語を話す。

2歳までには2語文（ママオウチ，など）が可能となり，かつ質問文（コレナニ？）が言える。3歳までには約800語を習得し，3～4歳までには自分のフルネーム，年齢が言える。

5　精神発達（情緒発達）

①新生児期は，空腹による不快や不満の感情を泣くことによって示す。

②生後3か月頃からあやすと微笑し，4か月頃には声を出して笑う。6か月頃から聴覚・視覚機能により母親を区別し，これにより6～9か月で人見知りをする。

③1歳3～6か月：怒り，簡単な命令がわかる。絵本が少しわかる。

④2歳：しつけにより種々の動作を覚える。物の名を覚え，積み木，折り紙を喜ぶ。

⑤3歳：忍耐力ができ，知能も急速に発達する。まるが書ける。自分の名がわかる。1人で物を食べたり，衣服を着ようとする努力が始まる。2～3歳でほかの小児に興味をもつようになる。

⑥4歳：好奇心から盛んに質問する。物を比較する。四角が書ける。

⑦5歳：数をかぞえ，絵が上手になる。日用品の使用目的がわかる。三角が書ける。

⑧6歳：左右の区別がわかる。ほとんどの生活習慣を獲得する。

B　成長・発達の評価

1. 成長の評価

1 基準値との比較

わが国の乳幼児の発育評価の基準値として，厚生労働省が 10 年ごとに行っている乳幼児の身体発育調査によって得られた発育値が用いられている。母子健康手帳には，この数値をもとにしてつくられた発育曲線がついている。乳幼児の身体発育の評価は，この数値および各個人の発育傾向を示すグラフを利用することが多い。図 1-10 に 2000 年度の調査結果をもとに 2016 年に小児内分泌学会が作成した 0 ～24 か月までの成長曲線を示す。

①乳幼児の実際の計測値が，基準値のどの辺に位置するかを標準偏差（SD）値でみる。

②経時的に計測した計測値により，児の個々の発育曲線をつくり，それと標準的な発育曲線とを比較する。

これにより，現在の身体発育値に大きな偏りがないか，発育の経過に大きなずれや異常がないかがわかる。その結果，次のように判定する。

・－ 1.5SD 未満，＋ 1.5SD 以上の者は経過観察が必要。

・－ 2SD 未満，＋ 2SD 以上の者は原因について精査が必要。

2 発育指数

①カウプ指数（乳幼児）：（体重 [g] ／身長 $[cm]^2$）× 10

・13 未満：やせ　　　　　　・13～15 未満：やせ気味

・15～18 未満：ふつう　　　・18～20 未満：肥満気味

・20 以上：肥満

②ローレル指数（学童・思春期）：（体重 [kg] ／身長 $[m]^3$）× 10

・100 未満：やせ　　　　　　・100～115 未満：やせ気味

・115～145 未満：ふつう　　　・145～160 未満：肥満気味

・160 以上：肥満

3 肥満度

標準体重からどの程度隔たっているかによって判定する方法であり，その計算式は以下のとおりである。

$$肥満度＝\frac{（実測体重）－（標準体重）}{（標準体重）}× 100（\%）$$

・15% 以上　肥満（幼児期）　　　・20% 以上　肥満（学童期）

2. 発達（精神発達）の評価

小児の精神発達を厳密に評価することは困難であるが，いくつかの方法を用いて

1 母性看護概論

2 正常な妊婦，産婦，褥婦および新生児の理解

3 妊婦，産婦，褥婦および新生児の看護

4 新生児にみられる症状

5 妊婦，産婦，褥婦および新生児の異常と看護

1 小児の看護概論

2 主な小児疾患

3 小児の多様な場における看護

4 小児の看護技術・状況・状態・症状別看護

5 主な小児疾患患者の看護

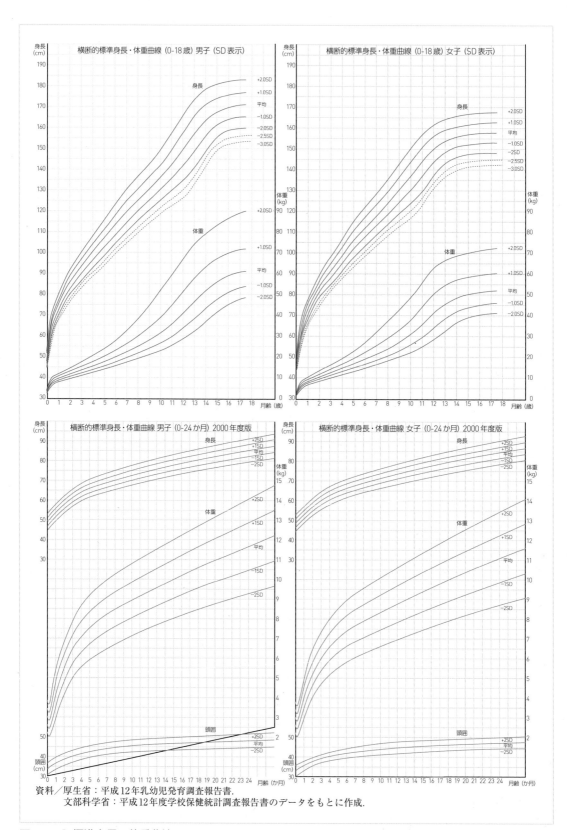

資料／厚生省：平成12年乳幼児発育調査報告書.
　　　　文部科学省：平成12年度学校保健統計調査報告書のデータをもとに作成.

図 1-10 ● **標準身長・体重曲線**

行う。

1 日本版デンバー式発達スクリーニング検査 (JDDST)

　発達は運動発達と精神発達に大別される。それらに異常があるかをスクリーニング検査により見つける方法である。検査項目は，個人と社会，言語，微細運動，粗大運動の4領域に分かれており，2領域に遅れがあれば異常，1領域のみの遅れでは要注意となる。

2 発達指数 (DQ)

　知能や運動発達のまだ進んでいない乳幼児を対象とした発達テストとして，いくつかの方法がある（例：津守式乳幼児精神発達診断法，遠城寺式乳幼児分析的発達検査法）。明らかに遅れがあると思われる例や，前述のスクリーニング検査で異常が疑われる例について行う。テストにより検査対象の小児の発達年齢を算出し，指数を求める。平均値は100である。

　　発達指数（DQ）＝（発達年齢／生活年齢［暦年齢］）× 100

3 知能指数 (IQ)

　年長児の精神発達，特に知能面を評価する指数としてIQが用いられる。IQは，普通の児童の大部分ができるような問題を数問ずつ選び，その合格点から知能（または精神）年齢を測定し，次の式によって求める。平均値は100である。種々の知能検査法がある。

　　知能指数（IQ）＝（知能［精神］年齢／生活年齢［暦年齢］）× 100

V 小児の栄養

A 小児の栄養の特徴

　小児には成長・発達という成人ではみられない要素があり，生活エネルギーにくわえて成長のためのエネルギーが必要で，体重1kg当たりの栄養必要量は，成人に比較して大きい。特に身体の構成成分であるたんぱく質や，塩類，ビタミンは小児にとって重要である。

B 食事摂取基準

●**エネルギー率**　ヒューブナー（Heubner）は体重1kg当たり1日に必要なエネルギーをエネルギー率と名づけた。必要な食事量はこの数値をもとにして概算することができる。なお，たんぱく質は，乳児では1日に体重1kg当たり2.5～3.0g，幼児では2.0～2.5g，学童期では1.8～2.0gで，そのうち動物性たんぱくは，1歳

1 母性看護概論

2 正常な妊婦，産婦，褥婦および新生児の看護

3 妊婦，産婦，褥婦および新生児の看護

4 新生児にみられる異常

5 妊娠，分娩，褥婦の異常と看護

1 小児の看護概論

2 主な小児疾患

3 小児の多様な場における看護

4 小児の看護技術と状況・症状別看護

5 主な小児疾患患者の看護

未満は約 4/5，1～3 歳は約 3/4，4～6 歳では約 1/2 以上が望ましい。

●**子どもの食事摂取基準**　2005 年より「日本人の栄養所要量」から，食事摂取基準の概念を全面的に導入した「日本人の食事摂取基準」へと名称が変更され，年齢層ごとのエネルギー量と栄養素 33 種類の必要量が詳細に記載されている。ただし，小児の基準値は成人のそれから類推されたものであること，また，子どもの健康な発育は栄養摂取量だけに依存するものではなく，これらは食育全般のなかで総合的に評価されるべきものである。

C　乳児の栄養

　乳児は主として乳汁で栄養を与えられる。乳児にとって母乳が最も良いことはいうまでもないが，母乳の不足やそのほかの理由により母乳栄養ができないときは，育児用ミルクなどによる人工乳（調節乳）が用いられる。

1.　初乳について

　分娩後 5 日くらいまでの乳汁を初乳，10 日までを移行乳，それ以降を成熟乳という。初乳にはたんぱく質，灰分が多く，乳糖，脂肪は少ない。また分泌型 IgA，リゾチーム，ラクトフェリンなどの抗菌物質を含み感染防御としての役割が大きい。

2.　母乳と人工乳（調節乳）の比較

　母乳と人工乳とでは表 1-8 のように成分が異なるが，現在の育児用ミルクはその成分が母乳に非常に近づいている。特にビタミン K や鉄分は母乳中に少なく，母乳栄養児はビタミン K 欠乏や鉄欠乏になりやすいので注意が必要である。

3.　母乳栄養

1 **哺乳量**

●**新生児期**　最近では母子の状態が許せば，出産後なるべく早くから哺乳を開始する

表 1-8 ● 母乳と人工乳（調節乳）の比較

栄養成分	母乳	調整乳	欠乏症状
エネルギー（kcal）	63	66	
たんぱく質（g）	1.1	1.5	
脂質（g）	3.49	3.5	
糖質（g）	6.87	7.1	
ビタミン D（μg）	0.3	0.85～1.2	くる病
ビタミン K	少ない	多い	出血傾向
鉄（mg）	0.04	0.78～1	貧血
リン（mg）	14	26～28	くる病
亜鉛（mg）	0.3	0.34～0.41	皮膚炎

傾向にある。おおむね 3 時間くらいの間隔で哺乳するが，新生児の哺乳力に応じて適宜加減する。おおよその 1 日の哺乳量は日齢により異なるが，日齢× 80mL ほど（日齢 7 まで）となる。

●**乳児期** 乳児期には授乳回数を 1 日 6〜7 回とし，月齢が増せば 1 日 5 回，4 時間おきとし，夜は 1 回抜くようにする。母乳が十分に分泌されていれば，授乳時間は 10〜15 分である。母乳不足が考えられる場合は，哺乳量を測定し早期に母乳の不足を知らなければならない。

2 母乳不足のサイン

　①機嫌が悪い，飲んでもすぐに泣く
　②おっぱいに長く吸い付いている，離すとすぐ泣く
　③おしっこの回数が 5 回以下
　④うんちが 2〜3 日に 1 回しか出ない
　⑤授乳間隔が 1 時間程度しかもたない

3 授乳の方法

　母乳の分泌量が十分であれば 1 回の授乳には片側の乳房だけを用い，次回には他側の乳房を用いる。もし一側のみで十分でない場合には，最初に片側の乳房を十分に吸わせた後，さらに他側の乳房に移る。次回は再びその乳房（他側）から授乳を始める。

4 哺乳量の測定

　哺乳前後の体重を測定し，前後の差をみれば 1 回の哺乳量がわかるが，毎回の哺乳量に相当の増減があるので，1 日の授乳による哺乳量を測定して判断する必要がある。毎回の授乳時間は 10〜15 分が適当である。

　母乳の分泌が不十分なときは乳房マッサージを行い，母親の身体的・精神的過労を避け，母親の栄養状態に注意して規則的に授乳を行い，乳児に十分吸わせることが有効である。

5 授乳障害

●**原因** 授乳障害の原因が乳児にある場合は，未熟児などのための哺乳力の微弱，鼻閉のほか，口唇裂，口蓋裂，先天性心疾患，先天異常など多岐にわたる。原因が母親にある場合は，乳汁分泌不全のほか，乳頭の形態異常（陥没乳頭など）や乳腺の疾患が考えられる。

●**対策** 対策は原因の除去に努めることにあるが，原因が乳児にある場合は必要に応じて搾乳して哺乳びんまたはチューブなどで与える。また原因が母親にある場合は，混合栄養への移行などを考慮する。

6 母乳栄養が行えない理由

　母親が授乳中に薬物を使用したり何らかの疾患に罹患している場合は，母乳栄養を避ける必要がある。母乳栄養を避けるべき薬物としては，細胞毒性薬物（抗がん剤など），依存性の高い薬物（覚醒剤，麻薬など），放射性物質，向精神薬などがある。母乳栄養を避けるべき疾患としては，母親が HIV，HTLV-1 陽性の場合，排

菌性のある感染症（結核など）やプリオン病に罹患している場合，悪性腫瘍で化学療法が必要な場合，精神疾患で向精神薬が必要な場合などがある。

4.　人工栄養法・混合栄養法

　　母乳が十分に得られないときには，母乳代用品を加えて栄養を補う。現在では多くが，母乳組成に非常に近い人工乳（調節乳）を用いている。人工乳を毎回母乳の後に足す方法と，母乳，人工乳を単独で与える場合がある。

5.　離乳

　　離乳とは，母乳やミルクなどの乳汁栄養から幼児食に移行する過程である。その具体的内容は図 1-11 に示す。

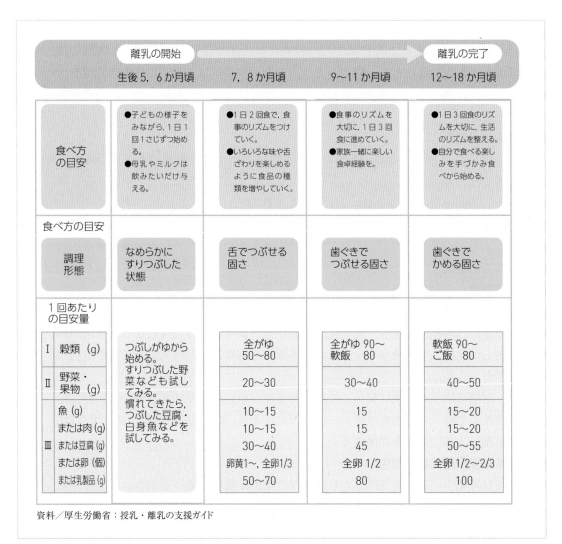

図 1-11 ● 離乳食の進め方

1　離乳の開始

　果汁やスープ，おもゆなど液状のものは離乳食ではない。離乳の開始は児の摂食機能の発達などを考慮し，生後5，6か月頃から開始することが望ましい。

2　離乳の進行

　開始後1か月間は，離乳食を1日1回与える。離乳食を飲み込むこと，舌ざわりや味に慣れさせることを目的とする。開始1か月頃からは，離乳食を1日2回にする。舌でつぶせる固さのものがよい。生後9か月頃からは1日3回にし，歯ぐきでつぶせる固さのものとする。

3　離乳の完了

　通常，生後13か月を中心とした12〜15か月頃，遅くとも18か月頃までには離乳を完了する。

D　幼児の栄養

　栄養の供給とともに幼児の心理を重視し，正しく栄養管理が行われれば偏食や食欲不振を防ぐことができる。

　原則として幼児に与える食品は，いずれも大きく切らずに繊維に対して横に薄く輪切りにする。形として千切り，さいの目切り，みじん切り，おろす，砕く，練るなどの方法が用いられ，これにより煮焼きでの加熱が十分に行えるとともに，一方で咀嚼（そしゃく）と同様の効果が期待できる。また，幼児の胃容量は小さいため，分量を少なくし，栄養価に富むように調理するため，焼く，いためる，揚げる，蒸すなどの方法を適宜組み合わせる。

　離乳後は3回の主食に重点を置き，ほかに午前と午後に1回ずつ間食を定め，牛乳，ビスケットなどの比較的熱量の多いものを与えるようにする。

　副食に対する注意として，めざましい発育に応じるため，良質のたんぱく質の補給が重要である。たんぱく質の食事摂取基準の20〜25g（1〜5歳）のうち，3歳頃までは3/4，5歳頃までは1/2が動物性であることが望ましく，そのほか脂肪，塩類，ビタミンなどにも留意する。

E　食育

1.　食育関連の制度

　近年，偏った栄養摂取，朝食欠食などによる食生活の乱れ，肥満・やせ傾向など，子どもたちの健康を取り巻く問題が深刻化している。また，食を通じて地域などを理解すること，食文化の継承を図ること，自然の恵みや勤労の大切さなどを理解することも重要である。

　こうした現状を踏まえ，子どもたちが食に関する正しい知識と望ましい食習慣を

1 母性看護概論
2 正常な妊婦，産婦，褥婦および新生児の看護
3 妊婦，産婦，褥婦および新生児の看護
4 妊婦，産婦，褥婦および新生児に起こりやすい異常
5 妊婦，産婦，褥婦および新生児の異常と看護
1 小児の看護概論
2 主な小児疾患
3 小児の多様な場における看護
4 小児の看護技術と状況・症状別看護
5 主な小児疾患患児の看護

身に付けることができるよう，2005（平成17）年に食育基本法が，2006（平成18）年に食育推進基本計画が制定された。また，学校においても積極的に食育に取り組んでいくことが重要となっている。

2. 第2次食育推進基本計画

　さらに2011（平成23）年に第2次食育推進基本計画が制定された。ここでは"子ども・子育てビジョン"や"健やか親子21"に基づく行動計画を踏まえ，妊産婦や乳幼児をはじめとした子どもの健全な食生活の重要性が強調されている。特に，家族が食卓を囲んで共に食事を摂りながらコミュニケーションを図る"共食"は，孤食を防ぎ，望ましい食習慣の実践や食の楽しさを実感させ，精神的な豊かさをもたらすものと考えられる。また2004（平成16）年に公表された"保育所における食育に関する指針"に基づき，保育所でも食育推進に取り組むこととなった。

3. 食からはじまる健やかガイド

　図1-12に厚生労働省が発行した"食からはじまる健やかガイド"を示す。食は子どもの健やかな心と身体の発達に欠かせない大切なテーマであり，授乳期から食の大切さを認識し豊かな食の体験を積み重ねることで，子どもは生涯にわたって楽しい食生活を送ることができる。

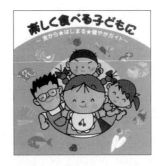

このガイドでは，食事を味わって食べる，食事のリズムがもてる，食事づくりや準備にかかわる，食生活や健康に主体的にかかわる，などが具体的に書かれている。

図 1-12 ● 食からはじまる健やかガイドのリーフレット表紙（厚生労働省）

Ⅵ 発達段階ごとの小児の看護

A 新生児期・乳児期

1. 日常生活の援助

1 食事

　新生児・乳児期は母乳栄養や人工栄養などの授乳による栄養摂取から，離乳食へと大きく変化する時期である。この時期の栄養や食べる力は，その後の小児の成長・発達に影響を及ぼす。また，新生児・乳児期は，からだの成長・発達の程度が著しい時期であるため，多くのエネルギーを必要とする。一方で胃や腸の消化吸収能力や腎機能など各臓器の発達は未熟な状況であるため，消化吸収能力や濾過・排泄能力などを考えて，離乳食を進める必要がある。

　母乳栄養は，消化吸収，母子関係の形成など様々な点で優れているため，国際的にも推進されている。できる限り母乳栄養で育児できるよう母親を援助する。しかし，母親の感染や治療の状況，母乳の分泌不良，小児自身の疾患によっては，母乳栄養による育児を行えないこともある。近年の育児用ミルクはより母乳の成分に近づくように開発されている。母乳栄養を行えないことに対して，母親が心理的な負担をかかえないような援助も必要となる。基本的な授乳方法は，小児が飲みたいと泣いた時に授乳する。小児の睡眠・覚醒リズムが安定してくる生後2か月前後には授乳のリズムも安定してくる。

　厚生労働省「授乳・離乳の支援ガイド」（2019）によると，「**離乳**とは，成長に伴い，母乳または育児用ミルクなどの乳汁だけでは不足するエネルギーや栄養素を補完するために，乳汁から幼児食に移行する過程」とされている。乳児の摂食・嚥下機能は，乳汁を吸啜することから，食物をかみつぶして（すりつぶして）嚥下することへと移行していく。摂食・嚥下機能の臨界期は2歳半頃であるとされている。適切な時期に適切な内容で，離乳食の開始とステップアップを行うことができるよう，育児指導が必要となる。

2 睡眠

　生後1か月頃までは，昼夜の区別がつかず，3〜4時間眠ると啼泣し，ミルクを飲んでまた眠るという睡眠パターンを繰り返す。徐々に昼間に覚醒する時間が長くなり，夜続けて眠る時間も長くなる。生後6か月頃までには，睡眠・覚醒パターンが確立するといわれている。しかし，なかには，うまく睡眠・覚醒パターンが確立されず，夜泣きがみられる場合もあり，親が疲弊することもある。その場合には夜泣きの原因となるような要因を取り除いたり，昼間に散歩や遊びの活動時間を増

1 母性看護概論

2 正常な妊婦，産婦，褥婦および新生児の理解

3 妊娠，産褥，褥婦および新生児の看護

4 妊娠，産褥にみられる異常

5 妊娠，産褥，褥婦および新生児の異常と看護

1 小児の看護概論

2 主な小児疾患

3 小児の多様な場における看護

4 小児の看護技術と状態・症状別看護

5 主な小児疾患患者の看護

やしたりすることで，夜熟睡できることもある。

3 **活動・遊び**

　乳児は，微細運動や粗大運動が発達し，物を握って口に入れたり，おすわりやはいはいができるようになる。からだを動かすことそのものが遊びとなるため，自由に安全にはいはいできる環境を整えることが大切である。ガラガラや音の出るメリーなど，見る・聞くなどの感覚を用いた感覚遊びをする時期である。玩具は口に入れることも多いため，清潔を保つことと，誤飲予防のために大きさに留意する。

4 **排泄**

　新生児期は，膀胱(ぼうこう)に一定量の尿が貯留すると反射的に排尿するため，1日15〜20回，1歳頃でも1日に10〜15回と頻回に排尿している。排便も1日に数回みられる。生後5か月頃になると便意を感じた時に，腹圧で意識的に排便できるようになる。離乳食が開始すると，便秘がちになる小児もいる。おなかのマッサージや水分を多めにとること，消化の良い離乳食，こより浣腸(かんちょう)など適宜指導する。この時期は，おむつが汚れたらできるだけ早く交換し，快の感覚を育てる。

5 **清潔・衣服**

　新生児・乳児期は，新陳代謝が盛んであり，あせもやおむつかぶれも起こしやすいことから，毎日入浴する必要がある。新生児期を過ぎれば，親と一緒に入浴することができるようになる。入浴の機会は親と小児がスキンシップをとおして愛着をはぐくむ大切な時間となる。乳歯が萌出し始めたら，ガーゼや練習用の歯ブラシなどを用いて，歯磨きの準備を行う。離乳食後，お茶や白湯を含ませることで口の中の清潔を保つ。

　この時期の子どもは発汗が激しいだけでなく，離乳食の食べこぼしやよだれなどで，衣類が汚れることが多いため，適宜着替えを行う。また外気温や室内温に合わせて衣類を調整する。はいはいなどがしやすいように活動しやすい衣服を選択する。

2.　親子関係への援助

　エリクソン（Erikson, E.H.）は，乳児期の発達課題を「基本的信頼対不信感」であるとしている。この課題は，「おなかがすいた」とか「おむつが汚れて気持ち悪い」「抱っこしてほしい」などの小児の欲求が母親（養育者）によって適切に満たされることにより，基本的信頼感を獲得するというものである。同時に，小児は満たされない欲求を体験することにより不信感も獲得する。基本的信頼感が不信感よりも多く獲得されることで，発達課題が達成される。母親が適切に小児の欲求を満たせるよう，楽しく育児できるよう援助が求められる。

3.　感染予防と予防接種

　乳児の免疫機能は発達段階にあり，未熟で感染症に罹患(りかん)しやすい。母体由来の免疫機能は，徐々に失われ，母体由来のIgGは生後半年頃には消失する。そのため，予防接種を受けることにより，感染症の原因となるウイルスや細菌に対する抵抗力

をつける必要がある。乳児期の予防接種のスケジュールは過密であるため，適切な時期に受けられるようにすることや必要性などを親に指導する。

4. 事故防止への援助

　乳児は，自分で危険から身を守ることは難しく，まわりにいる大人が環境を整え，安全を確保する必要がある。乳児の不慮の事故死の死因で最も多いのは，窒息死であり，多くが家庭内で発生している。昨日までできなかったことが今日できているという風に，乳児の発達はめざましい。乳児の発達段階に合わせて，よくみられる事故を親に伝えていく。

B　幼児期

1. 日常生活の援助

■1 食事

　1歳半頃から，ある程度大人と同じものを食べることができるようになる。1歳頃は，手づかみ食べやスプーンやフォークを自分で持ってみたいという欲求が増し，食事に対して興味・関心をもつ時期である。2歳頃にはスプーンやフォークを自分で持ち，3歳半頃には自分でほぼ食事をとることができるようになる。手づかみ食べや食器をうまく使えない時期は，こぼしたりして洋服やまわりを汚してしまうが，こぼしてもよいように食事用エプロンやビニールシートを敷くなど環境を整えて，食事の楽しさや自分で食べる力を育てる。「いただきます」や「ごちそうさま」などの食事のマナーも身につける時期である。家族で楽しく食事を摂取する時間を共にすることは，食育の側面からも大切なことである。また自我の発達とともに偏食も生じてくるが，幅広い食材を用いて献立などを工夫することで，食べてみようと小児が思えるようにかかわる。

■2 休息

　幼児期前期は，午睡^{ごすい}が必要な時期である。毎日同じ時間に午睡の時間をとることができるよう促す。しだいに午睡がなくとも，機嫌よく一日を過ごすことができるようになる。小児期は親の生活リズムに影響を受けやすいため，できる限り同じ時間に入眠，起床，午睡をするよう生活リズムを整える。なかなか入眠できないこともあるが，小児が安心して眠る環境を整え，寝かしつけ時の絵本の読み聞かせなどにより，睡眠を促す。

■3 活動・遊び

　1歳では1人で立ち，1歳半頃までには歩けるようになる。2歳頃には走ったりボールを蹴ったりできるようになる。3歳では，三輪車にのれるようになり，5歳ではスキップやでんぐり返しと，ダイナミックな活動ができるようになっていく。指先を使った微細運動も，1歳半頃には積み木を積み上げること，3歳頃にはお絵

かきもできるようになる。幼児前期の遊びは，リズムに合わせて体を動かすこと，まねっこ遊び，同世代の子どもと平行遊びをするなどの時期である。自由に遊ばせることは，自発性や創造性，脳機能などの小児の育ちにつながる。幼児後期になると，おままごとやごっこ遊び，おにごっこなどルールを守って遊ぶような共同遊びや集団遊びができるようになる。これらをとおして，ルールを守ることや仲間と協力することなどの社会性を学ぶ。

4 排泄

2歳頃からトイレットトレーニングを開始する。排便のタイミングや子ども自身が発する合図（排便時にいきむ表情や部屋の隅に行くなど）をくみ取り，トイレに座らせて排便させるなど習慣をつけ始める。2歳半頃から日中はおむつではなくパンツをはくようにして，時間を決めてトイレに誘導して，トイレで排尿・排便ができるようにする。

5 清潔・衣服

身だしなみを整えることや感染予防行動などを身につける時期である。入浴やシャンプーを嫌がる小児も多いが，入浴が楽しくなるよう，浴室用のおもちゃを準備したり，親とコミュニケーションをとる楽しい時間となるような工夫を行い，幼児の協力を得られるようにする。起床時の洗顔や，食後の歯みがき，食事前や外出後の手洗い・うがい，就寝前の歯みがきなどの習慣を身につける。衣服の交換については，1歳から2歳頃は衣服に足や腕を通すことに協力的になり，自分でやりたがるようになっていく。

小児の自主性を支えながら，徐々に1人でできるようになるようかかわる。微細運動の発達とともに自分でボタンを留めたり，ファスナーを閉めたりでき，自分で着替えができるようになる。

歯みがきは，自分で磨くことができるようになるが，親による仕上げ磨きが必要な時期である。特に幼児期は乳歯であり，う歯になりやすいため，食後の歯みがきを必ず実施するようにする。

2. 親子関係への援助

幼児期は，基本的生活習慣を身につけ，食事・排泄・清潔行動などを獲得できるよう，親はしつけをする存在となる。一方幼児期は，2歳頃より自我の芽生えから，自分の意思を通そうとしたり，親の言うことを聞かなくなったりする。小児との相互作用のなかで，親自身も親として成長していく時期である。時に，親の育児ストレスが強くなると，しつけと称して叩くなどの身体的虐待につながることもある。親の気持ちを傾聴しつつ，幼児期の小児の特徴や自分の子どもだけではないことを伝えるなど，楽しくおおらかに育児ができるよう，親を支援する。

3. 感染予防と予防接種

幼児期は幼稚園や保育園で集団生活が開始することもあり，感染症に罹患するリ

スクが高くなる時期である。幼児期は感染予防行動が未熟であるため，小児の発達段階に合わせて，手洗い・うがいの習慣づけや，必要性について教育的にかかわることが必要となる。また適切な時期に必要な予防接種を受けられるよう，親を支援する。予防接種は繰り返し受けることが必要であり，感染予防について学ぶ機会ともなる。3歳頃より，その発達段階なりに予防接種の必要性やどうしてほしいかなど伝えれば理解できるようになる。病院に向かう前に，説明することや小児が心の準備をすることができるよう，また終了後はがんばりをたたえ，次につなげることができるよう援助する。

4. 事故防止への援助

　幼児期の不慮の事故は死亡原因で高い割合を占める。不慮の事故のうち，交通事故が最も割合が多く，次いで溺死・溺水となっている。幼児期は，活動範囲も広がり，様々なものに興味・関心をもつことができるようになるが，自分で危険を認知して，安全行動をとることが未熟な時期である。周囲の大人が，子どもごとの発達の状況や性格などから，起こり得る事故を予測して，事故防止対策を実践することが大切である。ベッドや階段からの転落や，頭部が重いため，転落時に頭をぶつけてしまう頭部外傷も多くなる時期である。床にやわらかいマットを敷いておいたり家具などの角を保護するなど，家庭のなかでの環境の調整も必要となる。

C　学童期

1. 日常生活の援助

　学童期は，日常生活行動のほとんどを自立して行うことができるようになる。一方で興味・関心がほかの事物に向かうことで，日常生活行動がおろそかになることもあるため，周囲の大人による見守りや促しが必要な時期である。十分な睡眠と決まった時間の起床，栄養バランスの良い朝食の摂取，ゲームやテレビの時間を決めるなど，規則正しい生活リズムのなかで生活できるよう，援助する。学童期は生涯にわたる健康増進行動を身につける大切な時期である。食行動や運動習慣，睡眠時間，感染予防行動などをとおして，健康増進行動について獲得できるよう援助する。また，心とからだが成長に伴って，大人のからだに近づき，思春期へと変化することも学んでいく時期である。

　近年は，朝食の欠食や偏食などの食生活の乱れ，小児の肥満傾向が目立つようになっており，2005（平成17）年の食育基本法施行など，学童が食の重要性と食に対する正しい知識や食習慣を身につけられるよう，食育が推進されている。

　学童期に必要な睡眠時間は9〜11時間程度とされている。高学年になるにつれて，スポーツなどの習い事や塾で帰りが遅くなるということもあり，睡眠時間に影響を及ぼすことも増えてくる。またテレビやゲームなども睡眠時間に影響を及ぼす。

疲労や睡眠不足を翌日に持ち越すことがないよう援助が必要となる。排便習慣については，便秘傾向の小児が増加しているとされている。繊維質を多く摂るような食習慣，十分な睡眠時間，登校前に排便を済ませる習慣づけなどが必要である。また排便にまつわる冷やかしやいじめなどがないように，学校で便意を催したときに安心して排便できる環境を整えることも大切となる。

2.　学童期に起こりやすい健康問題への援助

　学童期に起こりやすい健康問題として，近年は肥満ややせ，近視などの身体的な問題，いじめや不登校などの心理的な問題があげられる。小児の食生活の乱れ，運動不足，不規則な生活，痩身を美化する風潮が肥満ややせへとつながる。肥満に対しては単に摂取カロリーを減らすことや運動を勧めることなどで対応するのではなく，小児それぞれの肥満の背景にある要因を分析して対応することが必要である。そのうえで，朝食の欠食，運動不足，栄養バランスの偏り，睡眠不足などが健康にもたらす影響についての知識の提供や，生活について小児と共に振り返ることなどを行う。小児の食事や運動についての思いに共感しながら，小児自身が生活のなかで改善できる点を考えていくことができるよう支える。また食事の準備は，親・家族が行うことが多いことから，親・家族を含めた教育的かかわりが必要となる。

　近年のスマートフォンやタブレット，ゲーム機器などの電子機器の普及が近視の増加に影響を及ぼしている可能性が指摘されている。時間を決めての使用や明るい屋外での活動を増やすこと，文字を読む時には適切な距離を保つことなどにより，近視の進行を予防する。

　家庭や学校で大きな心理的な負担が生じると，自らの状況を言葉でうまく表すことがまだ難しい学童期は，頭痛，腹痛，食欲低下，睡眠不足など身体症状として現れ，そのことがいじめや不登校，不適応行動などと複雑に絡み合うことがある。身体症状や問題行動の背景にある，心理的な問題にアプローチすることで，解決の糸口となることもある。

D　思春期

1.　日常生活の援助

　思春期は，日常生活行動を大人と同じように自立してできる時期である。一方，健康に関連する必要なことを理解できても，"彼らが生きる今"を大切にすることで，健康とは相反する行動をとってしまうことがある。

　思春期は第2次性徴期であり，第2次発育急進期でもある。からだが大きく成長するとともに筋力や運動能力，骨の発達もめざましい時期であるため，からだの発育や運動量の増加に対応した栄養素や栄養所要量を摂取することが必要である。しかし，朝食の欠食，肥満，食習慣の乱れ，運動不足，やせなどの問題が学童期と

同様に引き続き起こっている。思春期は睡眠もからだを作るうえで大切であるが，部活動や塾などの活動，スマートフォンなどの普及により，睡眠不足になりやすい時期でもある。睡眠不足は朝食の欠食，肥満，自律神経の失調，疲労感など様々な健康の問題と関連する。この時期に必要な栄養，睡眠について，思春期の小児自身が自分で考えられるような教育的かかわりが必要である。

2.　思春期に起こりやすい健康問題への援助

　　思春期は，エリクソンの発達課題で見ると，「アイデンティティの獲得対拡散」の時期であり，心理的葛藤の多いなか，自立と依存のはざまで揺れ動きながら大人へと成長していく時期である。また第 2 次性徴によるホルモンバランスの乱れが，さらに情緒的な不安定さを強くすることもある。親からの心理的な自立をしていく過程では，自分らしさとは何か，将来どのように生きていくかなど葛藤や不安をもたらす。また大人との関係よりも友人との関係が大切な時期である。家庭での葛藤や，仲間関係のトラブルなどが，この時期の葛藤や不安をさらに深刻にし，うつや自殺，喫煙や飲酒・危険ドラッグなどの使用につながることがある。主体性や自立性を育てながら，自分自身で意思決定できる力を育てていくことが大切な時期である。一方で，いつでも相談にのる準備があることを示していくなどしながら，複雑な心理的問題を抱えていないか見守り続け，必要な時には手助けすることが大切な時期である。また，思春期は第 2 次性徴とともに，性意識の変化や性の逸脱行動もみられ，性別に対する自認や性的指向に関する気づきが顕著になる時期である。多様なセクシュアリティを踏まえた性教育が必要となる。また，女子特有の性に関連した悩みでは月経に関連したもの，男子では包茎やマスターベーション，性欲などに関連した切実な悩みが多くなる。また，男女ともに望まない妊娠や，性感染症などの問題を抱え得る。性に関する悩みをもつことや，性欲は大人になっていくうえで正常な発達の証であるということを伝えつつ，無用な悩みを持たないように援助したい。

Ⅶ　小児の養護

A　衣服

1.　衣服を選択する条件

　　小児が安全・安楽に過ごすための，衣服を選択するときの条件には，通気性・吸湿性・保温性・伸縮性の良さ，肌触りの良いことなどがあげられる。小児は，新陳

1　母性看護概論

2　正常な妊婦，産婦，褥婦および新生児の理解

3　妊婦，産婦，褥婦および新生児の看護

4　妊娠，分娩，産褥期にみられる疾病

5　妊婦，産婦，褥婦および新生児の異常と看護

1　小児の看護概論

2　主な小児疾患

3　小児の多様な場における看護

4　小児の看護技術と状況・状態・症状別看護

5　主な小児疾患患者の看護

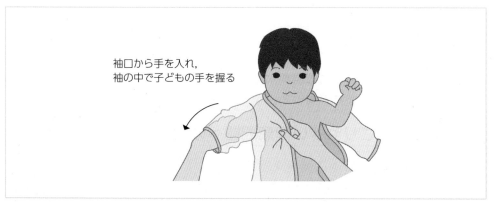

袖口から手を入れ，
袖の中で子どもの手を握る

図 1-13 ● 迎え手

代謝が活発であること，遊びや食事をとおして衣服を汚す機会が多いことから，上記のような条件の衣服を選択することが望ましい。ダイナミックな遊びや子どもなりに自分で食べようとすることは，子どものより良い成長・発達につながる。運動しやすく伸縮性に富んだ，簡便に洗濯でき，汚してもよい衣服を選択する。

2. 発達段階に合わせた衣服にかかわる援助

1 乳児期

乳児期は体温調節機能が未熟であり，衣服の調節を自分で行うことができない。そのため，養護者は，室温や乳児の体温，発汗の様子などに配慮し，衣服や掛物で調節する必要がある。また，流涎が多いため，よだれかけを使用することで，首回りなどのスキントラブルを予防する。脱臼を予防するために，更衣の際には，小児の手や足を引っ張らないよう，迎え手（図 1-13）で行う。

2 幼児期

動きが活発になるため，幼児の動きを妨げないような，伸縮性に富んだ衣服を選択する。幼児期になると，自分で衣服を交換できるようになる。まずは，衣服の着脱に興味をもつことができるよう，性別や好みに合ったデザインのものや着脱のしやすいものを選択する。3歳前後で，ボタンの留めはずしもできるようになるため，大きめのボタンの衣服を選択することなどで，日常生活行動の自立につなげる。

3 学童・思春期

衣服は自分らしさを表現する手段の一つとなり得る。思春期になると特に，その傾向は強くなる。パーカーなどの取り外しのきかない帽子のついた衣服の場合，遊具などで遊ぶ際の事故につながる場合もある。学童期までは特に，安全に配慮した衣服の選択も重要である。

B 食事

小児は食事をとおして，栄養摂取によるからだの成長，箸やスプーン，フォーク

を使えるようになることや食事のマナー，コミュニケーション能力などの社会性，家族や仲間との温かなやりとりをとおしての信頼関係の形成など，様々な側面を発達させる。大人になって健康的な生活を送るために，栄養バランスの取れる食事，家族や友人と楽しく食事をすること，また社会生活の基本の一つとして，心身の健康を保持・増進するための食生活を自分自身で考えられるよう，乳児期よりはぐくむ。

1. 母乳栄養

　授乳間隔は，子どもが欲するときに欲しいだけ与える自律授乳を基本とする。授乳時間の目安は，10〜15分程度である。飲ませ方は，母親はゆったりと授乳できる姿勢で子どもを膝に抱いて，腕で頭を支え，乳輪まで深く含ませる。授乳用枕を用いる方法もある。授乳中は，できるだけ静かな環境で子どもの目をみつめ，優しく声をかけるなどしながら与える。一方の乳房を飲み終えたら，他方の乳房を飲ませる。次の授乳時は，逆の乳房の順番で飲ませるようにする。授乳後は排気させる（図1-14）。月齢に応じた体重増加がみられることや，授乳後満足している様子，月齢に応じた十分な排泄量，授乳前後の乳房の張りに変化などがあれば，母乳栄養が足りているサインである。母親は，母乳栄養が足りていないのではないかという不安を感じやすい。そのような不安がある場合には，小児の発育評価をしながら，母乳が足りている場合のサインを母親に伝え，母親が安心して育児できるように援助する。

2. 人工栄養

　まずは，からだの大きさから個々の適切な水分・栄養摂取量をアセスメントする。清潔に準備できるよう，調乳する環境を整え，手指を消毒する。

● **粉ミルクの準備**
　説明書に書いてある必要な粉ミルクの量と湯量を確認する。小児に合わせた乳首

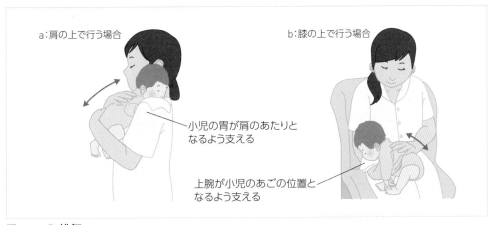

a：肩の上で行う場合　　　　　　　　　　b：膝の上で行う場合

小児の胃が肩のあたりとなるよう支える

上腕が小児のあごの位置となるよう支える

図 1-14 ● 排気

1 母性看護概論

2 正常な妊婦・産婦・褥婦および新生児の理解

3 婦および新生児の看護

4 新生児にみられる疾患

5 び新生児の異常と看護

1 小児の看護概論

2 主な小児疾患

3 おける看護

4 状態・症状別看護

5 の看護

を準備する。粉ミルクが溶解しやすいように，70度以上の湯を総調乳量の半分程度哺乳瓶（は にゅうびん）に入れる。正確な量（すりきりで正確に計量する）の粉ミルクを哺乳瓶に入れる。残りの湯を加え，乳首とふたをした哺乳瓶をゆっくり振って，粉ミルクを完全に溶かす。授乳できる37〜38度程度の温度に下げるよう，哺乳瓶を流水などにあてる。腕の内側にミルクを垂らして，適切な温度になっているか確認する。感染防止の観点から，飲み残しは速やかに破棄する。

●**授乳方法**

　小児のまわりによだれかけあるいはガーゼのハンカチをあてる。小児の吸啜（きゅうてつ）に合わせて，乳首を口に入れる。乳首の空気穴が上になるように，口に含ませる。空気を飲み込まないよう，哺乳瓶の角度を考えて含ませる。誤嚥（ご えん）や嘔吐（おう と）を防ぐために，寝かせながら飲ませないようにする。授乳中は，哺乳力や授乳時間，顔色や呼吸状態に留意する。授乳後は排気を行う（図1-14）。

3.　離乳食の与え方

　離乳食は，5〜6か月頃，座位が取れるようになってから開始する。この時期は1回食とする。最初はなめらかにすりつぶした状態のものから開始する。新しい食材を開始するときには，できる限り午前中に1種類・1さじずつから始める。この時期には，離乳食を飲み込み，舌触りや味，スプーンになれることを目的とする。いただきますやごちそうさまの挨拶も始める。

　7〜8か月頃から1日2回食とする。食品の幅を広げていろいろな味や舌触りを楽しめるように食品の種類を増やす。歯が生えはじめ手づかみ食べをするようになる時期である。蜂蜜は，乳児ボツリヌス病予防のために1歳を過ぎるまで与えないようにする。

　9〜11か月頃より1日3回食にする。毎日同じような時間に食べられるようにする。家族と楽しく食事できるようにすることも大切である。家族の食事を薄味にして，柔らかくするなどして準備することも可能である。乳汁は食後に与えるようにする。9か月頃は鉄分が不足しやすいため，赤身の魚や肉を取り入れる。

　12か月から18か月頃になると，大人とほぼ同じようなものを食べられるようになる。

　小児が食べることを嫌がったり，せっかく時間をかけて工夫して離乳食を作っても食べなかったり，摂取量が少なかったりすると，養護者は不安をもつことがある。楽しく食べられる雰囲気のなかで食事できるよう，食べむらがあることは自分の子どもだけではないこと，大人の食事を作るついでに離乳食を作る方法などを伝えながら，養護者も楽しく育児できるように援助する。

4.　幼児食の与え方

　幼児期は，1人で食べることができるようになっていく時期である。1歳頃より，スプーンやコップを使えるようになる。3歳頃より箸を使えるようになり，4歳頃

には1人で食事できるようになる。楽しく食事できるよう，汚れてもよいような環境を整えて，食行動を自立していけるよう援助する。この時期は，偏食や遊び食べなども見られる時期である。食事時間を30分と決め，規則正しい時間に食べるなど生活リズムもつけられるようにする。

5. 学童期の食事

学童期になると，朝食の欠食，孤食，食習慣の乱れ，肥満，やせなどの問題が生じ始める。こうした問題は，成人病や無月経など，将来的な健康に深刻な影響をもたらし得る。学童期は，健康の保持増進行動につながる生涯にわたる習慣を身につける時期である。2005（平成17）年より食育基本法が制定され，望ましい食習慣を定着させられるよう，小児の食べる力の育成が求められている。

C　睡眠

1. 寝具・寝衣

乳幼児期の敷布団は，乳児の顔やからだが沈むことによる，窒息を予防するために，かためのものとする。ベッドの場合には，かためのマットレスを用いる。かけ布団は保温性のある軽く柔らかいものを準備する。小児は新陳代謝が活発であるため，シーツや布団カバーは吸湿性の良い，洗濯しやすいものを用いる。室温に合わせて，毛布なども使用する。電気毛布などは，一般的に乳幼児には用いない。枕は，乳幼児期にはほとんど用いないが，よだれや溢乳（いつにゅう）などで汚れやすいため，タオルなどを敷いて適宜取り換えるようにする。寝衣は，昼間の服と別のものに着替えさせるようにする。寝衣も吸湿性の良い，木綿などの素材でゆったりと着ることができるものにする。

2. 乳幼児の寝かせ方

乳児の場合には，空腹を満たし，おむつ交換をして寝かしつける。抱っこしてスイングすることで寝つくことも多い時期である。幼児の場合には，歯磨き，着替え，排尿を済ませてから，寝かしつけるようにする。寝る前までに遊んでいたおもちゃなどはかたづけ，気持ちを切り替えられるようにする。できる限り毎日同じ時間に眠ることができるよう生活リズムを整える。静かな環境で，絵本の読み聞かせや語りかけ，子守歌，背部や殿部（でんぶ）をとんとんと叩くなどをしながら，安心して眠りにつけるようにする。カーテンやブラインドを閉めて，電気を消して部屋を暗くするが，暗がりが苦手な小児の場合には常夜灯や間接照明を用いる。小児の好きな体位で眠らせるようにする。お気に入りのタオルやぬいぐるみなどがあると，安心して眠ることができる小児もいる。

D　排泄

1.　おむつ交換

　　おむつ交換のタイミングは，排泄時や授乳前後，食前食後に行う。必要に応じて，防水シーツなどを殿部に敷き，汚染されないようにする。「きれいにしようね」など小児に声掛けする。汚れたおむつをはずす前に新しいおむつを敷いておく。汚れたおむつをあけて，尿や便の色や量，におい，形状などを観察する。おしりふきで陰部から殿部，股やくびれなどを拭く。女児の場合には尿道口から肛門にかけて，優しく汚れをふき取る。男児の場合には，陰茎の下部（尿道口）側から上部へと拭く。女児では陰唇の内側，男児は陰嚢と皮膚が接触している部分に汚れがたまりやすいため，留意する。古いおむつをはずす時には，大腿部を持ち上げるのではなく，殿部を持ち上げる。古いおむつをはずしたら，新しいおむつの背中側の上端が臍の高さであることを確認する。おむつを当てる時には，腹式呼吸を妨げないように，臍の高さで，腹部に指1～2本程度入るほどのゆとりをもたせて，左右対称になる位置でテープを留める。横漏れの原因となるため大腿部のギャザーが入り込んでいないか確認する。「きれいになって気持ちが良いね」などと声掛けして，衣類を整える。角質層が薄い乳幼児期は，排泄物の刺激を受けやすく，おむつかぶれを起こすことが多い。可能な限り，おむつが汚染したら短時間で交換できるようにする。かぶれがひどい場合には，排便の度に温かいお湯で流したり，殿部浴をしたりする。

2.　トイレットトレーニング

　　トイレットトレーニングとは，自分の意思のもとトイレで排泄を済ませることができるようになることを援助することである。排泄の自立には個人差があることを理解して，決して焦らないようにする。まずは昼間のおむつが外れて，トイレで排泄できることを目指す。1歳半頃から開始して3歳頃に自立する。トイレットトレーニングを開始する目安は，①排尿間隔があいてくる，②1人で歩ける，③言葉の意味がわかる，④排尿・排便の開始を知らせることができる，⑤トイレットトレーニングに関心を示す，⑥衣服の上げ下ろしができるなどとされている。小児の様子をよく観察して，タイミングを見計らってトイレに誘導してみるところから始める。トイレで排尿できた時には，「おしっこ出たね」などと声掛けして，褒めることで自信をもたせて，次もトイレでしたいという気持ちを引き出す。うまくいったときは一緒に喜んで，失敗しても決して叱らないようにする。トイレを小児の好きなキャラクターで飾ったりするなどして，緊張や恐怖を感じないよう工夫する。食事や入浴，就寝の前など決まった時間にトイレに誘導するようにする。長い時間座らせると，トイレが嫌いになってしまう可能性があるため，座らせる時間は2～3分とする。下着の上げ下げは大人が行い，終了後はおしりを拭いてやるようにする。

排泄後は手洗いをさせる。

　幼児期の子どもにとって排泄行動を自立させることは，自分の意思によって排尿排便できるようになり，養護者やまわりの大人からも認められて，自信をもち自己コントロール感を得ることができる重要な出来事となる。一方で排泄の自立はほかの子どもと比較しやすいため，養護者は排泄に関する心配をもつことも多い。養護者が熱心にトレーニングを行うあまり，小児のストレスとならないようなかかわりをできるように，援助することも必要である。

E　清潔

1.　乳児の沐浴

　沐浴とは，沐浴槽で新生児や乳児のからだを洗うことである。小児は新陳代謝が激しいため，毎日行う。入浴時間は 10 分程度とする。沐浴は，授乳直後や食後すぐ，空腹時などは避けるようにする。

●沐浴の手順

①沐浴の前に体温測定を行い，異常のないことを確認する。

② 25 度前後の適切な室温であることを確認する。

③ベビーバス，新しいおむつ，着替えや石けん，バスタオル，ガーゼタオルなどの必要物品をそろえる。

④沐浴後すぐにからだを拭いて洋服を着せることができるように，着替えと肌着，バスタオルを広げて準備する。

⑤沐浴槽に 38 度から 40 度のお湯を準備する。

⑥「お風呂できれいにしようね」などと声掛けしながら，小児の洋服を脱がせる。

⑦定頸する前の乳児の場合には，片手は首の下をしっかり支えて，もう片方の手で殿部を支えて抱っこし，足から徐々に静かにゆっくり沐浴槽につかるように入れる。

⑧裸の小児を抱っこする場合は，転落を予防するために必ずどこか一部を把持する。

⑨また，小児が激しく動いてしまうと，沐浴槽で頭を打撲してしまうことがあるので，注意する。安全には十分な注意と対策を行う。

⑩軽く全身に湯をかけて，目を最初に拭くようにする。ガーゼをきれいなお湯でぬらし，目尻から目頭（眼脂がある場合には眼脂を先に取り除く）に向かって静かに拭く。反対側の眼を拭く時には，ガーゼの異なる面を用いるようにする。

⑪ 8 の字や 3 の字を描くように顔全体を拭く。

⑫できる限り耳にお湯が入らないように，頭に湯をかけて，石けんで小児の頭髪を洗って流す。乳児期は，大泉門や小泉門が閉鎖していないため，頭頂部を強く押さないように留意する。

⑬頸部，腕，手，胸部，腹部，両足を石けんで洗う。頸部や腋窩，股間など皮膚が

密着している部分は，スキントラブルになりやすいため，しっかりとしわの部分を広げてきれいに洗うようにする。

⑭小児を腹臥位にして，片方の腕に小児をのせるようにして，背部と殿部を洗う。また，仰臥位にして陰部を洗う。

⑮上がり湯につかり（上がり湯をかけて）バスタオルで全身を拭く。

⑯新しいおむつをつけて，清潔な衣服を着せて整える。適宜綿棒やガーゼを使って耳や鼻の水分を拭く。必要時，終了後に授乳する。

2.　幼児の入浴

　幼児も体調が良ければ，毎日入浴できるようにする。自分でからだや頭を洗うといった清潔習慣を身につけさせるために，入浴が楽しい時間となるように援助する。そのために，入浴中の養護者とのコミュニケーションや遊びなどを取り入れる。まずは，からだを洗う真似をするようになったら，自由に楽しませるようにする。2歳頃では，自分のスポンジやタオルを持たせてみて，不十分でもよいので洗いやすいところを自分で洗わせるようにする。養護者が最後にきれいに洗ってあげるようにする。陰部なども，「ここもきれいにしようね」などと声掛けしながら，洗う必要のある部分を意識させるようにして援助する。4～5歳くらいで全身を自分で洗えるようになる。洗髪は嫌がる子どもも多いが，1～2歳頃は，養護者が抱っこして顔にお湯がかからないようにして洗うようにする。2歳後半頃から小児を椅子などに腰掛けさせて，洗髪する。シャンプーハットなどを用いることで，安心して洗える小児もいる。徐々に自分で洗えるようにしてみるが，石けんが目に入った時にすぐに拭けるように，濡れたタオルを近くに用意しておく。4歳を過ぎると，自分で洗える小児も増える。入浴した後には，自分でからだを拭ける部分は拭いたり，タオルをかたづけたりできるように声掛けする。また，この時期は溺水などの水の事故が起こりやすいため，1人で入浴させないように留意する。

3.　清拭

　清拭とは，入浴できない場合に全身の皮膚の清潔を保つために行う援助である。できる限り毎日清拭して，更衣することで清潔を保つ。清拭の手技は成人に準ずる。成人と同様に，どの発達段階の小児の場合にも，カーテンなどを用いてプライバシーに配慮する。入院している小児の場合，清拭や入浴の時間を小児と相談しながら決める。保育や午睡，学習や遊びの時間を考慮して決める必要がある。点滴をしている小児の場合には，点滴していない側から洋服を脱がせるようにする。清拭する際には，ベッドからの転落を予防するため，小児にベッドの奥に座ってもらうことや，目を離さないでタオルを絞ることができるように，物品の配置に留意する。小児が自分でできる場合には，湯につけて絞ったタオルを渡して本人に拭いてもらい，できる部分は自分で行ってもらうようにする。全身清拭は，全身を観察する良い機会となる。スキントラブルがないか，発疹や皮下出血の症状がないかなどを観察す

る。石けんを使用する場合と沐浴剤を用いて行う場合がある。石けんを用いる場合には，石けん成分が皮膚に残らないように，3〜4回はふき取るようにする。清拭時に，皮膚に水分が残っていると，体温を奪われてしまい，寒さを感じやすく安楽が損なわれる。寒さを訴えることができない小児もいる。清拭タオルで拭くたびに，乾いたバスタオルで水分をふき取り，気化熱で体温が奪われないように援助する。また，不必要な露出を避けるために，これから拭く部分のみを出し，拭き終わった部分はバスタオルで覆うということを繰り返して実施する。入浴が難しい場合にも，殿部浴や手浴，足浴が可能な場合には，できる限り行って清潔を保つ。かたづけの際には，床に水が少しでもこぼれてしまうと，転倒などの事故につながるため，必ずふき取るようにする。

F　居室

　乳幼児が生活する室内は，日当たりや風通しの良い環境で，季節に合った室温で過ごすことができるようにする。冷房や暖房の目安としては，冬季は 20〜25 度程度，夏季は外気温よりも 4〜5 度低い，あるいは 26 度〜28 度に設定する。湿度は50％程度になるようにする。温・湿度計は，乳幼児がふだん過ごす高さに合わせて設置する。冷暖房の風の当たる場所は，冷房が直接当たると体温が奪われ，暖房による風は肌や粘膜を乾燥させ体調を悪化させることがあるため，乳幼児に直接当たらないように留意する。

　乳幼児は，はいはいしたり，様々なものを口に入れたりするため，居室内を清潔にしておく必要がある。ほこりやダニ，カビなどが原因となってアレルギー反応を引き起こす可能性があるため，換気を心がけ，こまめに掃除する必要がある。また，誤嚥・誤飲を招くような危険なものを，小児の手の届く場所に置かないようにする。

G　外気浴・日光浴

　生後 1 か月を過ぎた頃から，外気浴を始めることができる。天候の良い時に，外で過ごすのに適した時間を選んで，少しずつ外気に慣れさせるようにする。短い時間から始めて，小児の機嫌や様子を見ながら，すこしずつ時間を長くする。

　かつて日光浴は，くる病予防のために必要であるとされてきたが，近年は環境的な問題から，紫外線や日焼けが将来的な健康問題につながることが危惧されるようになっている。しかし，外気に触れることは，自律神経の調整能力，皮膚や粘膜を鍛えることにつながる大切なことである。帽子などを用いて，顔や頭部を保護しながら季節や時間を考え，紫外線対策をしながら外気浴を実施する。

　外気浴をする時には，ベビーカーや抱っこひも・おんぶひもを用いることが多い。ベビーカーは，寝かせて使える A 型とおすわりができるようになってから使用できる B 型がある。月齢に合わせた適切なものを使用できるようにする。乳児期後

半になって，動きが活発になるとベビーカーからの転落の危険性がある。固定ベルトを必ず締めるようにして，大人が目を離さないようにすることが大切である。手押し棒に荷物を掛ける際は，荷物の重さでベビーカーが転倒することのないように十分に注意する。抱っこひもやおんぶひもは，長時間のおんぶや抱っこには便利であるが，発達に適した安全なものを使用する。おんぶは安全のために定頸前には行わない。定頸後も入眠後は，頭部が不安定になってしまうため留意する。時に，定頸前の小児の頭部が十分に支えられていない抱っこひもも見かけるため，留意が必要である。抱っこひもやおんぶひもを使用している間は，小児の様子や姿勢，胸部や腹部の圧迫がないか，呼吸状態は安定しているかなど，観察しながら用いる。

H　遊び

　小児にとって，遊びは生活そのものであり，遊びをとおしてまわりの世界を知り，生きる力を得ていくものである。遊びは，小児にとって喜びや楽しみを求める，自由で自発的な活動であり，日常の現実経験に根差しつつも，現実の世界とは切り離された体験である。どの発達段階にある小児にとっても，成長発達に不可欠なものである。

　発達段階に沿った適切な遊びができるように援助する。遊びの種類は，感覚運動遊び，象徴的遊び，集団的象徴遊び，ルールのある遊び，競技型ゲームがある。感覚運動遊びとは，見たり聞いたり，触れたりからだを動かす遊びであり，乳児期のガラガラやメリー，イナイイナイバー，砂遊び，はいはい，歩くなどである。象徴的遊びとは，お人形さんでお母さんのふりをする遊びやテレビの主人公になって遊ぶことなどである。集団的象徴遊びとは，イメージすることを仲間と一緒に共有したり作りだしたりするもので，ままごとやお店ごっこなどのことである。ルールのある遊びは，かくれんぼやかるた，トランプなど，ルールを共有しながら協同したり競争したりする遊びのことである。競技型ゲームとは，勝ち負けや成功と失敗，優劣などを競う遊びである。ドッジボールや野球，サッカーなど，公平な関係のなかで，フェアプレーによる競争を楽しむものである。

1.　遊ばせ方

　子どもにとっての遊びを理解して，小児の遊びに一緒に参加しながら，小児と楽しみを共有する。大人が共に楽しむ姿を見せることで，小児が真似してみたいと思えるようにかかわる。遊ぶための時間，場所，仲間を保証して，小児が自由に遊べるようにする。

2.　玩具の選び方

　年齢や発達段階に合わせて適切な玩具を選択する。玩具を選択する際の視点は，音の有無，動きの有無，重さ，色，形，素材，壊れにくさ，修理可能かなどである。

発達段階に合わせて，みんなで遊べるものや遊びの幅が広がるようなものを選択する。たくさんのおもちゃを与えすぎると，目移りしてしまって集中して遊びこむことができないこともある。小児が興味のあるもので，一つの玩具を用いて集中して遊ぶことができるように援助することも大切である。

●寝返りを打てるようになる前の頃の新生児〜3か月頃

メリーなどの眺める玩具，ガラガラなどの音を聞かせる玩具，眺めて音を聞く玩具などが適している。

●はいはいできる前の3〜8か月頃

揺れる玩具など運動を誘う玩具や，太鼓やガラガラなどの動かして音を出す玩具が適している。またなんでも口に入れて確認する時期なので，おしゃぶりなどのしゃぶる玩具も良い。

●はいはいして，一人立ちして歩くようになる9か月〜1歳半頃

ラッパや笛などの呼吸で音を出す玩具，太鼓などの叩いたり握ったりして音を出す玩具，簡単な積み木などの組み立てる玩具などを選ぶ。

●1〜3歳頃

滑り台やブランコなどの全身運動を誘う玩具，三輪車や車など動く玩具，積み木などの組み立てる玩具，絵本などを選ぶ。

●3〜6歳頃

輪投げやお手玉，ボールなどの全身の構えと手足の運動を整える玩具。折り紙や切り紙，ハサミを用いる手足の細かな運動を整える玩具。ままごとや人形，電車ごっこなど模倣の遊戯（ゆうぎ）の玩具。積み木や絵合わせ，粘土や砂場などの組み立てる玩具や絵本を選ぶ。

3.　テレビやビデオ

テレビやビデオは，小さな乳幼児にとっても魅力的なものであり，長時間見ていても飽きずに過ごすことができる。しかし，近年，乳幼児の長時間のテレビやビデオの視聴が，言語発達や社会性の発達に影響を及ぼし得ることが問題となっている。そのため，2歳以下の小児には，長時間テレビやビデオを見せることのないよう，積極的にほかの遊びを取り入れるようにしたい。そのためには，テレビをつけっぱなしにしないようにすること，できる限り1人で見せずに見る時には一緒に見て話しかけたり，一緒に歌ったりしながら見るようにすることが大切である。また授乳中や食事中はテレビをつけないようにする。近年は学童期以降も，ゲームの時間やテレビ・ビデオの視聴時間が長く，外遊びの時間や仲間と共に遊ぶ時間が減少しているとされている。テレビ・ビデオは，小児にとって簡便に楽しめるものであるが，ほかの経験をし得る小児の大切な時間を奪うともいえる。小児が，テレビやビデオ以外に楽しむことができる，時間・場所・空間を準備して，小児の発達段階に応じた遊びの内容を小児が自分で選択できるよう，また小児どうしが仲間との交流をもつことができるよう，環境を整えることも必要である。

1　母性看護概論

2　正常な妊婦，産婦，褥婦および新生児の理解

3　妊婦，産婦，褥婦および新生児の看護

4　新生児におかれる資源

5　妊婦，産婦，褥婦および新生児の異常と看護

1　小児の看護概論

2　主な小児疾患

3　小児の多様な場における看護

4　小児の看護技術・状況・症状別看護

5　主な小児疾患患者の看護

I 抱く

　抱っこは，子どもにとっての移動手段の一つである。しっかりと抱っこされることは，小児にとって大人と触れ合う安心感や安定感を得るものである。養護者にとっても愛情をしっかりと伝える機会となる。まだ自由に動くことができない乳幼児にとっては，抱っこで移動することにより，新しい刺激を得られたり，指差した自分の行きたいところに連れて行ってもらうというような相互作用をとおして，楽しみを得たり基本的信頼感を得たりする大切な時間となる。小児が定頸する3か月頃までは横抱きが多いが，定頸後は縦抱きが多くなる。

●定頸前の小児の抱っこ

　利き手でないほうの手を小児の肩から後頸部に入れて，手を広げて後頭部を支え，他方の手で殿部を支えて抱き上げる。抱き寄せたら，肘窩部または上腕部に小児の頭部を乗せる。そしてその手でそのまま殿部から大腿部を支えて抱くか，他方の手を小児のからだの上から向こう側に回し，殿部を支える。視線を合わせ，語りかけながら抱っこする。小児が裸の時には，急な動きなどで滑って転落することを予防するため，利き手を股から入れて，大腿部をしっかりとつかむ。縦抱きの場合には，定頸前には，しっかりと後頸部を支えた姿勢を維持する。

J 事故防止

　小児の不慮の事故による死因では，2019（令和元）年度の人口動態統計によると，0歳では，不慮の窒息（全体の78.2%）が一番多く，1～4歳では交通事故（37.5%）が，次いで不慮の窒息（31.9%）となっている。5～9歳では，不慮の溺死および溺水（41.1%），次いで交通事故（37.5%）となっている。10～14歳では転倒・転落と不慮の溺死・溺水（同率で24.5%），次いで交通事故（22.6%）となっている。事故は家庭のなかで起こる事故と外で起こる事故がある。0歳では，窒息が最も多い原因となるが，歩くことができるようになると，交通事故や溺死・溺水が増加する。ただし溺死や溺水は，お風呂などの家庭内でも起こり得る事故である。事故の発生は，小児の運動機能，情緒，社会性などの発達段階と関連して発生する。

　事故予防のためには，小児の発達と行動パターンを理解して，危険を回避するための環境を整えることが大切である（表1-9）。小児は，年少であるほど家庭で過ごす時間が長く，家庭で事故に遭う機会も多い。養護者が事故防止にかかわる安全対策を実施できるよう，教育が必要となる。また，幼児期以降の小児自身にも，自分自身で自分の身を守ることができるよう，発達段階に合わせた，教育的かかわりが必要となる。また，小児を取り巻く環境となる学校や地域なども含めた，安全に対する意識を高めることが求められる。小児の安全が脅かされるような環境がないか，地域社会における環境整備が求められる。

表 1-9 ● 発達段階別に生じやすい事故の例と予防策

発達段階	生じやすい事故の例	予防策
新生児期	・きょうだいが食べ物を与えてしまう	・小児から目を離さない，きょうだいに説明をする
	・小児がいるところに物を落としてしまう	・持ち物が煩雑にならないよう留意する
乳児期	・ベッドから転落する	・ベビーベッドの柵をあげる，ソファーなどに小児を寝かせない
	・入浴時にやけどをする	・湯温が適切か必ず確認する
	・誤飲による窒息や中毒	・小児の手の届く範囲に危険物（例：たばこ，医薬品）や口に入るサイズのもの（例：硬貨，アクセサリー）を置かない
	・熱い物に触れてやけどする	・小児の手の届く範囲に危険物（例：アイロン・ストーブ）を置かない ・キッチンとの間に柵をつける
	・階段から転落する	・階段には柵をつける
	・浴槽で溺れる	・入浴後はお湯を抜く，浴室のドアを確実に閉める
幼児期	・ベランダから転落する	・踏み台になるようなものをベランダに置かない
	・水遊び時に溺れる	・水遊びの際は子どもから目を離さない
	・誤飲による窒息や中毒	・小児の手の届く範囲に危険物（例：たばこ，医薬品）や口に入るサイズのもの（例：硬貨，アクセサリー）を置かない
	・交通事故に遭う	・手をつないで歩くようにする
学童期	・遊具から転落してしまう	・遊具の適切な使用方法を小児に説明する
	・交通事故に遭う	・小児に交通ルールを伝える，周囲を見て歩くよう促す

●乳児期の事故予防

　乳児期前半は寝ていることが多く，周囲の不注意による受け身的な事故が多い時期である。

　乳児期後半では，はいはいやつかまり立ちが可能になり，自力で移動することができるようになる。なんでも口に入れ誤飲や窒息を起こしやすくなる時期である。乳児の急激な発達に，まわりの大人が追い付かずに，対応しきれずに事故が発生することも多い。危険回避のための環境を整え，子どもに対しては，危険な行動をした時には，身振りや手振りを交えて，"してはいけない"ということを繰り返し伝える。

● **1〜3歳の事故予防**

　歩行ができるようになり活動範囲が拡大する。大人の行動をまねて，たばこや化粧品の誤飲も増加する。危険を予測する行動は難しく，周囲を探索する行動が活発になり，扉の開け閉めや踏み台などを用いた事故が発生しやすくなる時期である。小児が危険な行動をした時には，「手をはさんだらイタイイタイよ」などと，理由と共に繰り返し伝えることが大切である。

● **4〜6歳の事故予防**

　幼児期後期になると運動能力はますます発達し，基本的な生活行動も自立してくるため，周囲の大人も安全に対して関心が薄まってくる時期である。小児自身も起こり得る危険の予測や回避もできるようになってくる。しかし，時に衝動的な行動をとることもある時期である。言語的な理解ができるようになるため，小児自身が予防的な行動をとることができるように，具体的な例を示しながら安全に関する教育を行う。

● **学童期以降の事故予防**

　学校に行くようになると，仲間とのかかわりが増えて，ますます活動範囲が拡大する。高学年になるとともに，安全のための予防行動をとることができるようになる。しかし，自己の運動能力を過信したり，冒険をしたりすることによって事故につながることもある。事故予防のために，この時期に起こりやすい事故の具体的な内容や方法を用いた健康教育を実施する。

VIII 小児の疾病予防（予防接種）

1. 予防接種の種類

　現在わが国で行われている予防接種には，表1-10のようなものがある。これまで実施されてきた定期接種は，百日咳・ジフテリア・破傷風3種混合（DPT），麻疹・風疹混合（MR），麻疹，風疹，急性灰白髄炎（ポリオ），日本脳炎，結核（BCG）および高齢者のインフルエンザワクチンであった。現在これに追加されて水痘，B型肝炎，肺炎球菌，インフルエンザ菌b型（Hib）および子宮頸がん（HPV）ワクチンの定期接種が行われている。なお，子宮頸がん（HPV）ワクチンについては有害反応の問題があることから積極的勧奨は行わないよう厚生労働省から勧告が出されていたが，2022（令和4）年度より積極的勧奨が再開された。

　また，ポリオワクチンは生ワクチンから不活化ワクチンとなり，DPTとの4種混合（DPT-IPV），これにHibを加えた5種混合（DPT-IPV-Hib）へと変更されている。現在任意接種の対象となっているワクチンも随時定期接種に追加される可能性がある（例：2020［令和2］年10月よりロタウイルスワクチンが定期接種と

表 1-10 ● 日本で接種可能な感染症ワクチンの種類　　　　　2024（令和 6）年 5 月現在

■定期接種の対象
　生ワクチン
　　BCG
　　麻疹・風疹混合（MR）
　　麻疹（はしか）
　　風疹
　　水痘
　　ロタウイルス（1 価，5 価）
　不活化ワクチン・トキソイド等
　　ポリオ（IPV）
　　ジフテリア・破傷風混合トキソイド（DT）
　　百日咳・ジフテリア・破傷風混合（DPT）
　　百日咳・ジフテリア・破傷風・不活化ポリオ混合（DPT-IPV）
　　百日咳・ジフテリア・破傷風・不活化ポリオ・インフルエンザ菌 b 型混合（DPT-IPV-Hib）
　　日本脳炎
　　インフルエンザ
　　B 型肝炎
　　肺炎球菌（13 価結合型・15 価結合型）

肺炎球菌（23 価莢膜ポリサッカライド）
インフルエンザ菌 b 型（Hib）
ヒトパピローマウイルス(HPV)(2 価,4 価,9 価)
新型コロナウイルス [1]

■定期接種の対象外 [2]
　生ワクチン
　　流行性耳下腺炎（おたふくかぜ）
　　黄熱
　　帯状疱疹（水痘ワクチンと同製剤）
　　インフルエンザ（経鼻）
　不活化ワクチン・トキソイド等
　　破傷風トキソイド
　　A 型肝炎
　　狂犬病
　　成人用ジフテリアトキソイド
　　髄膜炎菌（4 価）
　　帯状疱疹
　　肺炎球菌（15 価結合型）
　　RS ウイルスワクチン

1)　新型コロナウイルスについては，令和 6 年 4 月から定期接種の対象疾病に追加されたが，現時点では定期接種に用いるワクチンの種類は未定。
2)　定期接種の対象外とは，現在，国内で製造販売承認および流通のあるワクチンで，定期接種に使用されていないものを記載。

なった）。

2. 予防接種の問題点

1 制度による違い

　定期接種は予防接種法に定められた予防接種で，市町村が実施する。接種年齢が規定されており，接種費用は公費負担である。接種後の健康被害に対して予防接種健康被害救済制度が適用される。

　任意接種は定期接種以外のワクチンで，定期接種ワクチンでも接種年齢が規定からはずれた場合は任意接種となる。接種費用は自己負担であるが，接種後の健康被害に対して医薬品副作用被害救済制度が適用される。

2 接種時期と回数

　予防接種はそれぞれ接種時期と回数が規定されている。図 1-15 に日本小児科学会が推奨する 2024（令和 6）年 4 月版の予防接種スケジュールを示す。

　1 歳前に接種する定期接種としては，生後 2 か月より接種する肺炎球菌，B 型肝炎，ロタウイルス，5 種混合（DPT-IPV-Hib），および生後 5 か月以降に接種する BCG などがある。また 1 歳以降に接種する定期接種としては，1 歳になったらすぐに行う麻疹・風疹混合（MR），水痘，3，4 歳で行う日本脳炎，および小学校 6 年から高校 1 年までの女子に行う子宮頸がん（HPV）がある。そのほか推奨される任意接種として，1 歳過ぎに行う流行性耳下腺炎（ムンプス［おたふくかぜ]），およびインフルエンザなどがある。

ワクチン	種類	生直後	6週	2か月	3か月	4か月	5か月	6か月	7か月	8か月	9～11か月	12～15か月	16～17か月	18～23か月	2歳	3歳	4歳	5歳	6歳	7歳	8歳	9歳	10歳以上
		乳児期										幼児期							学童期／思春期				
B型肝炎 ユニバーサル	不活化			①	②				③														
B型肝炎 母子感染予防	不活化	①	②					③															
ロタウイルス 1価	生			①	②																		
ロタウイルス 5価	生			①	②	③																	
肺炎球菌（PCV13，PCV15）	不活化			①	②	③						④											
5種混合（DPT-IPV-Hib）	不活化			①	②	③							④				7.5歳まで						
3種混合（DPT）	不活化																	①					② 11～12歳
2種混合（DT）	不活化																						11歳 ① 12歳
ポリオ（IPV）	不活化																	①					
インフルエンザ菌b型（ヒブ）	不活化			①	②	③						④											
4種混合（DPT-IPV）	不活化			①	②	③							④				7.5歳まで						
BCG	生							①															
麻しん，風しん混合（MR）	生												①					②					
水痘	生											①		②									
おたふくかぜ	生											①						②					
日本脳炎	不活化							生後6か月から接種可能								①②	③	7.5歳まで				④ 9～12歳	
インフルエンザ	不活化							生後6か月から接種可能　毎年（10月，11月などに）①②															13歳以上 ①
新型コロナウイルス	mRNA																						
ヒトパピローマウイルス（HPV） 9価	不活化																						小6 / 中1 ①② / 中2～高1
ヒトパピローマウイルス（HPV） 2価，4価	不活化																						小6 / 中1 ①②③ / 中2～高1

凡例：定期接種の推奨期間／定期接種の接種可能な期間／任意接種の推奨期間／任意接種の接種可能な期間／添付文書には記載されていないが，小児科学会として推奨する期間／健康保険での接種時期

資料／日本小児科学会：日本小児科学会が推奨する予防接種スケジュール（2024年4月版）．

図 1-15 ● 予防接種スケジュール

3 接種間隔

予防接種の種類が増えたことにより，現在違った種類のワクチンの同時接種が推奨されている。しかし一度接種した後の次の接種までの接種間隔には規定があり，注射生ワクチン（MR，BCG，水痘，ムンプスなど）接種後，次の注射生ワクチン接種までは27日以上空ける必要がある。それ以外のワクチンの組み合わせの場合は，接種間隔に制限はない。

4 BCG接種とコッホ現象

BCGの定期接種は生後5～7か月に行う。ただし，結核菌の感染を受けている人にBCG接種を行う場合，接種した部位を中心に起こるコッホ現象*に注意する必要がある。コッホ現象自体は特に治療の必要はないが，結核菌に感染していることを意味するので，適切な医療機関での検査が必要である。

5　予防接種の副反応と禁忌

1）予防接種の副反応

　予防接種後には様々な副反応が報告されている。表 1-11 に各予防接種の副反応と報告基準を示す。

2）副反応への対処

　予防接種の後，副反応と思われる症状が出たときは，すぐに市町村担当課に状況を知らせる。さらに市町村担当者の援助で救済措置給付申請書を提出する。予防接種の種類，実施年月日，場所を記載した母子手帳の接種記録は大切に保存する。また医師の診察は健康被害の証明の参考となる。血清，髄液，便などを保存し診断の助けとする。

　予防接種法施行規則第 2 条による予防接種不適当者は，明らかな発熱を呈している者（通常 37.5℃以上），重篤な急性疾患に罹っていることが明らかな者，当該疾患に係る予防接種の接種液の成分によってアナフィラキシーを呈したことが明らかな者，麻疹および風疹に係る予防接種の対象者は妊娠していることが明らかな者，結核に係る予防接種の対象者は結核その他の予防接種，外傷などによるケロイドの認められる者，そのほか予防接種を行うことが不適当な状態にある者，となっている。

3）予防接種要注意者

　また予防接種実施要領による接種要注意者は，心臓血管系疾患・腎疾患・肝臓疾

表 1-11 ● 予防接種の副反応と発生までの時間

	ジフテリア 百日せき 急性灰白髄炎 破傷風	麻しん 風しん	日本脳炎	結核 （BCG）
	接種後副反応発生までの時間			
アナフィラキシー	4 時間	4 時間	4 時間	4 時間
急性散在性脳脊髄炎（ADEM）		28 日	28 日	
脳炎，脳症	28 日	28 日	28 日	
けいれん	7 日	21 日	7 日	
血小板減少性紫斑病	28 日	28 日	28 日	
全身播種性 BCG 感染症				1 年
BCG 骨炎（骨髄炎，骨膜炎）				2 年
皮膚結核様病変				3 か月
化膿性リンパ節炎				4 か月

資料／厚生労働省：予防接種法に基づく医師等の報告のお願い．https://www.mhlw.go.jp/bunya/kenkou/kekkaku-kansenshou20/hukuhannou_houkoku/dl/r01youshiki_01.pdf（最終アクセス日：2024/9/11）をもとに作成．

＊**コッホ現象**：結核にすでに罹っている子どもが BCG を受けたとき，接種後 10 日以内に接種局所の発赤・腫脹および針跡部位の化膿巣をきたし，通常 2 ～ 4 週間後に消退，瘢痕化し治癒する一連の反応。

患・血液疾患および発育障害等の基礎疾患を有する者，前回の予防接種で2日以内に発熱のみられた者および全身性発疹（ほっしん）などのアレルギーを疑う症状を呈したことがある者，過去にけいれんの既往がある者，過去に免疫不全の診断がなされている者および近親者に先天性免疫不全症の者がいる者，接種しようとする接種液の成分に対してアレルギーを呈するおそれのある者などとなっている。

IX 小児の精神保健

　精神保健とは精神的健康に関する公衆衛生であり，狭義には精神疾患の予防と治療，リハビリテーション，広義には精神的健康の保持・増進を目的としている。

1. 乳幼児期における精神保健

●胎児期　胎児期は，胎児と母体にくわわる様々な有害因子（アルコール，薬物，感染症，放射線，喫煙など）から胎児の健全な発達を守ることが重要である。このような知識は妊婦もある程度もつ必要がある。

●乳児期　乳児期における授乳は特に重要で，授乳をとおして確立される乳幼児と親との心理的な結びつきを通じて知能，言語情緒，性格など人間としての基本的な精神機能が育っていく。幼児期を過ぎると，歩行や排尿・排便の自律とともに，母子共生という枠を離れ，遊びや集団場面をとおして自律性と協調性を身につける。

　乳幼児の精神保健では虐待（ぎゃくたい）も大きなテーマである。虐待の原因は家族の社会的，経済的，心理的背景によって複雑であるが，特に乳幼児の精神発育に与える影響は大きく，思春期から成人期まで移行する可能性も高い。

2. 学童期における精神保健

　学童期における遊びや仲間関係は，身体を鍛えることと，社会的ルールと必要な自己のコントロールを学ぶことが重要な意味をもつ。性的問題や事物への興味・関心が高まり，変化が多い時期である。不登校やいじめ問題もある。

　学童期後半は，精神病，神経症，非行傾向などが起こり始める時期で学校を中心として早期の対応が必要である。社会的不適応行動の発達障害として非社会的行動と反社会的行動がある。前者には不登校，孤立，摂食障害（拒食または過食），リストカットなどの自傷行為がみられ，後者には非行・犯罪による暴力・反抗・破壊などの行動がある。

●注意欠如（欠陥）・多動性障害　注意欠如（欠陥）・多動性障害（ADHD）は通常4歳以前に発症し，注意散漫，衝動性，多動性を特徴とする。学齢期になって初めて気づかれることが多く，小学校低学年の3〜5％に障害がみられる。

●不登校　不登校児も増加している。不登校には，精神病圏内の不登校，ひきこもり，

新不登校（登校していない以外には問題がなく，明るい不登校ともいわれている），保健室・相談室登校の不登校，登校しても学校周辺でたむろしている不登校，非行・犯罪型不登校などがある。

3. 思春期における精神保健

　思春期は，子どもから大人になる過渡期，あるいは子どもの部分と大人の部分が混在する時期といえる。この時期は心身共に成長が著しい反面，バランスを失い不適応状態を引き起こしやすく様々な精神障害の好発年齢となっている。思春期は精神保健の面から重要な時期である。思春期の問題行動は，いじめ，性の逸脱行為，大麻や覚醒剤などの薬物乱用，不登校，家庭内暴力などがある。

　学校を卒業しても就職しない人や，転職を繰り返したり職業の安定化を回避したりする人もいる。その背景には，仕送りやアルバイトで生活ができる経済的な豊かさや職業選択への迷い，職業に対する価値観の多様化などがあると考えられる。

4. 精神保健活動

　近年，子どもの心身症や不登校，ひきこもりなどの問題行動，親の育児ノイローゼや子どもへの虐待など，家庭での精神不健康やそれと関連して生じる出来事が大きな話題となっており，家庭における精神保健の重要性が増している。学校における精神保健の問題は，学校が生活時間の大部分を占める時期には特に重要であり，精神的な成長において大きな比重を占めている。

参考文献
・厚生労働省「授乳・離乳の支援ガイド」改定に関する研究会編：授乳・離乳の支援ガイド（2019年改定版）．https://www.mhlw.go.jp/content/11908000/000496257.pdf．（最終アクセス日：2021/03/15）
・東京都福祉保健局：赤ちゃんのための室内環境 - シックハウスやアレルゲンの対策，東京都アレルギー情報navi．https://www.fukushihoken.metro.tokyo.lg.jp/allergy/pdf/pri08.pdf．（最終アクセス日：2021/03/15）
・小沢道子，片田範子編：小児看護学標準看護学講座29巻，金原出版，2004，p.16-21．
・日本小児科学会こどもの生活環境改善委員会：乳幼児のテレビ・ビデオ長時間視聴は危険です；日本小児科学会ガイドライン・提言，日本小児科学会雑誌108(4), 709-712,2004．
・消費者庁：子どもを事故から守る！事故防止ハンドブック．https://www.caa.go.jp/policies/policy/consumer_safety/child/project_002/assets/Protecting_children_handbook_210121_01.pdf．（最終アクセス日：2021/03/15）
・母子愛育会愛育研究所編：日本子ども資料年鑑2021，KTC中央出版，2021，p.149．

> 🎓 **学習の手引き**
> 1. 小児看護と成人看護との違いと共通点について考えてみよう。
> 2. 児童福祉法に述べられている児童福祉の理念を述べてみよう。
> 3. 乳児死亡率の推移を覚えておこう。
> 4. 新生児死亡の原因とその順位を覚えておこう。
> 5. 発育指数の計算法をあげてみよう。
> 6. 小児の身体各部の発達過程について復習しておこう。
> 7. 小児の感覚機能・精神機能・運動機能の発達過程について復習理解しておこう。
> 8. 母乳栄養が新生児，乳児に最適である理由を考えてみよう。
> 9. 小児の清潔を保持するためにどのような技術があるかまとめてみよう。
> 10. 小児の疾病予防にかかわる基本的な対策について説明してみよう。

第１章のふりかえりチェック

次の文章の空欄を埋めてみよう。

1　母乳栄養

　分娩後５日くらいまでの乳汁を[　1　]，10日までを[　2　]，それ以降を[　3　]という。[　1　]にはたんぱく，灰分が多く，乳糖，脂肪は少ない。また分泌型 IgA，リゾチーム，ラクトフェリンなどの抗菌物質を含み感染防御としての役割が大きい。

2　予防接種

　定期接種は予防接種法に定められた予防接種で，[　4　]が実施する。予防接種はそれぞれ接種時期と回数が規定されている。１歳前に接種する定期接種としては，生後[　5　]か月より接種する Hib，肺炎球菌，B 型肝炎（および 2020 年 10 月よりロタウイルス），生後[　6　]か月より接種する４種混合（DPT-IPV），および生後[　7　]か月以降に接種する BCG などがある。また１歳以降に接種する定期接種としては，１歳になったらすぐに行う[　8　]，[　9　]，3, 4 歳で行う[　10　]，および小学校６年生から高校１年生までの女子に行う[　11　]がある。

3　小児の成長・発達

　成熟新生児の出生時の平均体重は約 3.0kg である。生後 3~4 日頃生理的におよそ出生時体重の 6~8% くらいが減少して，6~8 日目に旧値に復し，その後，増加をみるようになる。これを[　12　]という。

1
母性看護概論

2
正常な妊婦・産婦・褥婦
解および新生児の理解

3
妊婦・産婦・褥婦
および新生児の看護

4
妊婦・産婦
新生児にみられる異常

5
妊婦・産婦・褥婦およ
び新生児の異常と看護

1
小児の看護概論

2
主な小児疾患

3
小児の多様な場に
おける看護

4
小児の看護技術と状況
状態・症状別看護

5
主な小児疾患患者
の看護

■ 小児の看護

第 **2** 章　主な小児疾患

▶**学習の目標**
● 新生児にみられる疾患の特徴を理解する。
● 小児期に起こる疾患の特徴を系統臓器別に理解する。
● 出生前疾患の特徴を理解する。
● 悪性固形腫瘍および外科系疾患などの特徴を理解する。

Ⅰ　小児疾患の特徴

1.　成長・発達と小児疾患

1　小児が罹患しやすい疾患

　小児は成人と異なり常に成長・発達する過程にある。そのため年齢ごとに罹患し
やすい疾患がある。新生児期は妊娠中に受けた様々な影響によって発症する疾患（先
天異常，奇形症候群など）が多い。また新生児期は感染症に罹患しやすく，一度感
染すると重篤になりやすい。一方，乳児期は母児免疫が消失するため，一般感染症
に罹患しやすくなる。

2　成長・発達障害

　成長・発達障害などはこの時期に発見されることが多い。幼児・学童期になると
先天性，遺伝性の疾患が少なくなり，成人でもみられる様々な疾患が増えてくる。
10歳以上の年長児では成人に頻度の高い膠原病や内分泌疾患が増加する。このよ
うに小児疾患の鑑別診断では常に年齢を念頭に置く必要がある。

2.　プライマリケアと小児疾患

1　プライマリケアとは

　小児疾患は感冒や下痢などのいわゆる "一般的な疾患（common disease）" が
多く，一般外来患者の多くはこれらの症状を主訴として来院する。一方，このよう
な一般的な疾患のなかにまれに重篤な疾患が隠れており，見逃さないようにしなけ
ればならない。これをプライマリケアとよび，小児救急医療の最も重要な分野であ
る。

2 **プライマリケアでの注意点**

　プライマリケアを行ううえで注意することは，①小児は病状が変化しやすい，②小児は症状を的確に訴えることができない，ということである。一方で小児は成人と異なって嘘がつけないため，全身の注意深い観察により重症度をある程度判断することができる。

3. 近年増加・減少している疾患を理解する

　小児は様々な環境のなかで生きている。したがって小児は変わりゆく環境の変化に影響を受けやすい。特に児童虐待や心身症，神経性食思不振症などは年々増加傾向にある。

　一方，予防接種の普及により減少しつつある感染症も多い。特に麻疹や風疹の減少，最近ではb型インフルエンザ菌と肺炎球菌ワクチン導入による細菌性髄膜炎の減少があげられる。すなわち小児疾患は社会と医療行政の影響を受けやすいといえる。

Ⅱ　先天性疾患

●**先天性疾患とは**　先天性疾患は，出生時に発症が規定されている疾患を指し，染色体異常症，先天代謝異常症，胎芽病と胎児病のほか，奇形症候群を含む様々な遺伝性疾患が含まれる。ここでは，出生時ないし生後早期に症候を認める主な疾患について述べる。

A　先天異常・遺伝性疾患

1. 単一遺伝子疾患

●**単一遺伝子疾患とは**　1つの遺伝子の変化により発症し得る疾患を単一遺伝子疾患といい，その形質は多くの場合メンデルの遺伝の法則に従って伝達される。ヒトは常染色体を2対有し，1本は父親から，1本は母親から受け継ぐ。このため常染色体上の遺伝子は理論的には2セットずつ受け継いでいる。

●**種類**　その遺伝子の一方に異常をきたしただけでも発症する疾患を常染色体優性（顕性）遺伝病といい，2つの遺伝子両方に異常をきたしたときのみ発症するものを常染色体劣性（潜性）遺伝病という。一方，X染色体上にのっている遺伝子による遺伝病はX連鎖の遺伝形式をとり，Xを1本しかもたない男性と2本有する女性では発症する割合が変わってくる。

1 常染色体優性（顕性）遺伝病

　常染色体優性（顕性）（autosomal dominant）遺伝病は，ADと略される。前述のとおり常染色体上に存在する1対の遺伝子のうち一方に異常があれば発症する。患者の子が同疾患を発症する可能性は，浸透率100%（遺伝子異常を有していると必ず発症する）の場合には男女を問わず50%である。疾患としては結節性硬化症，マルファン症候群，神経線維腫症（レックリングハウゼン病），遺伝性球状赤血球症などのほか，網膜芽細胞腫などの家族性腫瘍が含まれる。

2 常染色体劣性（潜性）遺伝病

　常染色体劣性（潜性）（autosomal recessive）遺伝病は，ARと略される。常染色体上に存在する1対の遺伝子の両方に異常がある場合にのみ発症し，一方の遺伝子のみに異常がある場合，無症状の保因者となる。疾患としてはフェニルケトン尿症，ヒスチジン血症などの先天代謝異常症，毛細血管拡張性失調症，ファンコニー貧血，ウェルドニッヒ - ホフマン病などがある。患者の両親は保因者であることが多い。

3 X連鎖劣性（潜性）遺伝病

　X連鎖劣性（潜性）（X-linked recessive）遺伝病は，XRと略される。X染色体上に存在する遺伝子の異常によって起こるが，正常遺伝子が1つでもあれば発症しない。女性の場合，性染色体はXXなのでX染色体上の遺伝子を2つずつ有するが，男性はXYであるため，X染色体上の遺伝子は1つしか存在しない。したがってX連鎖劣性（潜性）遺伝病では，理論的には女性は両方のX染色体上の同じ遺伝子に異常をきたさないと発症しない（つまり非常にまれである）が，男性の場合は1つのX染色体上の遺伝子に異常があれば発症することになり，患者の多くは男性が占める。このような遺伝様式をとるものには，血友病，デュシェンヌ型またはベッカー型筋ジストロフィー，ウィスコット - オルドリッチ症候群や慢性肉芽腫症などの免疫不全症などが含まれる。

　女性でX連鎖劣性（潜性）遺伝形式をとるX染色体上の遺伝子の片方に異常をもつ場合は保因者となり，その人から生まれる男児は理論的には50%で疾患を発症することになる。女性では2本のX染色体のどちらか1本のほぼ全体が転写不活性性化を受けており，保因者では遺伝子異常があるX染色体が働いている細胞と異常がないX染色体が働いている細胞が混在している。そのX染色体不活化の偏りにより，女性保因者でも症状がみられることがある。

2. 常染色体異常症

1 ダウン症候群

● **病態**　21番染色体の過剰（トリソミー：同じ染色体が3本，計47本）による代表的染色体異常で，出生700〜800人に1人の割合でみられる。多くは標準型トリソミーであるが，約2%は正常核型細胞とトリソミー細胞が混在するモザイク型，5%は転座型（21番染色体が13，14，15，21，22番のいずれかとの間で転座し

てくっついている）である。

●**転座型**　転座型は両親由来の場合もある。トリソミーの過剰染色体の多くが母親由来であり，母親の妊娠年齢の高まりとともに発生率が高まる。さらに同胞（きょうだい）にダウン症がいれば，次子が同症である確率は一般より 5〜10 倍ほど高い。

●**症状**　特有の顔貌で，鼻根部が低い鞍鼻，眼裂は狭小で外方につり上がり（瞼裂斜上），半月状の内眼角贅皮（いわゆる蒙古ひだ），巨舌などがある。筋トーヌス（筋緊張）は低下し，関節の過伸展をみる（非麻痺性 floppy infant）。精神運動発達遅滞，言語発達遅延がある。身体発育も遅れ，低身長が多い。先天性心疾患，臍ヘルニアのほか，十二指腸狭窄などの消化管閉鎖を合併することがある。また白血病を合併する場合がある。

●**治療**　染色体の数的異常そのものを修復する根本的な治療法はない。転座型では遺伝する場合があり，トリソミーの場合と次子での再発率が異なる。遺伝相談が有用である。

② 18- トリソミー

18 番染色体の過剰（ほとんどがトリソミー型）であり，出生 5000 人に 1 人の割合で発生し，女児に多い。後頭部の突出，小さな眼裂，高い鼻根部，低位耳介と小さな口をみる。手指関節拘縮と特有の指の重なりがある。心奇形をほとんどに認め，重度の精神発達遅滞となる。予後は不良で 2〜3 歳までに死亡することが多い。日本では心疾患をはじめ合併症に対する積極的な治療が行われるケースもあり，生存年数の延長につながる場合もある。

③ 13- トリソミー

13 番染色体の過剰（ほとんどが標準型トリソミー，一部にモザイク）による。出生 1 万 5000 人に 1 人の割合でみられるが，ほとんどが早期に死亡する。大脳形成不全，小頭症，小眼球，眼裂開離，口唇裂・口蓋裂，多指症などがあり，心奇形もある。脳形成不全により無呼吸や痙攣がある場合がある。

④ 5p − 症候群

5 番染色体の短腕の欠損（5p −）で新生児期の泣き声がネコに似るため，猫なき症候群とよばれたこともある。出生 1 万人に 1 人の割合で発生する。重度の知的障害がある。小頭症と丸い顔，アーモンド様の瞼裂，眼間開離をみる。また顎は小さく，耳介も低い。特有の泣き声は成長に伴い消失する。生命予後は良好である。なお一部症例の 5p −は親由来であり，遺伝する。

3. 性染色体異常症

① クラインフェルター症候群

過剰な X 染色体を有する男性で，性腺機能不全により発見されることが多く，出生 1200 人に 1 人の割合で発生する。高身長，やせ型で，思春期に女性化乳房が現れ，小陰茎，精巣は萎縮している場合もある。無精子症で不妊であることが多い。まれに精神発達遅滞や行動異常をみる。

2 ターナー症候群

● **病態・症状**　典型的には X 染色体の欠如した女性の性腺機能不全症である。核型は 45,X（X モノソミー）であるが，モザイクや X 短腕（Xp）の欠失のことも多く，これにも多くの亜型がある。症状としては翼状頸（けい），手背・足背のリンパ浮腫，低身長，外反肘（がいはんちゅう）をみる。多くは 2 次性徴が出現せず，小児様の性器であり，多くの場合無月経で不妊となる。血中下垂体性ゴナドトロピンは著増する。

● **治療・管理**　低身長には成長ホルモンが適応となる。性腺機能不全には女性ホルモン補充療法を行う。

3 脆弱 X 症候群

　本症は狭義の染色体異常ではないが，X 染色体 q27.3 に特殊な培養条件下で切断されやすい部分がある病態である。症状は精神発達遅滞，細長の顔，大きな耳を特徴とする。原因の明らかな知的障害としてはダウン症に次いで多い。伴性劣性（潜性）に遺伝するために男性に多く，症状も顕著であるが，女性保因者も軽度の精神遅滞を示す場合がある。本症の責任遺伝子 FMR1 における特定部位の塩基配列の繰り返しの延長が原因である。

B 先天代謝異常症

　一般にまれな疾患であるが，先天代謝異常を疑うべき症候は以下のとおりである。
①原因不明の精神運動発達遅延と退行現象。家系内に同じような症状をもつものがいる
②生後数か月以内に始まる痙攣（けいれん）
③栄養，哺育の方法に問題がないにもかかわらず，身長，体重の増加が不良
④治療に難渋する進行性の嘔吐（おうと），または下痢
⑤肝脾腫（かんひしゅ）
⑥皮膚，毛髪，角膜，水晶体の変化
⑦尿の異常着色，異常臭
⑧骨の変形

● **新生児マススクリーニング検査**　1977（昭和 52）年以来，先天代謝異常症の早期発見のため，新生児早期の血液を濾紙（ろし）に少量浸して行うマススクリーニング検査（ガスリー法など）が実施されている。対象疾患はフェニルケトン尿症，メープルシロップ尿症（楓糖（かえで）尿症），ホモシスチン尿症，ガラクトース血症，先天性副腎皮質過形成症，先天性甲状腺機能低下症（クレチン症）の 6 疾患であったが，2014（平成 26）年 4 月よりタンデムマス法という検査方法が全国に導入されたことで，新たに 16〜22 種類の病気（内分泌疾患，代謝異常症，そのほか）が見つけられるようになった。

1.　アミノ酸代謝異常症

１ フェニルケトン尿症

●**病態・症状**　常染色体劣性（潜性）遺伝で，フェニルアラニン水酸化酵素の欠損により フェニルアラニンが蓄積し，またチロシンが減少してメラニンが減少する。放置すれば体重増加の停止，精神運動発達遅滞，痙攣をきたす。皮膚は白く，毛髪も赤毛となり，湿疹がある。尿はネズミ尿臭がする。

●**治療**　早期に発見して，フェニルアラニン含有量の少ない特殊なミルクで哺育すれば，知能障害や痙攣を防ぐことができる。早期発見，早期治療が必要で，新生児マススクリーニングの対象である。

２ メープルシロップ尿症（楓糖尿症）

必須アミノ酸であるバリン，ロイシン，イソロイシンの代謝経路酵素の欠損で，これらや中間代謝産物が異常増加する。新生児期からメープルシロップ（楓糖）様の尿臭があり，筋緊張低下，哺乳力低下，痙攣を認め，一般状態が進行性に悪化する。新生児マススクリーニングの対象である。

３ ホモシスチン尿症

ホモシスチンをシスタチオニンに代謝する酵素の欠損で，血中メチオニンとホモシスチンが増加する。放置すれば四肢細長，クモ状指，乳児期から精神遅滞となり，痙攣，水晶体亜脱臼がみられる。新生児マススクリーニングの対象である。

４ チロシン症

チロシン代謝関連酵素の欠損で，チロシンとメチオニンが蓄積し，急性型は新生児期より嘔吐，下痢，易刺激性，肝脾腫を認め，肝機能不全に至る。

2.　糖代謝異常症

１ 糖原病

●**病態・症状**　貯蔵型糖類であるグリコーゲンの代謝関連酵素欠損により，肝や筋肉などにグリコーゲンが蓄積する疾患で，10以上の病型が知られる。グルコース産生が障害される病型（１型糖原病：フォン・ギルケ病）では低血糖症状を認める。そのほかの症状としては，腹部膨隆，肝脾腫大，低身長など発育障害をみる。心筋，骨格筋などにグリコーゲン蓄積がみられ，心不全や筋易疲労性を主徴とする病型もある。

●**治療**　１型糖原病では低血糖を防ぐため，頻繁に食事をとり，糖類を適宜与える。各症状に対する治療も行う。加齢とともに低血糖は起こりにくくなる。

２ ガラクトース血症

ガラクトース代謝酵素の欠損によりガラクトース，ガラクトース１リン酸が体内，特に肝に蓄積し，放置すれば肝硬変で死亡する疾患である。常染色体劣性（潜性）遺伝病で，出生時は正常であるが，乳汁が与えられるようになると，嘔吐，下痢，遷延性黄疸，肝腫，体重増加の停止がみられ，進行すると腹水，出血傾向が出

現し，肝硬変に移行する。精神発達遅延，白内障がみられることがある。ガラクトースを含む乳糖除去が不可欠で，乳製品の摂取は終生禁止とする。新生児マススクリーニングの対象疾患である。

3 ムコ多糖代謝異常症

　結合組織の弾性構造維持成分であるムコ多糖の代謝関連酵素の欠損によって，全身に各種のムコ多糖が蓄積する疾患である。特異な顔貌（ガーゴイル様顔貌），骨変形を主徴とし，関節拘縮，角膜混濁，難聴，知能障害などを認める。7つの病型が知られ，ハーラー症候群，ハンター症候群，モルキオ症候群（知能障害なし）など，それぞれの型の症状は異なる。一部の病型において早期の同種骨髄移植の有効性が確認され，欠損酵素の補充療法も行われている。

3. 脂質代謝異常症（リピドーシス）

　脂質，特にスフィンゴ糖脂質の代謝関連酵素の欠損によって，全身に脂質が蓄積する疾患群である。

1 ゴーシェ病

　最も多い脂質代謝異常で，β-グルコシダーゼの欠損により糖脂質のグルコセレブロシドが肝脾，骨髄などに蓄積する。常染色体劣性（潜性）遺伝病で，肝脾腫のほか，脾機能亢進や骨髄への沈着によって貧血，血小板減少，病的骨折をきたす（成人型：Ⅰ型）。このほか，進行が早く神経症状（筋緊張亢進，後弓反張など）を伴い，予後の不良なⅡ型（乳児型）がある。β-グルコシダーゼの補充療法が行われ，Ⅰ型には有効である。

2 ニーマン-ピック病

　スフィンゴミエリナーゼ欠損症で，スフィンゴミエリンが肝脾，骨髄，中枢神経などに蓄積する。生後まもなく腹部膨隆，肝脾の腫大があり，発達遅滞となり，3〜4歳で死亡する。神経症状がなく，生命予後の良好な型もある。

3 テイ-サックス病（GM2-ガングリオシドーシス）

　ヘキソサミニダーゼの欠損によって，中枢神経にGM2-ガングリオシドが蓄積する疾患である。乳児期の前半から易刺激性と発達遅滞，退行現象，痙攣がみられる。眼底に特異な変化を認める（cherry-red spot，赤色の斑がみられる）。治療法はない。本症は多種類のガングリオシド代謝異常症のうちの1病型である。

C　先天奇形症候群

1. ヌーナン症候群

　先天性心奇形，特異的顔貌，低身長，鎧状胸郭，精神発達遅滞などを特徴とする。時に胎児水腫，出血傾向や白血病もみられる。出生1000〜2500人に1人の割合で発生し，まれに親からの遺伝による場合もある。6割の症例ではRAS/MAPKシ

1 母性看護概論

2 正常な妊娠，産婦，褥婦および新生児の理解

3 妊婦，産婦，褥婦および新生児の看護

4 妊婦，産婦，褥婦および新生児にみられる異常

5 妊婦，産婦，褥婦および新生児の異常と看護

1 小児の看護概論

2 主な小児疾患

3 小児の多様な看護における看護

4 小児の看護技術と状況・状態・症状別看護

5 主な小児疾患患者の看護

グナル伝達経路を構成する遺伝子に異常が認められる。

2. マルファン症候群

　大動脈，骨格，眼，肺，皮膚などの全身の結合組織が脆弱になる遺伝性疾患。そのため大動脈瘤^{りゅう}，大動脈解離，高身長，側彎^{そくわん}，水晶体亜脱臼^{だっきゅう}，気胸などをきたす。手足や指が細くて長く（クモ様指趾），長身やせ型の体型が多い。5000 人に 1 人の割合で発生し，親からの遺伝が 3/4 を占める。FBN1 遺伝子，*TGF-β* 受容体遺伝子の異常が認められる。

D ハイリスク新生児

1 ハイリスク児とは

●**概念**　発育・発達過程において何らかの問題が生じる可能性がある児，さらには発育・発達支援が必要となる児。

1) **医学的ハイリスク要因**
　　①母体疾患による因子：糖尿病，甲状腺疾患，自己免疫疾患，心疾患，腎疾患，母体感染症。
　　②妊娠・分娩^{ぶんべん}による因子：妊娠中毒症，前期破水，胎盤の異常，羊水異常，分娩異常，多胎。
　　③新生児に関する因子：低出生体重児，早産児，子宮内胎児発育遅延，巨大児，分娩外傷，新生児仮死，呼吸障害，奇形。
　　④発育障害：身長，体重，性の発育異常。
　　⑤発達障害：運動能力，言語能力，社会的行動の障害。
　　⑥行動異常：注意集中困難，多動，不適応，攻撃性など。

2) **家庭環境に関するハイリスク要因**
　　①経済性：家庭の経済状態。
　　②家族構成：両親不在，夫婦関係の破綻など。
　　③育児性：親の知的障害，精神障害，薬物依存，育児不安など。

3) **社会環境に関するハイリスク要因**
　　①衛生環境
　　②環境汚染
　　上記に示すように，ハイリスク児のハイリスク要因は多岐にわたる。
　　ハイリスク要因を十分に理解し，すべての子どもが健康に育つように，小児医療関係者，母子保健関係者，行政担当者らが協力して，発育・発達支援，育児支援を行っていかなければならない。

E　胎芽病と胎児病

●**胎芽病**　胎芽の発育による正常胎児の基本形態は妊娠約 3 か月までに完成される。これ以前の胎児に対する薬剤や放射線，種々の感染症は，児に重大な形態，機能異常を呈し，胎芽病と表現される。サリドマイド服用による四肢奇形，多量の放射線による小頭症や奇形，母体の風疹感染による先天性風疹症候群（難聴，心奇形，先天白内障，血小板減少）のほか，サイトメガロウイルス，トキソプラズマ感染なども胎芽病の原因となる。

●**胎児病**　上記の胎芽病に対して，胎芽形成後の胎児に環境要因などが原因となり胎児病とよばれる先天異常が発生することがある。やはり感染症が問題であり，細菌としては梅毒やリステリアが，またトキソプラズマ，風疹，サイトメガロウイルス，ヘルペスウイルスなども経胎盤感染が成立し得る。化学物質としては水銀中毒（胎児水俣病）や，喫煙なども胎児病の原因となり得る。

Ⅲ　新生児の疾患

A　新生児の特徴

1　新生児とは

　出生し，妊娠中や分娩による児への影響が消失し，子宮内環境から子宮外環境への生理的な適応過程が完了するまでの期間を新生児期という。一般的には，出生時から日齢 27 日までの期間が新生児期とされる。新生児期はさらに日齢 6 日までの新生児早期と，それ以降の新生児後期に分けられる。急激な生活環境の変化に対する適応を必要とされる時期であり，様々な問題が生じやすい時期といえる。

2　呼吸器機能

　胎児の肺は肺水という液体で満たされており，出生後速やかに吸収され，空気に置き換わる。この過程が阻害されると，吸収遅延から呼吸障害を生じる。子宮外環境への適応過程の異常としてよくみられる。新生児の呼吸系の特徴として以下の項目があげられる。

　① 肺のガス交換面積が小さい
　② 気道が細い
　③ 胸郭が軟らかい
　④ 呼吸筋の筋力が弱い
　⑤ 呼吸中枢が未熟

1　母性看護概論
2　正常な妊娠・産婦・褥婦および新生児の理解
3　妊婦，産婦，褥婦および新生児の看護
4　妊婦，産婦，褥婦および新生児にみられる異常
5　妊婦，産婦，褥婦・褥婦および新生児の異常と看護
1　小児の看護概論
2　主な小児疾患
3　小児の多様な場における看護
4　小児の看護技術と状況・状態，症状別看護
5　主な小児疾患患者の看護

以上の理由から容易に呼吸不全に陥りやすいことに注意しなければならない。また，新生児の呼吸様式の特徴として，鼻呼吸と腹式呼吸がある。そのため，鼻づまりや腹部膨満により，呼吸障害を呈することがある。

3 循環器機能

出生後，胎盤を中心とする胎児循環から，新生児循環へと大きな変化が起こる。具体的には，①肺血管抵抗の低下，②胎盤循環の消失と体血圧の上昇，③卵円孔（らんえんこう）の閉鎖，④動脈管の閉鎖，⑤静脈管の閉鎖，⑥臍帯動脈（さいたい）の閉鎖である。これらの過程が障害されると，様々な問題が生じる。

4 消化器機能

吸啜（きゅうてつ）は在胎 20 週頃より観察されるが，有効な吸啜と嚥下（えんげ）が確立されるのは，在胎 32～34 週頃である。正常な新生児でも嘔吐（おうと）や誤嚥（ごえん）を生じやすく，哺乳状態の観察は重要である。通常，生後 24 時間以内に暗緑色の粘稠な胎便排出があり，4～5日のうちに正常な乳児便に移行する。生後 48 時間経過しても胎便が排泄（はいせつ）されない場合は，何らかの疾患を疑う必要がある。

5 肝機能と黄疸

ほとんどの新生児は，生後 2～3 日頃から皮膚の黄染，すなわち黄疸（おうだん）を認める。これは胎児ヘモグロビンの崩壊による間接型ビリルビンの産生と，肝での直接型ビリルビンへの抱合不全によると考えられ，生理的黄疸という。血中には間接型ビリルビンが増加する。溶血性黄疸などにより生じるあるレベル以上の黄疸は，ビリルビン脳症（核黄疸）による中枢神経障害を生じる危険がある。

6 腎機能

新生児の腎機能は未熟であり，水分や電解質の調節能力は低い。そのため，脱水や電解質異常に陥りやすい傾向がある。通常，初回排尿は 24 時間以内にみられる。新生児は，成人に比べて，間質液の割合が大きい。出生後，排尿や不感蒸泄（ふかんじょうせつ）により間質の水分が失われてゆき，生理的体重減少が生じる。

B 分娩時における外傷，出血，そのほかの症状

1. 分娩外傷

1 産瘤

分娩経過中の先進部に生じる浮腫性腫脹（ふしゅせいしゅちょう）で，多くは頭頂部にある。これは皮膚と骨膜との間に生じ，放置しても数日で消失する。

2 頭血腫

児頭が産道を通過する際に，外力により頭蓋骨の骨膜が剝離（はくり）し，出血が生じたものである。出生後 1～2 日で，波動を触れる腫瘤（しゅりゅう）となる。骨膜下の血腫であり，骨縫合を越えることはない。黄疸の原因となることがある。

通常，2～3 か月以内に自然吸収されるため経過観察が行われる。

3 **帽状腱膜下出血**

　頭皮下の帽状腱膜下の結合組織が外力により断裂して生じる出血で，吸引分娩に合併することが多い。出生後，数時間して頭部全体の腫脹として発症する。眼瞼や耳介前後に皮下出血が広がることもある。大量に出血し，輸血を必要とするような出血性ショックを発症することもある。黄疸の重症化にも注意が必要である。

4 **脊髄神経損傷**

　骨盤位分娩にまれに合併する。脊椎頸部（$C_5 \sim C_7$）における横断が多い。骨盤位分娩で児の頸部過伸展があると発症する危険性がある。

5 **腕神経叢麻痺**

　骨盤位分娩で頸部が強く伸展されたときや，肩甲難産で肩の娩出が困難なとき，特に上肢がバンザイ位となって娩出したときに多い。

　$C_5 \sim Th_1$ の脊椎の神経根部または腕神経叢が牽引または圧迫されて神経線維が損傷を受けて生じる上肢の弛緩麻痺である。上腕型（Erb 型）と前腕型（Klumpke 型）とがある。

　上腕型麻痺は，第 5，6 頸神経の損傷に基づくもので，肩の諸筋および前腕の屈筋と回外筋が麻痺して，上腕を挙上できないが，手指の運動は保たれる。予後は比較的良好で，3〜4 か月で回復することが多い。

　前腕型麻痺は，第 7，8 頸神経および第 1 胸神経の損傷による麻痺で，前腕と手指が麻痺する。前腕型の頻度は少ないが，上腕型より予後不良のことが多い。

6 **横隔神経麻痺**

　腕神経叢麻痺に合併することが多く，第 3〜5 頸神経根（$C_3 \sim C_5$）の損傷のために起こる。有効な腹式呼吸が消失して胸式となり，呼吸促迫とチアノーゼを伴うことが多い。患側の呼吸音が減弱し，X 線透視上，患側横隔膜が挙上して健側と反対の動きをする。

7 **顔面神経麻痺**

　通常，鉗子の圧迫により生じるが，まれに母体の仙骨の圧迫により自然分娩でもみられる。麻痺の多くは片側性で，麻痺側の眼瞼は開いたままで，患側鼻唇溝の消失と，啼泣時に口角が健側に引き攣れることで診断される。予後は良好で，多くは 2 か月以内に自然に治癒する。

2. 骨折

　鎖骨骨折が分娩による骨折のなかで最も多い。頭位分娩で肩甲の娩出時の頸部過伸展や，恥骨結合による圧迫により生じると考えられている。患側上肢の自発運動減少，モロー反射の左右差，患部の鎖骨連続性の消失などで気づかれるが，無症状のことも少なくない。通常は経過観察で治癒する。

　長管骨骨折では，上腕骨，大腿骨の骨折が多い。いずれも骨盤位分娩での発生率が高い。頭骨の骨折では，頭蓋内出血を伴えば重症となるが，単純な頭蓋骨折のみならば，ほとんど無症状である。頭血腫を合併することが多い。

1 母性看護概論

2 正常な妊婦・産婦・褥婦および新生児の理解

3 妊婦・産婦・褥婦および新生児の看護

4 妊婦・産婦・褥婦および新生児に対応する医療

5 妊婦・産婦・褥婦および新生児の異常と看護

1 小児の看護概論

2 主な小児疾患

3 小児の多様な場における看護

4 小児の看護技術と状態・症状別看護

5 主な小児疾患患者の看護

3.　新生児の出血

　　新生児の出血は外力などによるいわゆる"出血"や，易出血性に基づくものがあるが，ここでは一括して記述する。

1　頭蓋内出血

1)　硬膜下出血

　　成熟児にみられ，頭蓋（とうがい）が過度の変形をきたし，硬膜下腔（こうまくかくう）の架橋静脈が破綻（はたん）することで生じる。鉗子分娩（かんしぶんべん）や吸引分娩に合併することが多い。

2)　クモ膜下出血

　　成熟児に発症することが多く，分娩外傷や脳梗塞（のうこうそく）後にみられることが多い。

3)　脳室上衣下出血・脳室内出血

　　早産児にみられ，脳室上衣下層の血管組織の脆弱性により，同部位に出血を認めることがある。進展すると，脳室内に穿破（せんぱ）し，脳室内出血へと進展する。脳室内出血では2次的に水頭症を合併することもある。

4)　脳実質内出血

　　成熟児では，分娩外傷，脳梗塞後，低酸素性虚血性脳症に合併することが多い。早産児では，脳室内出血が進展した場合にみられることが多い。

2　副腎出血

　　分娩時の外傷が原因であることが多い。出血による貧血や，副腎不全による血糖や電解質の異常，ショックがみられることがある。無症候性の場合も多く，遷延（せんえん）する黄疸（おうだん）が主症状のケースもある。腹部超音波検査が診断に有用である。

●**ビタミンK欠乏による消化管出血**　生後数日頃に下血と吐血が出現する。新生児は生理的にビタミンK欠乏状態にあり，ビタミンK依存性の血液凝固因子の合成が阻害され，出血傾向となる。ビタミンKが出生時にルーチン投与されるようになってから，発生頻度が減少した。現在では，生後3か月までの継続投与が推奨されるようになった。

●**仮性メレナ**　出生時に母体血液を児が飲み込んだために吐物や便に血液が混じっていることがあり，本来の消化管出血とは区別が必要である。

●**そのほかの消化管出血**　出生時のストレスが誘因となる急性胃粘膜病変による胃出血，血友病や母体特発性血小板減少性紫斑病（しはん）（ITP）に合併する凝固線溶系の異常に起因する消化管出血，消化管の感染による下血，壊死性腸炎（えしせい）や腸重積などの腸管の虚血性変化に伴う下血などがみられる。最近では，消化管アレルギーに伴う下血や吐血が増加している印象がある。

　　また，全身状態良好な新生児の便に少量の血便が混じることはよく観察される。直腸や肛門（こうもん）周囲の粘膜からの出血であることも多く，治療を必要としない。

4.　胎便吸引症候群（MAS）

●**概念**　子宮内で胎便を排泄（はいせつ）した児が，出生前後に胎便で汚染された羊水を吸引し，

呼吸障害を呈する疾患である。

●**原因**　胎児が子宮内で，種々の原因により低酸素状態にさらされると，腸管の蠕動亢進と肛門括約筋の弛緩が起こり，胎便が排泄される。また，胎児は低酸素状態にさらされると，あえぎ呼吸を始め，胎便で汚染された羊水を吸い込んでしまう。在胎 36 週以前では，排便反射が確立されていないため，早産児に少なく，過期産児に多くみられる。

●**症状**　多呼吸やチアノーゼなど，種々の程度の呼吸障害を認め，臍帯や胎児の皮膚，爪などが黄染されている。新生児仮死を合併することも多い。

●**治療**　保育器に収容して酸素投与を施行する。重症度に応じ，人工呼吸管理，人工肺サーファクタントによる肺の洗浄や補充療法，一酸化窒素吸入療法が必要となる。

C　新生児の適応障害

　新生児の適応障害とは，子宮内環境から子宮外環境への適応過程がうまく進まないために起こる症候の総称である。

1.　新生児仮死

●**概念**　新生児仮死には，以下の概念がある。
　①出生時の呼吸・循環不全を主徴とする症候群である。
　②生後 1 分，5 分のアプガースコア 6 点以下を新生児仮死といい，特に 3 点以下を重症新生児仮死という。
　③後遺症として，神経発達障害をきたすことがある。重症例では死亡することもある。

●**原因**　出生時の呼吸・循環不全は，胎児期および分娩中の低酸素血症が原因であることが多い。原因は多岐にわたる。
　①母体側の原因：母体の基礎疾患（心疾患，腎疾患，糖尿病など），ショック状態，薬物使用（全身麻酔など）
　②新生児側の原因：胎児ジストレス（子宮内の胎児の呼吸や循環機能が障害された状態，胎児機能不全），過期産児，早産児，子宮内発育遅延，多胎，奇形症候群，神経筋疾患
　③胎盤・臍帯：妊娠高血圧症候群，遷延分娩，常位胎盤早期剝離，臍帯脱出，回旋異常

●**治療**　重症度に応じて治療を行う。

●**重症新生児仮死の場合**　様々な臓器が低酸素虚血状態に陥り，以下の機能不全を引き起こす。
　①呼吸障害：自発呼吸がみられない場合では，肺水吸収遅延が起こり，呼吸障害を合併することが多い。胎便吸引症候群を合併すると，呼吸障害はさらに重症化する。人工呼吸管理や人工肺サーファクタントによる肺洗浄・補充療法が必

1 母性看護概論

2 正常な妊婦・産婦・褥婦および新生児の理解

3 妊婦・産婦・褥婦および新生児の看護

4 妊婦・産婦・褥婦・新生児にみられる異常

5 妊婦・産婦・褥婦と新生児の異常と看護

1 小児の看護概論

2 主な小児疾患

3 小児の多様な場における看護

4 小児の看護技術と状況・状態・症状別看護

5 主な小児疾患患者の看護

要となる。

②循環障害：心臓が低酸素状態に陥ると，心不全を発症する。カテコールアミンや血管拡張薬などの循環作動薬の投与が必要となる。また，低酸素血症やアシドーシスにより，肺血管抵抗の上昇を招き，新生児遷延性肺高血圧を発症することがあり，血管拡張薬や一酸化窒素吸入療法を必要とすることがある。腎臓の障害により，排尿がみられなくなることもある。

③神経障害：脳が低酸素虚血状態に陥ると，成熟児では低酸素性虚血性脳症，早産児では脳室周囲白質軟化症を発症する。脳保護のために，脳低温療法が行われる場合もある。脳低温療法は，脳温を低く保つことで，神経細胞壊死を抑制したり，脳浮腫の進行を防止したりする治療である。

2.　新生児一過性多呼吸

●**概念**

①出生直後より持続する多呼吸を主訴とし，チアノーゼや陥没呼吸はごく軽度で，数日で軽快する疾患である。

②新生児の呼吸障害のなかでは最も頻度の高いものである。

③呼吸窮迫症候群や肺炎，気胸との鑑別が必要である。

④症例によっては，補助呼吸や人工呼吸管理が必要となることもある。

●**原因**　胎児の肺は肺水という液体で満たされており，出生後速やかに吸収され，空気に置き換わる。この過程が阻害されると，吸収遅延から呼吸障害を生じる。肺水吸収のメカニズムが阻害される以下の疾患は，新生児一過性多呼吸のリスク因子である。

①帝王切開児：肺水吸収のシステムを促進する陣痛がない。

②新生児仮死：肺水吸収メカニズムの一つである自発呼吸が不十分。

③多血症・胎児水腫：静脈圧が高く，リンパ系・静脈系への肺水吸収が遅れる。

●**治療**　呼吸数が多い割には軽度の呻吟以外，チアノーゼや陥没呼吸は少なく，経過観察か酸素投与で，2～3日で軽快することが多い。時に補助呼吸や人工呼吸管理が必要となる重症例も存在する。

3.　新生児黄疸

●**黄疸とは**　ビリルビンによる皮膚の黄染をいう。黄疸はすべての新生児に多かれ少なかれ認められ，そのほとんどが子宮内環境から子宮外環境への適応過程の生理的現象と考えられている（新生児生理的黄疸）。

ビリルビンが生理的範囲を超えて上昇する場合は，病的黄疸というが，その原因は多岐にわたる。ABO血液型不適合，Rh不適合，多血症，帽状腱膜下血腫，母乳性黄疸などの頻度が高い。そのほか，肝炎による黄疸や胆道閉鎖症に伴う閉塞性黄疸などがあり，治療法が異なるため鑑別を要する。

●**黄疸の原因**　黄疸の原因としては以下がある。

①肝前性（溶血の亢進）：血液型不適合，球状赤血球症などの赤血球形態異常，赤血球酵素の異常，多血症，帽状腱膜下血腫

②肝性：肝炎，代謝性疾患

③肝後性（閉塞性黄疸）：先天性胆道閉鎖症，新生児肝炎

1　新生児生理的黄疸

　　赤血球の崩壊によってヘモグロビンから生じた間接型ビリルビンは，肝でグルクロン酸抱合されて水溶性の直接型ビリルビンとなり，胆道から腸管へ排泄される。正常新生児では過剰な血液の崩壊（溶血）と肝の未熟性によって，ほとんどの例で生後2～4日以降，皮膚の黄染がみられる。新生児生理的黄疸である。

　　ほとんど無症状で治療を要しないが，ある程度以上の黄疸はビリルビン脳症（核黄疸）の危険があり，特に未熟児，仮死産児，感染症罹患児などのハイリスク児では注意を要する。このため一定値以上の黄疸に対しては，日齢を考慮して，間接型ビリルビンを親水性に変える光線療法を施行する。光線療法は，病的黄疸にも適応がある。

2　病的黄疸

●**病型**　病的黄疸には以下の3つの型がある。

①早発黄疸：生後24時間以内に肉眼的黄疸が認められる。

②重症黄疸：ビリルビン値が正常域を超えて高値を示す。

③遷延黄疸：黄疸が長引き遷延する。

1）　ABO 血液型不適合による黄疸

●**原因**　母親と児のABO血液型が一致しない場合，児の血液に含まれる赤血球抗原が母親の免疫を刺激して抗体を産生し，その抗体が胎盤を通過して，胎児に移行し溶血を起こす。

●**臨床像**　母親がO型で児がA型あるいはB型のときにABO血液型不適合の溶血が発症する。早発黄疸として発症するが，一般的に後述するRh血液型不適合ほど重症化しない。

●**治療**　光線療法が中心となるが，重症例では免疫グロブリン療法や交換輸血が必要となる。

2）　Rh 血液型不適合による黄疸

●**原因**　Rh不適合は一般的にD抗原に対する不適合を意味する。Rh血液型不適合は母体がRh（－）で，児がRh（＋）の場合，児の血液が母体を感作して，抗体を産生し，その抗体が胎盤を通過して児に移行し，溶血を起こす。

●**臨床像**　ほとんどの症例は2回目の妊娠の際に発症するが，5％の頻度で初回妊娠の発症もみられる。早発黄疸として発症するが，ABO血液型不適合に比較して重症化することが多い（重症黄疸）。胎児期に高度の貧血を起こす症例もあり，胎児心不全や胎児水腫を発症し，子宮内死亡に至る場合もある。

●**治療**　重症度に応じ，光線療法，免疫グロブリン治療，交換輸血が行われる。

1　母性看護概論

2　正常な妊婦・産婦・褥婦および新生児の理解

3　妊婦，産婦，褥婦および新生児の看護

4　妊婦，産婦，褥婦および新生児にみられる疾患

5　妊婦，産婦，褥婦および新生児の異常と看護

1　小児の看護概論

2　主な小児疾患

3　小児の多様な場における看護

4　小児の看護技術と状態・症状別看護

5　主な小児疾患患者の看護

3) 母乳性黄疸

　　母乳栄養の児に遷延する黄疸が比較的高頻度でみられることがある。早発黄疸ではなく，日齢7〜10日頃から徐々に黄疸が増強し，1か月健診を超えて生後2か月頃まで持続する遷延黄疸として発症する。原因は不明な点があるが，母乳中に含まれるプレグナンジオール（プロゲステロンの代謝産物）が肝臓でのグルクロン酸抱合を抑制するためと考えられている。母乳を中断することで改善するが，母乳性黄疸のみでビリルビン脳症を発症する可能性は少ないと考えられており，治療としての母乳中止の必要はない。

4. 新生児メレナ（ビタミンK欠乏症）

● **概念**　ビタミンKは凝固因子の産生に必要な栄養素で，ビタミンK欠乏により，プロトロンビンやそのほかのビタミンK依存凝固因子の濃度が低下し，血液凝固が不完全となり，出血を招く。

● **分類**　以下のように分類される。

　　①新生児ビタミンK欠乏性出血症：出生後7日までに発症する。

　　②乳児ビタミンK欠乏性出血症：出生後7日以降に発症する。

● **病因**　合併症をもたない新生児がビタミンK欠乏に陥りやすい理由を以下に示す。

　　①ビタミンKは胎盤移行性が悪く，出生時の備蓄が少ない。

　　②腸内細菌叢が形成されていない。

　　③母乳のビタミンK含有量は少ない（母乳 2.5μg/L，牛乳 5000μg/L）。

　　④新生児の肝臓はプロトロンビン合成に関して未熟である。

● **臨床像**　出血症状は日齢2〜4日に起こることが多い。合併症をもつ新生児，ビタミンK吸収障害をもつ母親から出生した児，ワルファリンカリウムや抗てんかん薬を内服していた母親から出生した児では，出生後24時間以内に発症することもある。出血部位は，皮膚と消化管が多く，出血斑，胃出血・吐血，下血がみられることが多い。

● **治療**　以下のような治療が行われる。

　　①治療的投与法：ビタミンK製剤 1mg を静注する。重症例には新鮮凍結血漿 10〜15mL/kg の輸注を併用する。最重症例には第IX因子複合体濃縮製剤の併用を検討する。

　　②予防的投与法：1回目は哺乳確立後に経口的にビタミンK₂シロップ 1mL （2mg）を投与する。2回目は生後1週間または産科退院時にビタミンK₂シロップを1回目と同様に投与する。3回目は1か月健診時に同様に投与する。ガイドラインでは，留意点として，同投与法では予防が不完全であるため，出生後3か月まで週1回投与を継続する方法も推奨されている。

D　新生児の感染症

　新生児は免疫能が未熟で，容易に感染が成立し，急速に重症化する。また，感染症状が出にくく，診断も難しい。感染症に対しては，十分に注意を払うことが重要であり，感染予防行動に努めなければならない。

1.　先天性母子感染症

　胎盤は児と母体間のバリアで，母体に菌血症やウイルス血症が起こっても児に感染が及ぶことは少ない。しかし，トキソプラズマ（Toxoplasma），風疹ウイルス（Rubella），サイトメガロウイルス（Cytomegalovirus），単純ヘルペスウイルス（Herpes simplex），梅毒（Treponema pallidum）などは，経胎盤的に胎児に感染を起こす。これらの先天性感染症を総称して，TORCH症候群とよぶ。

1　トキソプラズマ

　感染のリスク因子は加熱不十分な肉類の摂取，猫との接触，土との接触，海外旅行などである。トキソプラズマ感染では，母親は無症状であることが多く，時に頸部リンパ節腫脹や発熱を伴う。母体の初感染により，先天性トキソプラズマ症を起こすことがある。妊娠初期（〜14週）の初感染では胎児感染率は低いが（10%未満），症状は顕性化・重症化しやすい。妊娠中期・後期では感染率は高くなるが（妊娠15〜30週：約20%，31週以降：60〜70%），症状は不顕性や軽症が多い。

　症状には，流産，死産，脳内石灰化，水頭症，脈絡膜炎，精神運動発達遅滞などがみられる。

2　風疹

　風疹は2〜3週間の潜伏期を経て発症し，発熱，発疹，リンパ節腫脹をきたすが，10〜20%は不顕性感染に終わる。妊婦が妊娠初期に風疹に初感染すると，児に先天性風疹症候群を起こすことがある。妊娠6か月以降の初感染では発症しない。症状には，難聴，白内障などの眼症状，先天性心疾患などがみられる。近年，成人の風疹感染の流行に伴い，先天性風疹症候群の増加が懸念されている。

3　サイトメガロウイルス

　最も高頻度に胎内感染を起こし，神経学的後遺症を残す。母親が妊娠初期に初感染を起こすと，約40%が胎児感染に至る。胎児感染例の10〜15%が症候性となり，85〜90%が無症候性で出生する。症状には，子宮内胎児発育遅延，胎児水腫，肝脾腫，肝機能異常，小頭症，脳室拡大，脳内石灰化，紫斑，血小板減少，貧血，黄疸，白内障，難聴，精神運動発達遅滞などがある。近年，妊婦のCMV抗体保有率が低下しており，先天性サイトメガロウイルス感染症が増加することが危惧されている。

4　単純ヘルペス

　胎内感染による先天感染症と産道感染による新生児ヘルペスがある。先天感染は

非常にまれであり，臨床的に問題となるのは新生児ヘルペスである。成人のヘルペスウイルス感染症は，口唇や外陰部にヘルペス水疱が出現し，重篤な全身感染に至ることはまれであるが，免疫能が未熟である新生児がヘルペスウイルスに感染した際には，重症化しやすく高い死亡率・後遺症合併率を示す。母体外陰部にヘルペス水疱を認める場合には帝王切開による分娩が勧められる。

2. 新生児の敗血症・髄膜炎

●**背景** 新生児の免疫能は未熟であり，感染症の発症率は高く，またいったん発症すると容易に敗血症に至る。新生児では敗血症に髄膜炎を合併することも少なくなく，臨床的にも両者を鑑別しにくいので，敗血症と髄膜炎は同時に取り扱われることが多い。

●**原因** 以下に早発型，遅発型それぞれの原因をまとめた。

①早発型：子宮内での血行感染，上行感染および出生時の産道感染が主な感染経路である。母体の子宮感染や前期破水などの誘因があることも多い。原因菌は産道の常在菌であるB群溶血性レンサ球菌（GBS）や大腸菌が多い。一般的に劇症型で死亡率も高い。

②遅発型：出生後の周囲環境（母体・医療従事者・ほかの新生児）からの水平感染が主な感染経路である。新生児集中治療室（NICU）で入院治療中の児に多くみられ，カテーテルや気管挿管チューブなどが感染経路となることが多い。原因菌は，黄色ブドウ球菌，コアグラーゼ陰性ブドウ球菌，グラム陰性桿菌などが多い。院内感染として医療従事者には感染予防が重要である。

●**症状** 非特異的で，はっきりしないことが多い。哺乳力低下，皮膚色蒼白，筋緊張低下，不穏，発熱，低体温，無呼吸，多呼吸，陥没呼吸，腹部膨満，嘔吐，血便，代謝性アシドーシス，高血糖，低血糖などがみられる。髄膜炎を併発しても，大泉門の膨隆や項部硬直はみられないので，髄膜炎を疑う際には，腰椎穿刺のうえ髄液検査を行う必要がある。

●**治療** 起因菌に感受性のある抗菌薬の投与が基本である。また，可能な限り早期に投与を開始する。

3. 臍の感染

1 臍炎

臍とその周囲に細菌感染が及び，炎症が広がった状態をいう。通常は消毒と抗菌薬含有軟膏の塗布で改善するが，程度によっては，抗菌薬の内服や静注が必要となる。重症化すると，感染が深部に波及し壊死性筋膜炎から敗血症に至るものもあるので，早期の治療が望ましい。

臍帯脱落後にみられる肉芽組織の過増殖を臍肉芽種という。感染源となる場合があるので，経過観察を要する。

4.　新生児眼炎（新生児結膜炎）

●**概念**　新生児結膜炎は，化学性刺激または病原微生物に起因する眼からの排膿である。

●**原因**　細菌やウイルス感染が原因であることが多い。最も多いのはクラミジア眼炎（クラミジア・トラコマチスにより生じる）である。母体のクラミジア感染に合併し，主な感染経路は産道感染である。淋菌眼炎は，頻度は低いが，失明することもあり注意を要する。

●**治療**　起因菌に感受性のある抗菌薬投与が基本となる。予防的に抗菌薬の点眼をルーチンとして行う施設も多い。

5.　皮膚の感染症（新生児 TSS 様発疹症）

●**概念**　主にメチシリン耐性黄色ブドウ球菌（MRSA）が産生するスーパー抗原性毒素（TSST-1）による。新生児期早期にみられる発熱・発疹・血小板減少を 3 主徴とする。

●**症状**　主な症状を以下にまとめる。
　　①発熱：初発症状として多い。早産児では発熱は少ない。
　　②発疹：麻疹様，ないしは中毒疹様で融合傾向がある。色素沈着なし。
　　③血小板減少：発症時には存在する。2 ～3 病日で最低値になる。
　　④そのほか：全身状態は比較的良いことが多い。C 反応性たんぱく（CRP）は軽度陽性が多い。

●**治療**　自然治癒傾向があるので，全身状態が良い場合は無治療で経過をみる。全身状態が不良である場合には，バンコマイシンの投与を行う。

6.　カンジダ性皮膚炎

　おむつかぶれとの区別が難しい疾患で，カンジダという真菌による皮膚炎である。外陰部に発赤や発疹を認め，通常の副腎皮質ステロイド含有軟膏では改善せず，抗真菌薬含有軟膏が有効である。予防には，外陰部を清潔にし，極力乾燥した環境をつくることが重要である。

E　低出生体重児（未熟児）と疾患

1　低出生体重児とは

　出生体重 2500g 未満の児を低出生体重児とよび，なかでも 1500g 未満の児を極低出生体重児，1000g 未満の児を超低出生体重児とよぶ。

　一般に，出生体重が軽いほど未熟であるといえるが，同じ体重でも子宮内胎児発育遅延の合併などで，在胎週数が異なれば，問題となってくる疾患の頻度や重症度も異なってくる。

　この項では，早産に伴う低出生体重児，特に極低出生体重児に焦点を当てて，未熟性に起因する様々な問題点について述べていきたい。

2　呼吸窮迫症候群

　肺サーファクタントの欠乏に起因する呼吸障害である。肺サーファクタントは肺胞Ⅱ型上皮細胞から分泌され，肺胞が虚脱するのを防止している。

　胎生 34 週以降はほとんどの新生児において分泌が開始される。それ以前の早産児では，この肺サーファクタントが分泌されておらず，出生後肺胞が虚脱し，多呼吸，陥没呼吸，呻吟，チアノーゼなどの呼吸障害が出現する。治療は，人工肺サーファクタントの補充療法が基本である。

3　慢性肺疾患

　日齢 28 日を過ぎても酸素を吸入しないと血中酸素濃度を維持できない場合に慢性肺疾患と診断される。気管支肺異形成とウィルソン・ミキティ（Wilson-Mikity）症候群が主なものである。

　気管支肺異形成は，早産児の未熟な肺に発症し，呼吸窮迫症候群が先行し，長期の人工呼吸管理や酸素投与などが誘因となる。ウィルソン・ミキティ（Wilson-Mikity）症候群は胎内での子宮内感染による炎症との関連が強く疑われている。

●治療　早期の人工呼吸管理からの離脱，酸素投与，水分制限，利尿薬投与，吸入ステロイド薬投与など，対症療法が中心となる。ステロイド全身投与は有効な治療法であるが，中枢神経系への副作用が懸念され，近年では重症例に限り行われている。

4　無呼吸発作

　無呼吸発作とは，一般に① 20 秒以上の呼吸停止，または② 20 秒以下の呼吸停止でも徐脈やチアノーゼを伴う場合と定義される。原因は様々であるが，早産児においては呼吸の調節を行う呼吸中枢の未熟性が主因である。

●治療　アミノフィリン，カフェイン，ドキサプラムなどの薬物治療が基本となる。重症例では人工呼吸管理を要する。通常，週生 34～35 週頃には自然に軽快する。

5　脳室周囲白質軟化症（PVL）

　脳室周囲白質軟化症（PVL）は，在胎 32 週以前の早産児の脳室周囲白質部に起こる虚血性病変である。この部位は，早産児では血管形成が不十分で虚血の起こりやすい部位である。PVL の好発部位は錐体路に当たり，小さな病変でも脳性麻痺を発症する危険性がある。

6　未熟児網膜症

　網膜血管形成は胎生 15 週頃に視神経乳頭から始まり，40 週前に完了するため，早産児ではまだ血管形成が完了していない。出生後，異常な血管形成が行われ，重症例では網膜剝離を起こし，弱視・失明に至る。大多数は軽症で，しだいに血管が進展し自然治癒するが，重症では網膜光凝固術などの治療が必要となる。

7　未熟児貧血

　未熟児貧血は，未熟児早期貧血と未熟児後期貧血に分けられる。未熟児早期貧血は，低出生体重児において生後 3～12 週頃にみられる。エリスロポエチン産生が

鈍く，赤血球産生が循環血液量の増加や採血量に追いつかないことが主因と考えられている。未熟児後期貧血は，生後 3 か月以降にみられる。鉄欠乏が主因である。治療には，鉄剤やエリスロポエチンの投与が行われる。

8 低血糖症

　新生児の低血糖症には様々な原因が存在するが，低出生体重児においては，糖の蓄積が少ないことが主因と考えられている。通常，インスリン分泌は抑制されている。そのため，治療はブドウ糖の投与が有効である。痙攣などの神経症状がみられた場合には，後遺症が残るリスクが高まるため，低血糖症のリスクが存在する場合には血糖測定を行い，予防に努める必要がある。

F　過期産児

●**過期産とは**　在胎 42 週 0 日を過ぎても陣痛が発来せず，分娩に至らないものをいう。過期産は正常妊娠と比較して児の死亡率がやや増加するため，ハイリスクといえる。

　以下にハイリスクである理由を示す。
　①羊水過少に伴う臍帯圧迫の増加
　②羊水混濁が多く，胎便吸引症候群のリスクが高まる
　③子宮内胎児発育遅延を合併している児はさらにハイリスクである

●**治療**　妊娠中は胎児の状態の評価を慎重に行う。必要があれば，分娩誘発を考慮し，場合によっては帝王切開が必要となることもある。出生児の多くは正常児であるが，新生児仮死や胎便吸引症候群を合併した場合には，集中治療が必要となる。

G　子宮内発育遅延児と SFD 児

●**概念**　子宮内胎児発育遅延（intrauterine growth restriction：IUGR）と SFD（small for date）児は，子宮内の胎児発育が遅延している状態を表す。

●**胎内での評価**　子宮内胎児発育遅延（IUGR）は，胎児の諸計測をし，胎児標準発育曲線との比較を行う。－ 1.5SD 以上小さい場合，IUGR と判定する。

●**出生後の評価**　日本人の在胎別出生時体格基準値と比較して以下を評価する。
　① SFD 児（small for date）：身長・体重ともに 10 パーセンタイル未満。
　② LFD 児（light for date）：体重が 10 パーセンタイル未満。

●**分類**　IUGR の原因は一様ではなく，胎児自身の発達能（染色体異常，TORCH 症候群など），母体の健康状態（妊娠高血圧症候群，喫煙など）や子宮－胎盤－臍帯機能などの胎児養育環境などが関与している。在胎週数相当の発育が得られない場合には，その原因としてどのような機序が考えられるか，評価する必要がある。

●**臨床像**　IUGR は胎児期には胎児心拍の異常を起こしやすく，出生時には新生児仮死のリスク因子となる。出生後は低血糖，低カルシウム血症，多血症，血小板減少，

心不全などに陥りやすく，精神運動発達遅滞の発症率も高いことから，周産期を通じて注意を払う必要がある。

H 双胎間輸血症候群

●**概念** 双胎妊娠では単胎妊娠と比較して様々な合併症のリスクがある。また，膜性により合併症のリスクも異なる。双胎間輸血症候群は一絨毛膜双胎に発症する両児間の血流不均衡に起因する症候群である。

●**原因** 一絨毛膜双胎の胎盤では両児間に血管吻合が存在し，シャント血流が発生している。通常はこのシャント血流は平衡状態にあり，病的な状態にはならない。しかし，この平衡状態が破綻し，シャント血流の不均衡が生じると，供血児は過小な循環血流となり，受血児は過大な循環血流となる。

●**臨床像** 典型的な症状を以下に示す。
　①供血児：羊水過少，体重増加不良，子宮内胎児発育遅延，胎児死亡，貧血，低血圧，乏尿・腎不全
　②受血児：羊水過多，体重増加，胎児水腫，胎児死亡，多血，高血圧，多尿，心不全

　発症までの期間が短い場合，上記のような体重差や，明らかな貧血と多血の違いを認めないことがある。

　また，生存例では，供血児・受血児どちらにも精神運動発達遅滞や脳性麻痺などの後遺症を発症するリスクがあり，長期的なフォローアップを必要とする。

IV 成長・発育の障害

1. 低身長症

●**定義** 同性同年同月齢児の標準身長の− 2SD を下回る場合を低身長とする。
●**診断** 低身長の診療では成長ホルモン分泌不全性低身長症，ターナー症候群，甲状腺機能低下症などの治療が必要な疾患であるかどうかを見分ける必要がある。低身長の正確な評価および成長曲線を用いた経時的変化の評価が重要である。

2. 高身長症

●**定義** 同性同年同月齢児の標準身長の＋ 2SD を上回る場合を高身長とする。
●**診断** 社会的に支障となることは少ないが種々の合併症候を伴うことがあるため，適切に疾患を見つけ対応する必要がある。指間長を測定しプロポーションがとれているか，また手根骨 X 線検査で骨年齢が亢進していないかなどをチェックし，異

常を認めれば精査が必要である。

3. 肥満

●**病態・症状**　エネルギー摂取と，その消費間のポジティブバランスによって，保存エネルギーとしての脂肪が蓄積した状態である。年齢別，性別，身長別標準体重から算出した肥満度を判定に用いる。幼児では 15% 以上，学童以降では 20% 以上を肥満という。過食，運動不足により，摂取たんぱくや脂肪，特に過剰糖質がインスリンなどの作用で中性脂肪となって脂肪細胞内に取り込まれた状態である。この結果 2 型糖尿病，脂質異常症，高血圧といった生活習慣病の原因となり，動脈硬化を促進し，将来的に脳卒中や心筋梗塞を起こすリスクを高める。

●**分類**　基礎疾患のない**単純性肥満**と，クッシング症候群，甲状腺機能低下症（クレチン症など）などの疾患でみられる**症候性肥満**がある。

●**治療**　症候性肥満は原疾患の治療を行う。幼児以降の単純性肥満に対しては，朝食の欠食，夜型の生活，長時間座ってゲームをするなどの生活習慣の改善を促す。糖質の過剰摂取は控え，かつ年齢相当の必要エネルギー摂取とし，これで効果がなければ摂取制限（必要エネルギーの 90% 程度）を行う。

4. 乳児栄養障害

1 栄養の生理

　小児，特に乳児にあっては現状の身体の保持はもちろん，さらなる成長・発達を遂げなければならない。そのためには，栄養の摂取が重要となる。栄養の生理には，①食事の摂取（質と量），②消化吸収，③利用（中間代謝すなわちエネルギー産生，栄養素の体組織への取り込み）の順序があり，これらが適切に行われて初めて発育が順調に進む。この三者が互いに平衡を保っていない場合に**栄養障害**が起こる。

　幼児期については肥満度− 15% 以下を「やせ」，− 20% 以下を「高度やせ」とし，学童期は肥満度− 20% 以下を「やせ」，− 30% 以下を「高度やせ」とする。

2 栄養障害の原因

　　①**摂取エネルギー不足**：母乳，ミルクの不足といった供給不足や，脳性麻痺，先天性心疾患，染色体異常などの基礎疾患に伴う経口摂取困難による。

　　②**摂取エネルギーの喪失**：胃腸炎などの感染症，胃食道逆流症，肥厚性幽門狭窄症などの消化器疾患に伴う嘔吐，下痢。

　　③**消費エネルギーが多い**：甲状腺機能亢進症や慢性疾患，感染症などで代謝が亢進した状態。

　　④**吸収した栄養が利用できない**：先天代謝異常症，糖尿病などの代謝異常症。

3 乳児の栄養障害とやせ

●**やせ（発育不全）とは**　低体重あるいは体重増加不良の状態を指す。器質的疾患など特定の疾患が同定される**症候性のやせ**と，基礎疾患や健康障害を伴わない**体質性のやせ**に分類される。症候性のやせでは体重だけでなく身長の伸びが悪いことが多

1 母性看護概論

2 正常な妊婦，産婦，褥婦および新生児の理解

3 妊婦，産婦，褥婦および新生児の看護

4 新生児に求められる環境

5 妊婦，産婦，褥婦と新生児の異常と看護

1 小児の看護概論

2 主な小児疾患

3 小児の多様な場における看護

4 小児の看護技術と状況・状態・症状別看護

5 主な小児疾患患者の看護

く，また発達の遅れを伴うこともあるので見逃さないよう原因検索を行う。

●**やせの評価**　身長，体重，頭囲を計測するとともに母子手帳などの記録から成長曲線を作成する。体重増加不良や体重減少を早期に発見することが重要である。乳幼児期は**カウプ指数 14 以下**をやせと判定するが，3 か月齢以前は数値が低いため用いない。体重増加が悪くなり成長曲線が横向きになってきたら必ず原因検索を行う。診察では，全身的な診察に加え，親子関係の様子にも注意し，虐待を見逃さないようにする。

●**治療と対応**　器質的原因疾患があればその治療を行う。摂取エネルギー不足がある場合，食べる量や内容に問題があれば栄養士による栄養指導を行う。高度のやせがあるときや養育環境に問題がある場合は入院して哺乳の状態や食事摂取量を観察する。入院して体重増加が認められれば家庭で食べられない原因を探り，適切に是正できるようにする。哺乳や食事摂取量が十分であるにもかかわらず体重増加がない場合は，再度，器質的原因疾患の検索を行う。

5. ビタミン欠乏症とビタミン過剰症

　　ビタミンは必須の栄養素であるため，成人においても不足すれば欠乏症状が現れるが，成長・発育しつつある小児にとっては，不足による欠乏症状がより高度に現れる。また，ある種のビタミンは過剰症が問題となる。

1 ビタミン D 欠乏性くる病

●**原因**　ビタミン D は，腸管からのカルシウムとリン吸収を促進し，肝臓と腎臓で

表 2-1 ● ビタミン欠乏症と過剰症

ビタミン名	欠乏症	過剰症
ビタミン A	原因：胆汁欠乏，肝障害，下痢症，急性感染症など 症状：夜盲症，角膜乾燥症，易感染，吸収障害	症状：頭蓋内圧亢進による悪心・嘔吐（急性中毒），食欲不振，脱毛（慢性中毒）など
ビタミン D	原因：未熟児，ビタミン D 摂取不足，日光浴不足 症状：くる病，骨軟化症，テタニー性痙攣など	症状：悪心・嘔吐，不機嫌，石灰沈着
ビタミン K	原因：母乳栄養児，抗菌薬投与，脂肪吸収障害 症状：出血，新生児メレナ	症状：溶血，高ビリルビン血症，核黄疸
ビタミン B₁	原因：食事摂取障害，吸収障害 症状：脚気，乳酸アシドーシス，ウェルニッケ脳症，心不全など	なし
ビタミン B₂	原因：食事摂取障害，吸収障害，腸管における合成障害 症状：口角炎，舌炎，皮膚炎など	なし
ビタミン B₆	原因：通常摂取でも起こることがある 症状：皮膚炎，多発神経炎	なし
ビタミン B₁₂	原因：菜食主義，吸収障害，胃切除後 症状：悪性貧血，末梢神経障害など	なし
葉酸	原因：食事摂取障害，吸収障害，腸管切除後 症状：巨赤芽球性貧血，舌炎	なし

代謝活性化されて働く。**くる病**は，ビタミンD欠乏によるカルシウムとリンの代謝障害であるが，その障害は主に骨変化として現れる。

●**症状**　肋骨念珠，長管骨骨端の腫脹や胸郭の変形がみられる。さらにО脚など下肢の変形が起こるとともに，生歯の遅延や大泉門閉鎖が遅れる。筋緊張の低下，低カルシウム血症による痙攣も認められる。骨端Ⅹ線像は特徴的で，骨幹端の杯状変形，骨質の石灰化の不良像がみられる。

●**治療**　ビタミンDを投与する。

●**ビタミン欠乏症と過剰症**　ビタミン欠乏症，過剰症を表2-1に記す。

Ⅴ　呼吸器系の疾患

A　小児の主な呼吸器疾患と症状

1　呼吸器のしくみ

　呼吸器は外界から酸素を取り込み，二酸化炭素を排出するガス交換の働きをもった器官であり，効率的なガス交換のために常に外部と交通している。そのため，空気中の病原微生物や異物と接触する機会も多く，気道の感染症は小児のみならず，成人でも非常にありふれた病気である。

2　小児期によくみられる疾患と症状

　小児期に認められる呼吸器系の疾患は先天性の呼吸器の奇形によるものと後天性のものがあり，後天性の疾患は多くが感染症であり，がんなどの腫瘍性の疾患はほとんどみられない。小児の呼吸器の疾患でみられる症状としては，咳，喘鳴，呼吸困難などがあげられる。咳は外から入ってきた異物や喀痰を排出するためにからだが起こす防御反応（咳反射）で，気道を正常に保つしくみの一つである。気道内腔は潤滑剤として作用する粘液で満たされており，気道の細胞を保護している。細菌感染などによりこの気道粘液の量が増え，喀痰が形成され，喀痰の排出を進めるために咳反射が起こる。咳を起こす原因は様々だが，小児期には気道の感染症に伴うものが大部分である。

　一方，喘鳴は呼吸の際にゼイゼイ，ヒューヒューと聞こえる呼吸雑音で，気道の一部が狭くなったときに生じる。気道の狭窄が強い場合には聴診器がなくても聞こえるほどの雑音を生じる。小児期で喘鳴を生じる疾患として比較的多いのは，気管支喘息やクループ症候群（急性喉頭炎）などがある。

B　気道の疾患

1.　感冒（かぜ症候群）

　いわゆる感冒として一括されている疾患は，一般に上咽頭と鼻咽頭の感染に伴う炎症を主体とする急性鼻咽頭炎である。

●**原因**　90％以上はウイルス感染であり，インフルエンザ，パラインフルエンザ，アデノ，エンテロ（エコー，コクサッキー，エンテロ），ライノ，RSなどの各ウイルスがある。細菌としては，A群溶血性レンサ球菌（溶レン菌）が重要で，肺炎球菌，インフルエンザ桿菌，ブドウ球菌はウイルス感染に続発する2次感染の原因となる。このほか主に年長児ではマイコプラズマも本症の原因となる。

●**症状**　原因によって多少の相違があるが，乳幼児ほど罹患しやすく，症状が多彩である。以下に主な症状をまとめた。
　　①**呼吸器**の症状：鼻炎症状，咽頭痛，咳，痰。
　　②**消化器**の症状：嘔吐，下痢，腹痛。
　　③**神経筋**の症状：頭痛，関節痛，筋肉痛。
　　④**皮膚**の症状：病因となるウイルス・細菌によっては発疹を伴うことがある。

●**治療**　保温と安静が重要である。薬物療法には特殊なものはなく，対症療法であるが，細菌感染が合併する場合には抗菌薬の投与が有効である。

2.　急性咽頭炎，扁桃炎

　咽頭の急性炎症を主徴とするが，扁桃炎が同時にみられることが多い。

●**原因**　鼻咽頭炎と同様の原因ウイルスによることが多いが，ほかにEBウイルスも関与し，また細菌の1次的，2次的感染もある。

●**症状**　口蓋弓，咽頭粘膜の発赤，腫脹がある。扁桃炎を合併したときには扁桃の発赤，腫脹が認められる。発熱，咽頭痛，咳，痰を主症状とする。

1 咽頭結膜熱

　アデノウイルスの感染によって起こり，発熱，咽頭粘膜，結膜の充血が特徴である。プールを媒介として流行することが多く，プール熱ともいう。

2 ヘルパンギーナ

　コクサッキーウイルスA群やエンテロウイルスA71型の感染によって起こり，咳，鼻水などのかぜ症状や咽頭痛のほか，口蓋弓外側に水疱ができ，潰瘍化する。

3 手足口病

　コクサッキーウイルス（A群16型が多い），またはエンテロウイルス71型が主な原因である。夏かぜの一種で，かぜ症状と口内粘膜疹，手掌・足底を含む手足や殿部の皮疹を伴う。

4 急性扁桃炎

　急性上気道炎のうち，特に口蓋扁桃の発赤，腫脹が著明のものをいう。Ａ群溶血性レンサ球菌性扁桃炎では急性腎炎やリウマチ熱が続発し得る。この場合，咽頭培養，ないし溶血性レンサ球菌迅速診断を行って，感受性のある抗菌薬（通常はペニシリン製剤を第１選択とする）を７～10日投与する。

5 慢性扁桃炎，扁桃肥大とアデノイド肥大 ＊

　扁桃組織はワルダイエル咽頭リンパ輪の一部で，感染防御に関係し，10歳前後をピークに生理的にも肥大するものである。本症は急性扁桃炎症状が反復ないし持続する場合をいい，扁桃は持続炎症によって肥大する。

　一般に扁桃とは**口蓋扁桃**を，これに対して咽頭扁桃をアデノイドといい，この両者の肥大による症状が主徴となる。いびき，鼻閉，口呼吸を認め，まれには嚥下障害や呼吸窮迫，慢性低酸素血症と睡眠時無呼吸によって生命の危険を生じることもある。重症例では扁桃摘出の絶対適応となる。

3. 急性喉頭炎（クループ症候群）

- ●**原因**　主にかぜ症候群と同一のウイルス（パラインフルエンザが多い）が原因となり，喉頭周辺，特に声門下部に生じた炎症により発症する。
- ●**症状**　発熱，吸気性喘鳴，嗄声，犬吠様咳嗽を認め，進行すれば呼吸困難の発作を伴う。従来,細菌であるジフテリア菌の感染によるものをクループ（真性クループ），ウイルス感染などジフテリア菌以外の原因によるものを仮性クループとしていたが，ジフテリア感染症は現在ではほとんどなく，最近ではウイルスによる仮性クループを単にクループという。クループは３歳以下の乳幼児に多くみられ，突然の喘鳴と呼吸困難の発作を起こす。注意を要する類縁疾患として，急性喉頭蓋炎がある。急性喉頭蓋炎は２～７歳児に多く，ほとんどがインフルエンザ菌 b 型（Hib）感染により引き起こされる。喉頭蓋の炎症腫脹が著明で，電撃的に呼吸困難が進行することが多く，注意を要する。
- ●**治療**　安静・加湿とともに，エピネフリンを吸入する。重篤な例では副腎皮質ステロイド薬の内服あるいは静脈内投与を行う。細菌性が疑われれば抗菌薬を投与する。急性喉頭蓋炎では気道確保のために気管挿管して呼吸管理を行い，インフルエンザ菌 b 型に有効な抗菌薬の投与を行う。

4. 喉頭軟化症

　喉頭を形成する軟骨などが病的に軟らかく，吸気時につぶれて狭窄，閉塞するために，喘鳴を生じ，重症の場合には呼吸困難となることもある。乳幼児に認められる喘鳴の多くが喉頭軟化症によるものである。生後しばらくしてから喘鳴が出現し，

＊**アデノイド肥大**：鼻を形づくる骨の発育が悪くなり，硬口蓋が鼻腔に突出し，また歯列がそろわず，軟口蓋が短縮し口唇が厚くなり，鼻唇溝の消失などを特徴とするアデノイド顔貌を生じる。

1
母性看護概論

2
正常な妊婦，産婦，褥婦および新生児の理解

3
妊婦，産婦，褥婦および新生児の看護

4
妊婦，産婦，褥婦および新生児に異常のある褥婦

5
妊婦，産婦，褥婦および新生児の疾患と看護

1
小児の看護概論

2
主な小児疾患

3
小児の多様な場における看護

4
小児の看護技術と状況・症状別看護

5
主な小児疾患患者の看護

生後6か月頃まではしだいに増悪するが，多くの場合，成長に伴い自然治癒する。ほかの気道奇形の合併や呼吸障害が重度の場合には喉頭形成術などの治療が必要になる。

5. 先天性喉頭喘鳴

　上気道の奇形であり，先天性の喉頭周囲の異常や奇形のため，生後まもなくから吸気時に喘鳴を認める疾患の総称で，時に緊急治療を要する疾患が含まれる。最も多いものは喉頭軟化症であり，喉頭壁の構成が軟弱なため，吸気時の陰圧でこの部分が虚脱するものである。多くは1〜2歳で自然軽快する。
　このほか，舌根部の囊腫，巨舌，小顎症などが原因となる。先天性後鼻孔閉鎖，大血管の走行異常によって気管が圧迫される血管輪などは重篤な先天性喘鳴の一つである。

C　気管支・肺の疾患

1. 急性気管支炎

●**原因**　最も一般的な呼吸器感染症で，多くは急性上気道炎に続発するが，マイコプラズマや百日咳，麻疹などでは1次的に発症する。
●**症状**　上気道炎の症状に加えて湿性の咳，痰がみられる。
●**治療**　安静，保温に努め，室温・湿度を適切に調整する。必要があれば抗菌薬，鎮咳薬を投与する。

2. 喘息様気管支炎

●**原因**　急性気管支炎のうち，呼気性の笛声喘鳴を主徴とする気管支炎で，1〜2歳の乳幼児に多く，反復しやすい。アレルギー素因をもつ児に気道感染が生じた場合に発症することが多い。加齢とともに軽快することが多いが，後に気管支喘息と診断される例もある。
●**症状**　咳嗽と呼気性喘鳴を聴取し，呼吸促迫を認めることもある。上気道感染に続発した場合や2次感染があれば発熱する。
●**治療**　細菌感染が発症の原因と思われる場合には，抗菌薬を使用する。喘鳴，咳嗽に対しては気管支拡張薬，去痰薬を用いる。

3. 急性細気管支炎

　1歳以下の乳児に多い疾患で，ウイルス感染による末梢細気管支の炎症が主な病態である。細気管支が炎症性浮腫で閉塞し，呼気性喘鳴と多呼吸，呼吸困難を生じる。
●**原因**　RSウイルスが主な病原であるが，パラインフルエンザウイルス，アデノウ

イルス，インフルエンザウイルスでもみられる。

●**症状**　かぜ症状に引き続き，強い呼吸困難と咳嗽発作が急激に現れる。チアノーゼ，鼻翼呼吸もみられる。幼若乳児や先天性疾患を有する児では重症になりやすい。胸部 X 線では肺気腫と無気肺の混在が特徴である。

●**治療**　低酸素症に対しては酸素投与，喘鳴，咳嗽に対しては β 刺激薬を用いる。ほとんどがウイルス感染のため，抗菌薬は無効である。早産児，先天性心疾患をもつ児は特に重篤化（じゅうとく）しやすく，冬季は RS ウイルス免疫グロブリンの筋肉注射を行い予防を図る。

4. 肺炎

　肺炎は幼若な小児にとって重要な疾患の一つであり，年齢により起炎菌や病像が異なる。また，感染防御能の低下した宿主に起こるいわゆる日和見（ひよりみ）感染もある。肺炎については解剖学的分類，病原学的分類および X 線学的分類があるが，治療上は病原学的分類が便利である。

1 細菌性肺炎

　原発性のこともあるが，ウイルス性上気道感染後に細菌感染を生じる 2 次性のものも少なくない。

1) 肺炎球菌性肺炎

●**原因**　かつて小児の細菌性肺炎は肺炎球菌によるものが最も多かった。冬から早春にかけて起こり，4 歳以下の乳幼児に多い。年長児，成人では大葉性肺炎の形をとるものが多いのに対し，乳幼児では気管支肺炎の形をとる。

●**症状**　乳児では軽度の上気道感染症状があり，食欲が減退し，急に高熱を発して不穏状態となり，多呼吸，陥没呼吸となる。進行すれば鼻翼呼吸，呻吟（しんぎん），チアノーゼがみられる。胸部所見は意外に少なく，聴診上呼吸音は減弱，水泡性ラ音を聴取するが，いつもあるとは限らない。年長児になると，成人の肺炎に類似している。短時間の上気道炎の後に突然高熱を発し，倦怠感（けんたいかん）とともに呼吸促迫，咳嗽，口唇チアノーゼ（こうしん）がみられるようになる。

●**診断**　X 線所見は乳児では小斑点，斑紋状に散在する陰影が多く，年長児では 1 ないし数個の大葉性，肺区域性陰影が多い。

●**合併症**　膿胸（のうきょう）が最も多く，中耳炎，髄膜炎（ずいまくえん）などがみられる。

●**予後**　抗菌薬療法が普及する以前は，乳児期の本症は予後不良であったが，最近では予後は著しく改善された。

●**治療**　安静，保温，栄養，水分の補給に注意し，起炎菌に有効な抗菌薬を用いる。ペニシリン系抗菌薬を第 1 選択とするが，ペニシリン耐性肺炎球菌が問題となっており，セフェム系抗菌薬も用いられる。

2) レンサ球菌性肺炎

●**原因**　この肺炎は幼児に比較的多く，A 群溶血性レンサ球菌による。乳児期には比較的まれで，新生児では B 群溶血性レンサ球菌が起炎菌となる。ウイルス感染の

続発症として冬季に多い。

●**症状**　肺炎球菌性肺炎と類似の症状を示す。

●**予後**　比較的良好であるが，麻疹，インフルエンザ後のものは重症となることがある。

●**合併症**　膿胸，中耳炎などの化膿症が問題となる。

●**治療**　肺炎球菌と同様，レンサ球菌に有効な抗菌薬を用いる。

3）ブドウ球菌性肺炎

●**原因**　黄色ブドウ球菌によるもので，肺炎のなかで本菌によるものは致命率が高い。上気道のウイルス性疾患に続発することが多く，患児の半数以上は乳児であり，特にその約半数は3か月未満の児で占められる。散発性のこともあるが，院内感染としても問題となる。

●**症状**　不機嫌，食欲不振などの不定な症状があり，やがて咳が激しくなるとともに発熱，咳嗽，呼吸障害が起こる。進行すれば呼吸困難は増強し，チアノーゼ，呻吟，陥没呼吸となる。X線像が特異的で，初め小斑点状陰影が散在，しだいに濃厚で広範，均等な陰影となり，肺嚢胞を形成する。膿胸を伴うことも多い。経過は一般に長く，多くは2週間前後で軽快するが，膿胸の合併があればさらに遷延化する。

●**予後**　致命率は入院前の治療の状態，年齢，患児の感染防御機能の状態，合併症の有無により左右されるが，一般に幼若乳児ほど予後は悪い。

●**治療**　ブドウ球菌はメチシリン耐性黄色ブドウ球菌（MRSA）をはじめ多剤耐性菌が多いので，抗菌薬の選択には慎重を要する。薬剤感受性試験が判明するまでは，広域スペクトルのセフェム系抗菌薬，耐性黄色ブドウ球菌用ペニシリンとアミノグリコシド系抗菌薬を用いる。MRSAにはバンコマイシンなどを用いる。このほか，輸液，ガンマグロブリン製剤を併用する。

4）インフルエンザ菌性肺炎

●**原因**　グラム陰性桿菌であるインフルエンザ菌（b型が多い）による肺炎で，最近の乳幼児における細菌性肺炎では最も多い。6か月から4歳の児に多く，5歳以上は少ない。鼻咽頭感染が先行して発症することが多い。

●**症状**　大葉性肺炎の形をとることが多いが，気管支炎もある。症状は肺炎球菌性肺炎に類似するが，呼吸困難は少ない。

●**合併症**　中耳炎，胸膜炎，髄膜炎を合併することがある。

●**治療**　アミノベンジルペニシリン（ABPC）が有効であるが，近年耐性菌が問題となっており，広域スペクトルのセフェム系抗菌薬も用いられる。

5）グラム陰性桿菌性肺炎

白血病などで副腎皮質ステロイド薬，免疫抑制剤などの使用により免疫能が低下した児に発症するほか，先天性免疫不全症，新生児，未熟児にとっても軽視できない肺炎である。大腸菌，緑膿菌などによる肺炎がある。

❷ ウイルス性肺炎

かぜ症候群の原因となる各種のウイルスは，時として肺炎を起こすことがある。

特に急性細気管支炎の原因ウイルスとなる RS，インフルエンザ，パラインフルエンザ，アデノウイルスなどが重要であり，また麻疹ウイルスでも肺炎が起こる。感冒様症状に引き続いて発症し，発熱，咳嗽，呼吸困難を主徴とする。

　ウイルス性肺炎は約 10～20％に細菌感染を合併し，抗菌薬が有効である。宿主免疫能の低下した状態では全身性サイトメガロウイルス感染症が起こることがあり，分症として肺炎もみられる。麻疹では巨細胞性肺炎として進行性に悪化し，死に至ることもある。

3 マイコプラズマ肺炎

●**原因**　マイコプラズマ・ニューモニエによる肺炎で，4～5 歳以降の幼児，学童に多い。

●**症状**　約 2 週間の潜伏期の後，発熱，倦怠感，乾性の発作性咳嗽で発症する。咳嗽は著明で，このために睡眠障害もみられるが，全身状態は比較的良好である。胸部 X 線上，境界不鮮明な均一な陰影がみられ，聴診上，理学所見に乏しい。寒冷凝集反応が陽性のほか，マイコプラズマ特異抗体の有意な上昇で診断される。

●**予後**　良好である。胸膜炎のほか，肝機能障害，多形滲出性紅斑様皮疹を認めることがある。

●**治療**　エリスロマイシンなどマクロライド系，およびテトラサイクリン系抗菌薬が有効である。

4 嚥下性肺炎，吸引性肺炎

　多くは胃液や食物の吸引による肺炎である。意識障害のある児や口蓋裂のある児に起こりやすい。また気管食道瘻，胃食道逆流を認める乳児でもみられ，繰り返す肺炎では本症を疑う。

　急性の嚥下性肺炎では吸引物質の化学的刺激により多呼吸，喘鳴，チアノーゼなどがみられる。慢性の嚥下障害では咳嗽，喘鳴，哺乳力低下が主体となる。細菌による 2 次感染も問題となる。

D　胸膜の疾患

1．気胸

●**概念**　気胸とは陰圧の胸膜腔に，主に肺から空気が流入した状態である。このため胸腔内陰圧が消失ないし陽圧となり，肺は虚脱する。

●**原因**　未熟児を除き小児期には少ない。新生児，殊に未熟児では分娩時の機械的傷害，肺胞の自然破裂，または呼吸窮迫症候群に対する持続陽圧人工呼吸などによって気胸となることがある。このほか結核，肺炎，気管支喘息，膿胸などの経過中に現れることがあり，これを続発性自然気胸という。特発性自然気胸は小児にはまれで，思春期以降の男子に多く，既存のブラやブレブ*が破れて生じる。

●**症状**　空気の量が少なければ無症状であるが，大量の場合や，持続的な空気の漏出

をみる緊張性気胸では動脈血酸素分圧の低下と呼吸困難，チアノーゼ，頻脈が突然に出現する。年長児では胸痛を訴える。患側の胸郭は膨隆し，打診では鼓音，聴診で呼吸音の減弱ないし消失が認められる。胸部 X 線所見では患側の肺紋理（肺血管の走行）の消失と横隔膜低位，気管縦隔の健側への偏位がある。

● 予後　新生児，特に両側性の気胸では早期に発見して治療しなければ予後は不良となる。

● 治療　新生児では緊急処置を要し，早急に穿刺脱気する。年長児では症状が許せば自然吸収を待つ。

2. 胸膜炎

● 概念　急性，慢性の肺感染症やほかの疾患に合併して起こる胸膜の炎症で，多くは滲出液が貯留し，この胸水が膿性となったものを化膿性胸膜炎（膿胸）という。胸水は胸膜炎以外でも貯留することがあり，これには濾出液やリンパ液の流入による乳び胸，出血による血胸がある。

● 原因　大部分は細菌，ウイルス，マイコプラズマ，結核などの肺感染症に続いて起こるが，全身性エリテマトーデス（SLE），若年性特発性関節炎，リウマチ熱などの膠原病や，隣接臓器の炎症の波及，悪性腫瘍の転移（がん性胸膜炎で血性胸水となる）などでもみられる。膿胸は乳幼児に多く，特にブドウ球菌性肺炎，肺炎球菌性肺炎，インフルエンザ菌性肺炎に合併する。

● 症状　肺感染症に続発する場合は咳嗽，発熱などがあるが，若年者では症状の明らかでないこともある。特有の症状は胸痛と呼吸困難，進行すると起座呼吸がみられ，胸痛は咳嗽によって増強する。聴打診上，胸膜摩擦音が初期に，呼吸音の減弱ないし消失と濁音を認める。X 線所見上，胸壁に沿った肥厚像，胸水貯留，中央陰影の偏位のほか，時に肋間の拡大，患側横隔膜低位がみられる。

　なお胸水は，胸膜炎では細胞成分に富んだ滲出液となり，栄養失調，ネフローゼ症候群などの低たんぱく血症や，うっ血性心不全では濾出液となる。

● 治療　抗菌薬投与など基礎疾患に対する治療を行い，胸腔穿刺や胸腔ドレナージによって排液する。

＊ブラ，ブレブ：気胸の原因となる肺胞性小嚢胞。

Ⅵ 循環器系の疾患

A 小児の主な循環器疾患と症状

　子どもの心臓病には，先天性心疾患（いわゆる生まれつきの心臓病）と後天性心疾患があり，小児領域では主に先天性心疾患を担当する。100人に1人の割合で発症し，まれな病気ではない。まだ不明な点が多く，およそ8割は多因子遺伝といわれているが，その原因は不明である。

●**先天性心疾患の分類**　先天性心疾患には，チアノーゼを認める疾患とそうでない疾患がある（表2-2）。

●**正常の血行動態**　全身から右心房に還ってきた静脈血は，右心室から肺動脈を通って肺へ送りだされる。肺で新鮮な酸素を受け取って動脈血となった血液は，肺静脈を通って左心房，左心室へ流れ，大動脈から全身に送られる。このとき，全身に流れる血流量と肺血流量は，1：1と同じである。

●**血行動態による症状の分類**　血行動態を理解するうえで大切なことは，肺血流量が増加する疾患なのか，減少する疾患なのかを，きちんと理解しておくことで，肺血流量が増加すると，呼吸や循環に負担がかかり，心不全症状を呈し，またチアノーゼは，右左短絡（静脈血がそのまま全身循環に混入すること）によって起こり，低酸素血症や，脳膿瘍などの中枢神経系への合併症が問題になる。肺血流量が増加しているのかどうか，チアノーゼがあるのかないのかを，見極めることがポイントである。

●**心不全とは**　心臓が身体にある各臓器の要求に応じられるだけの血液量を拍出できず，十分な酸素を供給できない状態となることである。心不全の病因には，①心血

表2-2 ● 主要先天性心疾患の臨床分類

		チアノーゼあり	チアノーゼなし
肺血流量	増加	完全大血管転位 総肺静脈還流異常 大動脈縮窄複合 左心低形成症候群	心室中隔欠損 心房中隔欠損 動脈管開存 心内膜床欠損
	不変		肺動脈弁狭窄 単純大動脈縮窄 修正大血管転位
	減少	ファロー四徴症 肺動脈閉鎖 三尖弁閉鎖 エブスタイン奇形	

```
1  心血管系の構造的異常
      穴があいていたり
      狭いところがあったりする，逆流したりする病気
      （先天性心疾患がこれに該当する。）
2  ポンプ機能の異常
      心臓のポンプの働きが悪い病気
      心筋梗塞，川崎病，心筋炎，心筋症　など
3  不整脈
      脈が乱れる病気（頻脈，徐脈）
4  心臓以外の原因
      貧血，甲状腺の病気など
```

図 2-1 ● 心不全の病因

表 2-3 ● 子どもの心不全症状

低心拍出による	頻脈，交互脈，奔馬調律 多汗，四肢冷感，中心性発熱 尿量減少，体重増加不良
肺うっ血による （左心不全）	多呼吸（呼吸回数が多い），喘鳴， 陥没呼吸（息をするときに肋骨が見える） 哺乳力低下（飲めない），体重増加不良， 湿性ラ音，胸水，血痰
体うっ血による （右心不全）	肝腫大，浮腫，頸静脈怒張 腹水，たんぱく漏出性腸症（重症例） 嘔吐，下痢

左心不全と右心不全が，同時に認められることが特徴。

管系の構造的異常，②ポンプ機能の異常，③不整脈，④心臓以外の原因（貧血・甲状腺の病気など）がある（図 2-1）。先天性心疾患では，①心血管系の構造的異常に該当し，心臓の内部に穴が開いていたり，狭窄部位があったり，血液の逆流を起こしていたりして，血液がきちんと流れないことが原因で心不全を起こす（表2-3）。

　心不全は，生活の質（quality of life，QOL）の観点から，心臓障害が運動能低下，生存率の低下を招く症候群とされており，乳幼児では体重増加不良を含むと考えられている。

B　先天性心疾患
 （左右短絡疾患群：非チアノーゼ性）

　乳幼児期における心臓疾患の大部分は，先天性奇形であり，幼若乳児期より顕著な症状を示すものから，無症状のものまで多彩である。特に新生児期，乳児期に症状が認められる場合は重症であり，可及的速やかな治療を要するものが多い。また

年長児になって初めて認識される疾患でも，修復術を要するものもある。先天性心疾患には，その血行動態からみて左心系から右心系に短絡がある左→右シャント群と，右→左シャントによりチアノーゼを呈する群，非短絡群がある。しかし症状を理解するうえでは，チアノーゼの有無にかかわらず，肺動脈狭窄のない肺血流量増加群と，肺動脈狭窄のある肺血流量減少群の2群に分けるとわかりやすい。

1 症状

　乳幼児期に現れる先天性心疾患の臨床症状は，肺血流量増加群（肺動脈を通って肺へ流れていく血液の量が正常に比べて多いもの）と，肺血流量減少群（同血流量が少ないもの）で異なる。

●**肺血流量増加群**　動脈管開存，心室中隔欠損などの肺血流量増加群では，肺のうっ血を生じるため容易に呼吸不全となりやすい。このため乳児期に重症化する場合には，多呼吸，陥没呼吸，喘鳴，湿性咳嗽，かぜをひきやすい，肺炎を反復する，などの呼吸症状が認められやすく，発汗，尿量減少，哺乳力低下，体重増加不良など，うっ血性心不全の症状がみられる。

●**肺血流量減少群**　これに対して肺血流量減少群では，チアノーゼを認めるが，うっ血性心不全症状は認めない。ファロー四徴症は，チアノーゼを認める代表的な疾患の一つであるが，乳幼児期に右室流出路の漏斗部の攣縮により，急に肺出量が減少するような無酸素発作（スペル）がみられることがある。無酸素発作は午前中の覚醒時や入浴後，排便後などに多くみられ，不機嫌になる程度の軽度のものから，高度の低酸素血症を伴い1時間以上続くものもあり，1度起こすと毎日のように起こり，時には死亡することもある。

2 対策

　肺血流量増加群と減少群では対応が異なる。軽症で症状がごく軽度のものは健常児と同じ扱いでよい場合が少なくない。重症でうっ血性心不全や無酸素発作を繰り返すようであれば，入院加療が必要である。

3 合併症

　合併症として，抜歯やけが，扁桃摘出後などの菌血症に由来する感染性心内膜炎が重要である。歯科的処置のときには，処置前に抗菌薬投与が必須である。このほかチアノーゼ型，特にファロー四徴症にみられることが多い脳血栓，脳膿瘍などがある。

4 治療

　先天性心疾患において生命の危険を伴う病態は，うっ血性心不全と無酸素発作であり，これらの症状があれば入院加療の必要がある。心不全に対しては利尿薬，強心薬などを用いる。無酸素発作に対しては酸素吸入，鎮静薬を与え，膝胸位をとらせる。貧血は誘因となるので鉄剤で加療する。発作を繰り返す場合には，早期にシャント手術や根治手術を行う。

1.　心房中隔欠損症（2次中隔欠損症）（図2-2）

●**定義**　左右の心房を隔てている心房中隔が欠損している疾患。血液は左心房から右心房に流れ，右心系の容量負荷と，肺血流量の増加を認める。心室中隔欠損症と異なり，肺血流量が増加しても小児期に症状や肺高血圧を伴うことはまれである。

●**症状**　多くはまったく症状もなく，小児期を経過する。学校健診などで発見されることが多く，学童期以後，成人期まで放置されると運動時の息切れや倦怠感が現れる。

●**治療**　無症状でも，一定以上の大きさの欠損孔と判断されれば，就学の頃を目安に心内修復術を行う。最近は，心臓カテーテル検査下で閉鎖栓を用いて欠損孔を閉鎖する。

2.　心室中隔欠損症（図2-3）

●**定義**　心室中隔に欠損孔があるもので，先天性心疾患のなかで最も多い。欠損孔はごく小さいものから直径10mm以上の大きなものまであり，欠損の位置により分類されるが，膜様部欠損が最も多い。漏斗部欠損では大動脈弁閉鎖不全が合併する。

●**症状**　欠損孔の小さいものは，心雑音のほかは無症状で，自然に孔が閉鎖するものもある。

　欠損孔がかなり大きくなると，肺血流量は増加して肺うっ血を起こし，多呼吸，陥没呼吸などの呼吸困難，哺乳力低下，体重増加不良などを認める。肺の感染を起こしやすくなる。左心室は容量負荷により肥大する。重症の場合には高度の肺高血圧症となる。

●**治療**　孔の小さいものは運動制限をする必要はなく，特に治療を要しないことが多い。大欠損や欠損孔の位置によっては手術適応となる。

3.　房室中隔欠損症（心内膜床欠損症）（図2-4）

●**定義**　不完全型と完全型とがあり，不完全型は心房中隔1次中隔欠損症ともいわれ，

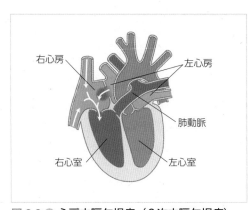

図2-2 ● 心房中隔欠損症（2次中隔欠損症）

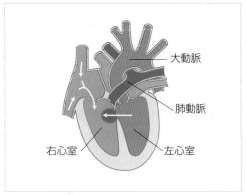

図2-3 ● 心室中隔欠損症

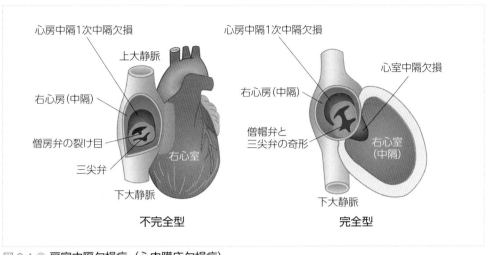

心房中隔1次中隔欠損

上大静脈

右心房(中隔)

僧房弁の裂け目

三尖弁

右心室

下大静脈

不完全型

心房中隔1次中隔欠損

心室中隔欠損

右心房(中隔)

僧帽弁と
三尖弁の奇形

右心室
(中隔)

下大静脈

完全型

図 2-4 ● **房室中隔欠損症（心内膜床欠損症）**

心房中隔の下部に大きい孔があり，多くは僧帽弁の奇形を伴う。心室中隔欠損はない。血行動態は，心房中隔欠損と同様であるが，房室弁の異常を伴う場合は，普通の心房中隔欠損症（2次中隔欠損症）よりも重く，早期に症状が出現する。完全型は，心房中隔の下部から心室中隔の上部にかけて大欠損孔があり，房室間には1つの弁だけである。そのため左右の心房および心室が互いに交通しあうので，共通房室口ともいわれる。

● **症状**　完全型は，不完全型に比べ症状は非常に重く，乳児期に死亡する症例もある。ほとんど肺高血圧症を伴う。ダウン症候群に合併しやすい。

● **治療**　心内修復術を乳児期に行うが，過大な肺血流量を減じる目的で肺動脈絞扼術（こうやく）が行われることもある。

4.　動脈管開存症（図 2-5）

● **定義**　大動脈と肺動脈との間を連絡する動脈管は，通常生後2～3日くらいで自然に閉鎖するが，これが開いたままの状態になっているものである。そのため血液は大動脈から肺動脈のほうへ流れ，肺血流量が増加する。重症のものは早期から肺高血圧がある。

● **治療**　乳児期に心不全を呈するような重症例においては，手術による結紮（けっさつ）ないしカテーテルによる塞栓術（そくせん）を必要とする。近年では，未熟児の動脈管開存症もカテーテルで閉鎖が可能になっている。

　チアノーゼ性心疾患などで，肺の血流または全身循環への血液供給に，動脈管の開存が不可欠になっている症例もある。

1 母性看護概論
2 正常な妊婦，産婦，褥婦および新生児の理解
3 妊婦，産婦，褥婦および新生児の看護
4 新生児にみられる疾患
5 妊婦，産婦，褥婦および新生児の異常と看護
1 小児の看護概論
2 主な小児疾患
3 小児の多様な場における看護
4 小児の看護技術と状態・状況・症状別看護
5 主な小児疾患患者の看護

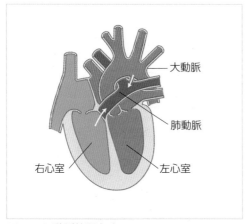

図2-5 ● 動脈管開存症

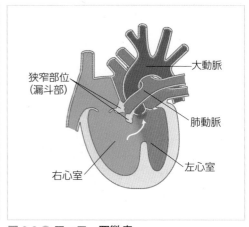

図2-6 ● ファロー四徴症

C 先天性心疾患
（右左短絡疾患：チアノーゼ性）

1. ファロー四徴症 （図2-6）

● **定義**　心室中隔欠損, 肺動脈狭窄, 大動脈騎乗, 右室肥大の4つの特徴をもつが, 前二者が血行動態の基本である。チアノーゼがみられ, 肺血流量は減少している。チアノーゼ性心疾患では, 最も多い。

● **症状**　比較的軽いものは, 生後しばらくしてからチアノーゼに気づくことがあるが, 重い場合には出生直後から高度のチアノーゼを呈する。また乳児期に無酸素発作を認める。

● **治療**　通常2歳頃に手術を行うが, 最近はより早期に行うこともある。乳児期に無酸素発作を繰り返す場合には, 根治手術前に肺血流増加のためのブラロック・タウジッヒ（BT）シャント手術が行われる。

2. 完全大血管転位 （図2-7）

● **定義**　大動脈と肺動脈とが入れ替わり, 大動脈が右心室から, 肺動脈が左心室から出るものである。そのままでは生存が不可能なので, 心房中隔欠損, 心室中隔欠損または動脈管開存があり, それを介して動脈系と静脈系の血液が混合することにより生存している。

● **症状**　出生直後よりチアノーゼを認める。心室中隔欠損のないものや, 肺動脈狭窄があるものでは肺血流量の低下によりチアノーゼは非常に著明である。これに対して心室中隔欠損や動脈管開存があると, チアノーゼは軽度であるが, 肺血流量は増加してうっ血性心不全の症状が主体となる。

● **治療**　多くのものは生後2～3か月で死亡していたが, プロスタグランジンE1で動脈管の開存を維持しつつ, バルーン心房中隔裂開術（BAS）を施行し, 後に修

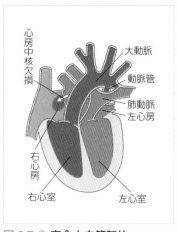

図 2-7 ● 完全大血管転位

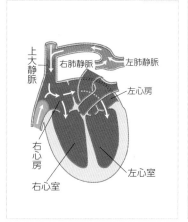

図 2-8 ● 総肺静脈還流異常
（上大静脈に入る型）

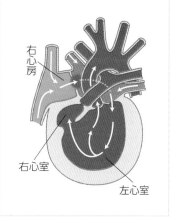

図 2-9 ● 三尖弁閉鎖

復手術としての Jatene 手術などが行われ，予後の改善がみられる。

3.　総肺静脈還流異常 （図 2-8）

　　正常では両側の肺でガス交換を行った血液は，左右の肺静脈を通って全部左心房に還る。本症では肺静脈血がまったく左心房に入らず，上大静脈や右心房，下大静脈などにつながっている。このため肺からの血液は，大循環系から戻ってきた血液と右心房内で混合し，右心室から肺動脈へと流れるほか，一部は心房中隔を経て左心房へ，さらに左心室を経て大動脈に至る。

● **治療**　右心房から左心房への右左短絡が必須である。出生直後よりチアノーゼを認める。極めて重篤で早期に死亡するものが多いため，速やかに手術が行われる。

4.　三尖弁閉鎖 （図 2-9）

　　三尖弁が先天的に閉鎖しているもので，大循環系から戻ってきた血液は，右心房から心房中隔欠損を通って左心房に入り，肺循環系からの血液と混じって左心室に入り，大動脈へと拍出される。肺動脈へは心室中隔欠損や動脈管を経て供給される。多くの場合は右心室の低形成である。出生直後より，チアノーゼがみられる。無酸素発作もある。予後は悪く，1 歳以下で死亡することが多いが，プロスタグランジン E1 により動脈管を開存させ，BT シャント手術，グレン手術，フォンタン型手術を段階的に行う。

D　先天性心疾患 （非短絡疾患）

1.　肺動脈弁狭窄 （図 2-10）

　　肺動脈弁尖は 3 尖あるが，肥厚あるいは癒合し狭窄を生じる。右心室はその狭

1 母性看護概論
2 正常な妊婦，産婦，褥婦および新生児の看護
3 妊婦，産婦，褥婦および新生児の看護
4 妊婦，産婦，新生児にみられる異常および
5 妊婦，産婦，新生児，ハイリスク児の異常と看護
1 小児の看護概論
2 主な小児疾患
3 小児の多様な看護における看護に
4 小児の看護技術と状況・状態・症状別看護
5 主な小児疾患患者の看護

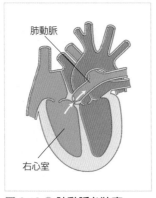

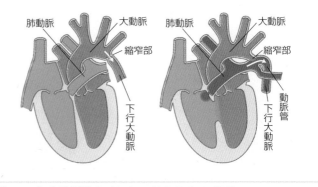

図 2-10 ● **肺動脈弁狭窄**　　　　図 2-11 ● **大動脈縮窄**（単純型［左］複合型［右］）

くなった弁をとおして肺動脈に血液を圧出するので，右室圧は上昇して肥大する。軽症例は放置してよい。中等症以上では運動時の呼吸困難，重症では右心不全や心房間での右→左短絡をともなえばチアノーゼを呈する。中等症以上では手術を行うが，最近は心臓カテーテル検査下でバルーンを用いて狭窄（きょうさく）を開大する，バルーン肺動脈弁形成が行われる。

2. 大動脈弁狭窄

　左心室流出路の狭窄で，肺動脈弁狭窄と同じように，大動脈弁が狭くなっている弁性狭窄が多い。左心室が狭い大動脈弁をとおして血液を圧出するため，左室圧が高まり肥大する。重症のものは乳児期に死亡するが，多くの場合，自覚症状は乏しい。一見元気そうにみえていても突然死する場合があるので注意が必要である。心臓カテーテル法を行い，必要があれば手術や，バルーンによる弁形成術を行う。

3. 大動脈縮窄 （図 2-11）

　大動脈の一部が狭窄しているものであり，ほかの心奇形を合併しない単純型および心室中隔欠損などほかの心奇形に合併する複合型がある。縮窄の多くは左鎖骨下動脈基部から動脈管分枝部にみられ，狭窄が動脈管分枝後にある管後型と，これ以前にある管前型とに分けられる。

●**管後型（単純型）**　管後型は短絡のないもので，下半身の血流は左心室から供給され，下肢の脈拍を触れにくく，上半身との圧較差があり，上肢高血圧を認める。チアノーゼは認めない。多くは症状が軽微で運動時の下肢筋肉痛などである。最近は超音波検査などにより乳児期に診断されることも多い。

●**管前型（複合型）**　管前型では下行大動脈への血液は開存した動脈管を介して，主として右心室から供給されるため下肢にチアノーゼがみられ，肺血流量は増加して肺高血圧となる。動脈管が閉鎖すると下半身への血流が途絶し，ショックに陥る。動脈管を開存させておくためにプロスタグランディン製剤を投与する。心不全により重症化しやすく，乳児期に手術を要する場合が多い。同時に心室中隔欠損を合併

していることも多い。この場合，縮窄解除術のときに肺動脈絞扼術(こうやく)を併用し，その後に二期的に心内修復を図る。

E　後天性心疾患

1.　心筋炎

● **原因・症状**　種々のウイルス，マイコプラズマ，細菌等でみられる心筋の炎症である。ウイルス性心筋炎はコクサッキーウイルス，特にＢ群が多く，ほかにもインフルエンザ・麻疹(ましん)・風疹(ふうしん)ウイルスでも起こる。このほかリウマチ熱を含む膠原病(こうげんびょう)全般や川崎病でも認められる。ウイルス性心筋炎は上気道炎症状に引き続いて発症し，今まで元気であった児が急に顔面蒼白，嘔吐(おうと)，不安状態とともに呼吸困難，発熱の割に著明な頻脈，不整脈をきたす。

● **治療**　心不全に対しては利尿薬のほか，末梢血管拡張薬を用いて心負荷を軽減する。症状の程度によるが，急性期にはカテコールアミンを必要としたり，劇症型の場合には，補助循環によるサポートが必要な場合がある。不整脈にも注意が要る。

2.　心外膜炎

● **分類・症状**　心膜の炎症により，臓側心膜（心臓側）と壁側心膜（縦隔側）間に滲(しん)出液(しゅつ)の貯留する状態である。ウイルス性，細菌性などの感染性のほか，各種の膠原(こうげん)病でもみられ，また尿毒症でもみられる。感染性のうち，特にウイルス性では心筋炎を伴うことが多い。膠原病などでは心内膜炎も併発した心臓全体の炎症となることもある。発熱，胸痛，咳嗽(がいそう)があり，液貯留によって心室腔拡大が障害され，心タンポナーデとなり，うっ血性心不全を生じる。心膜摩擦音を聴取するが，液の貯留が増すと摩擦音は消え，心音が遠く微弱となる。

● **治療**　ウイルス性では対症療法で治癒するが，細菌性では抗菌薬投与のほか，心囊(しんのう)穿刺(せんし)を要することがある。膠原病性では副腎皮質ステロイド薬が有用である。

3.　心筋症

● **原因**　心筋の収縮不全を主徴とする非炎症性疾患であり，遺伝的素因を有して原因が不明の特発性心筋症のほか，ミオパチー，感染，代謝異常症，膠原病，薬剤などの多彩な原因で起こる。

1　特発性拡張型心筋症

特発性拡張型心筋症は，特に左心室の著明な拡大を特徴として，心収縮力，拍出量が低下し，不整脈の頻発，重症のうっ血性心不全となって死に至る。人工心臓の植え込みや，心臓移植の対象となる。

2　肥大型心筋症

肥大型心筋症は，左室の心筋が著明に肥大し，流出路を閉塞したり，拡張障害の

1 母性看護概論

2 正常な妊婦・産婦・褥婦および正常な新生児の理解

3 妊婦・産婦・褥婦および新生児の看護

4 妊婦・産婦・褥婦および新生児の異常と看護

5 妊婦・産婦・褥婦および新生児の異常と看護

1 小児の看護概論

2 主な小児疾患

3 小児の多様な場における看護

4 小児の看護技術と状態・症状別看護

5 主な小児疾患患者の看護

ため動悸，運動時呼吸困難となる。突然死の可能性が高い。β遮断薬による治療が重要である。

4. 特発性肺動脈性肺高血圧症

●**病態・症状** 肺動脈性肺高血圧症は，肺動脈の末梢の小動脈の内腔が狭くなって血液が通りにくくなり，肺動脈の血圧（肺動脈圧）が高くなる疾患である。心臓のなかでも，肺動脈に血液を送る右心室は，より大きな力が必要なために心臓の筋肉を肥大して対応しようとするが，この右心室は高い圧力に耐えられるようにできていないため，この状態が続くと右心室の壁は厚くなり拡張し，右心室のはたらきが悪くなって右心不全を引き起こす。特有の症状はないが，息切れや易疲労感を認め，病気が進行すると呼吸困難，浮腫，失神などが出現する。

●**治療** 最近では，肺血管拡張薬の登場により治療効果も上がり，予後は改善している。

5. 不整脈

小児の不整脈は全年齢層をとおして意外に多いが，厳重な治療管理を要するものから放置してよいものまで多彩である。一般に動悸，息切れ，失神などの自覚症状のあるものは問題である。

1 房室ブロック

心房収縮刺激の心室への到達が障害される不整脈で，単に心電図上のPQ間隔が延長する1度から，時折心室収縮が欠如する2度，房室間伝導がまったくなく，心房心室が無関係に収縮する3度ブロックがある。重症では呼吸困難，失神，痙攣を呈するアダムス-ストークス発作を起こす。2度の一部と3度ブロックではペースメーカー挿入を考慮する。

2 期外収縮

異常な命令源からの心収縮刺激が通常の洞調律より早く割り込むもので，異所性刺激が心房や房室結節から出る上室性と，これ以下から出る心室性期外収縮に分けられる。一般に上室性では命令源が単一なら無害，心室性では運動負荷で消失せず，連発または頻発するものは運動制限や治療を要する。

3 発作性上室性頻拍

心拍刺激が次の心拍刺激を呼ぶ房室結節でのリエントリー（re-entry，房室結節回帰性頻拍）によるものと，心房と心室の間に副伝導路（ケント束）をもつ，WPW症候群（房室回帰性頻拍）とがある。脈拍が増加して時に200～300回/分にも達する。動悸や不安，呼吸苦を自覚する。氷水を顔につけるなどの迷走神経刺激で止まらなければ，ATP製剤（アデノシン三リン酸）を急速静注する。電気的除細動が適応されることもある。乳児期では，不機嫌，哺乳力低下などの非特異的な症状で，診断されにくく心不全に陥りやすい。

4 心室性頻拍

　心室性期外収縮が 3 個以上連続するものをいい，運動負荷で増悪するものや，有症状のものは治療管理が必要である。緊急時は電気的除細動が施行される。

6. 起立性調節障害

　循環器，消化器症状などを主訴とする自律神経失調症であり，小・中学生に多い。

●**原因**　起立に際して末梢静脈が収縮せず，下半身に血液がたまり，その結果，他部位，特に脳血流や心臓の冠血流量が減少して諸症状が現れる。

●**症状**　立ちくらみ，めまい，失立（脳貧血）を起こしやすく，わずかの運動により動悸，息切れを訴える。また腹痛，悪心・嘔吐，食欲不振などがあり，乗り物酔い，朝の寝起きが悪いなどの症状がみられる（表 2-4）。

●**予後**　思春期を過ぎると多くは自然に治癒する。

●**治療**　早起きなど規則正しい生活を指導し，循環器症状や頭痛が強ければ，ジヒドロエルゴタミンメシル酸塩や昇圧薬を内服させる。

7. 川崎病

●**病態**　現在なお原因不明の熱性・発疹性疾患であり，臨床症状から診断の手引きに従って診断する。1 歳に発病のピークがあり，ほとんどは 4 歳以下にみられるが，年長児や成人例もある。全身の血管炎を主体とする疾患である。本症では冠動脈病変（拡張や動脈瘤）を伴うことがあり，これが残存すると，血栓性閉塞により心筋梗塞発作などで死亡することがある。合併症によっては長期の経過観察が必要な疾患である。拡張や動脈瘤を認めた血管は経過観察中に狭窄病変を認めることがあり，

表 2-4 ● 起立性調節障害の診断基準（大国真彦，1984）

〈大症状〉
A．立ちくらみ，あるいはめまいを起こしやすい
B．立っていると気持ちが悪くなる，ひどくなると倒れる
C．入浴時あるいは嫌なことを見聞きすると気持ちが悪くなる
D．少し動くと動悸あるいは息切れがする
E．朝なかなか起きられず午前中調子が悪い

〈小症状〉
a．顔色が青白い
b．食欲不振
c．臍疝痛をときどき訴える
d．倦怠あるいは疲れやすい
e．頭痛
f．乗り物に酔いやすい
g．起立試験脈圧狭小化 16mmHg 以上
h．同収縮期圧低下 21mmHg 以上
i．同脈拍数増加 1 分間 21 以上
j．同立位心電図の T_{II} の 0.2mV 以上の減高その他の変化

判定：大 1＋小 3，大 2＋小 1，大 3 で，器質性疾患を除外した場合を本症とする。

狭心症が問題となる。

●**症状**　発疹は発熱の数日後，ほかの症状に前後して出現することが多い。発疹の性状は不定で，麻疹様，蕁麻疹様，多形紅斑様など多彩である。眼球結膜は充血し，口唇が乾燥，亀裂を伴う。口腔粘膜は充血して，いちご舌もみられる。頸部リンパ節はび漫性に腫脹し疼痛がある。四肢末端の変化として，急性期には掌・蹠・指趾先端の紅斑と硬性浮腫があり，回復期には指・趾の先から膜様の落屑がみられる。

表 2-5 ●**川崎病（MCLS，小児急性熱性皮膚粘膜リンパ節症候群）診断の手引き**

（厚生労働省川崎病研究班作成改訂 6 版，2019 年 5 月）

本症は，主として 4 歳以下の乳幼児に好発する原因不明の疾患で，その症候は以下の主要症状と参考条項とに分けられる。
【主要症状】
1. 発熱
2. 両側眼球結膜の充血
3. 口唇，口腔所見：口唇の紅潮，いちご舌，口腔咽頭粘膜のびまん性発赤
4. 発疹（BCG 接種痕の発赤を含む）
5. 四肢末端の変化：（急性期）手足の硬性浮腫，手掌足底または指趾先端の紅斑，（回復期）指先からの膜様落屑
6. 急性期における非化膿性頸部リンパ節腫脹
  a. 6 つの主要症状のうち，経過中に 5 症状以上を呈する場合は，川崎病と診断する。
  b. 4 主要症状しか認められなくても，他の疾患が否定され，経過中に断層心エコー法で冠動脈病変（内径の Z スコア＋ 2.5 以上，または実測値で 5 歳未満 3.0mm 以上，5 歳以上 4.0mm 以上）を呈する場合は，川崎病と診断する。
  c. 3 主要症状しか認められなくても，他の疾患が否定され，冠動脈病変を呈する場合は，不全型川崎病と診断する。
  d. 主要症状が 3 または 4 症状で冠動脈病変を呈さないが，他の疾患が否定され，参考条項から川崎病がもっとも考えられる場合は，不全型川崎病と診断する。
  e. 2 主要症状以下の場合には，特に十分な鑑別診断を行ったうえで，不全型川崎病の可能性を検討する。
【参考条項】
以下の症候および所見は，本症の臨床上，留意すべきものである。
1. 主要症状が 4 つ以下でも，以下の所見があるときは川崎病が疑われる。
  1）病初期のトランスアミナーゼ値の上昇
  2）乳児の尿中白血球増加
  3）回復期の血小板増多
  4）BNP または NT pro BNP の上昇
  5）心臓超音波検査での僧帽弁閉鎖不全・心膜液貯留
  6）胆嚢腫大
  7）低アルブミン血症・低ナトリウム血症
2. 以下の所見がある時は危急度が高い。
  1）心筋炎
  2）血圧低下（ショック）
  3）麻痺性イレウス
  4）意識障害
3. 下記の要因は免疫グロブリン抵抗性に強く関連するとされ，不応例予測スコアを参考にすることが望ましい。
  1）核の左方移動を伴う白血球増多
  2）血小板数低値
  3）低アルブミン血症
  4）低ナトリウム血症
  5）高ビリルビン血症（黄疸）
  6）CRP 高値
  7）乳児
4. その他，特異的ではないが川崎病でみられることがある所見（川崎病を否定しない所見）
  1）不機嫌
  2）心血管：心音の異常，心電図変化，腋窩などの末梢動脈瘤
  3）消化器：腹痛，嘔吐，下痢
  4）血液：赤沈値の促進，軽度の貧血
  5）皮膚：小膿疱，爪の横溝
  6）呼吸器：咳嗽，鼻汁，咽後水腫，肺野の異常陰影
  7）関節：疼痛，腫脹
  8）神経：髄液の単核球増多，けいれん，顔面神経麻痺，四肢麻痺
【備考】
1. 急性期の致命率は 0.1％未満である。
2. 再発例は 3〜4％に，同胞例は 1〜2％にみられる。
3. 非化膿性頸部リンパ節腫脹（超音波検査で多房性を呈することが多い）の頻度は，年少児では約 65％と他の主要症状に比べて低いが，3 歳以上では約 90％にみられ，初発症状になることも多い。

診断基準を表 2-5 に示した。

●**治療**　アスピリンを投与する。免疫グロブリン大量静注は解熱や冠動脈病変予防に有効である。副腎皮質ステロイドは動脈瘤の破裂などへの懸念から，歴史的に使用されなかったが，最近では，重症例に対して，ステロイドによる治療法とサイクロスポリンによる治療法が提唱され確立している。冠動脈病変を認める患児には定期的経過観察とともに，抗血栓薬の投与を要することもある。

8. リウマチ性心疾患

　A 群溶血性レンサ球菌感染症に続発する全身性の結合組織の炎症であるリウマチ熱の重要な合併症である。心筋や心外膜，弁膜に炎症を引き起こし，この結果，特に僧帽弁の炎症性癒着と肥厚などによって弁狭窄，閉鎖不全などの機能障害をきたす。このほか，大動脈弁，少ないが三尖弁の異常もみられる。わが国でのリウマチ熱の発症は最近ほとんどなく，したがってリウマチ性弁膜症をみることもまれとなった。心雑音，胸郭の膨隆変形を認め，易疲労性，倦怠感，発育遅延などがみられ，最終的には浮腫，肝脾腫（かんひしゅ），呼吸困難など心不全へ進展する。

1 僧帽弁閉鎖不全

　最も多い弁膜症であり，容量負荷により左心室，左心房ともに肥大する。

2 僧帽弁狭窄

　ほとんどが閉鎖不全に合併する。拡張期雑音と左心房の肥大が著明である。

3 大動脈弁狭窄

　これも単独で起こることはまれである。

9. 感染性心内膜炎

●**原因・症状**　細菌を主とする多様な病原体によって生じる心内膜の炎症で，ほとんどが先天性心疾患や，後天性弁膜疾患などに合併する。起炎菌は口腔内常在の緑色レンサ球菌が代表的である。最近はブドウ球菌や腸球菌も多い。弁や中隔欠損部などで細菌が増殖し，全身に流出して多彩な症状を示す重篤な疾患である。誘因は歯科処置，特に抜歯が多く，外傷などもきっかけとなる。このほか心臓手術やカテーテル検査後にもみられる。発熱は最も重要な症候で，これに心拡大，新たな心雑音，心不全症状を伴う。このほか，菌塊（疣贅（ゆうぜい））の流出によって脳，腎，皮下に塞栓（そくせん）を生じると，神経症状，血尿，腹痛，指掌結節形成などがみられる。

●**治療・予防**　感受性のある抗菌薬を強力に投与する。疣贅の除去手術も行われる。本症は予防が重要で，歯科処置をはじめとする外科的処置に際しては処置前に抗菌薬を予防投与する。

1 母性看護概論

2 正常な妊婦・産婦・褥婦および新生児の理解

3 妊婦・産婦・褥婦および新生児の看護

4 妊婦・産婦・褥婦および新生児にみられる異常

5 妊婦・産婦・褥婦および新生児の異常と看護

1 小児の看護概論

2 主な小児疾患

3 小児の多様な場における看護

4 小児の看護技術と状況・症状別看護

5 主な小児疾患患者の看護

Ⅶ 消化器系の疾患

A 小児の主な消化器疾患と症状

1. 消化器の働き

　　消化器とは食物を体内に摂取し，消化，栄養素の吸収，不消化物の排泄などを行う器官のことをいう。口から摂取された食物は食道を介して胃に運搬される。胃，小腸，大腸では消化酵素の力で分解されるとともに，栄養素が吸収され，残渣は排泄される。肝臓，胆嚢，膵臓は胆汁や膵液を分泌し，消化を助ける役割をもつ。口腔から肛門までの器官，歯，肝臓などの付属器などが消化器系として扱われる。

2. 主な消化器疾患

　　小児における消化器疾患は非常に幅が広い。胃腸炎のような一般成人にみられる疾患もあれば，胎児期や新生児期・乳児期に発症する小児特有の疾患も認めるからである。また，薬物療法で改善する内科的疾患もあるが，手術が必要とされる外科的疾患が比較的多いのも小児の消化器疾患の特徴である。

●**症状**　一般的に腹痛や嘔吐，下痢などを主訴とすることが多いが，発熱，疾患部位の疼痛，黄疸など症状は多岐にわたる。小児，特に乳幼児以下では症状を訴えることができず，不機嫌，体重増加不良などが唯一の症状のこともある。

●**好発年齢**　どの時期に発症しやすいかを知っておくことが重要である。新生児期，乳児期早期とそれ以降に分けるとわかりやすい。新生児期では，食道閉鎖，十二指腸閉鎖，鎖肛などの消化管閉鎖，ヒルシュスプルング病などがある。乳児期早期（生後1～2か月頃）では肥厚性幽門狭窄，胆道閉鎖などがある。それ以降では，一般的な胃腸炎，肝炎などの成人でもみられる疾患が多い。

●**治療**　内科的治療が可能な疾患と外科手術を要する疾患とで分けて考える。手術が必要な疾患では早期に診断をつけることが重要である。常に外科治療の要否を考えておく。また，手術が必要な疾患では，状態が悪いことが多いため，内科的治療（輸液など）により状態を安定させておくことが大事である。

B　口腔の疾患

1. 口内炎

1 ヘルペス性歯肉口内炎

●**原因・症状**　ヘルペスウイルス 1，2 型の初感染によって生じる口腔，歯肉の炎症である。発熱，口内痛を伴い，流涎を認め，摂食不良となることも多い。口粘膜，軟口蓋，舌に紅暈を伴う水疱が多発し，潰瘍化することもある。歯肉の発赤腫脹があり，顎下リンパ節の腫脹を伴う。単純ヘルペスウイルスは，この後持続感染し，再発性口唇ヘルペスを呈することがある。

●**治療**　抗ウイルス薬（アシクロビル）が有効である。

2 アフタ性口内炎

●**原因・症状**　舌，口唇，頬粘膜などにみられる小さい有痛性の潰瘍である。原因は不明であり，繰り返して出現することもある。

●**治療**　自然治癒するが，副腎皮質ステロイド口腔軟膏を塗布することもある。

3 カタル性口内炎，潰瘍性口内炎，壊疽性口内炎（水がん）

1）　カタル性口内炎

　　口腔内の粘膜炎症を起こして，赤く腫れたり，ただれたりする。痛みは比較的軽度である。機械的刺激（歯垢，矯正器具など），疲労などが原因とされる。原因の除去と口腔内の清潔を保つことで改善する。

2）　潰瘍性口内炎

　　歯肉に小さい灰白色の壊死性潰瘍を形成し，強い痛みを伴う。基礎に慢性的な消耗性疾患がある。

3）　壊疽性口内炎

　　頬粘膜の進行性壊疽で，頬を穿孔することもある。栄養不全，免疫不全などによる重症感染時に細菌によって引き起こされる，まれな疾患である。抗菌薬投与，栄養状態の改善を図る。

2. 鵞口瘡（口腔カンジダ症）

●**原因・症状**　真菌であるカンジダ・アルビカンス（Candida albicans）の口腔感染によって起こる。頬粘膜，歯肉，舌に剝がれにくい白い斑状の菌苔を形成する。乳児期に多く，自然治癒傾向がある。抗菌薬の長期投与，栄養障害や免疫不全状態で発症しやすい。後者では全身真菌症への進展が危惧される。

●**治療**　抗真菌薬の口腔内塗布を行う。基礎疾患がある場合は，それらの治療も行う。

3. 口角炎（ペルレーシュ）

　　口角に白色の偽膜で覆われた亀裂ができる病態で，開口時の疼痛と出血がある。

1 母性看護概論

2 正常な妊娠，産褥，褥婦および新生児の診断

3 妊婦，産婦，褥婦および新生児の看護

4 新生児にみられる疾病

5 妊婦，産婦，褥婦および新生児の異常と看護

1 小児の看護概論

2 主な小児疾患

3 小児の多様な場における看護

4 小児の看護技術と状態・症状別看護

5 主な小児疾患患者の看護

口角の細菌，真菌感染によって起こるが，栄養障害としてのビタミンB₂欠乏症では初発症状の一つとなる。

4. 舌の疾患

❶ 舌小帯短縮症

　　舌小帯が舌先端付近に付着した状態であり，舌の搬出が困難で，発語に支障をきたす高度例以外では手術適応はなく，経過を観察する。

❷ 舌小帯潰瘍（舌下潰瘍）

　　百日咳の痙咳期などで咳嗽が著明のとき，舌小帯は下顎前歯によって損傷され，潰瘍化することがある。乳児期の舌下潰瘍はリガ・フェーデ病といい，魔歯（生まれたときにすでに生えている歯）が原因のときには抜歯を要することがある。

C 食道疾患

1. 先天性食道閉鎖と気管食道瘻

　　食道の一部が先天的に閉鎖している奇形であり，多くは気管の奇形（気管食道瘻）を合併する。上部食道は盲端となり，下部食道が気管につながったGross分類C型がほとんどである（図2-12）。胎児期に羊水過多で本症が疑われていることも多い。出生直後から唾液の口腔内貯留と泡沫状嘔吐，唾液の肺への流入による咳嗽，呼吸困難，チアノーゼなどを認める。食道・気管瘻のみで閉鎖のない型では，症状が軽微で診断が遅れることが多い。X線により胃管チューブが反転する像を認める（coil up sign）。外科手術を要する。

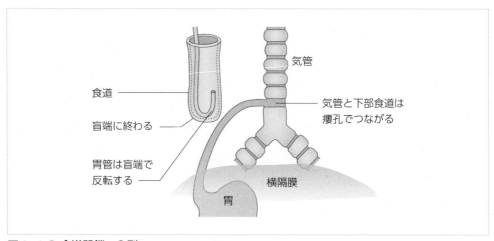

図2-12 ● 食道閉鎖　C型

2. 胃食道逆流症（GERD）

●**症状** 胃内容物が食道へと逆流する現象を胃食道逆流現象（GER）というが，それにより症状を呈する場合を胃食道逆流症（gastroesophageal reflux disease；GERD）という。症状は嘔吐，哺乳不良，体重増加不良，無呼吸，咳嗽，喘鳴(ぜんめい)など多岐にわたる。

●**原因** 下部食道括約筋の機能障害（噴門弛緩症(しかん)，アカラシア）や，胃の一部が横隔膜(まく)上へ滑脱する食道裂孔(れっこう)ヘルニア，下部食道括約筋の異常，胃内容の停留，ミルクアレルギーなどがある。重症心身障害児では頻度が多い。

●**治療** 多くは成長とともに改善する。改善がない場合，治療的体位をとり，ミルクにとろみをつけるなどを行う。また，手術療法（Nissen 噴門形成術）が施行される。

3. 噴門弛緩症

　明らかな器質的疾患を認めず，胃食道逆流現象（GER）が起こる状態であり，噴門括約筋の生理的未熟性が原因とされる。新生児の溢乳(いつにゅう)の多くはこれによると考えられている。多くは自然軽快するが，症状がある場合は胃食道逆流症に準じた治療を行う。

D 胃の疾患

1. 肥厚性幽門狭窄症

●**原因・病態** 胃幽門の輪状筋が肥厚(ひこう)して通過障害をきたす疾患である。男児に多い。原因は不明であるが，ニューロン一酸化窒素合成酵素の減少との関連があるとされる。

●**症状・診断** 多くは生後2〜4週に始まる嘔吐である。しだいに噴水状嘔吐となるが，非胆汁性嘔吐である。体重の増加不良・減少を呈する。胃部は膨満蠕動運動(ぜんどう)がみられ，右上腹部に腫瘤(しゅりゅう)を触れることもある。脱水が進行すれば皮膚緊張（ツルゴール）は低下，さらに嗜眠(しみん)傾向となる。胃酸（HCl）の排出によって低クロール性の代謝性アルカリ血症となる。腹部超音波検査で幽門部肥厚が検出される。上部消化管造影でも幽門管の狭窄(きょうさく)が確認される。

●**治療** 絶食と輸液によって脱水・電解質異常を改善する。内科的にはアトロピン投与による治療を行う。アトロピン療法が無効な際は，手術療法（**幽門筋切開術，ラムステッド**[Ramstedt]**の手術**）を施行する。予後は良好である。

2. 胃・十二指腸潰瘍

　小児の消化性潰瘍は新生児期と学童期以後に多い。急性潰瘍は胃潰瘍が多く，慢性の潰瘍では十二指腸潰瘍が多い。

●**原因・症状**　急性潰瘍は新生児期では頭蓋内出血，仮死や重症感染症に併発してみられ，消化管無酸素症が原因と思われる。乳児期以降では熱傷，重症感染症などによるストレス性潰瘍があり，いずれも吐血，下血を生じ，時に穿孔する。慢性潰瘍は年長児に多く，心窩部痛を主徴とし，間欠的便潜血陽性所見がみられる。ピロリ菌（*Helicobacter pylori*）の感染が一因とされており，除菌が潰瘍に有効である。

E　腸の疾患

1.　急性胃腸炎，急性大腸炎（乳児下痢症）

　　小児期の下痢は非常に多く，特に乳幼児期に多い。乳児は下痢によって容易に脱水となり，また栄養障害により発育不良や代謝異常を起こしやすい。難治性慢性下痢症も乳児に多い。このような乳児の特性を勘案してつけられた病名が乳児下痢症である。しかし小児期全般の下痢の原因がほとんど特定される現在では，「乳児下痢症」は特に病原検索を行わなかった乳児の下痢症に対して便宜的に用いられている。

1　細菌性胃腸炎（本章 - ⅩⅣ「感染症」参照）

●**原因・症状**　病原性大腸菌，サルモネラ，カンピロバクター，腸炎ビブリオ，ブドウ球菌，赤痢菌，コレラ菌などの経口感染で起こる。細菌は増殖によって毒素を産生する。これが腸管壁から水分，電解質を滲出させ，一部ではさらに組織を破壊して出血性下痢となる。赤痢，病原性大腸菌の一部が産生するベロ毒素が代表的である。症状としては下痢のほか，微小血管に血栓を形成して溶血性尿毒症症候群（本章 -Ⅷ-B-2-3「溶血性尿毒症症候群」参照）などの合併症をきたすことがある。サルモネラは腸管深く侵入して血流に入り，**敗血症**となることもある。細菌性胃腸炎の共通症状は下痢（時に血性），嘔吐，腹痛，発熱である。

●**治療**　輸液によって水，電解質を補給し，感受性のある抗菌薬を投与する。止瀉薬（下痢止め）は病原体の排泄を遅延させると考えられており，一般的には用いない。溶血性尿毒症症候群を発病すれば腎不全対策が第一となる。

2　ウイルス性胃腸炎（本章 - ⅩⅣ「感染症」参照）

●**原因・症状**　乳幼児の下痢の多くはウイルス性胃腸炎であり，経口感染による。ロタウイルス，ノロウイルスは乳幼児冬季下痢症の主因であり，夏季ではアデノウイルス，エンテロウイルス（夏かぜウイルス）なども胃腸炎を起こす。ロタウイルスに関しては予防接種が行われている。いずれも腸管吸収上皮に感染してこれを破壊するために下痢となる。ロタウイルス胃腸炎では白色下痢便となることが多い。乳児では脱水により重症化することがある。家族内の感染予防が重要である。

●**治療**　食事療法，水分，電解質補給を主とする。抗ウイルス薬の投与は不要である。

3　細菌性食中毒

　　食物に由来する急性の疾病全般を食中毒というが，本症は，このうち細菌感染に

よるものである。ほとんどは前述の細菌性胃腸炎であるが，食品中で細菌が大量に繁殖し，その摂取（感染型食中毒：サルモネラ，病原性大腸菌など）や，細菌が産生した毒素（毒素型食中毒：ブドウ球菌，ボツリヌス菌）によって起こる。一般に少量の細菌が感染して増殖したものは食中毒には含まないが，サルモネラや病原性大腸菌などでは，集団で発生すればこの病名でよばれる傾向がある。

2. 炎症性腸疾患

　広い意味では急性胃腸炎を含むが，一般に非感染性の炎症性腸疾患を指し，クローン病と潰瘍性大腸炎がある。

●**クローン病**　クローン病は腸管全層の肉芽腫性炎症，浮腫，潰瘍を特徴とする小児にはまれな原因不明の疾患である。回盲部が好発部位であるが，口腔から肛門まで，全腸管のいずれの部位にも起こる。病変は非連続性に多発する。発熱，るいそう，腹痛，下痢，下血を認める。副腎皮質ステロイド薬や免疫抑制剤を投与し，腸管安静のため，高たんぱく低残渣食のほか，全経管栄養や成分栄養を行う。非常に難治性の疾患である。

●**潰瘍性大腸炎**　潰瘍性大腸炎は小児にも時にみられる疾患で，粘膜や粘膜下層に限局した炎症を主徴とする。結腸，直腸に限られる連続性の粘膜脱落病巣を示す。頻繁な下痢，粘血便を認める。腸管外の症状として皮疹，関節炎，ぶどう膜炎などを合併する。長期的には大腸がんの発生が問題となる。治療は非ステロイド性抗炎症薬のほか，クローン病と同様，成分栄養や副腎皮質ステロイド薬を投与する。

3. 腸閉塞，イレウス

　消化管の器質的な閉塞（従来の機械的イレウス）を腸閉塞（腸管が機械的・物理的に閉塞），機能的な異常（麻痺性イレウス）をイレウス（腸管内容の通過が障害された状態）という。

1 先天性十二指腸閉鎖
　膵，胆管開口部（ファーター［Vater］乳頭部）の先天狭窄閉鎖がみられ，一部輪状膵を伴う。頑固な嘔吐と胸部 X 線写真で空腸以下のガス像の欠如（胃・十二指腸ガスによる double bubble sign）がみられる。

2 腸回転異常
　胎生期にいったん臍帯部へ脱出した腸管が，再度腹腔内に戻るときに生じる腸の位置異常で，軸捻転や圧迫によって腸閉塞となる。

4. 腸重積症

●**原因・病態**　口側腸管が肛門側腸管内に入り込んだ状態であり，回盲部回腸が結腸に陥入するものが最も多い。回盲部腸管の固定が悪い 3〜12 か月の乳児に多い。重積した腸管は阻血，出血，浮腫，さらには壊死，穿孔に至る。年齢が高い例では先進部の異常，たとえばメッケル憩室（回盲部回腸の胃粘膜迷入を伴う先天憩室），

1 母性看護総論

2 正常な妊婦・産婦・褥婦および新生児の理解

3 妊婦・産婦・褥婦および新生児の看護

4 新生児にみられる異常

5 妊婦・産婦・褥婦および新生児の異常と看護

1 小児の看護概論

2 主な小児疾患

3 小児の多様な看護の場における看護

4 小児の看護技術・状態・症状別看護

5 主な小児疾患患者の看護

表 2-6 ● 新鮮血の排出がみられる主な腸疾患

部位	疾患	症状
小腸	腸重積症	疝痛性腹痛，新鮮血を混じるゼリー様便，腹部腫瘤，嘔吐
	メッケル憩室	間欠性腹痛，出血は鮮血または黒褐色
大腸	細菌性腸炎（赤痢菌またはサルモネラ菌など）	急性粘液性下痢，腹痛
	潰瘍性大腸炎	粘液性下痢，発症は時として急性
直腸	ポリープ	反復性出血，腹痛はない
	脱肛	脱肛の状態がみえる
肛門	亀裂・便秘	排便時に疼痛と少量の出血

ポリープ，悪性リンパ腫，アナフィラクトイド紫斑病（本章 -Ⅷ-D-3-1「アナフィラクトイド紫斑病（IgA 血管炎）」参照）などが原因になることもある。

● **症状**　間欠性の腹痛，啼泣，顔色不良，嘔吐，苦悶状顔貌を呈する。腹部の触診で，右側腹部ないし上腹部に先進部のソーセージ様腫瘤を触れる。浣腸により粘血便を排出する。超音波検査では重積腸管のターゲットサイン（同心円状所見）を認める。新鮮血の排出をみる主な腸疾患を表 2-6 に示す。

● **治療**　高圧浣腸（造影剤，空気，生理的食塩水）により内科的に整復する。整復不能例や，24 時間以上経過後の X 線写真上でイレウス所見（鏡面形成像）が著しいものでは開腹手術を考慮する。

5. ヒルシュスプルング病

　結腸から肛門側（多くは S 状結腸以下）の神経節細胞の先天性欠如により，この部が常に収縮して通過障害をきたす疾患である。病変部の長さは個々で異なるが，これより口側の結腸は拡大して頑固な便秘，時にイレウスを呈する。多くは胎便排泄遅延，腹部膨満により新生児期に気づかれるが，乳児期以降まで放置されると，便秘，著明な腹満，やせがみられる。人工肛門を造設して根治術に備える。

6. 鎖肛

● **概念**　鎖肛は肛門形成の異常で，直腸盲端が恥骨直腸筋より上にある高位型と，下にある低位型に分けられ，多くは肛門検温時に気づかれる。腸管ガスが直腸に達する生後 12 時間以後に，倒立位側面の X 線写真を撮影して盲端の位置を確認する。なお，直腸盲端は男児では泌尿器，女児ではほとんどが生殖器に瘻孔をもっている。

● **治療**　高位鎖肛の場合，人工肛門を造設し，体重増加後に肛門を形成する。低位型の女児では瘻孔を開大して対処し，いずれも肛門括約筋発達後に根治術を行う。

7. 急性虫垂炎

　虫垂の閉塞と細菌性炎症を主体とする疾患で，乳児期にはまれである。年長児では右下腹部痛，嘔吐など，ほぼ成人と同様の症状を呈して発症するが，一般に小児

期では定型的な症状が現れず，容易に腹膜炎に進展しやすい。

F 腹膜炎

　腹膜腔内に炎症が生じた状態。腹腔外に感染巣があるもの（原発性腹膜炎）と腹腔臓器が原因となるもの（続発性腹膜炎）がある。幼少児では新生児胃穿孔や消化管閉塞からの穿孔が，年長児では虫垂炎に起因することが多い。腹部は膨満して圧痛があり，患児は腹部を屈曲する体位をとり，筋性防御を認め，板状硬となる。適切な抗菌薬の投与と手術による病変の除去（洗浄，ドレナージなど），原疾患の治療を行う。

G 肝・胆道疾患

1. ウイルス性肝炎

　肝臓に対する親和性が強く，直接・間接的に肝細胞を破壊するウイルスを肝炎ウイルスとよぶ。肝炎ウイルスには表 2-7 のように A から E の 5 つの型が知られており，起因ウイルスと主な病型は表に示すとおりである。G 型肝炎ウイルス，TT ウイルスは肝炎ウイルスには含まれない。単純ヘルペスウイルス，サイトメガロウイルス，EB ウイルスなども肝炎を起こすが，肝炎ウイルスには含まれない。

　肝炎はウイルス以外にも細菌や非感染性疾患でもみられる。乳児期では胆道閉鎖と鑑別を要する乳児肝炎，先天代謝異常，急性脳症（本章 - XII -E-2「ライ症候群」参照）などがある。

表 2-7 ● 肝炎ウイルスの分類

	A 型肝炎	B 型肝炎	C 型肝炎	D 型肝炎	E 型肝炎
起炎ウイルス	A 型 肝炎ウイルス	B 型 肝炎ウイルス	C 型 肝炎ウイルス	D 型 肝炎ウイルス	E 型 肝炎ウイルス
感染経路	糞口感染 （牡蠣などによる 濃縮媒介）	母子感染 濃厚接触感染 血液感染	母子感染 血液感染	濃厚接触感染 血液感染	糞口感染 人獣共通感染 血液感染
潜伏期 （平均）	15〜50 日 （28 日）	30〜180 日 （60〜90 日）	15〜160 日 （50 日）	14〜60 日 （40 日）	15〜50 日 （40 日）
病態	急性肝炎	急性肝炎 慢性肝炎	急性肝炎 慢性肝炎	多くは急性肝炎	急性肝炎
劇症化	まれ	あり	まれ	あり	まれ
キャリア化	なし	あり	あり	あり	なし
肝硬変・肝がん	なし	あり	あり	あり	なし

1 A型肝炎

　病原はA型肝炎ウイルスで，患者の糞便，唾液や，ウイルスに汚染された飲食物，特に牡蠣^{かき}などの2枚貝類から経口的に感染し，潜伏期は15〜50日（通常25〜30日）とされる。

● **症状**　発熱，頭痛，食欲不振，嘔吐^{おうと}，腹痛などの症状があり，数日で黄疸^{おうだん}が出現する。黄疸のある時期では灰白便^{かいはくべん}，ビリルビン尿，皮膚瘙痒感^{そうようかん}などがみられる。肝臓は多少とも腫大^{しゅだい}し，圧痛を認める。種々の肝機能検査で異常がみられる。不安，興奮^{けいれん}，痙攣などの神経症状が出現し，血中アンモニアが増加し，いわゆる肝性脳症[＊]に陥る劇症肝炎はまれである。ほとんどの症例は2〜3週間で治癒する。

● **治療**　安静，輸液などで対症的に行う。

● **予防**　普通の消化管感染症と同様に，手洗いの徹底，生の貝類を避けることなどが大切である。一般に発症後のウイルス排泄^{はいせつ}はなく，感染源にはなりにくい。ガンマグロブリン製剤の注射はA型肝炎の予防に有効で，家族内2次感染予防に有用である。成人ではウイルスのまん延^{えん}地域への旅行などに際して，A型肝炎ウイルスの不活化ワクチンが使用される。

2 B型肝炎

● **概念**　病原はB型肝炎ウイルス（HBウイルス）で，潜伏期は1〜6か月，B型肝炎患者の血液，または無症状のウイルスキャリアの血液が感染源となって発病する。

　本症は宿主の状態によって病像が異なることが特徴で，年長児では急性肝炎の病像をとり，比較的短時日のうちに症状が消退し，劇症肝炎以外は治癒する（一過性感染）。成人では多くが不顕性感染で終わる。一方新生児，乳児期，免疫力が低下した状態ではキャリア化することがあり（持続感染），キャリアでは長い年月を経て慢性活動性肝炎から肝硬変，肝がんへの進展があり得る。小児では母児間の垂直感染（母子感染）がキャリア化の主な原因で，HB関連抗原のうち，増殖性が強いHBe抗原陽性例でみられる。感染経路は産道感染と考えられ，経胎盤感染はまれである。母子感染は無症状である。なお，B型慢性肝炎は初めから慢性肝炎として発症するもののほかに，無症候性キャリアから発症したと考えられるもの，急性肝炎の慢性化と思われるものがある。

● **症状**　急性肝炎症状はA型肝炎と本質的な差はないが，発熱，嘔吐^{おうと}，全身倦怠感^{けんたいかん}などの症状で発症し，A型より一般に軽い。

● **治療**　B型肝炎ウイルスに対する特異療法はない。急性肝炎ではA型と同様の対症療法を行う。慢性活動性肝炎では，インターフェロン療法が行われる。これが無効の場合や重症肝炎では，抗ウイルス薬のラミブジンが用いられる。

● **予防**　患者やキャリアに用いた機材，器具，特に血液で汚染されたものの消毒には十分な注意が必要である。消毒薬には次亜塩素酸ナトリウム，エタノールなどが用

＊**肝性脳症**：錯行^{さっこう}，興奮状態，性格変化などの軽度（1度）のものから，嗜眠^{しみん}傾向，夜間不眠，異常行動などを示したり（2度），簡単な応答のできる昏睡切迫（3度），昏睡（4度），まったく反応のない深い昏睡（5度）に分けられる。

いられる。誤って汚染された注射針を刺したときには，HB 免疫グロブリンによる受動免疫※を行う。

　垂直感染（母子感染）が危惧される新生児，すなわち HBe 抗原陽性の妊婦から生まれた新生児に対しては，HB 免疫グロブリンのほか，HB ワクチンの併用による能動免疫※が行われる。この場合授乳は差しつかえない。HBe 抗原陰性のキャリアから出生した児に時に劇症肝炎がみられることから，すべての HB 抗原陽性妊婦より出生した児に対して予防が行われるようになった。母子感染予防により B 型肝炎キャリアは消滅しつつある。

❸ C 型肝炎

　輸血後慢性肝炎の原因の多くを占めるものであり，高率に慢性化し，慢性活動性肝炎，肝硬変，肝がんへの進展がある。現在，HCV 抗体のスクリーニングにより輸血による感染は激減した。しかし，HCV 抗体検査導入以前の輸血例，血友病など血液製剤投与例の慢性肝炎が問題となっている。母子感染はあるが，キャリア化は少なく，約 5% といわれる。慢性活動性肝炎にはインターフェロン療法（注射）が行われていたが，近年ではインターフェロンを使わない経口薬のみのインターフェロンフリー療法が主流となっている。

2.　乳児肝炎

　新生児期から始まる肝内胆汁うっ滞を主徴とする肝炎で，原因は明らかではないがウイルスが想定されている。生後 2 か月以内に黄疸で気づかれ，便は灰白色となり，ビリルビン尿を認める。胆道閉鎖症との鑑別が重要である。胆道シンチグラフィや胆道造影で行うが，鑑別が困難なことも多く，開腹肝生検が必要になることもある。

3.　胆道閉鎖症

● **原因**　主として肝外胆管の閉塞により，胆汁の腸管への排泄が障害され，閉塞性黄疸をきたす。原因は不明である。

● **症状**　新生児の生理的黄疸に引き続き，またはそれがいったん消失した後，黄疸が増強する。溶血と肝でのグルクロン酸抱合能未熟による間接型ビリルビンが増加する生理的黄疸と異なり，胆道が閉鎖しているために抱合型（直接型）ビリルビンが肝内にうっ滞する。さらに血液中に逆流するため，血中の直接型ビリルビンが増加する。尿も濃い黄色となり（ビリルビン尿），胆汁排泄不全によって便は灰白色となる。進行すると，胆汁性肝硬変で死亡する。

● **治療**　肝門部空腸吻合術（葛西手術）が適応となる。生後 60 日以内に手術を行うことができれば良好な予後につながるとされる。手術不成功例の予後は不良で，肝

※**受動免疫**：非自己の生体が産生した抗体を移入し，免疫状態にして防御する方法。
※**能動免疫**：ワクチンやトキソイドなどによる予防接種または病原菌に感染することにより生じる免疫をいう。

硬変，肝不全で死亡する。その場合は肝移植が考慮される。

4. 胆道拡張症

　総胆管が囊腫状に拡張し，胆汁の通過障害を起こす疾患であり，わが国の女児に多い。放置すると比較的若年期に胆道がんの発生が多くなる。

●**症状**　黄疸，腹部腫瘤，腹痛が 3 大症状である。黄疸は増強，軽快を繰り返す。総胆管の拡張が著しいときには，腹部は膨大し，右上腹部に球状の腫瘤を触れることがある。幼児期には腹痛を訴えることが多く，時に急性膵炎様になる。超音波検査によって囊腫を発見できる。

●**治療**　拡張した総胆管と胆囊を手術的に切除し，肝門部肝管と空腸を吻合する。

H　ヘルニア

1. 横隔膜ヘルニア

　胎児期における横隔膜孔の閉鎖不全により，横隔膜に孔が残存し，そこから腹腔臓器が胸腔に脱出する病態である。腹腔臓器に押された肺（患側肺）は小さく，機能不全になりやすい。胎児診断される例も多いが，それらの症例は予後が悪い。

●**治療**　低酸素血症を呈する例では全身状態の安定化が第一であるが，管理に苦慮することが多い。その上で脱出臓器を腹腔内に戻す手術を行う。

2. 鼠径ヘルニア

●**原因**　胎児期に，生理的に存在する鼠径管から腸管などが脱出するもの。泣いたり咳などをして腹圧がくわわることで腸管などが皮下に脱出して起こる**外鼠径ヘルニア**（男児に多い），また筋緊張低下によって直接脱出する**内鼠径ヘルニア**（女児に多い）がある。

●**症状**　鼠径部に腫瘤が出没し，通常圧迫により整復できる。ヘルニア門で腸管などが絞扼されるとイレウスとなる（**ヘルニア嵌頓**）。

●**治療**　自然治癒の可能性は低く，手術適応がある。

3. 臍ヘルニア

　いわゆる"でべそ"である。多くは自然治癒し，嵌頓の可能性は低いが，持続すれば美容上の理由で手術を行う。臍帯ヘルニアとはまったく異なるので注意が必要である。

Ⅷ 血液・造血器系の疾患

A　小児の造血とその発達

●**胎児の造血機能**　胎生期の造血では，妊娠初期の中胚葉造血期には主として**卵黄嚢**で，妊娠中期の肝造血期には**肝臓**，**脾臓**で造血が行われる。一方，妊娠中期から後期にかけて骨髄での造血が盛んとなり，出生時には骨髄とわずかにリンパ節で造血が行われる。

●**出生後の造血機能**　出生後から4か月までにかけて，体内の低酸素の状況下に合った酸素との親和性の強いヘモグロビンF（胎児型ヘモグロビン）が分解され，酸素濃度の高い環境に合ったヘモグロビンA（成人型ヘモグロビン）へ切り替わるため，生理的貧血になる。白血球は新生児期には好中球が多く，生後1か月頃よりリンパ球優位となり，5歳以降は再び好中球優位となり成人まで続く。新生児期から幼児期において白血球数は成人よりも高めである。

B　赤血球系の疾患

●**小児の赤血球系疾患の傾向**　赤血球の数または血色素（ヘモグロビン）量が減少した場合を**貧血**という。小児の正常値は年齢と性別により異なるが，赤血球数350万/μL以下，ヘモグロビン10g/dL以下は貧血としてよい。貧血では**鉄欠乏性貧血**の頻度が最も高く約50%を占める。そのほか**再生不良性貧血**，**溶血性貧血**，出血性貧血，腎炎・感染症・白血病などに伴う2次性貧血などがあり，時期によって頻度の高い原因が異なる（表2-8）。

表 2-8 ● 各発達成長期に多い貧血

新生児期	急性出血性貧血（胎児－母体間出血，胎盤出血，臍帯断裂など） 溶血性貧血（血液型不適合，遺伝性球状赤血球症，酸素欠損症） 胎内感染症（TORCH症候群） 低色素性貧血（双胎間輸血症候群など）
乳幼児期	鉄欠乏性貧血 先天性再生不良性貧血（ファンコニ貧血，ダイアモンド・ブラックファン貧血） 溶血性貧血（遺伝性球状赤血球症） 悪性腫瘍に随伴する貧血
学童・思春期	鉄欠乏症貧血 特発性再生不良性貧血 溶血性貧血 白血病，慢性感染性貧血

●**貧血の症状**　貧血が起こると，皮膚や粘膜が蒼白になることにくわえて，ヘモグロビンによって運ばれる酸素が各臓器で不足し，頻脈や全身倦怠感などがみられる。

1. 鉄欠乏性貧血

●**概念**　ヘモグロビンは，鉄を含むたんぱくであるヘムとグロビンたんぱくが結合したもので，鉄分が不足するとヘモグロビンの産生が低下し貧血が起こる。結果として，赤血球は小さく色素の薄い小球性低色素性貧血となる。なお，慢性感染症や炎症性疾患では，組織貯蔵鉄の利用障害などによって鉄欠乏症類似の貧血となる。またサラセミア*は小球性貧血の鑑別診断となる。

●**原因**　以下に鉄欠乏性貧血の原因を示す。
- ①**鉄需要の増加**：低出生体重児や急速な成長期（乳幼児期や思春期）
- ②**鉄供給の異常**：鉄摂取不足，鉄吸収障害（たんぱく漏出性胃腸症，食事アレルギー，牛乳貧血）
- ③**鉄の喪失**：周産期失血，消化管出血（潰瘍，メッケル憩室，ポリープ，腸炎），消化管以外の出血（鼻出血，月経異常）

このうち小児では鉄需要の増加が最も頻度として高い。低出生体重児では母体から供給される鉄分が少なく，離乳期にミルクを好まずかつ離乳食が進まない場合に鉄欠乏性貧血になりやすい。また大量の牛乳摂取は鉄吸収に必要な胃酸を中和してしまい鉄欠乏性貧血になる（牛乳貧血）。

●**症状**　活気低下，顔面蒼白，食欲不振，時に異食症（本来，食物とみなされないものを摂食する行為）がみられる。活動性の乏しい乳児や活力がなく不登校になりやすい思春期の子どもでは常に鉄欠乏性貧血を念頭に置く必要がある。

●**治療**　栄養指導から始める。鉄を多く含む食品として，レバーや緑色野菜がある。貧血が重度の場合や栄養指導がうまくいかない場合は鉄剤を処方する。貯蔵鉄を補完するために貧血消失後も2〜3か月は投与を継続し，フェリチンの回復が目安となる。

2. 溶血性貧血

●**概念**　赤血球の破壊とそれに伴う症状（貧血，脾腫）をきたす疾患である。先天性（遺伝性）の疾患は球状赤血球症，楕円赤血球症，異常ヘモグロビン症（サラセミア），赤血球酵素異常症がある。後天性の疾患は免疫性の自己免疫性溶血性貧血，新生児溶血性疾患，非免疫性の溶血性尿毒症症候群などがある。

溶血に伴う血液検査の特徴として，網状赤血球の増加，間接型ビリルビン，LDH，ASTの上昇，ハプトグロビンの低下が認められる。

＊**サラセミア**：地中海貧血ともよばれ，赤血球の合成障害によって起こる。日本ではβサラセミアの軽症型が多い。治療法はない。

1　遺伝性球状赤血球症

● **原因**　先天性溶血性貧血のなかでは最も頻度が高い。常染色体優性（顕性）遺伝による疾患で，赤血球膜を形成するたんぱくが欠如し浸透圧変化や酸化ストレスに弱い球状の赤血球となる。

● **症状**　貧血，脾腫，黄疸（おうだん）がみられる。年長児では胆石症が高率にみられる。感染などを契機とした溶血亢進（こうしん）のほか，ヒトパルボウイルスB19感染（伝染性紅斑（こうはん））では無造血発作を起こすことがある。

● **治療**　輸血を行う以外に方法はなく，脾摘（ひてき）によって貧血が改善する。

2　自己免疫性溶血性貧血

原因不明の原発性と膠原病（こうげんびょう）や薬物服用などに続発するものがあり，小児では急激に発症して自然寛解の経過をとる急性型が多い。赤血球には抗体が結合し，クームス試験が陽性となる。新生児期では母体から移行した赤血球A抗原，B抗原，Rh抗原に対する抗体で溶血するABO血液型不適合溶血，Rh不適合溶血が起こり得る。

3　溶血性尿毒症症候群

● **原因**　大腸菌のうちベロ毒素産生の腸管出血性大腸菌感染により発症する。O157のほか，O111，O26などが存在する。胃酸分泌が成人に比較して少ない小児では，少量の菌の摂取で発症しやすいため，小児において重要な疾患である。高温多湿な梅雨と夏季には，食物で菌が繁殖しやすく発症頻度が高くなる。過去に起こった大阪の"カイワレ大根"，富山の"ユッケ"を介した汚染による出血性腸炎の大量発症は有名である。

● **症状**　出血性腸炎に引き続き発症する。血管内皮が広範に傷害されて出血や血栓を生じ，この部分を通過する赤血球が破砕されて溶血性貧血を起こす（図2-13）。血小板は血栓で消費されて減少し，血栓などによる阻血（そけつ）から腎不全となる。中枢神経障害をきたす例は予後が悪い。

● **治療**　治療は対症療法のみで，重症例には血漿交換（けっしょう）や透析が必要となる。食品の衛生管理や，滅菌や消毒などによる感染予防が最も重要である。

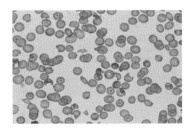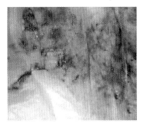

出典／溶血性尿毒症症候群の診断・治療ガイドライン作成班編：溶血性尿毒症症候群の診断・治療ガイドライン，東京医学社，2014，p.3, 12.

図2-13 ● 溶血性尿毒症症候群の破砕赤血球（左）と血便（右）

1 母子看護概論

2 正常な妊婦・産婦・褥婦および新生児の理解

3 妊婦，産婦，褥婦および新生児の看護

4 新生児にみられる疾患

5 妊婦，産婦，褥婦および新生児の異常とその看護

1 小児の看護概論

2 主な小児疾患

3 小児の多様な場における看護

4 小児の看護技術と状況・状態・症状別看護

5 主な小児疾患患者の看護

3. 再生不良性貧血

●**概念**　骨髄の造血機能が障害されるために起こる，**造血機能不全**による貧血である。多くは白血球，血小板も同時に減少して汎血球減少症となる。原因が特定できない特発性のほか，薬物や肝炎，放射線被曝などに引き続いて起こる 2 次性のものがある。また，染色体の脆弱性を有し，四肢や内臓奇形を伴う先天性のファンコニ貧血がある。

1 特発性再生不良性貧血

●**原因・症状**　原因不明の造血機能障害である。貧血による症候にくわえて，白血球減少による感染，血小板減少による出血傾向を示す。重症度によって軽症，中等症，重症，最重症に分類され治療する。

●**治療**　軽症例は無治療もあるが，中等症，重症では副腎皮質ステロイド薬やたんぱく同化ステロイド薬のほか，最近ではシクロスポリン，抗リンパ球グロブリンによる免疫抑制療法やサイトカイン療法によって予後が著しく改善している。治療不応例や輸血依存例，最重症例で組織適合ドナーがいる症例では同種造血幹細胞移植が有用である。

2 ファンコニ貧血

　先天性の造血機能不全で，常染色体劣性（潜性）遺伝の疾患である。診断時年齢の平均は 7.5 歳で，様々な奇形を合併することが特徴である。奇形の種類としては，低身長，色素沈着，母指欠損などがある（図 2-14 左）。汎血球減少から白血病，骨髄異形成症候群へ移行するため早期の同種造血幹細胞移植が必要である。

ファンコニ貧血

奇形の種類：
低身長
色素沈着
母指欠損
多指症
性腺機能不全
その他，目の異常，難聴
腎奇形など

ダイアモンド‐ブラックファン貧血

奇形の種類：
両眼隔離症
口蓋裂，高口蓋
小頭症，小顎症
重複拇指，拇指低形成
心奇形
短頸・翼状頸
先天性緑内障，白内障

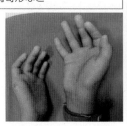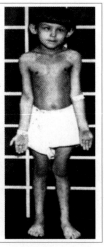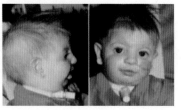

出典／（左）Clinical Medicine Insights；Case Reports 2016：9, 25–30.
（右）Hematol Oncol Clin North Am., 23(2)：261-282.

図 2-14 ● ファンコニ貧血とダイアモンド‐ブラックファン貧血患者の奇形の種類

3 ダイアモンド−ブラックファン貧血

　　リボソームの機能障害が原因の先天性の造血不全症で，骨髄では赤血球系の細胞が著明に減少し，ほとんどが1歳までに顔色不良で発見されることが多い。約半数に種々の奇形（図2-14右）や発育障害がみられる。また，悪性腫瘍の合併もみられる。治療の基本はステロイド療法と輸血で，治療抵抗例では同種骨髄移植が行われる。

C　白血球系疾患

●**概念**　白血球系疾患は主に**好中球の数または機能の異常**で，好中球減少症には先天性好中球減少症（コストマン症候群），周期性好中球減少症，自己免疫性好中球減少症，好中球機能異常には高IgE症候群，チェディアック−東症候群，慢性肉芽腫症などがある。好中球の異常では細菌感染症を繰り返しやすい。

1.　好中球減少症

●**原因**　好中球は骨髄で骨髄芽球から前骨髄球，骨髄球，後骨髄球に分化し，さらに成熟した桿状球，分葉球となって末梢血中に循環する。先天性好中球減少症は好中球の分化の異常であり，自己免疫性好中球減少症は好中球に対する抗体による破壊の亢進による疾患である。そのほか各種ウイルス感染症や薬物による2次性の好中球減少症がある。

●**症状**　乳幼児期に細菌感染症を繰り返す。特に中耳炎，肺炎，尿路感染などの頻度が高い。先天性好中球減少症では感染症が重篤化しやすい。

●**治療**　2次性では原因となる薬剤の除去や原因の治療が重要である。自己免疫性好中球減少症は抗菌薬によく反応し，2，3年で正常化することが多い。先天性好中球減少症には遺伝子組み換え型ヒト顆粒球コロニー刺激因子（G-CSF）製剤が用いられるが，最終的には造血細胞移植が必要である。

2.　好中球機能異常

　　好中球は血管外に遊走し，細菌を貪食・殺菌する作用がある。好中球機能異常のうち慢性肉芽腫症は好中球の殺菌能の障害によりみられ，化膿菌（ブドウ球菌など）の感染により膿痂疹，蜂巣炎，化膿性リンパ節炎などを繰り返す。治療は造血幹細胞移植が行われる。チェディアック−東症候群は好中球の遊走能異常による疾患で，色素脱失のほか好中球に巨大顆粒が出現する。

D　出血性疾患

　　出血傾向は，血小板，血漿因子（凝固因子など），血管のいずれかの異常で生じる。

1.　血小板の異常

血小板の数が減少する**血小板減少症**と**血小板の機能異常**がある。

1　血小板減少症

●**原因・症状**　一般的に血小板数 10 万/μL 以下を血小板減少症といい，特発性（免疫性）血小板減少性紫斑病（ITP）のほか様々な原因で血小板が減少する。ITP は代表的な血小板減少性疾患であり，小児期の出血傾向のなかで最も頻度が高い。自己抗体が結合した血小板が脾臓などで破壊され血小板が減少する。その結果，骨髄での血小板産生が亢進し，幼弱な巨核球が増加する。小児では約 80％は急性型で，しばしば上気道感染などの先行感染があり急激に紫斑，鼻出血などで発病するが，6 か月以内に治癒する。20％は慢性型で，血小板減少が長期にわたって持続する。頭蓋内出血などの重症出血の頻度は低く，1％未満である。

●**治療**　重症例では免疫グロブリン大量療法が第 1 選択となり，速やかに血小板が上昇する。再燃を繰り返し慢性型に移行する場合は副腎皮質ステロイド薬のほかTPO 受容体作動薬，最終的には脾摘が行われる。軽症例では経過観察が行われる。血小板輸血は頭蓋内出血などの重大出血時に限られる。

2　血小板機能異常

血小板無力症のほか，フォン・ウィルブランド病では血小板凝集能に異常をきたす。

2.　凝固系の障害

凝固因子のうち第Ⅷ因子欠乏（血友病 A）と第Ⅸ因子欠乏（血友病 B）およびフォン・ウィルブランド病が代表的である。そのほかフィブリノーゲン異常症や第Ⅴ，Ⅶ，Ⅹ，Ⅺ，Ⅻ，Ⅷ因子欠乏症があるが，極めて頻度は低い。

1　血友病

●**原因**　血液凝固第Ⅷ因子（血友病 A），第Ⅸ因子（血友病 B）の先天的欠乏による伴性（Ⅹ連鎖）劣性（潜性）遺伝の疾患であり，女性は保因者で原則男子にのみ発症する。頻度では血友病 B は血友病 A の約 1/5 であるが，臨床症状から両者を判別することはできない。

●**症状**　出血症状は凝固異常症の典型で，皮下血腫，関節内出血，筋肉内出血であり，時に頭蓋内出血もある。血小板異常症と異なり，粘膜や皮膚などの浅い部位の出血は少ない。また症状の出現は乳児期後半以降，体動が活発になってからが多く，その後は生涯持続する。

●**治療**　出血症状には血液凝固第Ⅷ，Ⅸ因子製剤による補充療法で対処する。これらを予防的に投与する定期補充療法が主体であり，関節出血を未然に防ぐことで関節可動制限などの機能予後が改善できる。

2　フォン・ウィルブランド病

●**概念**　血小板数が正常にもかかわらず，血小板凝集能異常による出血傾向，特に鼻

出血や歯肉出血を主徴とする先天性疾患であり，多くは常染色体優性（顕性）遺伝である。フォン・ウィルブランド因子は血管破綻部に血小板が粘着するために必要な因子で，さらに第Ⅷ因子と結合し血中に保持する機能があるため本症では第Ⅷ因子も低下する。軽症血友病 A との鑑別が必要となることがある。

●**治療**　治療はフォン・ウィルブランド因子を含む第Ⅷ因子濃縮製剤が用いられるほか，抗利尿ホルモンアナログであるデスモプレシン酢酸塩水和物（DDAVP）が，血中にフォン・ウィルブランド因子を動員するため本症の一部で有用である。なお DDAVP は軽症の血友病 A にも有効である。

3　ビタミン K 欠乏性出血症

●**概念**　凝固因子のうち，プロトロンビン（第Ⅱ因子），Ⅶ，Ⅸ，Ⅹ因子は肝臓でビタミン K（VK）依存性に合成される。新生児では生理的にビタミン K が不足し，これに肝の未熟性が重なって生後 1 週以内，多くは 2〜4 日に下血，吐血をみる（新生児メレナ）。生後早期にビタミン K を投与する現在，本症は著明に減少している。

乳児ビタミン K 欠乏症は胆道閉鎖や乳児肝炎などでみられるほか，特発性のものがある。特発性乳児ビタミン K 欠乏症は 1〜3 か月の乳児にみられ，ほとんどは母乳栄養児である。3/4 以上に頭蓋内出血がみられる重篤な疾患である。

●**診断**　診断は PT，APTT の延長，ヘパプラスチンテスト低下，PIVKA-Ⅱの増加などにより可能である。

●**治療**　ビタミン K 欠乏性出血症は 3 回（生直後，生後 1 週目，4 週目）の予防的ビタミン K 投与によりその頻度は極めて低くなっている。なお治療はビタミン K の投与のほか，緊急時には新鮮凍結血漿を用いる。

3.　血管系の異常

血管系の異常により出血する疾患で，アナフィラクトイド紫斑病（ヘノッホ - シェーンライン紫斑病，近年では IgA 血管炎とよばれている）が代表的である。

1　アナフィラクトイド紫斑病（IgA 血管炎）

●**症状**　四肢の紫斑と腹痛などの腹部症状および関節痛などの関節症状を主徴とする疾患で，抗原と抗体で形成される免疫複合体の血管壁への沈着からの血管炎がその病態である。幼児，学童に多く，紫斑は下肢，上肢のほか，殿部にもみられる。紫斑のほか，血漿成分の溢出による局所浮腫を伴うことがある。関節痛・腫脹や腹痛，嘔吐，消化管出血をみることがあり，時に腸重積を併発する。凝固第ⅩⅢ因子が消費され減少することが知られている。

●**合併症**　腎炎の合併率が高く紫斑病性腎炎とよばれる。病変組織には IgA の沈着がみられ，特に腎臓では単なる出血にとどまらず，IgA 沈着と細胞浸潤を認める。たんぱく尿を伴う腎炎は慢性化しやすい。

●**治療**　治療は安静など対症療法を主体とするが，腹痛には副腎皮質ステロイド薬が，出血，腹痛，関節症状には血液凝固第ⅩⅢ因子濃縮製剤が有効である。

E　小児の白血病と悪性リンパ腫

1．小児白血病

1　白血病とは

　白血病は白血球系の**幹細胞が腫瘍化**したもので，小児期の悪性腫瘍の約30%を占める。また小児白血病の95%以上は急性白血病であり，腫瘍細胞の起源によって急性リンパ性白血病（ALL）と急性骨髄性白血病（AML）に分けられる。小児では成人と逆でALLがAMLより3倍多い。慢性骨髄性白血病（CML）は頻度が低い。そのほか若年性骨髄単球性白血病（JMML），骨髄異形成症候群（MDS）などがある。

2　分類・診断

　急性白血病は，骨髄や末梢血に出現する芽球の形態，染色性，表面マーカー抗原，染色体異常などで病型診断される。これらは治療法の選択と予後の評価に不可欠である。特にALLはペルオキシダーゼ染色が陰性となるが，AMLは一部の亜型を除いて陽性となる。小児ALLは幼弱なBリンパ球に由来するB前駆細胞型白血病が多く，年齢とともにT細胞型が増える。また白血病はがん細胞特有の染色体異常・遺伝子異常を有することがあり，分子標的治療薬などの適応にかかわってくる。

3　症状

　白血病の症状は，貧血による蒼白や倦怠感，好中球減少や腫瘍増殖による発熱，血小板減少による出血傾向としての紫斑，鼻出血，白血病浸潤による骨・関節痛な

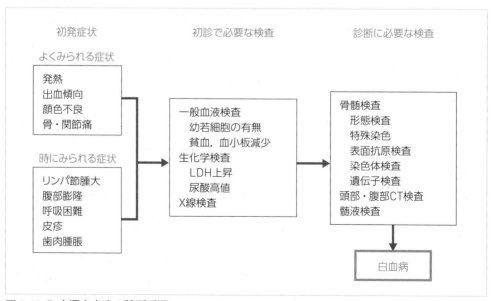

図2-15 ● 小児白血病の診断手順

どの頻度が高い。そのほか，肝脾腫（かんひしゅ），リンパ節腫大や，腫瘤（しゅりゅう）による気管などの圧迫症状がみられることもある。図2-15に白血病の診断手順を示す。

4 治療

●**急性リンパ性白血病（ALL）**　ALLは副腎皮質ステロイド薬，ビンクリスチン，L-アスパラギナーゼなどによる寛解導入療法（かんかい）に引き続き，種々の薬剤を組み合わせる寛解強化療法を繰り返す。その後は6MP（メルカプトプリン），メトトレキサートによる一定期間の維持療法を行って治療を終了する。中枢神経浸潤予防に対してはメトトレキサートの髄腔内投与（ずいくう）や大量静注が行われる。また予後不良例や再発例では造血幹細胞移植が行われる。

●**急性骨髄性白血病（AML）**　AMLはシタラビン，アントラサイクリン系抗がん剤，エトポシドなどの複数薬剤を用いて強力に加療する。治療中は，薬剤による骨髄抑制のため治療前より血球減少は著明となる。特に好中球減少時の発熱は発熱性好中球減少症とよばれ，早期の強力な抗菌薬投与が必要である。

5 予後

●**急性リンパ性白血病（ALL）**　ALLの予後不良因子は，白血球著増（5万/μL以上）と年齢（1歳未満，10歳以上），特定染色体異常（フィラデルフィア染色体など），およびステロイドによる初期治療反応不良の4つであり，予後不良例には強力な化学療法，予後良好例には標準的な化学療法が行われる（層別化治療）。これにより5年無病生存率は80％を超えるようになった。

●**急性骨髄性白血病（AML）**　AMLの無病生存率は約50～60％であり，再発リスクが高い一部の症例では造血細胞移植の適応となる。

2. 悪性リンパ腫

　全身のリンパ組織から発生する悪性腫瘍で，ホジキン病と非ホジキンリンパ腫に分類される。小児では頻度が低く，日本では特にホジキン病は少ない。

1 非ホジキンリンパ腫

　発症年齢のピークは約8歳で，発症部位としては頭頸部（とうけいぶ），縦隔（じゅうかく），腹部の順に多い。成人に比較して，リンパ節以外の原発が多く骨髄・中枢神経への浸潤も多い。組織学的には，バーキットリンパ腫，びまん性大細胞B細胞リンパ腫，リンパ芽球性リンパ腫，未分化大細胞リンパ腫に分類され，増殖速度の速い高悪性度のものが多い。診断は生検によるが，PET-CTなどで診断時の病期を判定することは，治療法の選択に必須である。治療は多剤併用化学療法が行われ，予後は病期にもよるが比較的良好である。

2 ホジキン病

　頸部リンパ節原発が多く，無痛性の腫瘤を認める。発熱，盗汗（寝汗）（にくげしゅ）などの全身症状をみることもある。組織学的には肉芽腫様変化が混在する腫瘍細胞集団であり，特異な巨細胞（リード-ステルンベルグ細胞）をもって診断する。予後は進展度，組織型，全身症状の有無によって異なり，診断時の病期判定は大切である。治

療は放射線療法とアルキル化薬を中心とした化学療法が行われる。

Ⅸ 内分泌系疾患

A 小児の主な内分泌系疾患と症状

　小児の内分泌疾患は初期には特徴的症状に乏しく，また**進行が遅い**ことが多い。一方で，**自覚症状が少ない**こともあり，診断が困難であることが多く，見逃されているケースも少なくない。

●**症状**　症状は極めて多彩である。したがって内分泌疾患早期発見のポイントは成長の異常（低身長，成長率の低下，高身長，成長率の増加），体重の異常（肥満，やせ），外性器の異常，思春期発来時期の異常（思春期が早い，遅い），多飲・多尿，痙攣（けいれん）など特有の症状に注意することである。成長曲線を作成することは重要である。また血液や尿の一般検査の異常が内分泌疾患の診断の契機になることもある。特にナトリウム，カリウム，カルシウムなどの電解質異常には注意が必要である。

●**主な疾患**　低身長（成長障害）や先天性甲状腺機能低下症（クレチン症），肥満症などは比較的頻度が高く，そのほかバセドウ病，糖尿病，先天性副腎皮質過形成症なども少なくない。

●**新生児マススクリーニング**　先天性内分泌疾患にはショックや精神運動発達遅滞を起こすものもあるため，早期に発見し，早期に治療することが必要である。先天性甲状腺機能低下症と先天性副腎皮質過形成症は新生児マススクリーニングの対象疾患となっている。

B 視床下部・下垂体疾患

●**ホルモンの働き**　下垂体には前葉と後葉があり，前者は主として血管系で，後者は神経系で視床下部（ししょうかぶ）と連絡している。前葉からは成長ホルモン（GH），黄体形成ホルモン（LH）と卵胞（らんぽう）刺激ホルモン（FSH），甲状腺刺激ホルモン（TSH），副腎皮質刺激ホルモン（ACTH）などが分泌され，それぞれ視床下部ホルモンの調節を受けている。後葉ホルモンにはバソプレシン（抗利尿ホルモン，ADH）などがあり，視床下部で産生されて後葉に移動して分泌される。

1. 下垂体機能低下症

●**概念**　下垂体前葉から分泌されるホルモン（GH，LH，FSH，TSH，ACTH）の分泌不全により，その標的となる内分泌腺（甲状腺，副腎皮質，性腺など）の萎縮（いしゅく）

とホルモン分泌能の低下，ならびに代謝異常をきたす疾患を下垂体機能低下症と総称する。

● **症状・診断**　原因は脳腫瘍，ランゲルハンス細胞組織球症などによる視床下部・下垂体病変である。分泌不全を呈するホルモンにより成長障害，全身倦怠感，耐寒性低下，便秘，脱毛，皮膚乾燥，2次性徴の欠如など，様々な症状を呈する。血中ホルモン濃度の基礎値や負荷試験の頂値などをみて診断する。

● **治療**　原疾患の治療と欠損しているホルモンの補充療法を行う。

2. 成長ホルモン欠損症，分泌不全性低身長症

● **成長ホルモンの働き**　GH は全身の組織に対して直接的，間接的に栄養同化作用を有し，成長を促進する。

● **概念**　本症は GH 分泌低下によって成長が遅れ，**低身長**，**成長率の低下**，骨年齢の遅れを示す疾患で，知能は正常である。多くは特発性で原因不明であるが，周産期での難産（骨盤位），無酸素症などが原因として疑われる。一部に視床下部・下垂体系の腫瘍などがある。

● **診断**　2つ以上の GH 分泌刺激試験（インスリン，アルギニン，グルカゴンなど）で GH 分泌不全を認めた場合に診断される。遺伝子組み換えヒト成長ホルモンを自己注射により投与する。

3. 尿崩症

● **概念**　ADH は遠位尿細管に働き，水を再吸収する。本症は ADH の視床下部・下垂体後葉系からの分泌不全（**中枢性尿崩症**），または尿細管での ADH 作用障害（**腎性尿崩症**）により，多飲，多尿，口渇を主徴とする疾患である。幼児期に発病すると身体発育が障害される。前者の多くは脳腫瘍，ランゲルハンス細胞組織球症などによるほか，特発性のものもある。これに対して後者は先天性，家族性に発生する。原因疾患があればその治療が必要であるが，いったん発病すると多くは治癒が期待できない。

● **中枢性尿崩症**　バソプレシン（ピトレシン®）に反応して尿量が減少すれば中枢性尿崩症である。デスモプレシン酢酸塩水和物（デスモプレシン®）の点鼻・スプレー，経口薬で加療する。

4. そのほかの下垂体機能低下症

TSH 欠損症や LH，FSH の単独欠損症がある。前者は甲状腺機能低下症の症状に合致するが，TSH 低値で診断される。発見が遅れることが多く，知能予後はあまり良くない。後者は性成熟障害をきたす。

C 甲状腺疾患

●**ホルモンの働き** 甲状腺濾胞細胞は血中の無機ヨードを取り込み，甲状腺ホルモンであるサイロキシン（T_4），トリヨードサイロニン（T_3）を合成して貯蔵する。TSH の刺激はこれら T_4，T_3 を遊離させ，全身の細胞の代謝を，異化（分解），同化（合成）ともに亢進させる。T_4，T_3 の上昇は TSH に抑制的に働いて調節されている。

1. 甲状腺機能低下症

甲状腺機能低下症は，先天性と後天性に分けられるが，小児期の多くは先天性のものである。

1 先天性甲状腺機能低下症

●**概念** 甲状腺機能低下の原因が胎生期ないし周産期にあるもので，クレチン症ともよばれる。主な原因は，甲状腺の欠損などの形成異常（80~85%）と甲状腺ホルモン合成障害（10~15%）である。胎児期から甲状腺ホルモンの欠乏状態がある点が後天性と異なり，知能発達の遅れが特徴である。本症は新生児期に TSH 高値によってマススクリーニングされており，女児に多い。

●**症状** 新生児マススクリーニングで発見されたクレチン症では，診断時に症状を認めないものが多い。多くは生後数週間で症状が現れる。新生児期には不活発，哺乳不良など症状は非特異的であり，これ以後，腹部膨満，低体温，黄疸の遷延，便秘，臍ヘルニア，嗄声などがみられる。なお甲状腺ホルモン合成障害では，TSH 過剰によって出生時から甲状腺腫を認めることがある。いずれの病型でも，放置すればさらに巨舌，鞍鼻・眼裂の解離など特有の顔貌が現れ，低身長，知能発達遅延が明らかとなる。T_4，T_3 は低値，TSH は著増する。

●**治療** 速やかに甲状腺ホルモン薬の投与を開始する。早期に治療を開始すれば身体，精神運動発達は良好である。

2 後天性甲状腺機能低下症

小児期に後天的に発症した甲状腺機能低下症は，特有な皮膚症状から**若年性粘液水腫**（自己免疫性萎縮性甲状腺炎）といわれる。知的障害はなく，多くは血中抗甲状腺抗体が陽性で慢性甲状腺炎（橋本病）によるものである。

2. 慢性甲状腺炎

●**原因** 抗甲状腺ペルオキシダーゼ抗体（抗 TPO 抗体），抗サイログロブリン抗体が検出され，自己免疫性甲状腺炎ともいわれる。

●**症状** び漫性甲状腺腫が主な症状である。自然経過は甲状腺機能が正常のものと機能低下に至るものがあり，後者であれば，倦怠感，体重増加，寒がり，便秘などの症状を呈する。高コレステロール血症が発見の原因となることもある。

●**治療**　甲状腺機能低下を呈すれば甲状腺ホルモン薬を投与する。

3.　甲状腺機能亢進症（バセドウ病）

●**原因**　抗 TSH 受容体抗体が高頻度に検出される自己免疫疾患で，この抗体により甲状腺が刺激され甲状腺ホルモンの過剰分泌が引き起こされる。思春期以後の女子に多い。

●**症状**　頻脈，び漫性甲状腺腫，眼球突出を 3 主徴とする。ほかに食欲亢進を伴う体重減少，手指振戦，動悸，発汗過多，感情不安定がみられる。

●**治療**　薬物療法（主として抗甲状腺薬）を第 1 選択とする。頻脈が強い例では β 遮断薬を併用する。薬物による副作用のため外科的治療を行うことがある。

D　副甲状腺疾患

●**ホルモンの働き**　副甲状腺ホルモン（PTH）はビタミン D などとともにカルシウム（Ca）とリン（P）の代謝を調節している。骨から Ca，P を動員し，尿細管で Ca を再吸収し P は再吸収が抑制され，血漿中では高 Ca，低 P となる。

1.　副甲状腺機能低下症

　　PTH 分泌の低下もしくは PTH の不応性により PTH 作用障害が発生し，低 Ca，高 P 血症を示す。前者を特発性副甲状腺機能低下症，後者を偽性副甲状腺機能低下症とよぶ。

●**症状**　低 Ca 血症により筋痛を伴う筋強直発作（テタニー），痙攣発作を起こす。

●**治療**　Ca 製剤と活性型ビタミンD$_3$製剤を投与する。

2.　副甲状腺機能亢進症

●**原因**　原発性副甲状腺機能亢進症は小児においてはまれであるが，副甲状腺の腺腫などによって PTH が過剰分泌されることにより生じる。

●**症状**　高 Ca 血症により不機嫌，筋力低下，嘔吐，多尿，多飲などがみられる。骨は Ca が遊離されるため，くる病を思わせる変化がみられ，遊離 Ca により腎結石などを認めることもある。

●**治療**　副甲状腺を亜全摘出する。

E　副腎疾患

●**ホルモンの働き**　副腎は髄質と皮質からなり，髄質は交感神経由来でアドレナリンを，皮質からは鉱質コルチコイド（アルドステロン：尿細管での Na$^+$再吸収促進，K$^+$再吸収抑制），糖質コルチコイド（コルチゾール：狭義の副腎皮質ホルモン。たんぱく同化,抗ストレス作用）およびたんぱく同化ホルモン（副腎性アンドロゲン）

1 母性看護概論

2 正常な妊婦，産婦，褥婦および新生児の理解

3 妊婦，産婦，褥婦および新生児の看護

4 妊婦，産婦，褥婦および新生児にみられる異常

5 妊婦，産婦，褥婦および新生児の異常と看護

1 小児の看護概論

2 主な小児疾患

3 小児の多様な場における看護

4 小児の看護技術と状態・症状別看護

5 主な小児疾患患者の看護

を分泌する。コルチゾールは ACTH の支配を受けている。

1. 副腎皮質機能不全症

コルチゾールとアルドステロンの欠乏症をいう。

1 急性副腎不全

●**原因** 新生児，乳児では特発性の副腎出血や後述する副腎皮質過形成により，また化膿性髄膜炎や敗血症の経過中の炎症，出血によって起こる。このほか，慢性副腎不全状態にストレスがくわわったり，長期の副腎皮質ステロイド薬投与を急激に中止したときにもみられる。

●**症状** 急速な塩分の喪失，高カリウム血症などにより，嘔吐，顔面蒼白，チアノーゼ，血圧低下がみられ，ショック症状を呈する。

●**治療** 生理食塩液輸液を行い，副腎皮質ステロイド薬（糖質コルチコイド製剤）を投与する。

2 慢性副腎不全（アジソン病）

●**原因** 小児では先天性が多く，典型的自己免疫性のものは少ない。

●**症状** 脱力感，嘔吐，全身の色素沈着，低血糖発作がある。低ナトリウム，高カリウム血症がある。

●**治療** 食塩を十分に与え，低カリウム食とする。糖質コルチコイド製剤を投与する。アルドステロン欠乏による電解質失調には，鉱質コルチコイド製剤を用いる。

2. クッシング症候群

●**原因** 副腎皮質からの慢性的コルチゾールの過剰分泌により起こる症候群をクッシング症候群という。副腎皮質の腫瘍などによるもの，視床下部・下垂体に生じた腺腫などによるものがあるが，後者を特にクッシング病という。小児にはまれだが，幼少児ほど前者が多い。

●**症状** 満月様顔貌（ムーンフェイス），手足が細く体幹部にのみみられる脂肪沈着（中心性肥満），上部体幹部への脂肪沈着（バッファローハンプ），皮膚線条，骨粗鬆症，高血圧，耐糖能異常をみる。

●**治療** 副腎腫瘍の場合は手術で摘出し，副腎皮質ステロイド薬によるホルモン補充療法を行う。

3. 先天性副腎皮質過形成

●**原因** 副腎皮質ホルモン合成酵素のいずれかの欠損による疾患群である。一般にコルチゾールは欠乏して ACTH が反応性に増加し，副腎は過形成となる。代表的な酵素欠損（21 水酸化酵素欠損症）ではコルチゾールとともにアルドステロンの合成も障害され，副腎性アンドロゲンだけが過剰生産される。このため外性器の形態異常が起こる。21 水酸化酵素欠損症は新生児マススクリーニングの対象疾患である。

●**症状**　欠損酵素によって症状は異なるが，最も多い 21 水酸化酵素欠損症（約 85%）の典型例では，外性器の色素沈着，男児では陰茎肥大，女児では外性器の男性化（陰核肥大，陰唇の陰嚢様変化）がみられる。生後 1 週頃から急性副腎不全の症状を呈する。ナトリウムを喪失し，哺乳不良から嘔吐，脱水となり，ショックに陥る。

●**治療**　糖質コルチコイド製剤を投与する。ストレス時には投与量を増量する。塩類喪失型では鉱質コルチコイド製剤を併用する。

F　性腺の異常

●**ホルモンの働き**　思春期以降，副腎性アンドロゲンの増加に引き続き，LH，FSH の分泌が亢進し，女児では排卵が発現してエストラジオールとプロゲステロン，男児ではテストステロンの増加によって 2 次性徴がもたらされる。

1.　思春期早発症（性早熟症）

性早熟の徴候は，男児では 9 歳未満の陰茎・陰嚢の発育，10 歳未満での陰毛発生，11 歳未満での声変わりや髭の発生，女児では 7 歳 6 か月未満での乳房発育，8 歳未満での陰毛の発生，10 歳 6 か月未満での初経である。**中枢性思春期早発症**は下垂体前葉機能亢進症であり，**非中枢性思春期早発症**は一般に性腺自体の自律性によるものである。

1　中枢性（ゴナドトロピン放出ホルモン依存性）思春期早発症

脳炎や脳腫瘍（松果体腫瘍など）などの中枢神経系の病変を伴う器質性と，病変を認めない特発性に分かれる。女児では大部分が特発性であり，男児では器質性の頻度が高い。下垂体前葉機能亢進により，LH，FSH ともに高値となり，テストステロン，エストラジオールも増加する。身長の急速な伸びがみられるが，無治療では骨端線の早期閉鎖により最終身長は低くなる。

器質性では原疾患の治療を行い，特発性では LH-RH（黄体形成ホルモン放出ホルモン）アナログ製剤によって下垂体ホルモンの分泌抑制を図る。

2　非中枢性（ゴナドトロピン放出ホルモン非依存性）思春期早発症

性腺自体の原因により性早熟するもので，副腎腫瘍や副腎皮質過形成，マッキューン - オルブライト症候群（皮膚カフェオレ斑，骨異常，性早熟），特殊な卵巣腫瘍などでみられる。テストステロン，エストラジオールは高値であるにもかかわらず LH，FSH は共に低値である。また，乳房発育のみを認める早発乳房は女児によくみられ，内分泌異常を伴わないことが多い。

2.　思春期遅発症

男児では 14 歳までに精巣の増大がない，または性器の成長の開始から完了までに 5 年以上かかっている場合，女児では 13 歳までに乳房の発達がない，乳房の成長の開始と初潮の間に 5 年以上の期間がある場合は，思春期遅発症と診断される。

1　母性看護概論

2　正常な妊婦・産婦・褥婦および新生児の理解

3　妊婦・産婦・褥婦および新生児の看護

4　妊婦・産婦・新生児にみられる異常

5　妊婦，産婦，産褥および新生児の異常と看護

1　小児の看護概論

2　主な小児疾患

3　小児の多様な場における看護

4　小児の看護技術と状況・症状別看護

5　主な小児疾患患者の看護

1 原発性性腺機能低下症

　卵巣，精巣自体の形成異常，発育障害がある場合をいう。ターナー症候群（45,X），クラインフェルター症候群（47,XXY）などである。思春期になると LH，FSH は性ホルモン分泌低下を反映して著増する。また精巣，卵巣への放射線照射や，抗がん剤使用による性腺機能障害も本症に属する。

2 続発性性腺機能低下症

　下垂体前葉機能低下症によるもので，汎下垂体機能低下症やゴナドトロピン（LH，FSH）単独欠損症，さらに成長ホルモン欠損症でも合併することがある。また脳腫瘍，ランゲルハンス細胞組織球症などの頭蓋内病変によって下垂体機能が障害された場合も含まれる。

3. 性分化異常症・性分化疾患

　男児，女児の外性器や内性器が非典型的な発育状態を示すものを性分化疾患という。外陰部の異常には男児の小陰茎，尿道下裂，停留精巣，陰嚢低形成，女児の陰核肥大，陰唇癒合などがあり，男女の性別の判定は困難となる。

　性分化疾患の課題は初期対応とその後のフォローアップであるが，特に初期の対応は親の心理的カウンセリングを含め重要である。性分化疾患は経験豊富な専門施設で取り扱われるべきである。なお，出生届は生後 14 日以内が原則だが，外性器異常などで性別の判断がすぐには困難，もしくは両親が性別の選択をするのに時間が必要な場合は，性別保留で提出することが認められている。

X　代謝疾患

A　小児の主な代謝疾患と症状

1 代謝とは

　からだの中では食物から摂取した糖質，たんぱく質，脂質を材料として生命を維持するために必要なエネルギー，筋肉や臓器の構成成分など様々な物質を産生している。これら一連の化学変化を代謝といい，これらが破綻することにより起こる疾患を**代謝疾患**とよぶ。代謝疾患は多岐にわたる。

2 代謝疾患の症状

　代謝疾患は先天性であることが多く，また発症率は低いが，発見が遅れると重篤な精神運動発達遅滞をきたしたり，死亡したりするものがある。そのため早期に発見し，治療することが最も重要である。**先天代謝異常症**では痙攣，発達障害など非特異的神経症状を呈することが多い。同一の疾患においても新生児期から幼児期，

学童期に至るまで発症時期が様々で，重症度にも差がみられる。一般に発症時期が早いほど重症で，死に至ることも多く，生存しても重篤な後遺症を呈することが多い。しかし最近では疾患の診断技術が進化し早期発見が可能となり，また新たな治療法が開発され早期治療を開始することにより，予後が改善している疾患もある。予後が良好なケースでは健常者と同様の生活が可能となっている。

3 糖尿病

　糖代謝異常症の代表的疾患である糖尿病はインスリン分泌不全，インスリン作用不全，あるいはその両者により引き起こされる**慢性の高血糖状態**を主徴とする代謝疾患群である。口渇，多飲，多尿，体重減少が主要症状であるが，学校検尿制度の導入で無症状の段階で発見されることもある。**1型糖尿病**も**2型糖尿病**も十分に管理できなければ，神経障害，網膜症，腎症といった様々な**慢性合併症**を発症するため，長期にわたった生涯の療養生活が必要となる。

B　先天代謝異常症

●**概念**　先天代謝異常症とは遺伝子の異常により代謝に重要な役割を果たしている酵素が産生されないために代謝が阻害され，からだに必要なものが不足したり，不必要なものが蓄積したりするために起こる病気の総称である。先天代謝異常症は数百種類以上と多く，障害を受ける栄養素の種類によって有機酸代謝異常症，アミノ酸代謝異常症，糖質代謝異常症，脂肪酸代謝異常症などに分類される。そのほとんどが数万～100万人に1人と頻度は低い。

●**症状**　発症の時期は新生児期から学童期に至るまで様々である。新生児期の症状としては哺乳力低下，体重増加不良，嘔吐，肝脾腫など，新生児期以降では感染などのストレスをきっかけとした嘔吐，痙攣，意識障害，精神運動発達遅滞がある。突然死を認めることもある。

●**検査上の異常**　代謝性アシドーシス，低血糖，高アンモニア血症，高乳酸血症の精査において見つかることもある。

●**新生児マススクリーニング**　一部には，治療法が確立し，早期に診断し治療を開始すれば障害の予防や軽減が期待できる疾患がある。そのような疾患には早期発見のため1977（昭和52）年からすべての新生児を対象に新生児マススクリーニングが実施されている。以前はガスリー法という技術により6疾患を対象に行われていたが，2014（平成26）年以降はタンデムマス法という新しい技術が導入され，一度の採血で20種類以上の疾患が発見可能となった。現在，先天代謝異常症のなかでこの検査の対象になるのは，アミノ酸代謝異常症，脂肪酸代謝異常症，有機酸代謝異常症の3つの群に分類される疾患である。

1 母性看護概論

2 正常な妊婦・産婦・褥婦および新生児の理解

3 妊婦・産婦・褥婦および新生児の看護

4 妊婦・産婦・褥婦および新生児にみられる異常

5 妊婦・産婦・褥婦および新生児の異常と看護

1 小児の看護概論

2 主な小児疾患

3 小児の多様な場における看護

4 小児の看護技術と状況・状態・症状別看護

5 主な小児疾患患者の看護

C　糖代謝異常

1.　糖尿病

●**原因・病態**　膵ランゲルハンス島より分泌されるインスリンの作用不足による疾患である。インスリンは細胞が糖質を利用するために不可欠で，本症ではエネルギー源として重要な糖質が，摂取されても利用されず，血糖が持続的に高値で維持されるため，種々の血管障害や神経障害が出る。また細胞レベルでは飢餓状態であり，種々の代謝異常が引き起こされる。**1型糖尿病**と**2型糖尿病**，その他特定の機序，疾患によるものがある。両病型の特徴を表2-9に示した。

●**症状・診断**　高血糖により血漿浸透圧が上昇し，組織から血管へ水が引き出され，結果的に多尿となり，多尿は口渇，多飲を起こす。高血糖により腎から糖が漏出して糖尿となる。組織での糖利用障害によって，食欲亢進，やせがみられる。特に1型糖尿病では糖利用が顕著に障害されると，脂肪が燃焼して大量のケトン体をつくり，ケトアシドーシスとなって腹痛，嘔吐，過呼吸，さらには意識障害，昏睡となる。症状があり，随時血糖ないし糖負荷試験2時間後の血糖値が200mg/dL，または空腹時血糖値が126mg/dL以上であれば糖尿病と診断する。

1　1型糖尿病

●**概念**　1型糖尿病の病因は不明であるが自己免疫機序によってインスリン産生細胞が破壊され，インスリンの**絶対的欠乏**により起こるもので，小児に特徴的である。

●**治療**　1型糖尿病では診断時にケトアシドーシスであることが多いため，救急医療の対象となる。インスリン補充療法が不可欠で，生涯インスリン注射を行う。各食前に速効型あるいは超速効型インスリンを，夕食前や就寝前に持効型インスリンを皮下注射することが多いが，近年は皮下より持続的にインスリンを注入できる，インスリンポンプ療法を行う場合も増えてきている。食事や運動は発症前と同様に制限や特別な対応は不要で，十分なエネルギー摂取が必要である。成人後の合併症を予防するため，血糖を至適に管理し，低血糖も少なく，良好な発育が得られるようにする。

表2-9 ● 1型糖尿病と2型糖尿病の相違

	1型糖尿病	2型糖尿病
発症	急激	ゆっくり
遺伝歴（家系）	少ない	多い
発症しやすい特定の組織適合抗原型	ある	ない
肥満	まれ	多い
先行ウイルス感染	多い	ない
膵島関連自己抗体	多い	ない
インスリン分泌	欠如	あり，低反応
ケトアシドーシス	しばしば	まれ

2　2型糖尿病

● **概念**　2型糖尿病は主に肥満によって起こり，インスリン分泌はあるが，分泌反応性の低下や組織でのインスリン感受性が低下するものである。

● **治療**　通常肥満がある2型糖尿病では，食事療法，運動療法が主体で，肥満度が20%以上あれば同年齢児より摂取エネルギーを90%程度に制限する。もし肥満がなければ食事構成を指導する。摂取エネルギーの10%は運動で消費するように指導する。食事，運動療法で十分な血糖コントロールが得られない場合，経口血糖降下薬やインスリンを追加あるいは併用する。

2.　低血糖症

● **原因**　乳児，小児における低血糖の明確な定義はないが，40mg/dL未満であれば著明な低血糖，一般に60mg/dL以下は血糖値が低いと考える。頻度として多いのはケトン性低血糖症であるが，糖原病などの先天代謝異常症や高インスリン血症，成長ホルモン分泌不全などの内分泌疾患でも低血糖を呈することがあるので注意が必要である。

● **症状**　交感神経が刺激されることによる発汗，動悸（どうき），顔面蒼白と中枢神経系への糖供給不足による痙攣（けいれん），意識障害などがある。重要な点は重症，反復する低血糖による中枢神経障害を防ぐことである。

● **治療**　ブドウ糖輸液を行う。低血糖改善後も意識障害が遷延（せんえん）する場合や血液・尿検査で内分泌疾患，代謝異常症などが疑われる場合は，原疾患ごとの対応が必要である。

3.　アセトン血性嘔吐症（周期性嘔吐症）

● **原因・病態**　悪心（おしん）・嘔吐を発作性に反復する疾患で，従来その重症型は自家中毒といわれてきた。原因としては内分泌異常（ACTH-ADH分泌過剰症）や脳神経異常（片頭痛）なども推察されているが，飢餓に対する耐容能の未熟性による低血糖とそれに伴う発作性嘔吐と考えられる。

● **症状**　2～5歳に多く，しばしば前日夜の摂食が少なく，翌朝の嘔吐で発症する。悪心，脱力感，腹痛，頻脈を認める。重症では意識障害や痙攣もみられることがある。糖の不足は脂肪を動員させ，代替エネルギーとしてのケトン体をつくり，これが尿に検出される。ケトン性低血糖症ともよばれるゆえんである。

● **治療**　輸液による脱水，電解質失調の補正，また糖の補給が重要である。夕食を摂取せずに就寝することのないように指導する。10歳までには消失する。

1　母性看護概論

2　正常な妊娠・産褥，褥婦および新生児の理解

3　妊婦，産婦，褥婦および新生児の看護

4　妊婦，産婦，新生児にみられる異常

5　妊婦，産婦，褥婦および新生児の異常と看護

1　小児の看護概論

2　主な小児疾患

3　小児の多様な場における看護

4　小児の看護技術と状況・病態・症状別看護

5　主な小児疾患患者の看護

D　水・電解質代謝異常症

1.　脱水症

●**原因**　小児は細胞外液が多く，水分需要とその代謝も早い。体水分の欠乏した状態を脱水症という。この原因は嘔吐，下痢などによる水分の喪失や消化液の再吸収障害，糸球体濾過量の増加や尿細管の再吸収障害（尿崩症，腎性くる病，一部の腎不全など），そして不感蒸泄の増加，つまり発熱などによる体表からの水分喪失と，過呼吸などの呼吸による喪失とがある。これらは水分の摂取障害（嘔吐，意識障害など）を増強させる。

●**病態・症状**　一般に体重の5％以上の減少を**軽症**，10％以上は**中等症**，15％以上は**高度脱水**ないしショックとなる。

●**治療**　数時間以内に循環血液量と腎血液量を回復させる急速輸液を行い，引き続いて電解質異常に応じた輸液を行う。

1　**血清ナトリウムによる分類**

　　脱水症は血清ナトリウム濃度により以下のように分けられる。

1)　**等張性脱水症**

　　血清ナトリウム値130〜150mEq/Lの範囲の脱水症（基準値135〜145mEq/L）。

2)　**低張性脱水症**

　　血清ナトリウム値130mEq/L以下を示す脱水症。

3)　**高張性脱水症**

　　血清ナトリウム値150mEq/L以上を示す脱水症。

2　**各型の特徴**（表2-10）

　　各型の脱水症の特徴を整理すると以下のようになる。

1)　**等張性脱水症と低張性脱水症**

　　いずれも**電解質と水の絶対的喪失**がある。

●**等張性脱水症**　等張性脱水は等浸透圧で体液の喪失があるため，細胞外液の浸透圧は変わらず，細胞内液の浸透圧変化もない。問題となるのは細胞外液の縮小である。

●**低張性脱水症**　低張性脱水では電解質の喪失が，水の喪失よりも大きい。したがって，まず細胞外液層が低張となり，細胞外液層と内液層の間に浸透圧差ができる。そのため細胞外液層の水は細胞内に移動し，両液層の浸透圧差が等しくなるまで，水は細胞外から細胞内へと移行する。

●**症状**　細胞外液量の縮小が大きく，血管虚脱による循環不全（ショック）の危険がある。逆に細胞内液は希釈され，細胞は水中毒となる。主として無欲状，傾眠などの中枢神経症状として現れる。これらは乳児の重症下痢症，幽門狭窄での激しい嘔吐などに代表される。

表 2-10 ● 脱水症の種類と臨床症状

		等張性	高張性	低張性
皮膚	色	やや灰白色	正常もしくは赤み	灰白色（ショック）
	温度	冷	温	冷
	ツルゴール	やや低下	良	非常に低下
	感じ	乾燥	緻密性	しっとりと冷たい
粘膜		乾燥気味	カラカラに乾燥 舌が小さくなる	やや湿潤
口渇		中等度	強い	なし
眼窩		やや落ち込む	落ち込みが強い	やや落ち込む
大泉門		陥没	陥没	陥没
神経症状		嗜眠	不安興奮状態	昏睡
脈拍		促迫	軽度促迫・緊張良好	促迫・緊張低下
血圧		低下	やや低下	非常に低下

2) 高張性脱水症

特徴は**水の喪失が電解質の喪失より大きい**脱水症で，細胞外液層が高張となり，細胞内から細胞外に水分が移行するので，循環虚脱の心配は比較的少ない。しかし細胞内液層の減少があり，不安，興奮などの神経症状をみる。また頭蓋内圧の低下も大きい。

2. 酸塩基平衡障害

●**原因・病態**　体液の pH は常にある一定域に保たれているが，これが病的酸性となったものをアシドーシス（酸血症），アルカリ性となったものをアルカローシス（アルカリ血症）という。

アシドーシスは，酸の蓄積や塩基の喪失（代謝性アシドーシス：腎不全による酸の蓄積，下痢による塩基性腸液の喪失など）や二酸化炭素の蓄積（呼吸性アシドーシス：呼吸不全，先天性心疾患での無酸素症など）で起こる。

アルカローシスは逆に，酸の喪失（代謝性アルカローシス：嘔吐による酸性胃液の喪失など）や二酸化炭素の喪失（呼吸性アルカローシス：脳炎や気道狭窄での換気亢進による過換気など）でみられる。

●**症状**　アシドーシスでは緊張の低下，脱力，昏睡などがみられ，アルカローシスでは緊張・反射の亢進や痙攣などもみられる。また代謝性アシドーシスでは代償的に過換気が，代謝性アルカローシスでは代償的に呼吸の抑制がみられる。

●**治療**　代謝性アシドーシスには重炭酸（$NaHCO_3$）輸液で対処，代謝性アルカローシスには糖液電解質輸液に加え，時に塩化カリウムを添加する。

一方，呼吸性アシドーシスには原疾患の治療や人工換気を行い，呼吸性アルカローシス，特に過換気症候群では意識的に呼吸を遅くさせることで改善することが多い。

1 母性看護概論
2 正常な妊婦・産婦・褥婦および新生児の理解
3 妊婦・産婦・褥婦および新生児の看護
4 妊婦・産婦・新生児にみられる異常
5 妊婦・産婦・褥婦および新生児の異常と看護
1 小児の看護概論
2 主な小児疾患
3 小児の多様な場における看護
4 小児の看護技術と状況・状態・症状別看護
5 主な小児疾患患者の看護

XI 腎・尿路・生殖器系の疾患

A 小児の主な腎・尿路・生殖器系の疾患と症状

❶ 腎臓の形態

　腎臓は横隔膜の下にあり，脊椎を挟んで位置する左右一対のそら豆形の臓器で，その人の握り拳ほどの大きさである。腎臓は精巧な器官であり，初めに腎血流量に基づいて糸球体で血液から多くの物質を濾過し原尿ができる。原尿中の水や電解質などの多くが尿細管を通過中に再吸収（一部は分泌）され，原尿の約1％が尿として排泄される。

❷ 腎臓の機能

　腎臓の機能は，①尿をつくり老廃物を体外に出す，②塩分と水分の排出量をコントロールすることにより血圧を調整する，③エリスロポエチンをつくって血液（赤血球）の産生を促す，④イオンバランスやミネラルの調節を行う，⑤カルシウムの吸収に必要な活性型ビタミンDをつくり骨代謝にかかわる，などの様々な役割がある。

❸ 腎臓の機能低下による症状

　腎機能が低下すると，水分がからだにたまりむくみや高血圧，希釈性の低ナトリウム血症，肺水腫をきたし，老廃物がたまると尿毒症となり，食欲低下，悪心や嘔吐，意識混濁，痙攣などをきたす。また，電解質がたまると高カリウム血症，高リン血症となり不整脈をきたし，血液に酸がたまると呼吸が速くなり電解質バランスがくずれ，ホルモンの異常により貧血になり骨がもろくなるなどの症状が出現する。しかし，症状出現時には腎機能低下がかなり進行している場合が多く，早期発見のためにも学校検尿が重要視される。

❹ 主な腎疾患

　腎疾患は，その病変の主座（腎血流，糸球体，間質，尿細管，尿細管分布血管など）と病理組織学的特徴によって診断確定・分類される。小児の代表的な腎疾患として，特発性ネフローゼ症候群，感染後急性糸球体腎炎，慢性糸球体腎炎の代表的疾患としてIgA腎症などがある。ほかに，遺伝性腎疾患としてアルポート（Alport）症候群，尿細管疾患としてデント（Dent）病などが有名である。

●尿路感染症　腎臓でつくられた尿は腎盂，尿管を経て膀胱でためられて尿道をとおって体外に排泄される。尿路系の構造異常により小児では感染症が生じることが多く，腎盂腎炎などの上部尿路感染症では発熱がみられ，膀胱炎などの下部尿路感染症では排尿時痛などがみられる。

5　生殖器の異常

　小児期では生殖器の異常は健診で見つかることが多い。男性外性器の異常として，停留精巣や陰囊水腫が代表的な疾患である。停留精巣は将来的な精巣機能不全や悪性腫瘍化を予防するために外科的治療が必要になることがある。陰囊水腫は鼠径ヘルニアの合併に注意が必要である。

B　腎・尿路・生殖器系の奇形と先天異常

　腎・尿路は先天奇形の多い器官である。先天性水腎症のほかに，両側，片側の腎欠損や低形成腎，腎実質の囊胞が多発する先天性多発性囊胞腎（腎機能低下となることが多い）などがある。尿路では水腎症や尿道下裂が泌尿器科疾患としてあげられる。また，外性器異常として，停留精巣や陰囊水腫，包茎，性分化疾患などがある。

1.　水腎症

　腎臓でつくられた尿が腎盂から尿管を伝わって膀胱に流れるが，その尿路の閉塞により尿管や腎臓に尿がたまり拡張する状態を指す。小児では先天性狭窄が多く，腎盂尿管移行部狭窄の頻度が高い。上部尿路通過障害により腎盂・腎杯の拡張をきたし，それより下部の尿管狭窄では巨大尿管などがみられる。診断は形態的な上部尿路拡張とその程度および拡張の原因検索，患側腎機能の評価を行う。尿路感染症や腎機能異常をきたす場合には外科的治療が必要となる。

　そのほか，下部尿路通過障害では，器質的通過障害として男児では尿道弁，尿道憩室，尿道狭窄，女児では尿管瘤があり，機能的通過障害として神経因性膀胱がみられ，その背景に脊髄髄膜瘤や脊髄腫瘍，外傷などがある。

2.　尿道下裂

　尿道口が陰茎の先より根元側にある先天奇形である。陰茎が下に向くことが多く，男子トイレでの排尿が困難になることや，膣内に射精できないことが問題となる。合併する先天異常として停留精巣がよくみられる。治療は外科手術が必要である。

3.　停留精巣（停留睾丸）

　精巣が陰囊内へ下降せず，途中の鼠径管や腹腔内にある場合をいう。男性器疾患のなかでは最も多く，生下時4~5%，1歳時約1%であり，低出生体重児ではもっと高い。合併症として，鼠径ヘルニア，精巣外傷，精巣回転症，精巣腫瘍，不妊症がある。生殖細胞への傷害は1歳頃から始まっており，精巣の自然下降が生後6か月以後は起こらないことより最近は早期に（1歳代で）陰囊内への固定手術が行われる傾向がある。

1　母性看護概論

2　正常な妊婦・産婦・褥婦および新生児の理解

3　妊婦・産婦・褥婦および新生児の看護

4　妊婦・産婦・褥婦・新生児にみられる異常

5　妊婦・産婦・褥婦および新生児の異常と看護

1　小児の看護概論

2　主な小児疾患

3　小児の多様な場における看護

4　小児の看護技術と状態・症状別看護

5　主な小児疾患患者の看護

4. 陰嚢水腫（精索水腫）

　精巣鞘膜内，または精索鞘膜内に水分が貯留したものであり，透光性のある腫瘤を認める。胎児期に精巣とともに腹膜を伴って陰嚢におりてきたものであり，腹腔との交通を認める。本症は一般には無症状であり，放置していてもほとんどが乳児期に消失するが，鼠径ヘルニアを合併した場合は手術が必要である。

C　腎・糸球体疾患

1. 急性糸球体腎炎（溶血性レンサ球菌感染後急性糸球体腎炎）

●**原因・病態・症状**　感染症罹患後に糸球体の障害によってたんぱく尿，血尿，乏尿，浮腫，高血圧がみられる急性腎炎症候群の代表的疾患であり，幼児～学童期に多く，A群溶血性レンサ球菌によるものが多い。同菌の抗原とそれに対して産生された抗体が形成する免疫複合体が糸球体に沈着するためと考えられている。臨床像は，咽頭炎，扁桃腺炎，皮膚膿瘍などの先行感染後1～4週間の潜伏期を経て血尿，たんぱく尿，（特に上眼瞼，脛骨前面などの）浮腫，高血圧，乏尿がみられる。まれに高血圧性脳症（頭痛，嘔吐，意識障害，痙攣），うっ血性心不全，無尿になることがある。

●**検査**　尿所見として血尿はほぼ必発で，たんぱく尿もみられるが多くは軽度であり，尿沈渣では赤血球円柱などがみられる。肉眼的血尿を呈することもある。血尿は臨床症状消失後も持続することが多い。血中尿素窒素（BUN），血清クレアチニンの上昇はよくみられるが軽度で，糸球体濾過量が大きく低下し，透析が必要になることはまれである。咽頭粘膜や皮膚感染巣からA群β溶血性レンサ球菌が検出され，血清学的にはASOが上昇し，急性期には血清補体価（CH50），C3が低下する。

●**治療**　浮腫，高血圧，乏尿などの急性糸球体腎炎症候群症状，BUN，血清クレアチニンの上昇がみられる場合は入院治療が必要である。

　対症療法を主とし，急性期には食事療法が重要で，塩分，水分を制限する。高血圧は利尿薬，降圧薬を使用し早急に治療する必要がある。利尿がつき，浮腫，高血圧の改善に応じて普通食に移行する。また，溶血性レンサ球菌感染が認められれば抗菌薬を使用する。大部分の患者で腎炎は完全に治癒するが，一部慢性化し，高血圧やたんぱく尿が残存することもある。

2. 慢性糸球体腎炎（慢性腎炎）

●**原因・病態・分類**　無症候性の糸球体性たんぱく尿，血尿が1年以上持続，ないし急性腎炎発症後1年以上にわたって症候が持続するものである。しかし前者は学校検尿などで発見される持続性血尿・たんぱく尿症候群（無症候性血尿，たんぱく尿）と重複し，腎炎の診断には腎生検が必要である。一般に持続性血尿・たんぱ

く尿症候群のうち，血尿やたんぱく尿単独では慢性腎炎は少なく，両者が併存している場合には慢性腎炎が疑われる。慢性糸球体疾患の組織学的診断には，IgA 腎症，膜性増殖性腎炎，膜性腎症などがある。このほか，遺伝性の糸球体疾患として代表的なものに進行性の腎症と難聴を合併するアルポート症候群が知られている。

1 IgA 腎症

●**概念**　糸球体メサンギウムに IgA がび漫性に沈着する糸球体腎炎であり，小児の全腎生検症例の 30% を占める最も頻度の高い慢性腎炎である。10% で腎機能低下，高血圧を伴う急性腎炎症状またはネフローゼ症候群で発症，20% は肉眼的血尿で発症するが，約 70% は学校検尿などで無症候性血尿・たんぱく尿として発見される。肉眼的血尿発作は上気道感染症に伴って起こることが多い。

●**治療**　重症例では，メサンギウム基質が増加し硬化性病変を形成する前の早期に副腎皮質ステロイド薬および免疫抑制剤，抗凝固薬，降圧薬などによるカクテル療法が推奨される。

●**予後**　成人では 20〜40% が腎不全に進行し，小児でも予後は不良である。初回生検時に持続性の高度たんぱく尿を認める症例や，組織学的にび漫性メサンギウム増殖を示す症例は予後不良で，糸球体硬化・半月体形成・癒着を 30% 以上の糸球体に認める症例の予後は特に悪い。

2 膜性増殖性糸球体腎炎

●**概念**　糸球体係蹄壁の肥厚とメサンギウム増殖を特徴とする糸球体腎炎で，日本では学校検尿で無症候性血尿・たんぱく尿として発見されることが多く，全腎生検症例の約 10% を占める。約 50% の症例はネフローゼ症候群を呈し，約 20% は急性腎炎症候群として発症する。

●**治療**　現在のところ確立された治療法はないが，ネフローゼ症候群を呈する場合にはステロイドパルス療法や多剤併用療法を行う。

●**予後**　本症はゆっくりと進行し，発症から 10 年で約 50% が腎不全に進行するといわれていたが，日本においては早期発見・早期治療により諸外国に比べると予後は良好である。予後不良因子としてネフローゼ症候群，腎機能障害，高血圧，腎生検組織の半月体の存在がある。

3 膜性腎症

●**概念**　糸球体基底膜上皮下への免疫複合体沈着の結果生じる，糸球体係蹄壁のび漫性肥厚を特徴とする病理診断名である。免疫複合体沈着の結果，糸球体基底膜の透過性は亢進し，症状はたんぱく尿が主体で 40〜75% はネフローゼ症候群を呈する。病因が不明の 1 次性と，B 型肝炎，マラリア，梅毒などの感染症，悪性腫瘍，全身性エリテマトーデスなどの膠原病，薬剤などに伴う 2 次性がある。

　成人ではネフローゼ症候群の 20〜30% を占めるが，小児ではまれな疾患である。小児では学校検尿で無症候性たんぱく尿として発見されることが多いが，ネフローゼ症候群を呈する症例もみられる。

●**治療**　小児の膜性腎症は少なく，確立した治療法はない。成人に比べ予後は良好と

され，30% で自然寛解するといわれている。無症候性たんぱく尿の場合には無投薬での経過観察や ACE 阻害薬の投与，ネフローゼ症候群を呈する場合には副腎皮質ステロイド薬投与が行われる場合が多い。

●**予後**　予後は成人に比べ良いとされているが，一部の症例では腎機能障害を認めたとの報告がある。

3.　ネフローゼ症候群

●**概念**　糸球体基底膜障害の結果，高度のたんぱく尿と低たんぱく血症，漸進性の浮腫が起こる病態で，1 年間に小児 10 万人あたり 5 人が発症するといわれている。小児ネフローゼ症候群では原因が不明な特発性ネフローゼ症候群（約 80～90％は組織変化がほとんどない微小変化型ネフローゼ）がほとんどで，糖尿病（糖尿病腎症），アレルギー性紫斑病（紫斑病性腎炎），全身性エリテマトーデス（ループス腎炎）などのほかの疾患に合併する 2 次性ネフローゼは少ない。

●**症状**　尿たんぱく・クレアチニン比が 2 以上の高度たんぱく尿と，これによる低たんぱく血症（アルブミンとして 2.5g/dL 以下）のため，血漿浸透圧が下がって血管外へ水分が溢出し，全身性浮腫や尿量減少をきたす。腸管浮腫や血管内脱水による腸管虚血によって，強い腹痛，低血圧，腎不全，まれにショックを起こすこともある。

●**治療**　食事は浮腫がある場合は塩類を制限する。水分制限は原則不要である。高度の浮腫で症状のある場合にはアルブミン製剤や利尿薬を用いる。副腎皮質ステロイド薬は，微小変化群では第 1 選択の薬剤で著効する。抵抗例や病型によっては免疫抑制剤を使用する。

4.　腎不全

　急性腎不全（急性腎障害）は腎糸球体病変や尿細管壊死などにより腎機能が急激に低下して体液調節が不能になった状態であるが，適切な治療により回復することが多い。これに対し，慢性糸球体疾患などによって腎障害または腎機能の低下が 3 か月以上続く状態を慢性腎臓病といい，特に GFR<15 や透析を必要とするものを末期腎不全という。腎不全による症候を尿毒症という。

■1 **急性腎不全**

　乏尿，無尿，電解質異常（特に高カリウム血症），高血圧，心不全，高窒素血症による悪心・嘔吐，意識障害，痙攣などの症状がみられる。原因は出血，脱水などの循環虚脱による腎血流の減少（腎前性腎不全），糸球体腎炎，腎細胞虚血，薬物，溶血性尿毒症症候群などでの尿細管壊死（腎性腎不全），結石，炎症などでの尿路閉塞（腎後性腎不全）など多岐にわたる。治療としては，輸液療法，アシドーシスの補正などの支持療法を行い，内科的にコントロールできない場合は人工透析療法を行う。

2 慢性腎不全

　小児では低形成・異形成腎などの先天性腎尿路奇形が多く，次いで層状分節性糸球体硬化症や慢性糸球体腎炎によるものが多い。発育不良，顔色不良（腎性貧血），倦怠感や，浮腫，高血圧，心不全を呈する。根本的な治療法はなく，保存期にアンジオテンシン転換酵素阻害薬などを腎保護目的に投与する。GFR<15mL/min/1.73m^2 や，成長障害，栄養障害が著明な場合には透析導入を考慮する。また，近年は透析を行わずに腎移植を行う先行的腎移植も増えている。

D　腎尿細管疾患

　腎臓が原因となり生じる尿細管性アシドーシスや腎性尿崩症などが代表疾患である。

1.　尿細管性アシドーシス

● **概念**　尿細管性アシドーシスは尿細管からの酸排泄が障害，あるいは重炭酸の再吸収障害により代謝性アシドーシスを呈する疾患である。多くは先天性であり，障害される尿細管の部位によりⅠ～Ⅳ型に分類される。Ⅲ型は乳幼児に多くみられるⅠ型の重症例とされ，現在は用いられない。

● **症状・治療**　臨床症状はⅠ型では成長障害，多飲多尿，尿路結石，くる病や四肢痛，筋力低下，四肢麻痺，不整脈，う歯，神経性難聴など，Ⅱ型では成長障害，白内障，緑内障，帯状角膜変性症など，Ⅳ型はアルドステロン作用の低下が本態であり，高カリウム血症が特徴である。治療は代謝性アシドーシスの補正が基本である。

2.　腎性尿崩症

　尿細管における抗利尿ホルモンに対する反応性が低下して，尿の濃縮力障害の結果，多尿を呈する疾患である。遺伝子異常による先天性と，薬剤や電解質異常による続発性がある。主な症状は口渇，多飲，多尿だが，先天性尿崩症では胎児期の羊水過多や，新生児期には明らかな脱水徴候を伴わずに発熱，易刺激性，哺乳力の低下，便秘，体重増加不良などがみられることが多い。根本的な治療はなく，水分を適切に摂取することと，塩分制限を行う。サイアザイド系利尿薬を使用する場合もある。

E　たんぱく尿

1.　体位性たんぱく尿（起立性たんぱく尿）

　起立または運動，特に前彎負荷を行うとたんぱく尿を認めるが，安静臥位ではたんぱくの排泄はみられない現象で，生理的たんぱく尿の一つである。体位によって

腎静脈が圧迫され，うっ滞によりたんぱく尿を認めると考えられている。学童期から青年期にかけてみられるが，将来的な腎機能低下はないとされ，治療は不要である。

2. 無症候性たんぱく尿

たんぱく尿以外の尿異常がなく，ほかに症状のみられない病態の総称で，暫定的な診断名である。食事や運動制限は必要なく経過観察を続けるが，腎機能低下の早期発見に努めることが重要である。

F 尿路感染症

● **病態・症候**　尿路に細菌などの病原体が侵入して感染を起こす病態である。尿路の奇形や膀胱尿管逆流などに合併して，または特に誘因なく発病する。

腎盂腎炎から下部尿路の膀胱炎，尿道炎までみられる。腎盂炎では発熱，嘔吐，尿混濁，年長児では腰背部痛を訴える。膀胱炎では頻尿，排尿時痛などの膀胱刺激症状がみられる。感染経路は外陰部からの上行性感染がほとんどで，起炎菌の多くは大腸菌をはじめとする腸管内常在菌である。

● **治療・管理**　水分摂取と共に，感受性のある抗菌薬を投与する。尿路奇形や膀胱尿管逆流など，反復感染に対しては抗菌薬の予防投与を行い，逆流の持続かつ顕著のものには手術を考慮する。

XII 脳・神経・筋系の疾患

A 小児の主な脳・神経・筋系の疾患

小児の神経疾患は多岐にわたるため幅広い知識が必要となる。小児の脳・神経・筋系の疾患で代表的なものは，てんかんや熱性痙攣などの**発作性疾患**である。細菌性髄膜炎や急性脳症などの緊急性の高い疾患群も存在する。また，脱髄性疾患などの神経免疫異常，神経皮膚症候群，神経発生異常，先天代謝異常による神経変性疾患，脳血管障害，脳性麻痺などもあげられる。さらに，末梢神経疾患や筋疾患のほか，発達障害などの小児精神科とオーバーラップする分野も含まれる。

これらの疾患の病態を考えるときには，神経系の発達も考慮することが重要である。これは成長・発達に伴いこれらの疾患の様態や病勢が変化することも多いためである。

B　神経発生異常

1.　小頭症

　サイトメガロウイルスなどによる胎内感染，胎児の脳発達を阻害する薬剤，アルコール，周産期に関連する脳障害などにより脳の発育障害や形成不全が起こる。知能障害，痙攣などを併発する場合がある。

2.　水頭症

　多くは髄液（ずいえき）の流出ないし吸収障害によって脳室に過剰な髄液が貯留（ちょりゅう）し，脳皮質は圧迫され萎縮（いしゅく）する。乳児期，胎児期の閉塞性水頭症では頭囲の拡大，**頭蓋縫合離開（とうがいほうごうりかい）**などがみられる。精神運動発達にも影響を及ぼすことが多い。

3.　狭頭症（頭蓋骨縫合早期癒合症）

　頭蓋骨縫合が異常に早く癒合（ゆごう）したため，脳の正常な発達が阻害され頭蓋内圧亢進（しん），眼球突出などをみる疾患群である。矢状縫合癒合は前後径の長い舟状頭蓋（しじょう）に，冠状縫合癒合は前後径が短い短頭となる。また両縫合が癒合すれば尖頭（せんとう）となる。重症例では早期に骨縫合離開手術を要する。

4.　二分脊椎・脊椎破裂

　脊椎骨（せきつい）の一部である椎弓（ついきゅう）が欠如し，髄液や脊髄（せきずい）の一部が髄膜に覆われて脱出したもので腰仙部に好発する。脊髄髄膜瘤（りゅう）の頻度が高く，水頭症を合併することが多い。下肢の麻痺，膀胱直腸障害を伴う。超音波などで妊娠中に診断される症例も多い。治療は出生早期の外科的手術で，それまで感染予防に重点を置く。

C　てんかん・痙攣性疾患

1.　てんかん

●**病態・症状**　脳細胞の異常放電によって生じる，痙攣をはじめとした意識障害，異常行動，知覚異常などを発作性，反復性に認める疾患である。中枢神経奇形や周産期低酸素性虚血性障害，脳炎・髄膜炎などの感染，外傷などが原因だが（症候性てんかん），約半数以上は原因が明らかでない特発性てんかんである。遺伝的要因が考えられる症例もあり，一部では遺伝子異常が明らかになっている。てんかんの発作型は種々あるが，両側大脳半球を巻き込む発作は**全般発作**といい，多くは意識障害を伴う。これに対して一側大脳半球の限局部位に由来する発作を**部分発作**といい，このうち意識減損があるものを複雑部分発作，意識減損を伴わないものを単純部分

表 2-11 ● てんかん発作の症候

分類		症候
全般発作	a. 強直間代発作	強直相（四肢屈曲後に伸展）から間代相（律動的な全身筋痙攣）へ移行して終わる。いずれか一相のこともある。
	b. 欠神発作	意識が突然欠失する発作。動作が急に止まり，これに奇妙な動き（自動症）や，筋緊張亢進，脱力などを伴うことがある。
	c. ミオクロニー発作	頭，肩や上肢の突然の短いショック様の筋収縮を特徴とし，意識はある。
	d. 脱力発作	持続の比較的短い発作性の筋トーヌス低下を特徴とし，姿勢筋では失立するが，頸部の筋では前屈発作となる。
	e. スパズム	短い強直発作で，上肢に力を入れ頭部を前屈させる。
単純部分発作	a. 運動発作	四肢など一部の痙攣。2次的に全般化することもある。このほか，発声や発語停止といった発作もある。
	b. 特殊感覚発作	視覚，聴覚，嗅覚，味覚，眩暈発作など。
	c. その他	自律神経発作（腹痛，嘔吐，頻脈など），精神発作（言語障害，既視感覚，見当識障害，錯覚発作：物が大きく見えるなど，幻覚発作）。
複雑部分発作		単純部分発作に意識障害を伴うもの。さらに自動症を認めたり，また全般発作に移行するものもある。

発作という。

● **てんかん発作型**　てんかん発作型を表 2-11 に示す。実際のてんかんには，これらの発作型が単一，ないし混在してみられる。多くのてんかんで発作時や間欠期に脳波上てんかん発作波を認め，診断上重要である。

● **治療**　各種の抗てんかん薬，またウエスト症候群（点頭てんかん）には副腎皮質刺激ホルモン（ACTH）製剤などが用いられる。症候性てんかんには原疾患の治療も重要である。内科的治療が奏効しない場合には，てんかん外科治療が行われる場合がある。

1　全般てんかんの代表的病型

1）　特発性全般てんかん

・**小児欠神てんかん**：学童女児に多く，1日に数十回も頻発することがある定型欠神発作（短い意識消失発作）を認める。思春期に至ると寛解することが多い。

・**若年ミオクロニーてんかん**：思春期に多く，主に早朝覚醒時に不規則な両側のミオクロニーを認め，全般強直間代発作を併発することも多い。

・**覚醒時大発作てんかん**：10歳代で，覚醒時の全般強直間代発作を主とする代表的てんかんである。

2）　症候性全般てんかん

・**ウエスト症候群（点頭てんかん）**：多くが生後3～8か月に発症し，群発（シリーズ形成という）するスパズムと脳波上のヒプスアリスミアを特徴とする。脳形成異常や周産期脳障害が原因であることが多い。発作および知能予後は不良である。

・レノックス症候群：1〜4歳に多い。強直発作にくわえて非定型欠神，ミオクロニー，脱力発作などの多彩な発作を認める。非常に難治で脳障害，脳性麻痺に多い。また，点頭てんかんから移行する患者も存在する。

2 **部分てんかんの代表的病型**

1）　**特発性部分てんかん**

・**中心・側頭部に棘波をもつ良性小児てんかん**：5〜10歳の小児に多く，口内異常知覚や顔面痙攣から始まり，上肢，そして全身痙攣に至る（二次性全般化）。発作は主に睡眠中に起こり，思春期までに自然に消失することが多い。

2）　**症候性部分てんかん**

　大脳皮質分類（前頭葉，側頭葉，頭頂葉，後頭葉）の機能局在に対応した症状を呈する。側頭葉てんかんの頻度が高く，脳実質内の部分的萎縮などを有して，複雑部分発作を示す一群がある。

2. 熱性痙攣

●**病態・症状**　生後5か月〜5歳までの中枢神経感染や頭蓋内病変のない乳幼児において，通常38℃以上の発熱時に起こる発作性疾患（主に痙攣発作）である。小児の痙攣で最も高頻度で，20〜30人に1人に発症する。約1/3の症例でその後も再発する場合があるが，6歳頃までには発作がみられなくなることが多い。

●**原因**　熱によって脳細胞の興奮性が高まるためと考えられ，その多くが同症の家族歴をもつ。上気道感染をはじめとする感染症や予防接種などの発熱の初期に，数分以内の左右対称性の強直間代痙攣を認める。通常は1回の発熱で1度のみの痙攣である。

●**治療・予防・予後**　反復する児に対しては，発熱初期にジアゼパム坐薬によって発作を予防する。典型例の予後は良好であるが，半身痙攣を認めるもの，頻繁に繰り返すものないし長時間のもの，一時的にせよ麻痺の残るものなどについては，その後のてんかん発症に注意する。

3. 憤怒痙攣（泣き入りひきつけ）

●**病態・症候**　生後6か月〜1歳6か月頃に発症する，激しく泣き出した後にみられる痙攣発作で，脳の虚血によって起こる。通常，欲求不満や怒りによって誘発され，呼気の最後で呼吸を止め，**チアノーゼ**となる。時に吸気時の泣き出す前にもみられ，意識を喪失して四肢を伸展し，多くは十数秒以内に意識を回復して再啼泣する。鉄欠乏との関連が示唆されており，鉄剤内服が有効な場合がある。

●**予後**　抗痙攣薬は不要で，5〜6歳までに消失する。

D　脳血管系障害

1.　急性小児片麻痺

　健康な小児が突然，片麻痺をきたす疾患の総称である。急性熱性疾患の経過中に起こるものや，**もやもや病**＊や脳血管奇形などの脳血管障害によるものなど原因は様々である。

2.　頭蓋内出血

　小児の脳室内出血は新生児，未熟児の無酸素症に多くみられる。クモ膜下出血は新生児期以外では脳動静脈奇形などでみられ，成人でみられる脳動脈瘤破裂はほとんどない。硬膜下出血は分娩時外傷のほか，いずれの年齢層でも交通外傷などでみられる。

E　神経系感染症

1.　急性脳症

●病態　中枢神経系に炎症所見や血管障害がなく，痙攣，意識障害にくわえて急速で，広範な脳機能不全を呈する病態をいう。
●原因　細菌感染（百日咳など），インフルエンザなどのウイルス感染など，原因の明確なものもあるが，多くは原因が不明である。
●症状・予後　脳は全般に浮腫が著明で炎症所見はない。1～2歳の幼児に多く，嘔吐，不機嫌に引き続き，多くは高熱を伴う。難治性痙攣，意識障害となり，除脳硬直へ進展する場合もある。予後は様々であり，後遺障害を残す症例も少なくない。髄液でも圧の上昇がみられるのみである。CT上は脳浮腫を示す。
●治療　頭蓋内圧降下のため，グリセオール®，副腎皮質ステロイド薬を用い，抗痙攣薬を投与し，必要であれば気管挿管による人工呼吸器管理とする。

2.　ライ症候群

●原因・病態　肝臓の脂肪変性とミトコンドリア変性を認める急性脳症の一型で，原因は不明である。インフルエンザや水痘に引き続いて発病する例が多く，これらとアスピリンの使用が関係するとされている。重症急性脳症の症状に，AST（GOT），ALT（GPT）上昇，血液凝固異常（肝不全による），低血糖，高アンモニア血症な

＊**もやもや病**：ウィリス動脈輪の閉塞症で，形成された側副血管網が画像検査でもやもやと見える。脳虚血発作や脳梗塞の原因になる。

どをみる。予後は不良で，生存しても高度の神経後遺症を残す。

●**治療**　急性脳症の治療にくわえて，血漿交換が行われることもある。

F　皮膚・神経症候群

1. 結節性硬化症

　常染色体優性（顕性）遺伝病で，成長に従い脳や腎臓など様々な臓器に過誤腫様病変が多発する疾患である。出生時の葉状白斑で気づかれることが多い。脳内結節は CT 上で石灰化を伴うことが多い。ウエスト（West）症候群を合併することが多く，一部に知能障害を認める。皮脂腺腫とよばれる皮膚の結節は，頬部の多発性丘疹で 4~5 歳以降にみられる。

2. スタージ - ウェーバー症候群

　顔面半側の単純性血管腫（ポートワイン母斑），同側頭蓋内の血管腫と石灰化，その反対側にみられる痙攣発作，麻痺を特徴とする。脳軟膜の血管腫がクモ膜下腔を圧迫，虚血状態となり病変が形成される。

3. 神経線維腫症（レックリングハウゼン病）

　常染色体優性（顕性）遺伝で，神経線維腫が皮膚および中枢・末梢神経に多発する。皮膚のカフェオレ斑（ミルクコーヒー色をした色素斑），視神経膠腫，聴神経腫瘍などを合併する。

G　神経変性疾患

1. 灰白質の変性疾患

　先天性脂質代謝異常により，大脳皮質に脂質の蓄積がみられる疾患群で，テイ-サックス病，ムコ多糖代謝異常症，ミトコンドリア脳筋症などでみられる。進行性知能障害，退行変化，痙攣を主訴とする。

2. 白質の変性・脱髄性疾患

　主に以下のものがある。

・異染性白質ジストロフィー：アリルサルファターゼ A の欠損により，筋緊張低下から痙性麻痺，知能廃絶となる。

・副腎白質ジストロフィー：長鎖脂肪酸の蓄積と脱髄がみられ，行動異常，歩行障害から進行性に精神神経荒廃となる。

・多発性硬化症：脱髄による失調，四肢の知覚運動障害，視力障害などが時間的・

1 母性看護概論

2 正常な妊婦・産婦・褥婦および新生児の理解

3 妊婦，産婦，褥婦および新生児の看護

4 妊婦，産婦，褥婦および新生児にみられる異常

5 妊婦，産婦，褥婦および新生児の異常と看護

1 小児の看護概論

2 主な小児疾患

3 小児の多様な場における看護

4 小児の看護技術と状態・症状別看護

5 主な小児疾患患者の看護

空間的に多発する。

H 急性多発性神経炎（ギラン - バレー症候群）

●**病態・症状**　上気道炎・腸炎などの先行感染の約1〜2週後に，下肢から始まって徐々に進行する左右対称の上行性麻痺を主徴とし，時に脳神経麻痺（顔面神経麻痺が多い）を認める。腱反射が消失する弛緩性麻痺で，症状のピークは1〜2週である。髄液内のたんぱくは増加するが，細胞数は増加しない（たんぱく細胞解離）。時に呼吸筋麻痺にまで至り，人工呼吸管理が必要になる場合もある。先行感染の原因は細菌（特にカンピロバクター。本章 - XIV -B-13「カンピロバクター腸炎」参照）のほか，サイトメガロウイルスをはじめとするウイルス感染などが想定されている。予後は一般的に良好で，多くは後遺症を残さない。

●**治療**　対症療法のほか，ガンマグロブリン製剤の大量投与や血漿交換療法が行われる。

I 脳性麻痺

1. 病態

胎児期から新生児期における虚血，低酸素，出血，黄疸（おうだん）など，多数の因子によって脳に生じた非進行性の病変による運動と姿勢の異常である。実際の脳実質所見は単発性ないし多発性皮質壊死（孔脳症（こうのうしょう），水頭症（すいとうしょう）），脳室周囲（特に極低出生体重児）や皮質下（成熟児）の白質軟化，基底核壊死などである。

2. 症状・診断

周産期に異常があり，運動発達の遅れ，原始反射の異常，姿勢の異常，筋緊張の異常で疑う。伸筋と屈筋の協調作用障害が多く，引き起こし時の反り返り，物をつかむときの顔や頭部の不自然な動きからも推測できる。乳児期早期では，抱きにくい，飲み込みが悪い，手を強く握るなどの程度のこともある。多くの例で知的障害，てんかんなどを合併する。

3. 治療

早期に診断して協調障害の治療を行う。家族の状況によっては福祉的援助を行う。筋緊張のコントロールは重要で抗痙縮薬（けいしゅく）の内服やボツリヌス毒素筋肉注射などが行われる。四肢の変形，脱臼（だっきゅう）予防，高度の側彎症（そくわんしょう）をきたしたものは整形外科的手術を行う。てんかんには抗てんかん薬を用いる。

4. 脳性麻痺の型別分類

脳性麻痺の型別分類は，以下のとおりである。

1 痙直型

伸展反射の亢進を示すもので，脳性麻痺の約 80～85% を占める。

1) 片麻痺

半身の麻痺で，上肢に強い麻痺がある。

2) 両麻痺

上下肢ともに麻痺があるが，下肢の麻痺が強く，大腿は内転，膝部で交差して尖足位となる。極低出生体重児の脳室周囲白質軟化と関連がある。最近は新生児医療の進歩で救命例が増える反面，脳性麻痺児も一定数発症している。

3) 四肢麻痺

上下肢ともに同程度に障害がみられる。

2 不随意運動型

アテトーゼなど不随意で協調できない筋緊張亢進をみる。大脳基底核壊死と関連がある。最近は少なく脳性麻痺の 5% 程度である。

3 その他

筋緊張低下型，失調型などがあり，脳性麻痺の 10% 程度である。

J 精神運動発達遅滞

●**病態**　明らかに平均以下の知的機能（IQ70 以下）と適応障害（社会生活，家庭生活，意思の伝達，自己管理など）が，18 歳未満にみられるものである。

●**原因疾患**　原因疾患は多岐にわたり，先天性疾患としては脳奇形を合併する奇形症候群，染色体異常，先天代謝異常症，先天性内分泌異常症などである。後天性疾患としては胎内感染症のほか，周産期低酸素症，てんかん，脳炎，脳症，事故，脳血管障害などがあげられる。一般に重症なほど知的障害以外の特異的症状をもつものが多く，軽症例は知的障害以外に理学的異常所見を伴わないことが多い。

●**症状**　乳児期では運動発達の遅れ，周囲への関心や模倣の欠如，言語発達遅滞が主なものである。知的発達の遅れおよび適応障害があれば，精神遅滞と診断する。治療による改善が期待できる疾患もあり，原因の究明を必ず行う。

K 高次脳機能障害

●**病態**　人間の脳は，生命維持や意識の維持，運動機能などに欠かせない基本的な機能と，理解や思考・判断などのさらに高次の機能をもっている。高次脳機能障害とは，先天的な機能障害ではなく，**疾患や事故など様々な原因で脳に損傷を受けた**ことにより，この高次脳機能に生ずる障害を指す。原因の主なものは，事故などによ

1 母性看護概論

2 正常な妊婦・産婦・褥婦および新生児の理解

3 妊婦・産婦・褥婦および新生児の看護

4 妊婦・産婦・褥婦・新生児にみられる疾患

5 妊婦・産婦・褥婦および新生児の異常と看護

1 小児の看護概論

2 主な小児疾患

3 小児の多様な場における看護

4 小児の看護技術と状況・状態・症状別看護

5 主な小児疾患患者の看護

る外傷性脳損傷，脳梗塞・脳出血などの脳血管障害，低酸素脳症，急性脳症，脳腫瘍などだが，小児の場合は**外傷性脳損傷**が最も多く，次いで**急性脳症，低酸素性脳症，脳血管障害**となっている。

●**発達障害との相違点**　自閉症スペクトラム障害（広汎性発達障害），注意欠如・多動性障害，学習障害などに代表される発達障害では，特に明らかな原因は特定されない。これに対して高次脳機能障害では，事故による受傷や疾病の発症など，原因となる事実が明確に規定されることが相違点である。

●**症状**　記憶障害，注意障害，遂行機能障害，社会的行動障害などにより，日常生活や社会生活に支障をきたす。高次脳機能障害の症状は，損傷の部位や範囲によって様々であるが，主なものとしては次のようなことがあげられる。

　　①**失語**（言葉を理解できない，言葉が出ない）

　　②**視覚失認**（見えているのに，それが何かわからない）

　　③**失行**（手足は動かせるのに適切な行動ができない）

　以上の3症状は，脳の限定された部分の損傷で起こる巣症状で，脳血管障害で多く認められる。

　一方，外見上は回復したようにみえてわかりにくい，次のような症状もある。

・**記憶障害**（新しいことが覚えられない，すぐに忘れるなど）

・**注意障害**（気が散りやすい，ミスを繰り返すなど）

・**遂行機能障害**（優先順位がつけられない，段取りが悪いなど）

・**社会的行動障害**（依存性，幼児性，意欲や発動の低下，欲求や感情コントロールの低下など）

　高次脳機能障害は外見からは見えにくく，わかりにくい障害である。また自分に障害があるという意識が欠けている病識欠如の状態であることも多く，知能検査などによる客観的評価が必要となる。

●**治療・対応**　高次脳機能障害には確立した治療方法がない。よって社会復帰を目指したリハビリテーションを行うことが中心となる。また様々な社会福祉制度を受けられる場合もあるため，社会福祉士などと協力した総合的な対応が有用である。

L 筋疾患

1. 筋ジストロフィー

　筋組織の変性・壊死を主病変とし，進行性の筋力低下を認める遺伝性の疾患である。様々な病型があり，症状の出現時期や進行速度，予後が異なる。

1 デュシェンヌ型およびベッカー型筋ジストロフィー

●**原因・症状**　伴性劣性（潜性）遺伝病で，筋の生理機能維持に不可欠のジストロフィンが欠損するため，筋の非炎症性壊死が起こる疾患である。デュシェンヌ型（DMD）では独歩が遅い，転びやすい，走るのが遅いなどで気づかれる（1〜3歳）。

一部に軽い知能障害がある。腰部や大腿部，続いて肩甲部諸筋が侵され（近位筋優位の筋力低下），腓腹筋は肥大する。動揺性歩行がみられ，5歳頃以降は立ち上がるときに自分の膝に手をついてよじ登る動作（登はん性起立）がみられるようになる。筋由来の酵素（クレアチニンキナーゼなど）の著増があれば，遺伝子変異の検索や筋生検により診断を確定する。

●**経過・予後** 常に進行性であり10歳頃には歩行不能となる。20歳までには呼吸筋低下による呼吸不全や，心筋症による心不全により死亡することが多いといわれたが，最近は非侵襲的人工呼吸管理や心筋保護治療の進歩により30歳前後まで生存できる症例も増えてきている。副腎皮質ステロイド薬は筋力低下を抑制する。ベッカー型（BMD）はDMDより経過が良く，40歳代以上まで生存が可能で，発病の平均も10歳頃である。初発症状は，走るのがへた，筋肉痛などである。

2 顔面肩甲上腕型筋ジストロフィー

常染色体優性（顕性）遺伝病で，10～20歳頃に筋力低下で受診する。顔面，肩甲，上腕部の筋が対称的に侵されるが，進行は緩徐である。

3 福山型先天性筋ジストロフィー

常染色体劣性（潜性）遺伝病で，日本ではDMDに次いで多く，新生児または乳児期早期よりフロッピーインファント（floppy infant, ぐにゃぐにゃ児）を呈し，筋力低下や哺乳不良，関節拘縮，知能障害で気づかれる。歩行の獲得はまれである。てんかんを伴うこともある。

4 筋強直性ジストロフィー

常染色体優性（顕性）遺伝病で，発症時期により先天型，若年型，成人型に分けられる。子の世代のほうがより重症となる（表現促進現象）。筋強直と筋萎縮による筋力低下が主な症状である。特徴的な顔貌（斧様顔貌）を呈し，筋強直（筋のこわばり）により，手を強く握った後にすぐに手を開こうとしてもスムーズに開かなかったり（把握ミオトニー），母指球筋を診察用ハンマーで叩くと収縮し親指が動いてしまったりする（叩打ミオトニー）。また白内障，不整脈，糖尿病，知的障害，消化器症状，良性および悪性腫瘍の合併など様々な全身の合併症を伴う。

2. 脊髄性筋萎縮症

常染色体劣性（潜性）遺伝病で発症時期によりⅠ～Ⅳ型に分けられる。Ⅰ型は最重症型で乳児期早期から全身の筋力および筋緊張低下のため，いわゆるフロッピーインファント（floppy infant）となる。脊髄前角細胞の変性が本態で深部腱反射は消失する。眼球運動，指のわずかな運動以外は急速に筋萎縮，筋力低下が進行し，呼吸管理を要するようになる。死亡例は呼吸器感染が多い。これまでは対症療法のみだったが，2017（平成29）年より治療薬（スピンラザ®）が使えるようになり，予後の改善が期待される。

3. 重症筋無力症

●**病態・症状**　神経・筋接合部の刺激伝達が自己抗体である抗アセチルコリン受容体抗体によって障害され，**骨格筋の易疲労性**をきたす疾患である。女性に多く，小児では 5 歳以下に多い。小児では一般に全身型は少なく，多くは眼瞼下垂に斜視，複視を伴う眼筋型で，特に午後に悪化する筋易疲労性が特徴である。全身型や，嚥下障害，構音障害をきたす球麻痺型は少ないが，潜在的全身型も多いとされる。このほか，重症筋無力症の母親より出生した児に，抗体移行による一過性の筋無力症（哺乳力低下，微弱啼泣，呼吸障害）がみられる。

●**診断・治療**　抗コリンエステラーゼ薬静注（テンシロンテスト）で即効性の臨床症状改善が得られることや，反復筋電図検査などにより診断される。治療では，抗コリンエステラーゼ薬，副腎皮質ステロイド薬，免疫抑制剤などが用いられる。

XIII 免疫・アレルギー疾患，膠原病

A 小児の主な免疫・アレルギー疾患，膠原病と症状

●**免疫とは**　自己と非自己を認識し，非自己を除去する生物的防衛力の反応で，その主体はリンパ球である。外部から異物（細菌，ウイルスなどのたんぱく抗原）が侵入すると，食細胞などが捕食して消化する。その捕食された抗原が断片となって，同細胞の表面たんぱく（HLA 抗原）とともに細胞膜上に提示される。この提示された抗原複合体の情報を T リンパ球に伝え，鍵と鍵穴のような構造関係で適合する T リンパ球があれば，非自己と認識し，T リンパ球が増殖して各種の伝達物質（サイトカイン）を放出，免疫反応が活性化される。増殖した細胞傷害性 T リンパ球（CD8 陽性 T 細胞）は，異物たんぱくを抗原特異的に直接攻撃し，またヘルパーT リンパ球（CD4 陽性 T 細胞）は免疫反応を増強し，B リンパ球を刺激して抗原特異的な免疫グロブリン IgG や IgM，IgA，IgE などの抗体産生を促進させる。これを細胞性免疫とよび，血漿中の補体の関与によって外来抗原がこれらの抗体と特異的に結合，除去されるのが体液性免疫である。なお B 細胞は重要な抗原提示細胞でもある。

●**免疫不全症とは**　これらの機構のいずれかの障害は易感染性となって現れる免疫不全症である。

●**アレルギーとは**　IgE は即時型過敏反応に関与し，産生後，外来抗原の再侵入時に肥満細胞（マスト細胞）に結合し，ヒスタミンなどを遊離させ，生体にとってかえって好ましくない反応を起こす。アナフィラキシーや気管支喘息，アレルギー性鼻

炎などのアレルギー疾患である。

●**自己免疫疾患とは**　自己の抗原に対応するＴリンパ球，Ｂリンパ球は，もともと保持しているものだが，これらは胎児の発生の段階で徐々に脱落ないし不活化するか，または抗原提示されにくいようである。この自己を認識するリンパ球が何らかの原因で増殖し，疾病を引き起こしたものがいわゆる自己免疫疾患であり，膠原病の多くはこの範疇に属する。

B　免疫不全症

1. 原発性免疫不全症候群

　先天的に免疫機構に欠陥があり，感染防御能が低下して，易感染性を示す疾患の総称である。ここで述べるＴリンパ球，Ｂリンパ球疾患のほか，広い意味では食細胞機能や，補体異常を含む多種類の疾患がある。

1　重症複合型免疫不全症

　細胞表面のサイトカイン受容体の遺伝的欠失により，典型的にはＴリンパ球，Ｂリンパ球両者が著減する疾患である。結果的に免疫グロブリンも著減する（一部Ｂリンパ球数は正常のものもある）。乳児期早期より細菌，真菌，ウイルス性の重症感染症に罹患しやすく，特にサイトメガロウイルスなど通常では重症化しない病原体による日和見感染がみられる。疾患の性質上，拒絶反応は起こらず，同種骨髄移植の適応である。

2　アデノシンデアミナーゼ欠損症

　DNA合成に関与する酵素アデノシンデアミナーゼの欠損によって，Ｔリンパ球，Ｂリンパ球の両者が増殖障害を起こして減少し，その結果，複合型免疫不全をきたす疾患。骨髄移植のほか，本酵素活性を遺伝子操作で発現させた自己リンパ球を輸注する遺伝子治療が行われた。

3　Ｘ連鎖無ガンマグロブリン血症（ブルトン型無ガンマグロブリン血症）

　男子にのみ発症するＢリンパ球の欠損症で，すべての免疫グロブリンが欠如ないし著減する。胎盤によって母親から移行した抗体が減少する生後6か月以降に重症細菌感染症を反復するようになる。免疫グロブリン製剤の定期的静注の適応である。

4　ディジョージ症候群

　胎生期の鰓嚢の形成不全によって胸腺が種々の程度に欠損する疾患で，もともと胸腺由来であるＴリンパ球が種々の程度に減少する免疫不全である。Ｂリンパ球・免疫グロブリン異常はない。多くの例で22番染色体異常があり，ファロー四徴症などの先天性心疾患を合併する。

5　ウィスコット-オールドリッチ症候群

　易感染性，皮膚の湿疹，血小板減少を主徴とする伴性劣性（潜性）遺伝の免疫不

全で，WAS（ウィスコット - オールドリッチ症候群）遺伝子の変異による T リンパ球，B リンパ球の機能異常と考えられている。骨髄移植の適応がある。

2. 後天性免疫不全症候群

●**概念**　後天性免疫不全症候群（acquired immunodeficiency syndrome；AIDS）は，レトロウイルスであるヒト免疫不全ウイルス（HIV）の感染により惹起される免疫不全状態をいう。HIV は CD4 陽性リンパ球（ヘルパーT リンパ球を含む）に特異的に感染して破壊するため，免疫不全症状をきたす。

●**診断**　血液や体液によって HIV に感染すると，一過性にインフルエンザ様症状がみられた後，無症候性キャリアとなる。CD4 陽性リンパ球の破壊，減少が進むと微熱，体重減少，下痢，リンパ節腫脹など，いわゆるエイズ関連症候群となる。CD4 陽性リンパ球が 200/μL を割れば AIDS と判断する。これに加えて免疫不全による日和見感染が発症すれば AIDS と臨床診断される。臨床所見にはニューモシスチス肺炎，真菌症，サイトメガロウイルス感染症，脳症，悪性リンパ腫などがある。検査上では抗 HIV 抗体陽性で HIV 遺伝子を検出する。

●**治療**　抗ウイルス薬が開発され発症を予防できるようになりつつあるが，根本的治療法はない。AIDS 発症後の予後は不良である。小児科領域では HIV 検査施行前に濃縮血液製剤によって感染した血友病などの出血性疾患患者，母子感染例がみられる。後者は胎内，産道，母乳感染があり，自然経過では 25% 程度の感染成立率である。陣痛発来前の帝王切開，人工乳栄養が適応である。乳児 AIDS の症状は発育障害，間質性肺炎などで予後は非常に悪く，多くは 1 歳前に死亡する。

C アレルギー疾患

1. 気管支喘息

　最近の気管支喘息に対する考え方は従来とは異なり，アレルギー関連細胞が関与する気道の慢性炎症で，炎症によって気道は過敏になり，これが発作性に閉塞する疾患であるとされている。

●**病態・症状**　外来抗原，主にダニ抗原が吸入されると，これがマスト細胞，好塩基球などの担当細胞表面に感作された特異的 IgE 抗体に結合し，細胞からヒスタミンなどの化学物質が遊離されて気管支が収縮する。この結果，呼気性呼吸困難，喘鳴が出現する。増強すれば起座呼吸となり，不穏，チアノーゼをみる。気管支喘息患児の多くで，このダニないしハウスダストの特異的な IgE 抗体が検出される。遺伝的背景もあり，家族内にアレルギー疾患の多発をみることもある。

●**アレルギー素因**　感染症，気候，ストレスなどの関連があるとされ，これには迷走神経反射（副交感神経）による気管支筋収縮も関与していると思われる。実際，感染，運動，気象の変化時に発作が起こることはよく経験される。アトピー素因（ア

トピー体質）とはこのような IgE 関与のアレルギー素因をいう。ダニ以外の抗原としてはカビ類，動物上皮（特にネコ）などがある。また卵白，牛乳などの食物抗原が関与することもある。診断は反復性，発作性の呼気性呼吸困難と，多くは特異 IgE 抗体対応抗原（アレルゲン）を確定してなされる。

●**治療**　発作時は気管支拡張薬として β - 交感神経刺激薬吸入ないし経口投与，テオフィリン製剤の経口ないし静脈内投与を行う（ただし，有効血中濃度が狭く中毒症状が出現する可能性があり，また，てんかんの患者や併用薬剤，発熱などの因子によって痙攣重積を合併することがある）。重症例では β - 交感神経刺激薬の持続吸入と酸素投与のほか，副腎皮質ステロイド薬を投与する。最近は，本症が炎症であるとの考え方により，抗炎症薬としての副腎皮質ステロイド薬，特に有害反応の軽微な吸入ステロイド薬を早期から使用することが多くなっている。

●**予防**　本症の予防には環境整備が大事で，ほとんどの患者で原因となっているダニ抗原を除去，減量すべく，フローリングの床とし，綿ないし化繊布団，化繊枕を用い，ソファは革かビニールとする。ぬいぐるみもダニの温床となるため水洗いして少数にとどめる。ダニ吸引能をもつ掃除機で頻繁に掃除する，などを指導する。ペットは，たとえ IgE 抗体陰性でも飼育のしかたによっては感作され得ること，毛，フケ，排泄物などはダニの餌として繁殖の温床となることから，避けたほうがよい。このほか交感神経を緊張させる意味での適度な運動と鍛錬，抗アレルギー薬，気管支拡張薬の長期服用などが行われる。

2. アトピー性皮膚炎

●**原因・症状**　アトピー素因のある患児にみられる瘙痒感（かゆみ）を伴う慢性反復性の湿疹をいい，多種多様な湿疹がみられるが，湿疹部の搔破によるびらんとその部の滲出液，痂皮を特徴とする。特に乳児では手根部背側，足背，顔面のほか，四肢伸側にも好発し，年長児では関節屈側に苔癬化（皮膚が硬く，ごわごわして厚くなる）を示し，乾燥（皮膚の角質のバリア機能が悪く水分が失われる）と瘙痒感を伴う。

●**病因**　IgE 抗体による即時型アレルギーの面もあるが，リンパ球から産生されたサイトカインにより好酸球が賦活され，皮膚が慢性的に障害される機序のほうが重要なようである。また，これ以外の原因として遺伝的素因も考えられる。乳児期後半から幼児期には食物抗原（卵白，牛乳，大豆，小麦など）に対する IgE 抗体が検出され，摂食によって悪化するなど，明らかに関連していることもある。幼児期以降では実際に食事で悪化することも少なくなり，気管支喘息と同様，吸入抗原のダニやハウスダストに対する特異 IgE 抗体が出現する。ダニ抗原への接触も本症悪化に関与していると推察される。

●**治療**　卵，牛乳などが悪化因子（アレルゲン）と判明すれば，それらを食物から除去する。抗アレルギー薬や，瘙痒感の軽減のため抗ヒスタミン薬の投与，炎症が顕著な部分には副腎皮質ステロイド軟膏の外用で治療する。このほか皮膚の保清・保

湿に努め，幼児期以降はダニ対策も重要である。

3. アレルギー性鼻炎

　鼻粘膜への IgE 抗体関与による即時型過敏反応で，浮腫性鼻閉，分泌亢進（鼻汁），くしゃみを伴う疾患である。多くは季節性で，スギなどの樹木花粉や，稲類の花粉がアレルゲンとなって特異的な IgE 抗体がマスト細胞などに結合し，ヒスタミンなどが分泌されて粘膜浮腫，分泌亢進をみる。通年型では喘息と同様に吸入抗原が関与していることが多い。

4. アナフィラキシー

　主に IgE 関与の即時型過敏反応で，重症な場合，急性循環不全，呼吸不全となり，アナフィラキシーショックとよばれる。特異的 IgE 抗体が結合したマスト細胞に，侵入した標的抗原が結合してヒスタミンなどを遊離させるほか，補体の活性化も関係するといわれる。

　嘔吐，便意と下痢，喉頭浮腫，気管支筋痙攣による顕著な呼吸困難，血圧低下から心停止などがみられることもある。薬剤，食物などあらゆるものが原因となり得る。乳児期には食物アレルギーがこの病態で発見されることもある。直ちにエピネフリン（アドレナリン）の筋肉内への投与を行い，血管を確保し，血管内脱水に対する治療を開始する。副腎皮質ステロイド薬も用いる。

D　膠原病

1. リウマチ熱

●**原因・症状**　A 群 β 型溶血性レンサ球菌の感染に引き続いて起こる炎症性疾患であるが，わが国では激減した。A 群 β 型溶血性レンサ球菌成分とヒト心筋，心内膜，関節液に共通抗原性があり，感染によって生成された抗溶血性レンサ球菌抗体が心臓，関節などを攻撃して発病するとされる。溶血性レンサ球菌性扁桃炎，猩紅熱などの発症に引き続き，約 2 週後に発熱，心炎（心内膜炎，心筋炎で心雑音，頻脈，発汗などがみられる），大関節主体の多発関節炎などが出現する。このほか，小舞踏病*，皮下小結節，輪状紅斑もみられることがある。
●**予後**　治療が遅れるとリウマチ性心内膜炎は弁膜症となり，後に心不全の原因となる。
●**治療**　心炎がある場合は副腎皮質ステロイド薬で加療する。心炎がなく，関節症状に対してはアスピリンを用いる。ペニシリン系抗菌薬は必須であり，再発しやすい

＊**小舞踏病**：10歳前後の小児に多いといわれる。四肢，顔面，体幹の急速で不規則な不随意運動を生じ，睡眠中には消失，精神緊張で増強する。重症の場合は，日常生活に支障をきたす。

ため，長期間の予防内服を続ける。

2. 若年性特発性関節炎（若年性関節リウマチ）

● **分類**　最も頻度が高い小児膠原病で，16歳未満に発症した6週間以上持続する関節炎と1996年に国際リウマチ学会により定義された。

　全身型，少関節型，リウマトイド因子陽性多関節型，リウマトイド因子陰性多関節型，付着部炎関連型，乾癬性関節炎，その他の未分類関節炎の7つのカテゴリーに分けられており，慢性関節炎をきたす様々な疾患が含まれている。これらは炎症性サイトカインが病態形成の中心となる全身型と関節炎が主体となる関節型に大別され，付着部炎関連型や乾癬性，その他の頻度は少ない。

● **症状**　全身型では高熱，特に弛張熱，皮疹（リウマチ疹），心炎，胸膜炎，肝脾腫を認め，病初期から関節炎がみられないことも多く，悪性腫瘍を含むほかの発熱性炎症性疾患との鑑別が重要となる。7%にマクロファージ活性化症候群と称する病態転換が起こる。これは複数の過剰な炎症性サイトカインが活性化し致死的な多臓器不全をきたすものである。少関節型は罹患関節が4関節以下で時に虹彩炎も合併する。多関節型は罹患関節が5関節以上で微熱，朝のこわばりを特徴とする。このなかでリウマトイド因子陽性の型が成人の関節リウマチと同様の病態である。

● **治療**　全身型に対しては非ステロイド系抗炎症薬から開始し，診断確定後ステロイド大量療法を開始し，炎症が沈静化すれば経口副腎皮質ステロイド薬に変更し，以後漸減する。漸減中に再燃したりステロイドの副作用が問題となる難治例に対し，生物学的製剤であるトシリズマブを使用する。

　関節型に対しては非ステロイド系抗炎症薬から開始し，効果不十分やリウマトイド因子陽性なら免疫抑制剤であるメトトレキサートを開始する。メトトレキサートの治療効果不十分の場合，生物学的製剤（エタネルセプト，アダリムマブ，トシリズマブ）を使用する。

3. 全身性エリテマトーデス

● **病因・症状**　全身性エリテマトーデス（SLE）は代表的膠原病で，多種類の自己抗体が産生され，全身の血管炎が生じることにより全身の臓器（皮膚粘膜，腎臓，関節，神経系など）に炎症が起きる自己免疫疾患である。小児期では年長児の女子に多く，原因は不明である。発熱，口内炎，脱毛，全身倦怠感，顔面や四肢の皮疹，関節痛を初発症状とすることが多い。顔面の皮疹は蝶形紅斑とよばれる。小児期は特に腎炎の合併が80%以上を占め，検尿異常および低補体血症を呈する。このほか，自己免疫性の血小板，白血球減少や溶血性貧血，光線過敏症，心炎，胸膜炎，脳血管障害による痙攣など，多彩である。さらにシェーグレン症候群や抗リン脂質抗体症候群などほかの膠原病を併発することが多い。

● **治療**　副腎皮質ステロイド薬が第1選択の薬剤である。進行腎障害や治療抵抗例では免疫抑制剤（シクロホスファミド大量療法など）を使用し，寛解維持にステロ

1　母性看護概論

2　正常な妊婦，産婦，褥婦および新生児の特解

3　妊婦，産婦，褥婦および新生児の看護

4　妊婦，産婦，褥婦がみられる疾患

5　妊娠，分娩，褥婦および新生児の異常と看護

1　小児の看護概論

2　主な小児疾患

3　小児の多様な場における看護

4　小児の看護技術と状況・症状別看護

5　主な小児疾患患者の看護

イドを継続する。腎炎，中枢神経障害が重篤であると予後は不良である。

4. 血管性紫斑病（IgA 血管炎）

腎，消化管，粘膜，皮膚，関節の最小動脈，毛細管に IgA が沈着し壊死性血管炎をきたす疾患で，臨床的に下腿中心に触れることができる紫斑，関節痛，腹痛を生じる。IgA 腎症と類似した腎炎を合併することがある。

5. 若年性皮膚筋炎

横紋筋の非化膿性炎症性疾患と特徴的な皮膚病変を伴う疾患で，病理学的には血管炎である。小児では悪性腫瘍の合併がなく，皮下にカルシウム沈着が起こるなど臨床像が成人とは異なる。病型には進行の穏やかな慢性型と劇症型がある。前者は副腎皮質ステロイド薬が有効で一般に予後は良好で自然治癒もあり得る。後者は消化管出血，間質性肺炎，肝障害など多臓器障害を呈し，重篤な経過をとり非常に予後が不良である。

6. 急性熱性皮膚粘膜リンパ節症候群（川崎病）

乳幼児期に好発する原因不明の急性熱性疾患であり，組織学的には全身の中小動脈の系統的血管炎を示し，川崎病診断の手引きにより診断される。急性期にはアスピリン，免疫グロブリン療法などを使用し，不応例に血漿交換，ウリナスタチン，ステロイド，生物学的製剤などが使用される。重大な後遺症として冠動脈病変を形成することがある。

XIV 感染症

A 小児の主な感染症の症状

●**発熱** 小児の感染症の症状として多くみられるのは発熱である。発熱は，白血病などの悪性腫瘍や膠原病などでもみられるが，感染症の症状として出現する場合が最も多い。時間ごとの体温の経過を示す熱型は，診断に有用なだけでなく，治療経過を評価するうえでも重要な情報である。体温が高いからといって必ずしも重症な疾患ではなく，患児の評価には機嫌や食欲などのほかの情報を総合して判断しなければならない。発熱は，保護者にとって重要な心配事であるため，ていねいな対応が必要となる。

●**発疹** 発疹は感染症の診断の重要な手がかりとなる。麻疹，水痘，風疹，突発性発疹，手足口病，伝染性紅斑では特徴的な発疹がみられる。水痘や風疹では発熱と発

疹が同時に出現するが，麻疹と突発性発疹では発熱と発疹の出現時期が異なり，診断するうえで注意が必要となる。特徴をもたない発疹も多く，原因微生物の推定ができない場合も多い。発疹は感染症にのみみられる症状ではない。接触性皮膚炎などの外的な刺激による発疹もあることを知っておく必要がある。

●**そのほかの症状**　咳や鼻汁，嘔吐や下痢，痛みや腫れなどの症状にも注意する。感染部位が明らかになれば，病原微生物の推定が可能となり，治療が行いやすくなるからである。感染症の診療では，周囲の流行の状況を把握しておくことも大切である。保育施設や学校で，どのような感染症が流行しているかを知っていると，診断の参考となる。

　妊娠中の母体がある種の病原微生物に感染すると，児に先天奇形を生じるといった特有の感染経過をとることがあり，母子感染は小児科の分野では重要な問題である。

B 細菌感染症

1. 溶血性レンサ球菌感染症

●**概念**　溶血性レンサ球菌（A 群 β 型溶血性レンサ球菌）の感染によって起こる疾患で，菌と毒素の作用により種々の病像がみられる。菌は咽頭部より侵入して咽頭炎，扁桃炎を起こし，扁桃は腫大し滲出液が付着する。頸部リンパ節は腫脹し，いちご舌をみる。

●**合併症**　溶血性レンサ球菌感染症の治療が不十分な場合，非化膿性の合併症であるリウマチ熱や急性糸球体腎炎が発症することがある。

2. 猩紅熱

●**概念**　溶血性レンサ球菌感染症に，皮膚発赤毒による発疹を伴うものである。潜伏期は 2〜4 日で突然高熱をもって発病し，咽頭痛と，時として腹痛をみる。まもなく皮膚全体に粟粒様の発疹が現れる。咽頭，扁桃は高度に発赤腫脹し，舌は初め白色舌苔で覆われているが経過とともにいちご舌となる。発疹は顔に少なく，口の周囲は発疹がなく蒼白にみえる（**口囲蒼白**）。体幹の発疹は癒合して全体に赤みを帯び，健常部がみられないほどになる。数日で解熱し，後に落屑をみる（図 2-16）。

●**合併症**　早期合併症として中耳炎，扁桃周囲膿瘍，頸部化膿性リンパ節炎などがあり，2〜4 週で**リウマチ熱**，**急性糸球体腎炎**を発症することがある。

●**治療**　溶血性レンサ球菌に対してはペニシリン系抗菌薬が有効であり 10 日間服用させる。またセフェム系抗菌薬も有効である。

3. ブドウ球菌感染症（黄色ブドウ球菌）

●**病原体**　黄色ブドウ球菌は代表的化膿菌で，毛包炎，伝染性膿痂疹（とびひ）をは

1 母性看護概論
2 正常な妊婦・産婦・褥婦および新生児の理解
3 妊婦・産婦・褥婦および新生児の看護
4 妊娠・産婦・褥婦および新生児にみられる疾患
5 妊婦・産婦・褥婦および新生児の異常と看護
1 小児の看護概論
2 主な小児疾患
3 小児の多様な場における看護
4 小児の看護技術と状態・症状別看護
5 主な小児疾患患者の看護

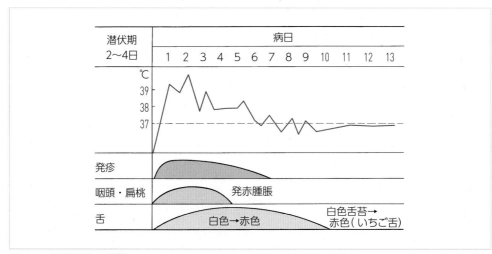

図 2-16 ● 猩紅熱の経過

じめ，膿胸，関節炎や骨髄炎，ひいては敗血症など，多くの疾患の起炎菌となる。

●**ブドウ球菌性熱傷様皮膚症候群**　ブドウ球菌の特定の菌型が産生する皮膚剝脱毒素が原因で，皮膚に発赤，水疱，表皮剝離など，熱傷類似の症状を示す症候群である。発熱がみられ，全身に紅斑が出現し，これが水疱化して剝離・びらんを起こす。一見健常な皮膚も摩擦により容易に剝離するニコルスキー現象を認める。やがてびらん面は乾燥して糠様・膜様に落屑する。

●**治療**　治療は熱傷の治療に準じて脱水症の管理が必要となるほか，全身的にブドウ球菌に有効な抗菌薬を投与する。

4. ジフテリア

●**概念**　ジフテリア菌の感染により起こり，潜伏期 2〜7 日で，菌は侵入局所においてのみ増殖して局所症状をもたらすとともに，菌体外毒素を産生し，それにより種々の中毒症状がみられる。予防接種の普及で最近は事実上，本症の発生はない。

●**真性クループ**　発熱，咽頭痛，扁桃上の特有な偽膜がある。偽膜は線維素性で剝離しにくく，無理に剝がすと出血する。症状が進行すると嗄声，犬吠様咳嗽，吸気性呼吸困難を認める（真性クループ）。喉頭の偽膜形成により気道が閉塞し死に至ることがある。

5. 破傷風

●**概念**　破傷風菌の感染によって産生された菌体外毒素により，咀嚼筋の痙攣による咬痙から全身の反復性筋強直に進展する疾患である。

●**症状**　刺創や切創から破傷風菌が感染する。潜伏期の短いものほど予後が悪い。初めに顔面，ことに咬筋の強直が起こるため開口不能（牙関緊急，咬痙）となり，顔は痙笑となる。やがて全身骨格筋の強直性痙攣をきたし，項部強直，後弓反張を認める。呼吸筋が侵されることもある。経過中意識は清明である。多くの場合，発熱

を伴い，わずかな刺激でも全身痙攣に進展する。

● **治療**　病室を暗く静かにして刺激を避ける。早期に破傷風ヒト免疫グロブリンを投与し，抗菌薬（ペニシリン系）を併用する。経口栄養摂取が不能なら経管ないし経静脈栄養を行う。

● **予防**　予防のため破傷風トキソイドを接種する。発症が危惧される創傷に対してはトキソイド単独，あるいはこれに免疫グロブリン製剤を併用する。

6.　百日咳

　百日咳菌によって起こる呼吸器の急性感染症で，痙攣性の短時間に連続する咳発作であるスタッカートと，吸気時に笛声を伴うレプリーゼが特徴である。新生児でも罹患し，若年ほど予後が悪い。潜伏期は 1～2 週間である。最近は学童および成人に本症の発症が増加している。乳幼児期に接種した予防接種の効果が減弱しているためと考えられる。

● **カタル期**　初めは普通の感冒と区別できないが，しだいに夜間の咳が強くなり，顔面が腫脹するようになる。この期間は 7～10 日間である。

● **痙咳期**　咳は痙攣性となり，発作中にレプリーゼを伴う。顔面は紅潮し，結膜充血などをみる。血液検査では炎症反応は陰性で，リンパ球優位の白血球増多がある。合併症がない限り発熱はなく呼吸音も正常であり，この期間は約 4 週間である。幼若乳児では無呼吸となり，**無酸素脳症**となることもある。新生児ではレプリーゼを欠き，無呼吸で発症することもある。

● **回復期**　嘔吐，レプリーゼは軽くなり，夜間の発作も少なくなる。しかし上気道感染により再びレプリーゼを伴った咳がみられる。この期間は約 2 週間である。

● **治療**　カタル期には抗菌薬（マクロライド系）が有効である。咳嗽には鎮咳薬を用いる。

7.　敗血症

● **原因**　細菌が血流内に侵入，増殖し，全身の臓器に機能不全が生じる非常に重篤な状態で，早急に治療を行わなければ死に至る可能性が高い。肺炎，尿路感染症，腹腔内感染症が原因となり，そこから血液内に細菌が侵入することが多いが，入院中の患者ではカテーテルやドレナージ管などの医療器具を介して敗血症が発生する場合もある。悪性腫瘍の治療や免疫抑制療法などにより，免疫能の低下した患者では，通常は毒性が低いと思われる細菌も敗血症の病因となることがある。

● **症状**　悪寒戦慄を伴う弛張熱，頻脈，呼吸促迫がみられ，進行すると血圧が低下しショック状態となる。

● **治療**　速やかに**血液培養検査**を行い，想定される起炎菌に対し，有効な抗菌薬を投与する。培養検査により起炎菌が確定すれば，より適切な抗菌薬に変更して治療を行う。

1 母性看護概論
2 正常な妊婦・産婦・褥婦および新生児の理解
3 妊婦・産婦，褥婦および新生児の看護
4 妊婦・産婦，褥婦および新生児にみられる異常
5 妊婦・産婦，褥婦および新生児の異常と看護
1 小児の看護概論
2 主な小児疾患
3 小児の多様な場における看護
4 小児の看護技術と状態・症状別看護
5 主な小児疾患患者の看護

8. 化膿性髄膜炎

　新生児，未熟児では大腸菌やB群溶血性レンサ球菌，リステリアが多いのに対し，生後2〜3か月以降では，肺炎球菌，インフルエンザ菌（Hib）が主な起炎菌となる。髄膜炎菌による流行性髄膜炎は激減した。

●**症状**　発熱，嘔吐，頭痛，項部硬直，痙攣，意識障害などがあり，大泉門の開存しているものでは，その膨隆がみられる。新生児では定型的な症状を呈することが少なく，ただなんとなく元気がないという程度のことがしばしばある。早期に治療を開始しなければ死亡する可能性があるほか，神経系後遺障害や水頭症などを残すことがある。

●**検査・治療**　髄膜炎を疑った場合，早急に髄液検査を行い，診断を確定する。起炎菌の種類に応じて有効な抗菌薬を強力に投与する。

●**予防**　髄膜炎の原因菌である肺炎球菌とインフルエンザ菌（Hib）に対するワクチンが定期接種として行われている。ワクチン開始後これらの細菌による髄膜炎は明らかに減少している。

9. 細菌性赤痢

　赤痢菌の感染症で，汚染食品により経口感染する。潜伏期は1〜3日で，発熱とともに頻繁な膿粘血便を伴う水様下痢がみられ，腹痛，渋り腹がみられる。患者のほとんどが海外感染例でアジア地域での感染が多い。

10. サルモネラ感染症

　汚染食品（鶏卵，鶏肉，豚肉，牛肉）の摂取が主なものであるが，そのほかペットからの感染，飲料水，下水などの環境汚染も感染源となる。潜伏期は6〜72時間（平均12〜24時間）で，下痢，腹痛，発熱を症状とする急性胃腸炎を発症するが，敗血症となることもある。乳児では，髄膜炎，関節炎，骨髄炎などに進展する場合がある。

●**病原体**　腸チフス・パラチフスはそれぞれサルモネラ菌属であるチフス菌・パラチフス菌による熱性感染症である。経口感染で潜伏期は1〜2週間，発熱，悪寒，頭痛で発症し，肝脾腫を触れる。2週以後，バラ疹をみることもある。発熱は持続して稽留熱となるが，熱の割に徐脈である。一般に下痢はないが，重症例では消化管穿孔がみられる。患者のほとんどが海外感染例である。

11. 大腸菌性胃腸炎

●**概念**　大腸菌のなかで，腸管病原性があるものを病原性大腸菌とよぶ。病原性大腸菌のうち，O157を代表とする腸管出血性大腸菌は，ベロ毒素を産生し重篤な合併症を伴う。汚染された食物や水から感染し，十分加熱されていない牛肉からの感染が多くみられる。腸管出血性大腸菌感染の場合，腹痛，下痢，発熱があり，便性は

血液を混じた水様便や粘液便で，1日数回から十数回となる。重症では血性下痢となり，脱水，意識障害，痙攣（けいれん）をみる。**溶血性尿毒症症候群**（本章 -VIII-B-2-3「溶血性尿毒症症候群」参照）を続発することがあり，死亡例もみられる。

●**治療**　治療は輸液をはじめとする対症療法を行う。抗菌薬を投与することもある。溶血性尿毒症症候群には特効的な治療法はないが，血漿交換（けっしょう）や人工透析による管理が必要となることもある。

12. 腸炎ビブリオ胃腸炎

●**病原体**　腸炎ビブリオは海水中に生息する細菌であり，海産物を生で摂取することにより，7〜9月の盛夏期に集中して発生する。魚介類を調理したまな板，包丁，ふきんなどから2次感染を起こすこともある。

●**症状**　潜伏期は平均12〜24時間で，腹痛と下痢で発症する。下痢は水様ないし粘液便で，時に粘血便をみることがある。嘔吐（おうと）や，発熱を伴うことも多い。

●**治療・予防**　輸液をはじめとする対症療法を行う。抗菌薬の投与を行うこともある。予防のためには，魚介類での菌の増殖を防ぐため，冷所に保存することや，加熱調理することが重要である。

13. カンピロバクター腸炎

●**病原体**　カンピロバクターはニワトリ，小鳥，イヌ，ネコ，ヒツジなどの家畜が保菌しており，汚染された鶏肉，牛乳などが原因食となる。わが国の小児細菌性腸炎では最も多い原因菌である。

●**症状**　潜伏期は2〜10日（平均5日）で，発熱，腹痛，血性下痢が主症状となり，4〜5日で軽快する。まれではあるがギラン - バレー症候群（本章 - XII -H「急性多発性神経炎（ギラン - バレー症候群）」参照）を続発することがある。

●**治療**　菌に対する治療としては，マクロライド系抗菌薬が第1選択である。症状に応じて対症療法を行う。

14. 小児結核症

　ヒト型結核菌の感染により発症する。成人型結核症は乾酪壊死（かんらくえし）・空洞を形成するが，乳幼児では免疫力が完成されていないため，感染した結核菌が血行性に全身に散布され，重篤な病態を引き起こす。乳幼児の結核は家族内での感染であることが多い。

　結核菌の血行性播種（はしゅ）が起こると，菌が散布され全身に小さい結核病巣ができるが，なかでも肺と髄膜の病変が重要である。肺の病変は**粟粒結核**（ぞくりゅう）であり，髄膜では**結核性髄膜炎**となる。

●**症状**　発熱，食欲不振，体重減少などで，しだいに咳嗽（がいそう），多呼吸などがみられる。結核性髄膜炎が2歳以下の粟粒結核に続発することが多く，発病は潜行的で，初期は微熱，不機嫌，食欲不振などの症状をもって始まり，やがて頑固な頭痛，嘔吐，

項部硬直など髄膜刺激症状が現れ，痙攣，意識障害へと進行する。髄液検査により結核菌を証明し得る。

●**治療**　抗結核薬の多剤併用療法を行う。粟粒結核，結核性髄膜炎はともに予後は不良で，神経系後遺障害や水頭症などの合併症を残すことが多い。乳幼児の，特に粟粒結核や結核性髄膜炎の予防には BCG 接種が有用である。排菌者と接触歴がある場合，抗結核薬を予防内服する。

C　クラミジア感染症

1. オウム病クラミジア

ハト，インコ，オウムなどが感染源となる。主として肺炎であるが，重症となれば心筋炎などを合併する。発熱，悪寒，乾性咳嗽で急激に発症する。マクロライド系やテトラサイクリン系抗菌薬が有効である。

2. 肺炎クラミジア

ヒトからヒトへ感染する。マイコプラズマ感染症様に，上気道感染症，下気道感染症を起こす。

D　マイコプラズマ感染症

本章 -V-C-4- **3** 「マイコプラズマ肺炎」参照。

E　スピロヘータ感染症

1. 梅毒

先天梅毒は母体が梅毒に感染することにより，経胎盤的に胎児にも梅毒トレポネーマが感染し，様々な先天性の症状を発症する疾患である。妊娠早期に特異的梅毒血清反応検査を実施し，梅毒が発見されれば妊娠前半期に徹底的な治療を行う。

1 **早期先天梅毒**

出生時すでに症状を有するものもあるが，生後 1 か月程度で発病するものが多い。頑固な鼻閉，鼻汁の分泌のため哺乳困難となり，不機嫌，体重増加不良をきたす。時に発熱し，口角の裂創，結膜炎，眼瞼炎を認める。皮膚の発疹，毛髪の脱落など多彩である。骨軟骨炎により肘関節・膝関節の腫脹，疼痛，運動障害がある（パローの仮性麻痺）。X 線写真上，骨端部の虫食い像を呈する。そのほか，肝脾腫，貧血，リンパ節腫脹，髄膜炎などがある。

2 晩期先天梅毒

　乳幼児梅毒の症状が著明でなく，8〜12歳になって発症するもので，ゴム腫，骨膜炎，ハッチンソン三徴（角膜実質炎，感音性難聴，ハッチンソン歯牙）および知能障害をきたす。

F ウイルス感染症

1. インフルエンザ（流行性感冒）

● **概念**　A型およびB型インフルエンザウイルスによる呼吸器感染症であるが，脳症，心筋炎，筋炎などの全身の合併症に注意が必要である。毎年冬季に流行を繰り返し，1〜2日の潜伏期の後，高熱，咽頭痛などをもって突然に発病すると同時に，強い頭痛，筋肉痛，腰や関節の疼痛，倦怠感を訴える。

● **インフルエンザ脳症**　合併症として熱性痙攣のほかインフルエンザ脳症をみることがある。脳症は1〜3歳に多くみられ，痙攣，意味不明な言動，急速に進行する意識障害ののち約7％が死亡する。死亡を免れた場合でも後遺症を残すことが多い。

● **治療**　治療には抗ウイルス薬が有効である。ワクチンも有効であるが，感染を完全に予防することはできない。

2. 麻疹

● **概念**　麻疹ウイルスの感染により発病する感染力の非常に強い感染症であり，1回の罹患により終生免疫を獲得する。潜伏期は9〜12日である。発熱で発症し，カタル症状（咳，鼻汁，眼脂など）が強い。2〜3日の発熱後いったん解熱する傾向がみられるが，この時期に下顎臼歯の対側頬粘膜に，数個の紅暈を伴った白い粟粒大の斑点をみる（**コプリック斑**）。1〜2日して耳後部，顔などに不規則な発疹が現れ，全身に拡大する。体温は発疹出現とともに再度上昇し，4〜5日間続くが，やがて解熱するとともに発疹も顔面から徐々に暗紫色となり，色素沈着を残す（図2-17）。

● **合併症**　合併症として肺炎，中耳炎，脳炎がある。まれに亜急性硬化性全脳炎（SSPE）がみられる。

● **治療**　治療は対症療法が行われる。患者との接触4日以内では免疫グロブリン製剤の筋肉注射が発病予防に有効である。予防のための定期接種として麻疹・風疹混合ワクチン（MRワクチン）が用いられている。

3. 風疹

● **概念**　風疹ウイルスの感染によって発症する。潜伏期は14〜21日で，発熱と同時に，融合性のない特有の発疹が顔から全身に速やかに広がる。後頭部，耳後部のリンパ節も腫脹する（図2-18）。1回の感染で終生免疫を得る。小児期においては比

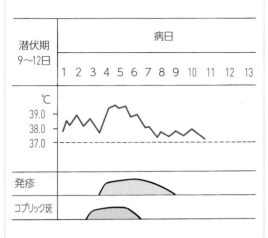

図 2-17 ● 麻疹の経過

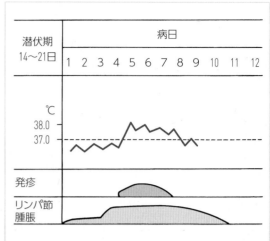

図 2-18 ● 風疹の経過

較的軽症に経過するが，妊婦，特に妊娠 3 か月以内の女性が罹患すれば，胎児に白内障，心臓疾患，難聴などを特徴とする**先天性風疹症候群**が発症する。

●**合併症・治療**　合併症として脳炎，特発性血小板減少性紫斑病などがある。対症療法を中心とし，特別な治療は必要としない。予防のための定期接種として麻疹・風疹混合ワクチン（MR ワクチン）が用いられている。

4.　突発性発疹症

　ヒトヘルペスウイルス 6（HHV-6）もしくは HHV-7 による感染により発症する。ウイルスは既感染者の唾液から検出されるため，母親などからの感染が考えられている。

　好発年齢は生後 6 か月から 1 歳までである。突然に高熱を発し，下痢を伴うことがある。数日間高熱が持続するが，その後急速に解熱し，まもなく全身に発疹がみられる（図 2-19）。予後良好の疾患であるが，時に熱性痙攣や脳炎・脳症を合併することがある。

　治療は対症的に行えばよいが，生後初めての高熱であることが多く，両親の不安は大きいため，ていねいな対応が必要である。

5.　伝染性紅斑

　ヒトパルボウイルス B19 の感染により発症する。不顕性感染がかなりあると推測される。

　両頬部に紅斑がみられ，**リンゴ病**とよばれる由来となっている。上肢および大腿にレース網状の紅斑が出現する。発疹は経過とともに消退していくが，完全に消失するまでには数日から 1～2 週間を要する。入浴，日光刺激などで，一度消失した発疹が再燃することもある。発疹の出現期にはウイルスの排泄は終了しているため，

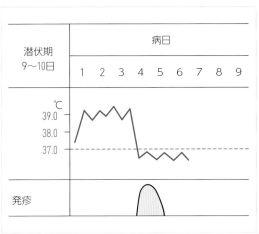

図 2-19 ● 突発性発疹症の経過

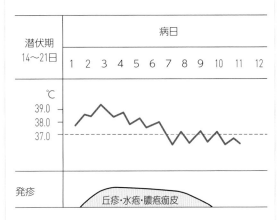

図 2-20 ● 水痘の経過

保育施設や学校への出席停止は行わない。通常，発疹以外の臨床症状をみることはほとんどない。予後は良好で，特別な治療を必要としない。

　ヒトパルボウイルス B19 は赤血球前駆細胞への親和性が強く，先天性溶血性貧血など，赤血球造血が亢進している患児では，無造血発作をきたして貧血が急速に進行する（本章 -VIII-B-2「溶血性貧血」参照）。また妊婦への感染で重症の胎児貧血（**胎児水腫**）が発症することがある。

6. 水痘・帯状疱疹

●**概念**　水痘・帯状疱疹ウイルスによる感染である。潜伏期は 14～21 日で発熱とともに発疹が出現する。発疹は小紅斑から丘疹，水疱，膿疱となり痂皮をつくる。新しい発疹が数日間にわたって次々に現れるため，いろいろなステージの発疹が一度に観察される（図 2-20）。先天性免疫不全症および副腎皮質ステロイド薬，抗がん剤や免疫抑制剤使用例では重症化するので注意を要する。なお水痘罹患後，本ウイルスは脊髄神経後根に持続感染し，再度活性化されて発病するのが帯状疱疹である。後根神経節からの支配領域に沿って一側性の小水疱をもつ丘疹が多発する。

●**治療**　抗ウイルス薬（アシクロビル）が有効である。予防のための定期接種として水痘ワクチンが用いられている。

7. 流行性耳下腺炎（おたふくかぜ）

　ムンプスウイルスの感染によって起こり，潜伏期は 2～3 週間である。

　発熱，食欲不振があり，両側または片側の耳下腺，一部は顎下腺の急速な腫脹をみる。腫脹は 7～10 日で消失する。

　無菌性髄膜炎は小児期にしばしばみられる合併症であるが，精巣（睾丸）炎，卵巣炎，膵炎もまれに合併することがある。片側性の高度の**感音性難聴**がみられることもある。治療は対症療法を行う。おたふくかぜワクチンにより予防が可能である。

8. 単純ヘルペスウイルス感染症

❶ ヘルペス性歯肉口内炎

本ウイルス初感染で生じる。本章 -Ⅶ-B-1-❶「ヘルペス性歯肉口内炎」参照。

❷ 再発性ヘルペス感染症

口唇ヘルペス，ヘルペス角膜炎，性器ヘルペスなどで繰り返す。

❸ 単純ヘルペス脳炎

側頭葉に限局する脳炎で重篤である。

❹ カポジ水痘様発疹症（ヘルペス性湿疹）

特にアトピー性皮膚炎をもつ乳幼児の皮膚に単純ヘルペスが感染して，湿疹部に顕著な水疱性病変を形成する。多くは発熱を伴う。治療にはアシクロビルの軟膏塗布，経口投与，経静脈投与が有効である。

9. ヘルパンギーナ

コクサッキーウイルス A 群による感染が主である。突然の発熱があり，時に嘔吐，悪寒，頭痛などを伴う。口腔所見が特有で，口蓋弓，軟口蓋外側に帽針頭大（1mm程度）の小水疱（口腔粘膜疹）が発生し，周囲に紅暈を認め，しばらくすると潰瘍となる（図 2-21）。有熱期間は数日である（図 2-22）。特異的な治療法はなく対症療法を行う。

10. 手足口病

主にコクサッキーウイルス A 群による感染で発症する。発熱と一緒に手のひらや足の裏に小さな水疱様の発疹がみられ，この発疹は大腿部から殿部にまで広がることがある。口のなかには口内炎がみられる。ウイルスに対する特別な治療法はなく，対症療法を行う。

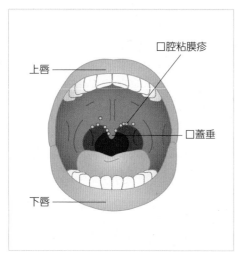

図 2-21 ● ヘルパンギーナの口腔内所見

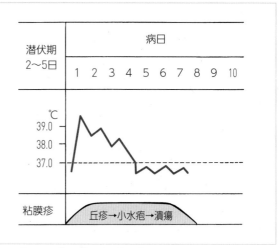

図 2-22 ● ヘルパンギーナの経過

11．ロタウイルス感染症（乳児嘔吐下痢症）

●**病原体**　ロタウイルスは乳幼児のウイルス性腸炎の主要な原因である。冬から春にかけて流行を繰り返し，地域，施設内で多発する。原因は糞便中に排泄されたロタウイルスの経口感染で，潜伏期は1～4日である。

●**症状・治療**　突然激しい嘔吐が現れ，次いで下痢が起こる。下痢は1日数回から十数回で，白色ないし黄白色の水様下痢便であり血液を含まない。発熱を伴うこともある。脱水などで重症化することが多い。通常1週間前後で治癒するが，痙攣や脳症を合併することがある。脱水に対しては，輸液療法を行う。生ワクチンの導入により患者数が減少している。

12．アデノウイルス感染症

アデノウイルスは，呼吸器感染症，眼感染症，消化器感染症，泌尿器感染症など多彩な症状を引き起こすことが知られている。

1 咽頭結膜熱

アデノウイルス3型と7型などによることが多い。年間を通じて散発的にみられるが，特に夏から初秋にプールを介して学童間に流行する（プール熱）。主に飛沫感染によるが，眼脂も重要な感染源であり，プールや接触した器物，手などを介して眼から眼への経路も考えられる。

発熱，咽頭炎および結膜炎が主な症状であり，この3つの症状をすべて示す例と，このうちのいずれかの症状を欠く不全型がある。経過は3～7日で解熱し，予後は良好である。

特別な治療法はなく，一般の気道感染症に準じる対症療法を行う。結膜炎の細菌感染がある場合には，抗菌薬の点眼薬を用いる。

2 流行性角結膜炎

アデノウイルス8型などによる。眼脂が感染源であり，プール，器物，手などを介して伝播される。結膜炎の症状で始まるが，結膜分泌物は粘液性で膿性にはならない。耳前部のリンパ節腫脹を触れる。角膜炎は10～14病日頃から起こり，角膜の障害は数か月に及ぶことがある。

治療は対症療法で，結膜炎症状は多くは3～4週で自然治癒するが，前述のように角膜炎は数か月に及び，時に視力障害を残すことがある。抗菌薬点眼薬で細菌の混合感染を予防する。

感染力が強く，患者の眼脂により汚染された器具，手指などを介して眼から眼へ伝播されるので，汚染された器具，手指の消毒に配慮する。

3 出血性膀胱炎

アデノウイルス11型などにより発症する。肉眼的血尿，頻尿，排尿痛が主な症状であり，予後は良好である。

13. ポリオ（急性灰白髄炎）

●**原因**　消化管より侵入したポリオウイルスによって，脊髄の運動神経細胞（前角細胞）が傷害され，急激に運動麻痺を起こす（脊髄性小児麻痺）。わが国では，ポリオワクチンの普及により近年患者の発生はない。病像として多いのは，前述の脊髄性小児麻痺であるが，時に麻痺がなく無菌性髄膜炎の病像をとることもある。

●**症状**　初期症状として発熱を伴う感冒様症状があり，発熱が数日続いた後，突然解熱するとともに多くは下肢に弛緩性麻痺が起こるが，知覚障害はない。麻痺は下肢に起こる単麻痺が多いが，上肢または上下肢に起こることもある。呼吸筋が麻痺すると予後は不良となる。麻痺に対してリハビリテーションを行うが，麻痺の完全な回復は難しい。

●**ポリオワクチン**　経口生ポリオワクチンが用いられてきたが，ごくまれにワクチンによるポリオ発症がみられたため，2012（平成24）年より安全性の高い不活化ポリオワクチンが導入されている。

14. RSウイルス感染症

通常，晩秋から春にかけて流行する呼吸器感染症である。年長児の場合，感染しても上気道炎のみで数日のうちに軽快するが，幼若乳児では発熱，咳嗽，喘鳴とともに呼吸困難がみられる**細気管支炎**となり，急激に全身状態が悪化する。乳児の細気管支炎では，輸液，酸素投与や人工呼吸器による管理が必要になることも多い。また，早産児，先天性心疾患を有する児でも重症化することが知られる。

診断はウイルス抗原を検出する迅速診断が導入されている。早産児，心疾患のある児や免疫不全の児には，流行期に合わせて抗RSウイルスヒト化モノクローナル抗体製剤を筋肉注射して予防を図る。

15. EBウイルス感染症（伝染性単核症）

EB（Epstein-Barr）ウイルスによる感染症で，日本人では幼児期までに多くが罹患する。既感染者は間欠的に唾液中へウイルスを排泄し，多くは唾液を介して感染が成立する。欧米では罹患は思春期に多く，俗にkissing diseaseともいわれる。発熱，咽頭痛とともに扁桃は腫大して膿が付着する。頸部リンパ節も有痛性に腫脹する。肝脾腫がみられ，多くは肝障害を伴う。

本ウイルスは，通常Bリンパ球に特異的に感染するため，感染リンパ球をウイルスごと攻撃するT細胞が出現し，末梢血塗抹標本上，異形リンパ球として認識される。本ウイルスは，時にリンパ球のがん化に関与し，悪性リンパ腫（バーキットリンパ腫）の原因になることもある。Tリンパ球への感染は慢性活動性EBウイルス感染症とよばれ，ごくまれに高サイトカイン血症による血球貪食症候群をきたし，さらに病態の進展の過程で蚊アレルギー（蚊刺過敏症）がみられるなど多彩な病状を示す。感染症に対しての特異的治療法はない。

16．日本脳炎

● **病因・定義**　日本脳炎ウイルスの感染によって起こり，潜伏期は 4～14 日である。コガタアカイエカがウイルスを保有するブタの血を吸うことで媒介される。好発時期は夏季後半から初秋である。最近は流行発生がみられなくなったが，抗体価が下がった高齢者やワクチン未接種者に散発する。

● **症状**　前駆症状がほとんどなく，突然高熱を発し，嘔吐，痙攣，意識障害をきたす。高熱は 6～10 日持続し，軽快しても言語障害，知的障害，性格異常，運動障害を残すことが多い。

● **治療**　特異的な治療法はなく対症療法を行う。日本脳炎不活化ワクチンにより予防が可能である。

17．ウイルス性脳炎

　ウイルス性脳炎は，ウイルスが脳内で直接増殖することにより，発熱，頭痛，意識障害，麻痺などの中枢神経症状を発症する疾患で，小児では単純ヘルペス脳炎や日本脳炎などがみられるが，そのほかの種々のウイルス（エンテロウイルスなど）によっても原発性の脳炎を起こすことがある。また，おたふくかぜ，麻疹などの罹患により，2 次的に脳炎が起こることもある。

18．ヒト免疫不全ウイルス（HIV）

● **概念**　HIV（human immunodeficiency virus）に感染すると，十数年の経過の後，種々の日和見感染を発症し，最終的に後天性免疫不全症候群（AIDS）となる。AIDS は放置していると死に至る病であるが，適切な治療が行われれば，疾患を長期にわたりコントロールすることが可能となっている。

● **児への感染**　周産期に児に HIV が感染した場合，生後数か月を経過した後に，リンパ節腫脹，肝脾腫，反復性の下痢，様々な日和見感染が出現し AIDS を発症する。妊娠中に母親が HIV に感染していることに気づかず出産した場合，児への感染率は約 30% といわれているが，適切な対応が行われれば，母子感染は，ほぼ予防することができる。

● **妊娠初期時の対応**　妊娠の初期に HIV 検査が行われ，母体の HIV 感染が明らかな場合は以下の対応をとる。

　①母体に対して抗 HIV 薬の投与を行い母体のウイルス量を減らす。

　②出産時に胎児が血液に汚染されるのを防ぐため，帝王切開での出産を行う。

　③母乳による感染も報告されているため，人工乳での栄養を行う。

G　寄生虫症

1．回虫症

●**概念**　感染経路は経口的であり，主として野菜類に付着した成熟卵が腸管に侵入することによって起こる。

●**症状・治療**　症状は多彩で，成虫が多くても無症状のこともあるが，時に食欲不振，倦怠感，悪心・嘔吐，腹痛をきたすことがある。治療はピランテルパモ酸塩（コンバントリン®）を投与する。

2．蟯虫症

●**病因・定義**　蟯虫症は比較的多くみられるが，重大な症状がないため放置されていることが多い。成虫は絹糸様の小さな線虫で，夜間に大腸を下降し肛門周辺に産卵する。肛門の瘙痒部を掻いて手指に付着した虫卵から自家感染を繰り返す。

●**診断・治療**　診断にはセロハンテープ肛門周囲検査法により虫卵を確認する。治療はピランテルパモ酸塩（コンバントリン®）を投与する。家族内で感染していることが多く，家族全員の駆虫が必要なこともある。

3．鉤虫症

　鉤虫症は，主に仔虫の経皮感染によるが，経口感染もある。慢性失血による鉄欠乏性貧血のほか，消化器症状として食欲不振，腹痛をきたす。治療としてピランテルパモ酸塩（コンバントリン®）を投与する。

4．日本住血吸虫症

　虫体は皮膚から感染を起こし，主に肝臓（門脈系内）に寄生して発症する。急性症で肝脾腫，発熱，粘血便，貧血があり，慢性となると肝硬変，腹水を併発する。

5．そのほかの寄生虫症

●**条虫症**　条虫症は一般的にはサナダムシとよばれ，日本海裂頭条虫が多くみられる。感染はサクラマスやカラフトマスの生食による。腹痛や下痢などの腹部症状がみられることがあるが，自覚症状がなく，虫体の自然排出により気づかれることも多い。

●**アタマジラミ**　アタマジラミは頭髪に寄生し，多くは無症状であるが，瘙痒感を感じることがある。頭髪に付着する卵を肉眼的に発見することで診断する。頭髪の直接接触やブラシの共用により，保育施設や学校で流行することがある。治療には剃毛が確実であるが，フェノトリン（スミスリン®パウダー）などの駆除剤が用いられる。

XV　皮膚疾患

1.　アトピー性皮膚炎

●**定義**　増悪，寛解を繰り返す（乳児期で 2 か月以上，幼児以後では 6 か月以上），瘙痒のある湿疹を主病変とする疾患であり，多くはアトピー素因をもつ。アトピー素因とは①アレルギー疾患の家族歴・既往歴をもつ，または② IgE 抗体を産生しやすい素因と定義されている。

●**症状**　乳幼児期（2 か月〜4 歳），小児期（〜思春期）に大別され，年齢によって皮疹に特徴がある。いずれも強い瘙痒を伴い季節によって増悪と寛解を繰り返す。乳幼児期は頭部および顔面に紅斑や鱗屑，漿液性丘疹を生じしだいに拡大する。湿潤傾向を示して痂皮や鱗屑を付着するが脂漏性皮膚炎などとの区別がつきにくい。体幹や四肢は乾燥して毛孔一致性の小丘疹が集簇し一部は落屑を伴う紅色局面へ変化する。小児期には皮膚全体が乾燥して光沢と柔軟性を欠く。肘窩，膝窩，腋窩などに搔破痕を伴う苔癬化局面を形成し，耳介部に亀裂（耳切れ）を認めることも多い。思春期以降では苔癬化局面がさらに進行・拡大し広範囲にわたって暗褐色，粗造，乾燥した皮膚を呈するようになる。

●**病因**　先天的にフィラグリン遺伝子変異などにより皮膚バリア機能が低下し，IgE を産生しやすい免疫学的要因が作用し，後天的にダニ，ハウスダスト，皮膚常在菌，真菌，精神的ストレスなど様々な外的刺激が増悪因子となり得る。

●**治療**　強い皮膚症状に対する第 1 選択はステロイド薬の外用である。病変の程度や経過に応じてステロイド薬の適応やランクを調節する。さらにタクロリムスなど免疫抑制剤を含有した軟膏の定期的な外用を継続することによるプロアクティブ治療が主流となりつつある。皮膚病変が極めて軽い場合は保湿剤でもコントロール可能である。また，強い瘙痒による搔破によって湿疹の悪化を防ぐために，抗ヒスタミン薬や抗アレルギー薬の内服は有用である。

　これら薬物療法のほか，住環境の整備（カーペットは用いない，寝具の清潔を保つ，適切な温度・湿度を保つなど）やスキンケア（皮膚への刺激物質を避け，清潔を保つなど）は重要である。さらに乳児期には食物抗原が関与する場合は，除去食も実践すると効果的である。

●**予後**　慢性かつ再発性の傾向があり，10 歳までに自然寛解する例もあるが，近年は思春期・成人期になっても軽快しないものや成人発症型も増加している。

2.　脂漏性湿疹

　新生児期の頭皮，被髪頭部，眉毛部に境界鮮明な油性鱗屑，痂皮を生じ，時に剝離して軽度の湿潤・瘙痒がある。オイルで浸軟させてふき取ることができる。予後

1 母性看護概論

2 正常な妊婦・産婦・褥婦および新生児の理解

3 妊婦，産婦，褥婦および新生児の看護

4 新生児にみられる異常

5 妊婦，産婦，褥婦および新生児の異常と看護

1 小児の看護概論

2 主な小児疾患

3 小児の多様な場における看護

4 小児の看護技術と状況・状態・症状別看護

5 主な小児疾患患者の看護

は良好で乳児期に軽快する。

3. 汗疹（あせも）

　汗疹は，大量発汗時に汗の管である汗管が閉塞し，汗が皮膚の外に出ずに汗管外（皮膚内）に漏出して発症する。浅いところの閉塞は水疱が主にできて水晶様汗疹という。一方深いところでの閉塞は丘疹が主にでき，湿疹を併発して赤くなるため，紅色汗疹とよばれる。かゆみも出ることが多い。

4. 伝染性軟属腫（みずいぼ）

　多くは帽針頭大の，周囲に発赤のない，軟らかく乳白色の小水疱が散在する。搔破によって周囲に新水疱を形成する。ウイルス感染であり，そのまま経過観察するか，摘除する。アトピー性皮膚炎の児に多い。

5. 伝染性膿痂疹

● **概念**　皮膚細菌感染症のうちの水疱性膿痂疹のことで，俗名「とびひ」である。病原菌は主に黄色ブドウ球菌であり，まれにA群溶血性レンサ球菌もある。

● **発症メカニズム**　虫さされや汗疹などが原因となり黄色ブドウ球菌の外毒素産生株が感染して増殖に伴い表皮下層を破壊する毒素を出すことにより生じる。黄色ブドウ球菌や滲出液中の毒素の拡散が表皮内の顆粒層〜有棘細胞層あたりに達すると，この層を特異的に融解しながら横に広がり多量に滲出液がとどまり，かゆみによる搔破などで膨隆した表皮が破られ，毒素は体外に排出される。

● **治療**　治療は抗菌薬を使用し，適切な外用療法が重要である。近年メチシリン耐性黄色ブドウ球菌（MRSA）が病原菌であるケースが増えており，経口抗菌薬の効果には限界があり，洗浄や外用薬が重要となる。スキンケアのための爪のケア（こまめに切り，ヤスリで角を丸める）とこまめな手洗いを励行する。再感染や搔破，虫さされ防止を目的として露出部を少なくした衣服を着用し，毎日シャワーと石けんを使用して全身をよく洗うように努める。シャワー後はすぐに軟膏をぬり，ガーゼなどで保護するように心がける。

6. おむつ皮膚炎

　おむつ内にできる皮膚炎で，尿・便や汗の刺激あるいはアレルギー反応によって生じる接触性皮膚炎のことである。尿や便が触れた部位に限局して紅斑や漿液性丘疹，小水疱疹，びらん，痂皮などが認められる。境界の比較的明瞭な湿疹病変で瘙痒感が強い。尿や便が限局した部位に作用しても搔破によって刺激物が散布された場合にはび漫性に湿疹病変が生じる。刺激が広範囲にわたった場合には発熱などの全身症状が生じることもある。また，刺激が強い場合には皮膚の壊死や潰瘍を形成する。

XVI　眼科疾患

1．先天性白内障

　原因には遺伝性のもの，ウイルス（たとえば風疹ウイルス），トキソプラズマの感染，放射線，薬剤などによるものがある。斜視，眼振を伴うこともある。視力の維持が困難であれば乳児期後半以降に手術する。

2．先天性緑内障

　乳児では角膜，強膜が成人に比べて強靱ではないため，眼内圧が亢進する本症では眼球は拡張し，角膜径も増大して牛眼となる。放置すれば失明率が高いため，早期に手術する。

3．斜視

　斜視は眼位の異常を指すが，通常両眼視機能の欠落を伴っており，弱視例に多い。放置すると両眼視機能の消滅や弱視となる例には手術を要する。外斜視では間欠性外斜視が多く，視機能はよく保たれており，手術は学童期以後に考慮すればよい。これに対して内斜視は恒常性斜視が多く，弱視を惹起するため早急に手術が考慮される。ただし，遠視が誘因となって内斜視となる調節性内斜視は，眼鏡によって斜視が消失する。

4．先天性眼瞼下垂

　眼瞼挙上筋の形成不全による疾患で，片眼性では患側が弱視となるため，手術が考慮される。両側性では顎を上げて視野を確保しようとしており，弱視の問題は少ない。美容上手術を考慮する。重症筋無力症を鑑別しておく必要がある。

5．未熟児網膜症

　本章 -Ⅲ-E- **6**「未熟児網膜症」参照。

6．先天性鼻涙管閉塞（先天性涙嚢炎）

　比較的多い疾患で，感染がくわわれば涙嚢炎となる。症状は生後 3 週頃から眼脂，流涙が増加する。抗菌薬点眼で効果がなければブジーで開通する。

XVII 耳鼻咽喉科疾患

1. 滲出性中耳炎

　中耳に非膿性滲出液が貯留した状態である。急性化膿性中耳炎からの移行や，耳管狭窄（アデノイドなどによることもある）などが原因である。耳閉感と難聴が主要症状である。難聴は軽度から中等度で，小児の場合は本人ないし周囲の者に気づかれないことも多い。鼓膜切開により中耳貯留液を排出する。反復するときは，鼓膜チューブの留置を行う。アデノイド増殖症が著明であれば，アデノイドの切除を行う。

2. 急性中耳炎

　多くは急性上気道炎に合併する細菌感染症である。乳幼児では発熱，不機嫌，嘔吐のみのこともある。年長児では発熱，耳痛，難聴がある。起炎菌としてはインフルエンザ桿菌，肺炎菌，レンサ球菌，ブドウ球菌などがある。抗菌薬を投与し，必要に応じて鼓膜切開する。

3. 副鼻腔炎

　急性副鼻腔炎では発熱，頬部腫脹がみられる。小児科領域ではそう多くない。上顎洞炎が上顎骨骨膜炎に波及することもある。慢性副鼻腔炎は学童期小児に多く，慢性鼻閉，鼻漏を訴える。特に上顎洞に液貯留，壁の肥厚を認める。気管支炎，気管支拡張症や喘息との関係もある。

4. アデノイド

　本章 -V-B-2- **5** 「慢性扁桃炎，扁桃肥大とアデノイド肥大」参照。

5. アレルギー性鼻炎

　本章 - XIII -C-3 「アレルギー性鼻炎」参照。

XVIII 口腔外科疾患

1. 口蓋裂・口唇裂

　嚥下困難があり，体重増加不良，嚥下性肺炎になりやすい。哺乳障害には専用乳

首を用いる。時に経鼻栄養を行って栄養状態を改善した後に手術を行う（待機的手術）。

2. 舌小帯短縮症

通常は放置してよい。まれに哺乳障害，幼児期の構音障害の原因となるような高度なものがあり，外科的治療を行う。

XIX 悪性固形腫瘍

A 小児の悪性固形腫瘍の特徴 (表2-12)

白血病，悪性リンパ腫を除く**小児の悪性固形腫瘍**は，未分化な胎児性腫瘍が多い。これらはいずれも低年齢，特に1歳頃に多い傾向があり，胎生期に発症している可能性が示唆されている（図2-23）。小児の固形腫瘍は，一般に放射線や薬剤の感受性が高く，外科的治療と化学療法や放射線療法を併用する集学的治療が行われる。

表 2-12 ● 小児と成人の悪性固形腫瘍の比較

胎児性腫瘍 (embryonal tumor)	成人型腫瘍 (mature cell tumor)
脳腫瘍（髄芽腫）	脳腫瘍（星細胞腫，上衣腫）
網膜芽腫，神経芽腫	副腎がん
ウィルムス腫瘍（腎芽腫）	腎がん
横紋筋肉腫（胎児型）	横紋筋肉腫（蜂巣型）
胚芽腫	肝細胞がん
卵黄腫瘍，悪性奇形腫	甲状腺がん，筋肉腫，脂肪肉腫
	線維肉腫

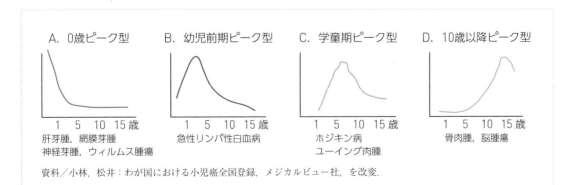

A. 0歳ピーク型 　　1　5　10　15歳　　肝芽腫，網膜芽腫　神経芽腫，ウィルムス腫瘍

B. 幼児前期ピーク型 　　1　5　10　15歳　　急性リンパ性白血病

C. 学童期ピーク型 　　1　5　10　15歳　　ホジキン病　ユーイング肉腫

D. 10歳以降ピーク型 　　1　5　10　15歳　　骨肉腫，脳腫瘍

資料／小林，松井：わが国における小児癌全国登録，メジカルビュー社，を改変.

図 2-23 ● 小児悪性固形腫瘍の年齢分布

表 2-13 ● 腹部腫瘤の鑑別診断

	神経芽腫	ウィルムス腫瘍	肝芽腫
部位	副腎 交感神経	腎	肝臓
腹部所見	正中線を越えることあり	正中線を越えることは少ない	正中線を越えることは少ない
マーカー	NSE VMA, HVA	なし	AFP
転移部位	骨, 骨髄, 肝	肺, 肝	肺
画像	CT で石灰化 MIBG シンチ	線状石灰化 腎盂・腎杯の変形	石灰化はまれ 肝動脈造影で濃染像
その他	VIP 分泌により難治性下痢	尿路の合併奇形 レニン高血圧	

　小児の悪性固形腫瘍では神経芽腫，ウィルムス腫瘍（腎芽腫），肝芽腫の頻度が高く重要であり，表 2-13 にそれぞれの特徴を示す。

B　小児期の主な悪性固形腫瘍

1.　神経芽腫

●**病態・症状**　**小児期の悪性固形腫瘍**を代表する疾患であり，白血病，中枢神経系腫瘍に次いで多い。交感神経芽細胞に由来し，好発部位は副腎，後腹膜，縦隔の順である。不整で硬い腫瘤を触知することが多い。神経根を圧迫して下肢の麻痺や疼痛，歩行困難で受診することもある。また転移による症状も重要で，眼窩転移による眼瞼皮下出血，骨転移による骨痛，骨髄転移による貧血などもみられる。

●**診断**　診断は画像診断や生検のほか，本腫瘍が産生するドパミン，ノルアドレナリンの代謝物として尿中のバニリルマンデル酸（VMA），ホモバニリン酸（HVA）上昇，血中神経特異エノラーゼ（NSE）上昇が診断上有用である。1 歳未満，特に 6 か月未満は予後が良く，逆に 2 歳以上は予後が悪い。腫瘍が正中線を越えるか遠隔転移のある例は予後不良である。またがん遺伝子 MYCN が増幅した症例は予後が悪い。

●**治療**　進行例はシスプラチンなどを含む強力な化学療法によって腫瘍の縮小を図った後に手術を行う。術後，自家造血幹細胞移植を併用し治癒率は向上しているが，いまだ予後不良の疾患の一つである。

2.　ウィルムス腫瘍（腎芽腫）

●**病態・症状**　小児の腎に発生する胎生がんであり，手術療法と放射線，化学療法を組み合わせ予後が良好な腫瘍の一つである。腫瘍が偶然発見されることが多いが，25% の症例で血尿をみる。まれながら家族性発症がみられ，半側肥大，無虹彩な

どを合併することがあり，特に後者では遺伝性腫瘍の可能性がある。

●**診断・治療**　診断に有用なマーカーはなく，画像所見で診断する。辺縁に腎組織が圧迫された断面平滑な腫瘤をみればウィルムス腫瘍が考えられる。可能な限り1次的に全摘出する。特殊な組織型を除き，完全摘除されれば術後化学療法の併用で予後は良好である。進展例では主として肺に転移を生じる。

3.　肝芽腫

●**病態・症状**　小児では多くが胎児性の肝芽腫である。1歳未満で発症し，乳児の**腹部悪性腫瘍**では最も多い。化学療法が奏効することが判明して治療成績が向上している。症状は腹満と腫瘤の触知が多いが，ほぼ全例で血清αフェトプロテイン（AFP）の著増がみられ，診断，治療の指標となる。

●**治療・経過**　従来は最大限の外科的切除がなされてきた。しかし最近，進行例では神経芽腫と同様に，化学療法や血管塞栓術により腫瘍を縮小して手術を行うようになり，治癒例の報告も多い。

4.　網膜芽腫

●**病態・症状**　網膜芽細胞に由来する腫瘍。13番染色体長腕の**Rb遺伝子**（がん抑制遺伝子）が発症に関係し，腫瘍では両方の染色体に異常があることにより発症する。同様の異常が生殖細胞にもあるものは遺伝性で，約40％を占める。特に両眼性（全症例の約1/3）では，多くが優性（顕性）遺伝である。片眼性のものでは遺伝性は少ない（約10％）。症状は，眼内腫瘍が透見される白色瞳孔と斜視で，診断は眼科的検査による。

●**治療**　腫瘍が大きく視力予後が不良であれば患眼を摘出するが，化学療法による眼球温存療法が第1選択である。腫瘍が小さければ光凝固や抗がん剤の眼動注なども行う。特に両眼性では一方は保存療法とする。転移が生じた例の予後は，特に中枢神経浸潤では極めて不良である。

5.　骨・軟部腫瘍

　非上皮性腫瘍で肉腫と総称され，小児では骨肉腫，ユーイング肉腫，胎児性横紋筋肉腫が多い。

　骨肉腫のうち，骨原発悪性腫瘍は最も頻度が高く，小児期では骨成長と併せて年齢とともに増加する。膝関節近辺に多く，症状は腫脹と疼痛，跛行である。高率に肺へ転移する。治療は病巣を含めた広範囲切除，切離断術と化学療法を併用する。最近は患肢を温存する努力がなされているが，上肢の腫瘍や肢長差が著明にならない10歳以上の下肢原発例が適応である。

　ユーイング肉腫は，骨肉腫より発症年齢がやや低く，四肢以外の体幹骨にも発生する。放射線感受性が高い。

　横紋筋肉腫は，小児軟部腫瘍で最も多い。筋芽細胞を原基とする胎児型が多く，

全身のいずれの部位にも発生するが，頭頸部，特に眼窩眼瞼や鼻咽頭に多い。腹部原発では膀胱，腟などに発生して，尿閉，血尿をきたす。切除不能例では化学療法を先行し，腫瘍縮小後に手術や放射線療法，自家造血幹細胞移植術を施行する。

6. 脳腫瘍

●**病態**　小児がんにおける脳腫瘍の頻度は高く，白血病に次ぐ。脳正中部のテント下腫瘍が多い。最も多いのは**神経膠腫***であり，髄芽腫，星細胞腫がほとんどで，このほか上衣腫がある。神経膠腫以外では，頭蓋咽頭腫，松果体腫瘍（一部は奇形腫），奇形腫がみられる。これらのうち，髄芽腫，上衣腫は播種，転移を生じ組織的にも悪性である。このほかの多くは組織的には良性腫瘍であるが，脳内の占拠性病変として症状を現す。なお，日本人では胚細胞性腫瘍（悪性腫瘍）の頻度が高い。

●**症状**　頭蓋内圧亢進症状として頭痛，嘔吐（特に悪心がなく，突然嘔吐する）のほか，外転神経麻痺による内斜視や複視がみられる。乳児では頭囲の拡大がみられることがある。このほか腫瘍の局在による特定の脳神経麻痺などの局所神経症状をみる。小脳虫部腫瘍（髄芽腫，星細胞腫）では体幹性失調としての酔っぱらい歩行，眼振，頭蓋内圧亢進。頭蓋咽頭腫では視力低下，視野狭窄，下垂体機能低下などがある。

●**治療**　脳幹部腫瘍以外では手術的に切除を試みる。残存腫瘍に対しては放射線照射を行うこともある。髄芽腫，上衣腫などの悪性脳腫瘍には化学療法も併用する。星細胞腫にも化学療法が有効である。胚細胞性腫瘍には放射線療法に化学療法を併用して良好な予後が得られている。

XX 事故・外傷と整形外科疾患

A 事故・外傷

1. 頭部外傷

　小児では多くみられる。交通外傷のような外的要因のものもあるが，からだのバランスが未熟なため，自宅などでも容易に転倒し，頭部外傷を起こし得る。また，虐待による頭部外傷は，常に考えておく必要がある。

●**症状**　硬膜外血腫（硬膜と頭蓋骨の間の出血），硬膜下血腫，脳挫傷など画像でわかりやすいものから，び漫性軸索損傷のように画像上所見に乏しいものもある。外

---

*神経膠腫（グリオーマ）：中枢神経系の原発腫瘍で，その発生の起源が神経膠細胞に由来するものを総称していう。

傷直後に意識障害などの症状を呈する例もあるが，数日後から症状を呈することもあり，受傷後の症状経過観察は非常に重要である。

2. 誤飲・誤嚥

　異物を口内に入れることで生体に障害が発生する可能性がある状態を"誤飲"といい，異物が気道に吸引される状態を"誤嚥"という。小児，特に乳幼児ではあらゆるものを口に入れる可能性がある。呼吸困難を呈するもの，消化管穿孔を起こし得るものなどは摘出する必要がある。

　誤飲・誤嚥した内容により対応が異なるため，ガイドライン，日本中毒情報センターなどの情報を活用して適切な処置を行う。予防が重要である。

3. 溺水

　液体への浸漬・浸水の結果，呼吸機能障害へと進む過程と定義されている。淡水と海水での溺水の区別は重要視されなくなってきている。

　発見時は素早い心肺蘇生が必要である。長時間の溺水は低酸素による臓器障害を起こし得る。ICU での集中管理が必要となることが多い。ライフジャケットの着用や危険区域への立ち入り制限（柵など）により未然に事故を防ぐ対策が重要である。

4. 熱傷

　小児の皮膚は成人に比べて薄いため，熱傷は深部に及ぶことが多い。熱傷の深度は１度から３度までである。２度以上の熱傷が体表面積の５％以下を軽症，５〜10％を中等症，10％以上を重症とし，中等症以上では入院加療が必要である。気道熱傷では呼吸障害の可能性もある。

　局所の処置（冷却，軟膏塗布など）と全身管理（輸液など）を要する。早期診断・治療が必要で，対応を誤れば病態は進行する。小児の手の届く場所に熱傷の原因となるものは置かない。また，虐待の可能性も頭に入れておく必要がある。

5. 熱中症

　高温度環境下における身体の適応障害の総称である。小児は体温調節機構が未熟であるため，熱中症になりやすい。Ⅰ度（軽症：熱失神，日射病，熱痙攣），Ⅱ度（中等症：熱疲労），Ⅲ度（重症：熱射病）に分類される。Ⅲ度は意識障害，呼吸循環不全，腎不全などを起こし，死亡率も高く，集中治療を必要とする（表2-14）。Ⅱ度までであれば，適切な治療により回復する。夏のみならず，窓を閉め切った車内や高湿度下でのスポーツなどでも起こり得る。

表 2-14 ● 熱中症の分類

	I 度		II 度	III 度
呼称	熱失神，日射病	熱痙攣	熱疲労	熱射病
頻度	50～60%		30～40%	10%
深部温度	正常またはやや低下	正常または軽度上昇	中等度上昇 （38～40℃）	過高熱 （40℃以上）
病態	皮膚血管の拡張により血圧が低下し脳血流が減少する	大量発汗に対して，水分のみの補給を行ったため，塩分濃度が低下し，筋肉の興奮性が亢進する	大量の発汗による細胞外液喪失による脱水電解質喪失による末梢循環不全	大量発汗による脱水に加え，深部体温が上昇するため，視床下部体温調節中枢が破綻している 熱による組織障害と脱水に伴う循環不全→多臓器不全となる
症状	めまい，立ちくらみ皮膚は蒼白血圧低下意識障害なし	間欠性有痛性の筋肉痙攣（こむらがえり）意識消失なし	脱力感，倦怠感，悪心など血圧低下，頻脈，多呼吸軽度の意識障害（見当識異常）を伴うことがある	意識障害や異常行動を伴う肝・腎機能異常血液凝固異常発汗は停止
予後	良好	良好	治療により改善	最重症死亡することもある

B　整形外科疾患

1.　先天性股関節脱臼（発達性股関節脱臼）

　　出生前後に生じる股関節の脱臼で，臼蓋の形成不全がある。女児に多く，乳児期（1～6か月）に発見される例が多い。関節動揺，股関節クリック音，股関節開排制限，大腿部のしわの非対称などがある。早期に発見して歩行開始前に治療を行う。

2.　先天性筋性斜頸

●**概念**　出生直後は胸鎖乳突筋に著明な変化はないが，3～4日すると患側の筋肉内に腫瘤を触れるようになり，3～4週頃に最大となる。その後は腫瘤がしだいに小さくなり，硬い索状物となって斜頸が現れる。子宮内での胎位の異常，分娩外傷などが原因とされる。頭部は患側に傾き，顔は健側を向く。さらに顔面の変形もみられるようになる。

●**治療**　頭位の保持を指導するが，器具は一切使わない。多くは自然治癒するが，生後1年以上経過しても自然治癒の傾向がまったくみられない場合には，外科手術を考慮する。

3. 先天性内反足

　足関節での尖足，内反，内転がみられる状態で，自然治癒がない。関節拘縮に至る前に早期に矯正が必要である。

4. 脊柱側彎症

　正面から見て脊柱が左右に彎曲している状態であり，Cobb角 * 10°以上（図2-24）の変形と定義されている。原因不明の特発性側彎症が多いが，先天性，神経筋疾患，外傷などの基礎疾患を伴うものや，腰痛・姿勢不良などの外的要因によるものがある。定期的経過観察を行い，必要があれば装具療法を行う。無効の場合は手術療法を行う。

5. ペルテス病

　大腿骨近位骨端核の阻血性骨壊死である。骨壊死自体は数年で改善するが，放置すると変形性股関節症を起こす。2〜13歳にかけて発症し，男児に多い（男女比＝8：2）。原因は不明である。痛みは間欠的であり，見逃されやすい。X線，MRIなどで診断する。装具による保存療法が行われる。

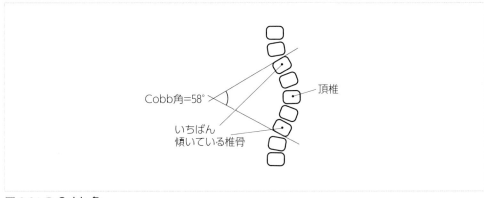

Cobb角＝58°

頂椎

いちばん
傾いている椎骨

図 2-24 ● Cobb 角

＊ **Cobb 角**：側彎の程度を表す数値。X 線で計測する。カーブの頂点となっている椎骨（頂椎）の上下で最も傾斜した椎骨に外縁から直線を延ばし，その2本の直線の交差する角度をいう。

XXI 精神疾患と心身医学

A 小児の精神疾患の特徴

●**小児の精神疾患の傾向**　様々なストレスが増加する社会のなかで，精神疾患を発症する大人が多くなっている。これと同様に，近年うつ病や双極性障害などの診断を受ける子どもは決して珍しくない。また思春期以降に発症することが多い統合失調症を学童期で発症したという場合もある。

　一方，自閉症や学習障害，注意欠如（欠陥）・多動性障害などの発達障害の診断を受ける子どもも増えている。これらの疾患は相互に関連する場合もあり，たとえば抑うつ症状はうつ病だけでなく，統合失調症などあらゆる子どもの精神疾患にも認められる。また自閉症スペクトラム障害や学習障害，注意欠如（欠陥）・多動性障害などの発達障害の診断を受けた子どもがストレスの強い環境に反応し，2次的に抑うつ症状を呈することもある。

●**主な小児の精神疾患**　小児精神疾患に含まれる疾患群は広く，**神経発達障害群**（知的能力障害，自閉症スペクトラム障害，注意欠如［欠陥］・多動性障害，限局性学習障害，コミュニケーション障害，チック障害など），**神経症性障害**（拒食・過食などを含む心身症的障害や，いじめ・暴力・学級崩壊・自殺・薬物乱用を含む情緒・行動障害など），**器質性障害**（器質性行動障害，注意欠如［欠陥］・多動性障害など），**精神病性障害**（情緒障害，精神分裂病など），**パーソナリティ障害**（性格傾向の偏り，ボーダーライン・チャイルドなど），さらには家庭生活における諸問題（乳幼児の虐待，養育拒否など）などがあげられる。

B 神経発達障害群

1. 知的能力障害

●**概念**　発達段階で発症し全般的な精神機能の障害を認める。通常は，知能検査で測定した知的機能の遅れにより定義されるが，本来は，生活面における適応機能の障害も知的障害の大きな要因である。知的障害は発達期に明らかとなるものであり，成人・老年期に発症する認知症などの知的機能の低下とは異なる。また，全般的な知的水準の遅れであり，部分的な能力に困難さを伴う「学習障害」とも異なる。

●**分類・支援**　知的障害の程度により，原因，特徴，経過が異なるため，一般的に，軽度，中等度，重度，最重度と分類され，それぞれの基準の目安も設けられている。生涯にわたり心理的社会的な支援を必要とすることが多い。重症度およびそれぞれ

に見合った適切な支援を受けながら，2次的な問題を予防し，QOLを維持していくことが重要となる。

2. 自閉症スペクトラム障害（広汎性発達障害）

●**概念**　脳の機能的障害を起こすような何らかの要因があると考えられている。男児に多く，有病率は約1%程度との報告が多いが，疾患概念の広範化などにより，頻度はしだいに増加しているといわれている。

●**症状**　典型的には3歳までに気づかれることが多い。症状は，社会性の障害（人とかかわることの苦手さ），コミュニケーション能力の障害（言葉の発達の遅れ），強いこだわり（興味の広がりにくさ，環境変化への過剰な不安）などを特徴とする**3徴候**が重要であり，これらの症状は日常生活を制限したり障害したりする。多くの例で知的能力障害を合併する。このうち知能・言語発達は正常で，社会性の障害，強いこだわりがみられるものをアスペルガー症候群とよんでいたが，DSM-5（Diagnostic and statistical manual of mental disorders, 5th ed., 精神疾患の分類と診断の手引第5版）ではアスペルガー症候群は自閉症スペクトラム障害に含まれるものとして一本化された。

●**治療・予後**　根治的な治療薬は存在しないが，2次障害の予防のために行動療法，対人関係の訓練，教育などの早期からの介入が必須である。

3. 注意欠如（欠陥）・多動性障害（ADHD）

●**病態・症状**　注意欠如（欠陥）・多動性障害（attention deficit hyperactivity disorder；ADHD）は，集中力の欠如，落ち着きなく動き回る（多動），順番をじっと待てず，否定や制止されると癇癪を起こす（衝動性），を主徴とする病態である。脳の機能的障害に起因すると考えられる。将来的には改善することも多いが，非行や問題を起こす例もある。

●**治療**　治療には環境調整などの社会的治療と薬物治療がある。学校や職場の環境調整により成功体験を積み重ね，ほかの精神疾患の併発などの2次障害を予防することが重要となる。また薬物治療としてはメチルフェニデートやアトモキセチンなどの内服が有効な場合もある。

4. 限局性学習障害

基本的には全般的な知的発達に遅れはないが，聞く，話す，読む，書く，計算するまたは推論する能力のうち特定のものの習得と使用に著しい困難を示す様々な状態である。原因としては，中枢神経系に何らかの機能障害があると推定される。

5. コミュニケーション障害

コミュニケーション障害（受容表出混合性言語障害）とは，受容能力（話し言葉を理解する能力）もしくは表出能力（話をする能力）に何らかの障害があり，他人

との意思疎通に支障をきたす障害である。聴覚や発声器官が原因となる身体機能障害や，精神障害や発達障害などの様々な病態が原因となり得る。

6. 言語発達遅滞

●**概念・症状**　言葉の遅れは以下の種々の原因によって起こる。
- ・知的能力障害：知的障害があると，そのレベルまでの発語しかできない。
- ・脳性麻痺：協調運動障害により，構語ができない，など。
- ・自閉症スペクトラム障害：言語の理解や使用，他人との接触交流に興味がない。
- ・難聴：発語以前に聴力障害があると，高度の言語の遅れとなる。
- ・発達性言語障害：注意欠如（欠陥）・多動性障害に多くみられる。言葉は理解しているが，これを発すること，つまり表現ができない状態が多い。また逆に，知能が正常にもかかわらず言葉の意味が理解できていないこともある。
- ・環境剝奪性言語発達遅滞：言語刺激が極めて少ない場所（両親とも聴覚障害者など）で育てられた場合。
- ・特発性言語発達単独遅延（SLI）：特に原因や行動異常もなく，言語だけが遅れているものであり，予後良好である。

●**治療・予後**　知的障害，自閉症，脳性麻痺では言語発達には限界がある。SLIでは言語の多い環境で，言語治療を行う。難聴は補聴器による対処が可能であり見逃してはならない。

7. チック障害

　突発的，急速，反復性，非律動性の運動または発声である。症状が1年未満のものを暫定的チック障害，1年以上続くものを持続性運動または音声チック障害とよび，運動および音声チックの両方がみられるものをトゥレット障害とよぶ。まばたき，頭を振る，そのほか様々な行動がみられ，咳払いもある。また単純な，時に意味のない音声を伴う。心理的ストレスがあれば解除し，チックを指摘しないようにする。高度の音声チックや，持続性のものにはハロペリドールを投与することもある。

C 解離性障害

　解離性障害は自分が自分であるという感覚が失われている状態であり，日常生活を送るために必要最低限の記憶は残っているものの，過去のある時点からの記憶が消失する症状を示す。こうしたなかで，自分のなかにいくつもの人格が現れるものを解離性同一性障害（多重パーソナリティ障害）という。

D　転換性障害

　転換性障害は，歩行できない，発声できない，視野の狭窄，視力低下，複視，耳鳴り，手の痙攣あるいは痺れなどの運動機能や感覚機能の症状が現れるが，身体的な疾患や異常が生じていない状態である。強いストレスや不安などが原因とされる。

E　不安障害

　病的に過度な不安を感じる状態を不安障害という。具体的には社会や特定のことに過度な恐怖を抱く恐怖症，全般性不安障害，パニック障害，強迫性障害，心的外傷後ストレス障害（PTSD），急性ストレス障害などがあげられる。治療は心理治療と薬物療法を組み合わせて行う。

F　摂食障害

●**病態・症状**　ほとんどが女性で，内分泌異常や腸疾患などの器質的疾患がなく，摂食不良による高度のやせが持続する病態である。標準体重の 20% 以下のやせ，食行動異常（拒食，過食など），ボディイメージの障害（自分が太っているという誤った，しかし確固とした認識，体重増加への恐怖），無月経（女性），発症 30 歳未満，を満たせば摂食障害と診断される。活動性はむしろ高いこともある。
●**治療**　行動療法，薬物療法，心理療法を組み合わせて加療するが，生命を脅かす重度のやせに対しては，経管栄養などの強制的な栄養療法も必要となる。

G　過換気症候群

　発作性に必要以上の深呼吸を繰り返し，血中二酸化炭素の低下による呼吸性アルカローシスによって，痺れ感，振戦，失神，痙攣などを生じる。血中二酸化炭素の低下により呼吸中枢が抑制され，さらに換気を亢進させる。多くは不安や過度の緊張が原因であり，不安障害やパニック障害を基礎とすることもある。患者をできるだけ安心させ，できるだけ呼吸を遅くさせることが重要である。紙袋に吐いた自身の息を再吸気するペーパーバッグ法を行うこともあるが，酸素濃度の低下や二酸化炭素濃度の急上昇には注意が必要である（本章 -X-D-2「酸塩基平衡障害」参照）。

XXII そのほかの小児疾患・問題

1. 乳幼児突然死症候群（SIDS）

●**病態・症候** 乳幼児突然死症候群（sudden infant death syndrome；SIDS）は先進諸国の乳幼児の死亡原因として最も重要で，出生 1000 人に対して 0.5 人と推定されている。その定義は，生前の健康状態からは突然に死亡することの予測がつかず，かつ死亡状況や剖検によっても死因を確定できないものとしている。すなわち，死亡し，剖検がなされて初めて SIDS が確診される。窒息や急性心不全があれば SIDS とはいえない。もちろん原因は不明で，心筋異常，心律動異常，電解質異常など多くの仮説は，呼吸・心停止を一元的に説明できない。慢性の低酸素状態から無呼吸となり，次いで徐脈，心停止となる可能性も高い。

●**診断** 死亡搬入であり，先天奇形，周産期異常，既往疾患，外傷，中毒の可能性をまず否定する。睡眠中の発生であることを確認し，次いで剖検によって窒息そのほかの器質疾患を除外する。日本では乳児に窒息死が多いが，そのほとんどは剖検がなされておらず，SIDS であった可能性もある。診断上，参考となるものは以下のとおりである。

・1 歳未満，特に 6 か月未満で，男児に少し多い。
・夜間，特に冬季に多く，睡眠中に発生する。軽い感冒症状が数日前にあることが多い。
・未熟児，人工栄養児，若い母親の児に多い。
・うつ伏せ寝は日本でも危険因子として認定されている。

　このほか，欧米では母親の喫煙（両親の喫煙はより悪い）が危険因子として確認されている。

●**予後・対処** 自発呼吸が現れることはまれで，予後は極めて不良である。母親の精神的ケアが最も重要で，突然死では SIDS が最も多いことを伝え，罪悪感（自分の過失で窒息させたのではないか）を助長せず，また後々の母親の精神的支えとするためにも，剖検は必ず施行しなければならない。

2. 乳幼児揺さぶられ症候群（SBS）

　乳幼児揺さぶられ症候群（shaken baby syndrome；SBS）は，乳幼児を縦に抱いた状態などで頭部を前後に激しく揺さぶることで引き起こされる。外傷がなくわかりにくいが，眼底出血や頭蓋内出血などにより重度の障害を残し，死亡に至る場合もある。新生児から生後 6 か月未満の乳児に好発するといわれる。

3. 不登校

　長期的に学校に登校できず，親や本人が困っている状態である。親と一緒でないと登校できない，親が無理やり学校につれて行く，学校へは行くが保健室にいる，などが不登校に含まれる。一般にまじめ，よい子，几帳面で対人恐怖，強迫傾向のある児，すなわち困難を自己解決できない児に，友人問題，いじめ，ハードな勉強などがきっかけで発症することが多い。腹痛，悪心_{おしん}，頭痛，微熱，倦怠感_{けんたいかん}を午前に多く訴えて，学校を休む。午後や夜間，休日は症状が軽減するが，登校刺激で症状が増強する。しだいに昼夜逆転して怠惰な生活となり，責任を家人に転嫁して，時に家庭内暴力に走る。

　症状の特徴から，容易に器質的疾患は除外できる。さらにうつ病，統合失調症を除外する。面接により児の悩みをケアするための心理療法を行う。

学習の手引き

1. 新生児の疾患にはどのようなものがあるかを復習し，それぞれの原因，症状，治療について整理しておこう。
2. 小児の各種疾患について，それぞれの原因，症状，治療の基本を復習しておこう。
3. アプガースコアについて復習しておこう。
4. 脱水症の種類とその臨床症状について説明してみよう。
5. かぜ症候群の原因と症状を整理してみよう。
6. 川崎病の主要症状を述べてみよう。
7. てんかんの症状について説明してみよう。
8. 先天性代謝異常を疑う主要な症状をあげてみよう。

第2章のふりかえりチェック

次の文章の空欄を埋めてみよう。

1 川崎病

　川崎病は，現在なお原因不明の熱性・発疹性疾患であり，臨床症状から診断基準に従って診断する。[　1　]歳に発病のピークがあり，ほとんどは[　2　]歳以下にみられる。[　3　]を伴うことがあり，これが残存すると，血栓性閉塞により心筋梗塞発作などで死亡することがある。

2 熱性痙攣

　生後[　4　]か月～[　5　]歳までの中枢神経感染や頭蓋内病変のない乳幼児において，通常38℃以上の発熱時に起こる発作性疾患（主に痙攣発作）である。上気道感染をはじめとする感染症や予防接種などの発熱の初期に，数分以内の左右対称性の[　6　]を認める。反復する児に対しては，発熱初期に[　7　]によって発作を予防する。

第3章 小児の多様な場における看護

▶学習の目標
●外来における小児の特徴と外来看護に求められる役割を学ぶ。
●入院における小児の特徴と入院における看護で求められる役割を学ぶ。
●地域・在宅で医療的ケアを必要とする小児の特徴と地域・在宅看護で求められる役割を学ぶ。

Ⅰ 外来における小児と家族への看護

A 対象の理解

　外来では，あらゆる健康レベルの小児が受診する。発熱・咳・鼻水・発疹などの感染症状，頭痛，腹痛などの病気や外傷（切り傷や骨折）による受診，予防接種や乳幼児健診など健康増進のための受診がある。急な体調不良（一般的な病気）で受診するときは，1，2回～数回の診療で終了することが多い。アレルギー疾患，腎臓疾患，炎症性腸疾患などの慢性疾患では継続して長期間にわたり受診する。

　外来看護の対象は，新生児から10歳代後半までと幅広い。また小児期に発症した疾患をもつ成人患者を小児科で継続して診療していることがある。小児期は，同じ年齢であっても個々で発達段階が異なり，また同じ一人の個人であっても内容によって発達段階が異なる（例：同じ個人であっても言葉の発達と社会性の発達の段階が違う）。さらに，長期療養を必要とする小児の場合には，その病気の経験がもたらす発達への影響も大きい。一人ひとりの患者の発達段階に合わせたかかわりが重要である。

　来院する小児と家族は，ミルクを飲まない，泣きやまない，食事を食べないなどの育児不安，不眠，朝起きない，落ち着きがない，不登校など小児の心の病気，まれに虐待を受けている小児など様々な問題を抱えていることがある。

B　外来看護で求められる役割

　外来看護の役割は，小児と家族が安心して診療を受けて，家庭で安心して過ごせるように看護ケア（看護実践または援助）をすることである。

　環境整備，感染対策，診療介助，検査・処置の支援，育児支援，健康教育など，看護師には幅広い看護実践能力が求められる。また，小児と家族の安心・安全のために幼稚園・保育園（子ども園），学校，地域の支援者（保健師や訪問看護師）などと連携する役割も担っている。

1.　外来で看護師が行う基本的な対応（表 3-1）

　小児が主体であることを大切にしてかかわることが基本である。患者が小児の場合，家族に症状を聞いたり説明をしたりすることが多いが，必ず小児に話しかける

表 3-1 ● 共通する診療介助の特徴とコツ

子どもや親を主体とした関わり	・子どもや親の気持ちを知り，医師，親，子どもと一緒に子どもにとって最善な方法を検討する ・子どもの認知発達段階に合わせた方法で，病気や検査，治療を説明する ・先天性疾患の場合，親は自責の念，将来的な不安をもちやすく，診断の説明時にはなるべく立会い，親の精神的・社会的なサポートをする ・子どもや親のセルフケア能力を高める関わりをし，子どもの自立を促す
正確な診断・治療・処置への関わり	・家族が医師に心配なことを伝えられるように，家族から情報を得て，情報の整理を促す ・身体計測時や待合室での子どもや家族の様子を把握し，医師に情報を提供する（子どもの身体的特徴や発達状況，親子関係など） ・治療や処置が短時間で確実に行われるために，子どもと親へ具体的な説明と適切な固定を行う ・家庭で，子どもや親が継続して実施できる療養方法を一緒に考える
安全性への配慮	・事故予防：診療中に医師と親が集中して話ができるように，子どもの転落，転倒などに注意する ・感染予防：感染症が周囲に感染しないよう個室対応にしたり，使用物品に注意する（消毒やディスポーザブル製品の使用） ・誤嚥・誤飲予防のために，診察直前に飲食は避けるようにする ・子どもの緊急時に，適切な対応が実施可能な環境を整備する（救急カートの設置と整備，吸引，酸素の整備など）
快適性への配慮	・プライバシーの保護：身体の露出をなるべく少なくする。診察室の話が他者に聞こえないような部屋や待合場所の整備をする ・環境の調整：採光，換気，室温，湿度，静かな環境，壁の色調，絵などの飾りつけ，おもちゃの設置，待ち時間に子どもが遊べる場所の確保 ・待ち時間の短縮化に努める。待ち時間を利用して子どもや親から問診をとったり，在宅療養の指導を実施する

出典／及川郁子監：子どもの外来看護；病院・診療所における外来看護の役割をめぐって，へるす出版，2009，p.128.

1 母性看護概論

2 正常な妊婦・産婦・褥婦および新生児の理解

3 妊婦，産婦，褥婦および新生児の看護

4 妊婦，産婦，褥婦にみられる異常および

5 妊婦，産婦，褥婦および新生児の異常と看護

1 小児の看護概論

2 主な小児疾患

3 小児の多様な場における看護

4 小児の看護技術と状況・状態・症状別看護

5 主な小児疾患患者の看護

ことが重要である。その際は発達段階に合わせて，その小児が理解できる言葉や方法でかかわる。

　最初の対面で関係性をつくることを心がけて，小児の顔をみて挨拶をし，看護師が何をする人かを伝える。初めて外来受診をする小児は，知らない場所，知らない医療者に対して，「何をされるのか」と緊張していたり不安を抱いたりしていることがある。バイタルサインの観察や身体計測では，一つ一つ何をするのかを伝え，子どもが安心できるようにする。

　小児が体調不良で受診したとき，小児の苦痛の表し方は様々である。小児の言葉をていねいに聞くことと同時に，家族に，いつもの状態とどのように違うのかを確認する。バイタルサインと表情，顔色，末梢循環（手や足の温かさ・冷たさ・色），皮膚の状態，からだの動き，食事（哺乳），睡眠，排尿，排便の状態などからアセスメントする。早期に適切な治療と看護を行うために，小児の体調を正しく把握することが重要である。

　帰宅する前は，家庭で行うケア（観察，薬の投与，冷罨法など），体調が悪化したときの対応と受診の目安・受診方法を説明する。

2.　外来での検査・処置への支援

　医療機関の規模や役割によって，外来で行われる検査・処置の種類は異なる。

　検査・処置を行うにあたっては，必ず小児と家族に，いつ，どこで，どのように検査・処置を行うかを説明する。小児に協力してほしいこと，どのようにするかを子どもがわかるように伝える。外来では，予定していなかった急な検査・処置が行われることが多い。小児にとって検査・処置が突然だったり初めてだったりすると，心の準備ができなくて混乱することがある。外来の時間がないなかでも，必ず小児と家族に説明して，小児の意向（からだの向きをどうするか，左右どちらの手・腕に点滴をするか）を確認しながら実施する。検査・処置の実施後は小児ががんばったことを認めて褒める（第4章-Ⅰ「プレパレーション」参照）。

　外来診療の限られた時間で安全に検査・処置を行うため，経口摂取（食事，ミルク，水分）の制限時間や入眠薬を使用するときの注意点などについて，事前に小児と家族に十分に説明する。造影剤を使用した検査や鎮静薬，入眠薬を使用した検査・処置では，検査・処置後の小児の状態を観察して，有害作用がないことや小児が目覚めていることを確認してから，帰宅させるようにする。自宅に帰ってからの注意事項を必ず説明する。

3.　虐待を受けている小児への対応

　虐待は，**身体的虐待，性的虐待，心理的虐待，ネグレクト**の4つに分類される（表3-2）。諸外国では，マルトリートメント（不適切な養育）といわれている。虐待の種類によって異なる面はあるが，いずれにおいても小児の心とからだに深刻な影響を与える。「虐待されている子どもを早期に発見し，子どもを守り支援を始めるこ

表 3-2 ● 子ども虐待の種類

虐待の種類	具体例
身体的虐待	殴る，蹴る，風呂に沈める，戸外に締め出す，などの暴行を加えること。外傷を負い，死に至ることもある。衣服で見えない部分にだけ暴行を加えることもある。
性的虐待	子どもへの性交，性的な行為の強要，性器や性交を見せる，など。性的虐待は，本人が告白するか，家族が気づかないと顕在化しにくい。
心理的虐待	大声や脅しなどで恐怖に陥れる，無視や拒否的な態度をとる，著しくきょうだい間差別をする，自尊心を傷つける言葉を繰り返す，など。
ネグレクト	子どもを家に残して外出する，食事を与えない，衣服を着替えさせない，パチンコに熱中して子どもを自動車内に放置する，病気なのに医療機関に連れて行かない，など。

出典／日本小児保健協会教育委員会：子どもに関わる多職種のための子ども虐待初期対応ガイド；子ども虐待を見逃さないために，第 2 版，2019，p.4.

とは，子どもに関わる職種の私達に課せられた重要な使命」[1] である。小児が虐待を受けていると思われたら，迷わずに児童相談所に通報することが法律で定められている。

　大学病院や小児専門病院では，小児の虐待問題に取り組むための「子ども虐待対応チーム（child protection team；CPT）」がつくられている。外来で "小児が虐待を受けている，受けているかもしれない" と思ったら，直ちに院内の医師や専門チームに相談することが大切である。

①不自然な場所に外傷がある：腹部，背中，耳，外陰部など，普通に転んだだけではけがをしにくい場所の外傷
②外傷の原因が月齢・発達と合わない：寝返りや移動ができない月齢での転落，給湯ポットを操作できない月齢での熱傷など
③治療を受けていない「う歯」が多い
④広範囲な外傷にもかかわらず保護者の訴えが少ない
⑤外傷の原因をきょうだいのせいにする：幼いきょうだいがいる場合に，言いわけとして多く使われる
⑥保護者の説明が時間や相手によって変化する：外傷を受けた状況の説明が不自然でよく変わる
⑦受傷後の医療機関受診が不当に遅い

Ⅱ　入院における小児と家族への看護

A　対象の理解

　入院の目的は，病状をよくするための治療，手術，入院管理が必要な検査などが

あり，**予定入院**と**緊急入院**がある。入院するにあたり，小児がどのくらい心の準備をしているかによって，入院してからの小児の様子や療養に向けた姿勢が大きく異なる。入院してきたとき最初に，小児に入院の説明をしているか，小児は入院をどのように理解しているかを，小児と家族に確認することが重要である。

　入院する小児は，病気の症状，処置や検査，家族との別離，見知らぬ医療者に囲まれる生活など，様々な苦痛や不安，ストレスを抱える。小児が自分の病気をどのように受け止めているか，理解しているかによって，苦痛や不安，ストレスの現れ方，程度が異なる。

B　入院における看護で求められる役割

　病気になり症状があるために入院する。まずは，小児の苦痛を和らげるため，看護の知識と技術を使ってケアする。

　病棟は小児が治療をして健康を回復するための場所であると同時に，小児が生活をする場所である。安全に安心して過ごせるように，小児に合わせた環境を整え，療養生活を支えることが役割である。

　入院は家族だけで生活する家庭と異なり，ほかの患者との集団生活となる。また病棟は多くの職員が出入りする。そのため小児のプライバシーや個人情報を守ることが重要である。処置やケアのときはカーテンやスクリーンで他者から見えないようにする。小児の個人情報にかかわることを廊下などで話さない，他人に言わないことは絶対に守らなければならない。

　病気をもち入院中であっても，小児が常に成長・発達できるように支えることも重要な役割である。食事，清潔ケア，排泄（はいせつ）など小児が自分でできることは自分でするように促す。小児の病状や発達の状況に合わせてできなかったことでも自分でできることが増えるようにかかわり，成長発達を促進できるようにする。

　小児の入院は家族にとって，身体的，精神的，経済的に様々な負担を抱えるため，家族もケアの対象者である。特にきょうだいは，親が病気の小児のことに追われていると寂しい思いをしたり我慢したりとつらい体験をしていて，様々な問題を抱えることがある。きょうだいのケアも忘れてはならない。面会に来たきょうだいや病棟の外で待っているきょうだいに声をかけることも大切なケアとなる。

1.　入院時に看護師が行う基本的な対応

　小児が入院してきたとき，最初に小児と家族に病棟のことを知ってもらい，医療者は小児と家族のことを知るために情報収集を行う。小児と家族に説明したり，話を聞いたりするときは，必ず小児に声をかけ，小児が自分で医師や看護職と話ができるように促す。

■1　入院時オリエンテーション

　小児と家族に病棟を知ってもらい，入院することへの不安を少しでも軽減できる

ようにする。病棟の生活で困らないように，病室，トイレ，風呂，食堂，プレイルームなどの使い方，1日の生活の流れ，携帯電話，タブレット，DVDなどの電子機器の使用の取り決め，病院食以外の持ち込み食の可否，面会の取り決めなどを説明する。病院によっては，入院時の説明をパンフレットにして渡したり，DVDを使って映像で説明したりしている。

2 小児と家族の情報収集

アナムネーゼ（医療用語で**アナムネ**ともいう）を聞く。アナムネーゼとは，病歴のことである。治療を開始する前に小児や家族に現在の病気の経過や状況を尋ね，情報収集を行うことである。

アナムネーゼを行う際は，小児の病気についてだけでなく，小児の家庭での様子や家族の様子，育児の状況などについて聞く（図3-1）。小児が日常生活のなかでどのくらい自分のことができるか，保育園，幼稚園，学校での様子なども必要な情報である。得られた情報を医療者が共有して，治療や入院生活のケアに役立てることが重要である。

2. 病棟運営

小児が安全に安心して療養できるように，小児が入院する病室の割り振りをしたり，看護職員の配置や看護チームを決めたりする。病室は発達段階ごとにおおまか

入院されるお子様のご家族の方へ

少しでも快適な入院生活が過ごせるように，ご家庭での様子を教えてください。

■患者氏名
■緊急時連絡先　氏名：　（続柄：　）TEL：
氏名：　（続柄：　）TEL：

■家族構成について教えてください。

続柄	名前	年齢	性別	職業	勤務時間	休日	生死	同居別居	通院の有無疾患名	喫煙
父							生・死	同居・別居	無・有（　）	無・有
母							生・死	同居・別居	無・有（　）	無・有
祖父（父方）							生・死	同居・別居	無・有（　）	無・有
祖母（父方）							生・死	同居・別居	無・有（　）	無・有
祖父（母方）							生・死	同居・別居	無・有（　）	無・有
祖母（母方）							生・死	同居・別居	無・有（　）	無・有
きょうだい							生・死	同居・別居	無・有（　）	無・有
きょうだい							生・死	同居・別居	無・有（　）	無・有
きょうだい							生・死	同居・別居	無・有（　）	無・有
							生・死	同居・別居	無・有（　）	無・有

・面会者の制限について，希望はありますか？　なし・あり（　）
・信仰宗教で入院生活上の制約はありますか？　なし・あり（　）

■ご自宅から病院までの交通手段と所要時間を教えてください。
手段：自家用車・電車・バス・徒歩・タクシー・そのほか（　）　所要時間：　時間　分

■アレルギーの有無を教えてください。
なし・あり（薬：　／食べ物：　／そのほか：　）

■普段使用している薬について教えてください。
・普段使用している薬（例：飲み薬・塗り薬）はありますか？
なし・あり（　）
・当院以外から処方されている薬はありますか？
なし・あり（　）
・どのような内服方法で薬を飲むことができますか？
粉薬（水に溶く）・粉薬（粉のまま）・シロップ剤・錠剤・服薬ゼリーを使う・そのほか（　）

■今回の入院・病気について教えてください。
・医師からどのように説明を聞いていますか？
（　）
・お子様にはどのように説明をしていますか？
（　）

■1日の過ごし方を教えてください（起床，食事・ミルク，おやつ，昼寝，入浴，通園などを記入してください）。
0時　4時　8時　12時　16時　20時　24時

■睡眠の様子を教えてください。
・睡眠に関する問題はありますか？
なし・あり（　）
・寝かしつけはどのようにしていますか？
（　）
・不眠時の対処法はありますか？
（　）
・睡眠薬の使用はありますか？
（　）

■成長・発達の状況
・今まで発達について指摘をされたことはありますか？
なし・あり（　）
・頸のすわり・つかまり立ち・歩き始めはいつごろでしたか？
頸のすわり（　か月）　つかまり立ち（　か月）　歩き始め（　か月）
・お子様の成長・発達について気になることはありますか？
（　）

■お子様のことを教えてください。
・お子様はどういった性格ですか？
（　）
・通園状況を教えてください。
通園していない・保育園に通園している・幼稚園に通園している・そのほか（　）
・好きな遊び，おもちゃはありますか？
（　）

■保護者のことを教えてください。
・しつけに関して心がけていることはありますか？
（　）
・経済面で心配なことはありますか？
（　）

■ご意見・ご希望がありましたらご記入ください。

ご記入ありがとうございました。担当看護師にお渡しください。

図3-1 情報収集用紙の例（乳幼児向け）

に乳幼児部屋, 学童部屋を決める。学童期以上では男女を分けることも必要である。病状に合わせて, 観察がしやすい病室や個室に入院できるようにする。

　病棟の中に, 遊ぶ場所や勉強できる場所をつくり, 小児に合わせた生活ができるようにする。小児の療養生活を支えるためには, 医師, 看護師, 保育士, 公認心理師, 薬剤師, 栄養士, メディカルソーシャルワーカー（medical social worker；MSW）, 多くの職種と協働できる体制を整えることが重要である。

　面会については, 感染予防や小児の療養生活に配慮して, 面会時間, 面会人数, 面会者の年齢など一定の制限を設けている病院が多い。一方で, 近年は24時間家族が面会できる病院も増えている。その場合においても入院している小児の療養生活を乱さないように注意することが必要である。

　小児の1日のスケジュールを決めて, 生活リズムを整えられるようにする（表3-3）。検査や処置はできる限り, 食事時間, 遊びの時間, 学習時間に重ならないように調整する。

　小児の専門病院や大学病院では, 学校教育を継続できる体制が整っているところが多い。院内に特別支援学校（分校）がある場合は, 病棟から学校に登校する。登校できない状態のときは, 学校教諭が病室に出向いて授業をしている。学校教諭と連絡を取り合い, 治療中でも学校生活が継続できるように調整する。

3. 病児の不安に対する対応

　入院した小児の不安は, 小児の発達段階や病気, 病状によって異なる。どのようなことに, どのような不安を抱くかは, 小児の性格やそれまでの経験とも関係する。つまり, 不安は小児一人ひとりによって異なる。その小児がどのような不安を抱いているかを, 看護職がわかろうとする姿勢（思いを聴く, 表情を観察する, 小児の立場になって考える）で寄り添うことがケアとなる。

表3-3 ● 1日のスケジュールの例

時間	乳児・幼児	小学生・中学生以上
6 時	検温	
7 時	起床　体重測定・採血・採尿など	
7 時 30 分	朝食	
9 時	沐浴, 体重測定など	午前の授業開始
10 時	保育の時間	
12 時	昼食	
13 時	午睡	午後の授業開始
15 時	おやつ	下校
	病室でテレビを見たり, 遊んだり, 勉強したりして過ごす。家族と一緒に自由に過ごす。	入浴や体拭き
17 時	検温　翌日の検査の説明など	
18 時	夕食	
20 時	消灯	

1　入院環境に対する不安の軽減

　　入院した小児は，知らない場所で知らない人（医療者）に囲まれて，今までに経験したことがない不安や，「何をされるのだろう」と恐怖を感じる。

　　医療者は小児に自己紹介をして，何をする人かを小児にわかるように伝える。小児の警戒心を和らげ，安心できる人と感じてもらうようにかかわる。

　　小児が家庭で使っているものを持ってきてもらい身の回りに置いたり，小児が家族から呼ばれている愛称で声をかけたりするなど，入院している状況であってもできる限り「その子らしく」安心して生活できるよう援助する。

　　家庭と同じように，小児が一人で過ごす時間を見守りながら，小児がつらい，寂しい，心配ごと，恐怖心を抱いているときには，そばにいて思いを聴くようにする。

　　病室の壁，処置室，共用スペースなどに，小児が好む装飾を行い，親しみやすい環境にする。季節ごとの行事やレクリエーションを行うなど，入院していても季節を感じられるような工夫や楽しい時間をもてるようにすることも大切である。

2　検査や処置に対する不安の軽減

　　入院中の小児は，ほかの小児が検査や処置で嫌がって泣いているのを見たり，点滴をして寝ている様子を見たりして，「いつか自分の身にもふりかかるかもしれない」という恐怖心や緊張感をもっている。

　　検査や処置は，いつ，どこで，どのように実施するかを小児が理解できるように説明する。点滴を行う，入眠して行う（鎮痛・鎮静薬を使用する），食事や水分を検査前数時間禁止するなどの場合は，検査や処置が終わるまでがんばることであり，ずっと続くわけではないということを伝える。

　　検査や処置を行うとき，処置室に移動して複数人の医療者に囲まれることは，小児にとって恐怖である。小児の希望に沿って家族が付き添えるようにする。家族が付き添えない場合，家族も自分が見ていないところで小児が何をされているのか，どのような様子かと不安になる。説明をしないで小児と家族を引き離すようなことはしてはならない（第4章-Ⅰ「プレパレーション」参照）。

3　入院に伴うストレスの緩和

　　入院は，病気や治療に伴う身体的な苦痛，家族との分離，行動制限，好きなものが食べられない，やりたいことができない，自由を奪われるなど，つらい体験をもたらす。これらの体験は様々なストレスを小児に生じさせる。

　　療養生活のなかで，小児が自分で選んで自分で決める機会が減ることは，小児の自立を阻害することになる。そして，小児にとって自分で決められないことがストレスとなる。

　　学童期・思春期の小児では，自分（小児）が知らないところで医療者と家族だけで治療や検査が決められてしまうことに疎外感や反発心を抱く可能性がある。また，学校に通えなくなることや友達と会えなくなることから，仲間から取り残される焦りや疎外感を抱くこともある。

　　小児にとって，どのようなことがストレスになるか，ストレスになっているかを

1　母性看護概論

2　正常な妊娠・産褥，褥婦および新生児の理解

3　妊婦，産婦，褥婦および新生児の看護

4　妊娠，褥婦，褥婦にみられる異常

5　妊娠，産婦，褥婦および新生児の異常と看護

1　小児の看護概論

2　主な小児疾患

3　小児の多様な場における看護

4　小児の看護技術と状況・状態・症状別看護

5　主な小児疾患患者の看護

知り，医師，保育士，公認心理師，学校関係者などの多職種と連携して，その小児に合わせた対応をすることが必要である。

4. 発達段階に応じた小児と家族への看護

1 乳児期（生まれて1か月～1年）

　乳児期は，小児と母親の絆をつくる大切な時期である。この時期に入院し母子分離となる場合は，できる限り小児と母親が一緒にいられるようにし，家庭と同じように母親が小児の育児をできるように配慮する。看護職は，小児の目を見て話しかけ，できるだけ多くスキンシップをはかる。泣いているときは，泣いている理由を考えて，欲求を満たすようにかかわる。

　初めて育児をする親は，小児とのかかわり方がわからず困っていることがある。そこに病気になって入院をしたという不安が重なり，育児不安が増強する可能性がある。親ができていることや小児の親への反応を言葉で伝え，親が親としての自信がもてるようにかかわることが大切である。

2 幼児期

　少しずつ親から離れて遊ぶことができるようになっていく時期である。しかし，それまでに一度も親から離れたことがない小児が，急に入院すると分離不安が強く表れる。食事を食べない，表情が乏しい，まったく口をきかない，医療者を見ると泣く，激しく暴れるなどの反応がみられることがある。そして家族は入院した小児の様子を見て，さらに不安になる。看護職は小児が恐がらないように優しく声をかけたり，抱っこをしたりしてスキンシップを図り，看護職が安心できる人であり，怖い人ではないことが伝わるようにかかわる。家族へは，環境が変わったことへの一時的な反応であることを伝え，小児が入院生活に慣れてくると徐々にふだんの小児に戻ることを説明する。

　幼児期は，言葉やからだを動かす機能が著しく発達する時期である。自分で食べる，トイレで排泄する，「おはよう・おやすみなさい」や「いただきます・ごちそうさま」の挨拶などの基本的生活習慣を身に付ける時期である。病気で体調が悪い，点滴をしている，入院による環境の変化などにより，それまで小児ができていたことができなくなることがある。治療中であっても小児のできることを維持できるように，また入院生活のなかでできることを増やせるようにかかわる。

　面会に来ていた家族が帰ろうとすると，激しく泣くことがある。この反応は発達段階として普通のことである。家族が目の前から消えても，家にいること，必ずまた会えることを伝えていく。看護職は小児とスキンシップを図り，安心できるようにかかわる。

3 学童期

　学校生活を中心として，1日の生活の流れができていて，日常生活は小児が自分でコントロールするようになる。この時期の小児は，入院を必要とする病気になると体調不良により自己コントロールできなくなることが増え，身体的，精神的なつ

らさを感じる。また入院によって学校生活が中断され，学業の遅れや友達と離れることに不安を感じる。

　入院生活では，小児が自身で生活リズムが整えられるように声をかける。小児が自身の病気を理解して，病気を治すためにまたは病気とうまく付き合っていくために，必要なこと（たとえば，薬を飲む，体重を量る，血糖値測定をするなど）が自身でできるようにかかわる（セルフケアの促進）。学習時間や自由に好きなことをする時間を確保できるようにして，少しでも普通の学童らしい生活が維持できるようにする。学校や友達との連絡がとれる工夫が必要である。

　入院や治療にかかわることは，小児が理解できるように説明を行い，小児の考えや思いを大切にして決めていく。医療者や家族の考えだけで決めてはならない。

　学童期の家族も小児と同じように，病気への不安と学業への不安を抱く。家族の焦りや不安は小児に悪影響を与えるため，家族が安定した状態で小児とかかわれるように家族をケアする。

4　中学生・高校生（思春期）

　からだは大人になっていくが気持ちは大人になれず不安定な時期である。高校・大学・就職など進路や将来への不安，友人関係の問題などを抱えることが多い。日常生活では親や大人の干渉を嫌がり自由に行動したいと思っているが，困ったことや不安なことがあるときは親や大人の支えを求めている。しかし，言葉で自分の気持ちを表現することが難しく大人とコミュニケーションをとることが苦手である。

　通常の状況においてもこの時期の小児はかかわりが難しい。入院する小児は，病気によるからだのつらさ，病気への不安，やりたいことが思うようにできない焦りやいらだちなどがあり精神的に不安定になりやすい。小児のつらさに寄り添い見守る姿勢でかかわる。小児が話をしたい，支えてほしいと思っているサインを見逃さずに声をかける。

　家族は小児を心配する思いから過干渉になったり，逆に小児とうまくかかわれないために無関心になったりする。家族が小児のことを理解して，適切にかかわれるように支える。幼少の小児が入院する病棟では，特に思春期の小児のプライバシーが保てるように配慮する。

5.　病棟における事故防止

　小児は日々成長発達しているため，昨日までできなかったことが急にできるようになる。好奇心旺盛で病棟の物や医療物品に興味・関心を示し，手を伸ばして取ろうとする。また自分で危険を避けることができないため，大人が思いもよらない事故を起こすことがある。

　事故は医療者自身が起こすこともある。「人はミスを起こすものである」ためミスをしないための対策が必要で，事故防止のための取り決めを厳守することが重要である。

① 患者間違いの防止

点滴や採血，内服薬の投与，検査をするときは，必ず患者の名前と生年月日を確認する。リストバンド（患者の診察券番号がバーコードで印字されているバンド）や表示されている名前などで確認することと，名前や生年月日が言える小児には自分で名乗ってもらう方法と両方で確認する。

② 指示・ケアの間違いの防止

介助するときは，患者の名前と生年月日，指示されている内容（指示書）の一つ一つの項目を指で差して，声に出して確認する（指差し呼称）。自分以外の人と一緒に確認する（2者確認）。

6. 転倒・転落の防止

① ベッドからの転落防止

小児用ベッドは，小児のからだの大きさや動きに合わせて選ぶ。小児は頭部が重いため，立ったときにベッド柵から顔が出る場合や，活動的でベッド柵を登ってしまう場合は，ベッド柵を乗り越えて転落する危険性がある（図3-2）。

小児から離れるときは，必ずベッド柵を上げる。ベッド柵の上げ下ろしのときは，小児の手や足が巻き込まれないように十分に注意する。ベッドからの転落は，家族の面会中にも起こっているため，家族にもしっかりと説明することが重要である。

② 介助時の転倒・転落防止

身体測定の際，乳幼児を体重計に載せているときは，絶対に目を離さない。
ふらつきや麻痺のある小児は，状態に合わせた介助をする。

③ 移乗時の転倒・転落防止

点滴をしたまま移動するときは，点滴ルートが引っ張られたり，点滴ルートに足

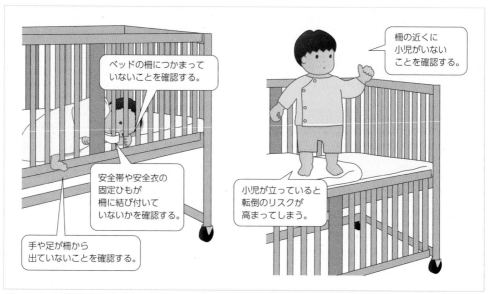

図 3-2 ● 小児用ベッド（高柵付きベッド）の柵の上げ下ろしを行うときの注意点

が絡まったりしないよう気をつけて，点滴架台と小児が一緒に動けるように介助し，転倒に注意する。

　乳幼児をラックやベビーカーに乗せるときは，使用する前に，安全の点検をする。ストッパーをかけて，動かないことを確認してから，乗せる，降ろすなどを行う。固定用のベルトは小児のからだに合わせて調節して，確実に固定できるようにする。乳幼児がラックやベビーカーに乗っているときはそばを離れない。

C　退院時の支援

　退院して家庭で小児と家族が安心して生活できるように，小児と家族が小児のケアに必要な知識をもって，小児のケアができるようにする。小児の発達に合わせて，家族の見守りのもとに小児が自分でできるように小児と家族に説明する。

　内服薬や貼付薬（貼り薬），浣腸などがある場合は，薬を使う時間，使用する量，使用時の注意点を説明する。手術をした小児が退院するときは，退院後の創部の観察，創部の清潔を保つ方法，入浴やシャワーの方法や皮膚保護剤（ガーゼや貼付薬）の交換などを説明する。

　退院後の生活で気をつけることを具体的にわかりやすく説明する。パンフレットなどを用いて説明内容を視覚化するなどの工夫をする。外出する目安，幼稚園・保育園（子ども園）や学校に行く目安を具体的にいつ頃から行けるかを伝える。

　退院後に外来の診察がある場合は，外来受診日を伝える。緊急入院した小児では，その病院の外来を受診したことがない場合がある。小児が退院後に初めて外来受診をするときは，外来の場所や受付方法，診察までに行っておくこと（たとえば，計測や血液検査）をしっかりと説明して，小児と家族が困らないようにする。

Ⅲ　地域・在宅で医療的ケアを必要とする小児と家族への看護

A　対象の理解

　医療の進歩によって，小さく生まれた赤ちゃんや重症な疾患をもつ小児の命を救えるようになった。しかし，命は救えても病気や重い障害を抱えて生きていく小児が増加した。新生児集中治療室（neonatal intensive care unit；NICU）では長期的に入院する小児が増加し，病床が不足する事態が起きた。障害をもつ小児も，地域のなかで家族の一員として，健康な小児と同様に発達課題に取り組み，生活する権利を有する子どもとして生きていくことを保障するために小児等在宅医療が推

し進められるようになった。

　その結果，重症な小児や医療的ケアを必要とする小児（医療的ケア児）が地域・在宅で生活するようになった。2018（平成30）年に実施された調査[2)]では，医療的ケア児（在宅）は，推計で全国に1万9712人とこの10年あまりで倍増している。また，医療的ケア児の20%が人工呼吸器を使用していて，重症な医療的ケア児が増加している。

　医療的ケアとは，患者や家族などが治療目的ではなく生活援助を目的として行う行為である。医師や看護師が指導し，本人や家族が手技を覚えて実施する。医療的ケアは生きるために不可欠なものであり，ケアの内容は小児の疾患や病状によって異なる。医療的ケア児は，からだに気管切開部がある，人工呼吸器を装着している，痰の吸引が欠かせない，在宅酸素療法をしている，経管栄養を行っている（胃や腸，鼻腔から管を使って栄養を入れる），などの小児である。医療的ケア児は，自分でからだを動かすことができない，会話ができないなど重度な障害がある小児から，歩くことができる，会話ができる小児まで，様々な状態である。

　医療的ケア児の家族は，24時間365日，何年も続く育児（介護）をしているため，身体的，精神的，経済的に様々な負担を抱える。きょうだいにおいては，親が病気の小児の介護に時間を取られるため，寂しい思いや我慢をしていたり，病気の小児に嫉妬したりしていることがある。きょうだいのケアも小児看護の重要な役割である。

表3-4 ● 主な医療的ケアの内容

主な医療的ケア	主な内容
吸引 （痰・唾液など）	筋力の低下などが原因で，自力で痰などの排出が困難な場合に，口腔，鼻腔から吸引器で痰などを吸引する
経管栄養 （胃ろう・腸ろう・鼻腔など）	摂食・嚥下の機能に障害があることが原因で，口から食事を摂れない，十分な量を摂れない場合などに胃や腸，鼻腔にチューブを通して流動食や栄養剤を注入する
吸入 （薬剤）	痰を切れやすくするために機器（ネブライザー）などを使い，薬剤を吸入する
人工呼吸器の管理	呼吸機能の低下が原因で，うまく呼吸ができない場合などに人工呼吸器を使い，肺に酸素や空気を送る 【機器の管理が医療的ケア】
酸素療法（在宅酸素療法）の管理	呼吸機能の低下が原因で，体内の酸素が不足している場合，酸素濃縮器を使い，酸素を補う【機器の管理が医療的ケア】
パルスオキシメーターの管理	パルスオキシメーターは，酸素療法を行う際や人工呼吸器を使うときに呼吸状態を把握するためのモニタリング機器【機器の管理が医療的ケア】
気管切開部の管理	呼吸機能の低下が原因で，口や鼻から十分に呼吸ができない，栄養が摂れない場合などに気管を切開して機器を装着する【切開部の管理が医療的ケア】
導尿	自己での排泄が困難な場合に膀胱にチューブを入れて尿を出す

資料／厚生労働省政策統括官付政策評価官室アフターサービス推進室：医療的ケアが必要な子どもと家族が，安心して心地よく暮らすために：医療的ケア児と家族を支えるサービスの取組紹介．2018，p.2.

主な医療的ケアは表 3-4 のとおりである。

B 地域・在宅看護で求められる役割

小児在宅医療の目的は，「全ての子ども，どんな重い障害や病気をもった子どもも，一人の『人』として大切にされ，家族の絆，地域のつながりの下で，それぞれがもって生まれた『いのち』の可能性をできる限り発揮して，生き切ることができる社会を実現する」[3] ことである。

看護師は，家庭（訪問看護），学校，幼稚園・保育園・児童発達支援センター，障害者施設など，小児が生活する様々な場所で働いている。小児と家族の身近にいて小児と家族の生活を支え，小児が成長・発達できるようにケアすることが求められている。具体的には，体調管理，医療的ケアの実施，遊びやリハビリテーション，相談対応，地域の支援者間をつなぐなどの役割を担っている。

1. 在宅看護で用いられる看護技術の留意点

在宅看護は，病院や診療所ではなく小児の家庭で行われる。医師や看護師がいない，医療材料（物品）が整っていない，普通の家庭環境において，小児に最も適したケアを提供できるようにする。在宅で行われるケアは，ほとんどが小児・家族自身が実施する。小児・家族が家庭で生活しながら，毎日継続していける方法を考えることが重要である。

1 コミュニケーション技術

訪問する看護師は，家庭のなかに入れてもらうという気持ちをもつ。ケアをする側とケアをされる側という壁をつくらないように気をつける。在宅看護では，医師，看護師，ホームヘルパー，相談支援専門員，医療機器の業者など，多くの支援者と協働してケアするため，高いコミュニケーション能力が必要である。

2 小児の観察（アセスメント）をする技術

家庭でのいつもの状態を把握して，いつもとの違いに気づくようにする。

3 感染予防の技術

手指消毒や手洗いを徹底する。医療材料を清潔に取り扱う方法を守る。訪問者が感染を持ち込まないように最大限に注意する。家族のだれかが感染症になると，病気の小児に感染する可能性が高い。家族全員が感染への意識を高められるようにかかわる。

4 療養環境を整える技術

小児が日中に過ごす部屋と夜間の寝る部屋の環境を整える。明るさ，風通し，温度・湿度，寝具（ベッド，布団の種類），遊びや学習に必要なものなどに配慮する。家庭内で転倒・転落やそのほかの事故が起こらないように，十分に予防対策をして安全に生活できるようにする。

5 **医療機器を正しく操作できる技術**

　機器の誤作動は小児の生命に危険を及ぼす。機器を正しく使用できるように知識と技術を習得してから実施する。

6 **医療的ケアを適切に実施できる技術**

①口腔・鼻腔吸引

・小児のからだの大きさや状態に合わせた吸引カテーテルを使用する（乳幼児は6～8Fr，学童以上は8～10Fr）。

・指示された吸引圧と吸引カテーテルの挿入長さを守る。吸引圧が強いと鼻や口，気管内の粘膜を傷つけることがある。吸引圧が弱いと効果的に痰が引けない。

・1回の吸引は10秒以内にする。吸引時間が長いと呼吸ができなくなり苦しくなったり，粘膜を傷つけたりして危険である。

・吸引中は常に小児の顔色に注意する。吸引物（痰や唾液）の色・粘稠度を確認する。

　小児が嫌がって吸引カテーテルを手で払い除けようとしたり，頭や顔を振ったりすると危険を伴う。嫌がりそうなときは，手や顔・頭を押さえる。激しく動きそうなときはからだ全体を押さえて行う。

②気管切開部の管理

　気管切開孔から気管切開チューブが挿入されている。気管切開チューブが抜けないように，ひもや専用のバンドで固定してあるが，固定がきつ過ぎると，頸部や気管切開孔の皮膚と気管内の粘膜を傷つけることがある。決められた方法できちんと固定されているか，皮膚や粘膜に異常がないかを必ず確認する。

　気管切開チューブのひもや固定バンドの交換の際は，必ず気管切開チューブの羽の部分を押さえて行い，気管切開チューブが誤って抜けないように注意する。

③経管栄養（第4章-Ⅱ-L「経管栄養」参照）

　在宅で経管栄養を実施する場合は，栄養剤を入れた容器（ボトルやバッグ）を引っかけるところが必要であり，部屋の状況に合わせた方法で実施する。たとえば，多目的ポールやカーテンレールにS字フックをかけるなどの方法がある。注入するときは，栄養剤が胃や腸にスムーズに流れるように，からだの向きや上半身の起こし具合（ファーラー位）に注意して，小児に合わせた方法で実施する。経鼻経管栄養カテーテルや胃瘻チューブは，小児が触って抜かないように工夫する。

④在宅酸素療法

　家庭のなかで小児が行動する範囲を考えて，在宅酸素の機器（酸素濃縮器）を置く場所，酸素濃縮器と酸素マスク・酸素カニューラをつなぐチューブの長さが適切か確認する。指示された酸素投与量（流量）を守る。酸素投与量は，多過ぎても少な過ぎても小児のからだに悪影響を及ぼす。

C　看護の実際

　医療的ケアを必要とする小児と家族にとって，病院から退院するということは，小児と家族が一緒に生活するスタートラインに立つことである。小児が在宅で生活できるようになるまでには，入院中にたくさんの準備をしている。病院の中で退院に向けて，どのような看護をしているか，家族はどのような思いを抱えて準備をしているのかを知ることが大切である。

1.　病院〜退院まで

1　退院先を決める

　家族が小児の退院する先を決められるように，医師や看護師は十分に説明したり，何度も繰り返し相談する機会をつくったりする（意思決定支援）。たとえば，気管切開をしている小児や人工呼吸器を装着した小児を家庭のなかで育てることは大変なことである。家族の負担も考えて，小児と家族にとって一番良い退院先を決めることが重要である。

2　家族が医療的ケア（育児）を覚える

　毎日の生活に必要なケアを家族ができるように支える。抱っこ，入浴，気管内・口腔・鼻腔吸引，気管切開管理，バギー（車椅子・ベビーカーの大型なもの）に乗って移動する，などを家族が安全・確実に行えるようにする。

3　緊急時の対応

　心臓マッサージ，バッグバルブマスク（アンビューバッグ）の使い方，救急車の呼び方などを確認しておく。

4　自宅の準備（物の準備）

　ベッド，小児に合った寝具，吸引器，パルスオキシメーター，バギー，車（福祉車両・バギーのまま乗れる車）などを準備する。在宅人工呼吸器や在宅酸素の医療機器は貸し出されるシステムとなっている。

5　支援体制を整える

　退院できるめどがたったら，早期から地域の支援者と関係性をつくることが大切である。在宅診療医，訪問看護師，訪問薬剤師，介護福祉士（ホームヘルパー），相談支援専門員，保健師，市役所や役場の障害福祉担当者などに連絡をする。入院中に病院の担当医や看護師など，地域の支援者，患者・家族で顔を合わせて相談して，それぞれの支援者の役割と支援内容を確認する。

6　制度利用の手続き

　医療費の助成や手帳の申請などを始める。

2.　退院後から在宅まで

　退院後は，定期的に病院に通院する。外来では，小児の健康状態や成長発達を確

認して，医師が薬や栄養の調整を行う。外来看護師は，家庭での小児と家族の様子を聞き，そのつど必要なケアを行う。毎日使用する医療材料（経管栄養の物品，気管切開チューブ，吸引カテーテル，人工呼吸器に使う物品など）は，月に1回，病院から渡している。小児の状態に合った医療材料を選定することも外来看護師の役割である。

　訪問看護師は，週に数日〜毎日，1〜2時間の訪問をして，小児の健康状態の観察や医療的ケア，入浴，散歩などを家族と一緒に行う。24時間小児の介護をしている家族にとって，訪問看護師は心強い存在である。家族の疲労の程度を確認したり，思いを聴くことが大切なケアとなる。小児の体調不良時は，すぐに在宅診療医や病院に連絡をする。

　小児の成長発達を促すために，適切な保育や療育を受けられるようにすることが大切である。就学にあたっては，たくさんの課題がある。早い時期から，患者・家族，学校，支援者で相談できるようにする。

　また，家族が休息できる時間を取ることが大切で，必要なときまたは定期的にレスパイトサービス*が利用できるようにする。

IV　災害時における小児と家族への看護

A　対象の理解

1.　災害による小児への影響

　小児は**災害弱者**，すなわち災害時に一人で避難することができず，危険にさらされやすい，特に支援が必要な存在である。そして，災害による心理的影響も大きいといわれている。生命に危機を感じるような体験（トラウマ体験）をした後は，様々な反応が現れる（表 3-5）。災害による小児のからだと心の反応は，数日〜数週間で徐々に軽減する。からだの不調や心理的な症状が強いときや長引く場合は，**心的外傷後ストレス障害**（post traumatic stress disorder；PTSD）とよばれる。小児の心のケアが重要である。

2.　災害による家族への影響

　災害は，家族全員が被災者であり，トラウマ体験やPTSDが起こる可能性がある。

＊**レスパイトサービス**：レスパイトは息抜き，休息という意味。レスパイトサービスには，家族がリフレッシュや休息ができるように，日中に患者を預かり介護するサービスや患者を病院に一定期間入院させるサービスがある。

表 3-5 ● 災害後にみられる子どもの反応

・表情が少なく，ボーッとしていることが多い。
・食欲がなく，何もする気が起こらなくなる。
・感情的に高揚する。
・災害に関連するものを避けようとする。
・災害遊びや悪夢などで災害時の体験を思い出して不安になる。
・不眠，夜泣き，落ち着かない，いらいらする，小さな物音に驚くなど過度に覚醒する。
・甘えがひどくなったり，遺尿などの退行（赤ちゃん返り）をするようになる。
・登園しぶり・後追いなどの分離不安を示す。

出典／日本小児心身医学会災害対策委員会：災害時の子どものメンタルヘルス対応のために，2011.

　家屋の崩壊や家族の死などの喪失体験，環境の変化に伴うストレス，経済的な不安などを抱える。そのような状況においても，家族は小児を養育していくために必死にがんばり過ぎてしまい，自分自身のケアができなくなることがある。特に小児が病気をもっていたり，医療的ケアが必要だったりする場合は，小児の体調への不安，薬や医療材料の不足，避難所などいつもと違う環境でケアをすることなど，様々な負担を抱える。

B　災害時の医療体制

　わが国では，大規模な災害が起こったとき，救護活動をする組織として自衛隊と日本赤十字社がある。そのほか，災害が発生したときに召集されて活動する専門家のチームとして，**災害派遣医療チーム**（disaster medical assistance team；DMAT）や**日本医師会災害医療チーム**（Japan medical association team；JMAT），**災害派遣精神医療チーム**（disaster psychiatric assistance team；DPAT）などがある。また，災害地域の救護や医療の状況を迅速かつ適切に情報収集して提供できる**広域災害救急医療情報システム**（emergency medical information system；EMIS）が整備されている。小児・周産期医療領域では，災害時に円滑に保健医療活動が行えるようにする**災害時小児周産期リエゾン**[4]＊がいる。

C　被災した小児と家族への支援

　被災した小児と家族への支援では，安全で安心できる居場所を提供することが大事である。避難先では，できるだけ清潔を保てるようにして，感染予防をする。寒さや暑さへの対応，食事やミルクの調達，睡眠がとれる工夫，児が遊べる場所の確保などが必要である。

＊**災害時小児周産期リエゾン**：「災害時に，都道府県が小児・周産期医療に係る保健医療活動の総合調整を適切かつ円滑に行えるよう，保健医療調整本部において，被災地の保健医療ニーズの把握，保健医療活動チームの派遣調整等に係る助言および支援を行う都道府県災害医療コーディネーターをサポートすることを目的として，都道府県により任命された者」である。

集団の避難所では，乳幼児が泣くことで家族は周囲に気を遣い，居心地が悪くなる。避難先でも家族の状況に合わせた配置が望まれる。

慢性疾患をもつ小児，医療的ケア児，発達障害がある小児などは，環境の変化に敏感で体調を崩しやすい。内服薬や栄養剤の確保，吸入や痰の吸引など，日常的に必要としているケアが避難先でも実施できるようにする。

災害はいつ起こるかわからない。そのため日頃から災害時の小児と家族の支援について関心を向けて，情報収集をして知識をもつことが大切である。情報収集にあたっては，学会や行政などが作成したマニュアルやパンフレットなど，小児の避難時の生活に役立つ様々な情報をまとめた日本小児科学会のホームページ[5]を参考にするとよい。

引用文献
1) 日本小児保健協会教育委員会：子どもに関わる多職種のための子ども虐待初期対応ガイド；子ども虐待を見逃さないために，第2版，2019.
2) 田村正徳，他：医療的ケア児に関する実態調査と医療・福祉・保健・教育等の連携促進に関する研究，平成30年度厚生労働科学研究費補助金障害者政策総合研究事業，2018.
3) 前田浩利：小児在宅医療の現状と課題〈平成30年度小児在宅医療に関する人材養成講習会テキスト〉，国立成育医療研究センター，2018，p.28.
4) 厚生労働省：災害時小児周産期リエゾン活動要領，医政地発0208第2号 平成31年2月8日，2019. https://www.mhlw.go.jp/content/10800000/000478156.pdf（最終アクセス日 2020/8/26）
5) 日本小児科学会：災害時の小児に対する支援において参考となる資料集. https://www.jpeds.or.jp/modules/activity/index.php?content_id=202（最終アクセス日 2020/8/26）

参考資料
・厚生労働省雇用均等・児童家庭局総務課／子ども虐待対応の手引き（平成25年8月改正版）.

学習の手引き
1. 外来における小児の特徴と外来看護で求められる役割が何か整理しておこう。
2. 入院における小児の特徴と入院における看護で求められる役割が何か整理しておこう。
3. ベッドからの転落を防止するための要点を整理しておこう。
4. 地域・在宅で医療的ケアを必要とする小児の特徴と地域・在宅看護で求められる役割を整理しておこう。
5. 災害で小児や家族にどのような影響が生じるか説明してみよう。

第3章のふりかえりチェック

次の文章の空欄を埋めてみよう。

1 虐待
虐待は， ⬚1 ， ⬚2 ， ⬚3 ， ⬚4 の4つに分類される。

■ 小児の看護

第4章 小児の看護技術と状況・状態・症状別看護

▶**学習の目標**
- ●プレパレーションの意義を学ぶ。
- ●小児の診療介助と小児看護の特殊技術を学ぶ。
- ●症状別にみた小児の看護を学ぶ。
- ●特殊な状態（安静，隔離，食事制限など）にある小児の看護を学ぶ。

I プレパレーション

　慣れない病院で，何も説明がないまま突然医療者に処置をされたら，子どもはどのように感じるであろうか。不安や恐怖のあまり泣き出すこと，逃げようと暴れることは当然の反応と考えられる。また処置が終わった後もなぜこのような処置をされたのか納得できずに心に傷を残したり，さらにはがんばれなかったと自分を責めたりするかもしれない。

　プレパレーションとは，これから行われる処置や治療について，医療者がその子どもの理解力や認知の発達に合わせてわかりやすく説明し，処置や治療についての心理的な準備を促す心理的支援の一連のプロセスである。プレパレーションは，処置や治療の前から，最中・事後を通して行われる。場所（例：家庭・病院）や年齢や疾患，検査や治療の内容などにかかわらず医療を受けるすべての小児に対して行われ，その目的は，処置の必要性や具体的方法を子どもなりに理解・納得することで，不安や恐怖を最小限にすることである。さらにはその子どもが自ら処置に対して「がんばってみよう」と思える主体性をはぐくむことである。主体的に処置に臨むことができた子どもは，たとえ痛みや苦痛があったとしても，それを表出し，がんばった自分に自信をもつことができる。それは子どもの心理的な発達を支えることにもつながる。プレパレーションは時には家族を含めた支援過程であり，子どもの権利を守ることにもつながる。

　プレパレーションを行うには，子どもの理解度によって様々な工夫が必要である。幼児期以降の子どもに対しては，通常は言葉だけではなく，イラストや映像を用いるなど視覚的に示すことで理解しやすくなる。特に，人形やおもちゃ，可能であれば実際に使用する道具を触ることで恐怖心を軽減する。図4-1にプレパレーション

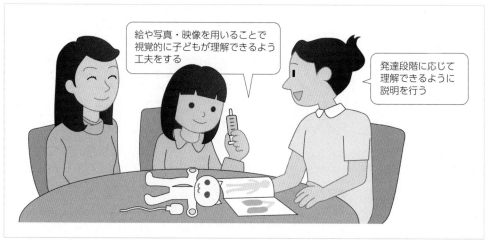

図4-1 ● プレパレーションの実際

の具体的場面の一例を示す。

　また，2歳未満の乳幼児に対してわかりやすく説明を行ったとしても，処置や治療について理解することが難しい場合がある。そのようなときには，声かけをしたり，おもちゃであやしたりするなど処置の場の雰囲気を工夫することで，気をそらして恐怖を軽減することが有効な場合がある。この意図的な気そらしを行うことを**ディストラクション**という。処置室や待合室を子ども好みに装飾することや，医療者のユニフォームを明るい色にすること，タッチングなどもディストラクションに含まれる。

II　小児看護の特殊技術

A　診察の介助

　安全にかつ不安や苦痛を最小限にして，小児に診察を受けさせることが最も大切である。また小児が自分の言葉で症状を伝えることが難しい場合は，家族から経過を聴き取ることが必要となり，家族への配慮も欠かせない。以下に診察の介助の年代別のポイントを述べる。

1. 乳児の診察の介助

　診察を仰臥位や腹臥位で行う場合に，乳児は溢乳を起こすことがあるので，可能であれば診察の直前は授乳を避けるようにする。また，児の苦痛による啼泣を避けるため，医師の診察では，通常，咽頭の視診は最後に行う。口腔内を診察する際に

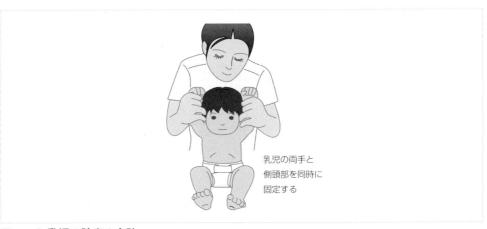

乳児の両手と
側頭部を同時に
固定する

図 4-2 ● 乳児の診察の介助

は舌圧子で口腔内を損傷しないよう，児の両手と側頭部を同時に固定し，安全を確保する（図 4-2）。

2. 幼児の診察の介助

診察の方法についてわかりやすく説明し，児の不安や恐怖を最小限にするよう努める。不安が強い場合は，状況に応じて家族の協力を得て抱っこしてもらい，おもちゃなどで子どもの緊張を和らげ，安心して診察を受けられるように介助を行う。

3. 学童期以降の診察の介助

診察の必要性や方法については，言葉で適切に説明することで理解を得られることが多い。その一方で，からだを露出することに対する羞恥心が大きい年代である。からだの露出は最小限にするように介助し，カーテンやスクリーンを効果的に用いることでプライバシーの保護に配慮する。

B　身体計測

身体計測の目的は小児の成長・発達を知ることだけでなく，薬物の投与量や輸液の速度の算出にも用いられる。安全・正確に測定すること，その年齢における標準値と比較すること，前回の計測値と比較することが大切である。

1. 身長

立位が安定する 2 歳頃までは乳児用身長計を用いて計測する。介助者が身長計の固定板に頭部を固定し，仰臥位で寝かせ，眼と耳孔を結んだ線が固定板に垂直になるように支える。計測者が片手で膝を伸展させて，足底全体が移動板に垂直に着く位置で固定し目盛りを読む。

2 歳以上の小児では立位で身長計を使用する。踵部，殿部，背部，後頭部を支柱

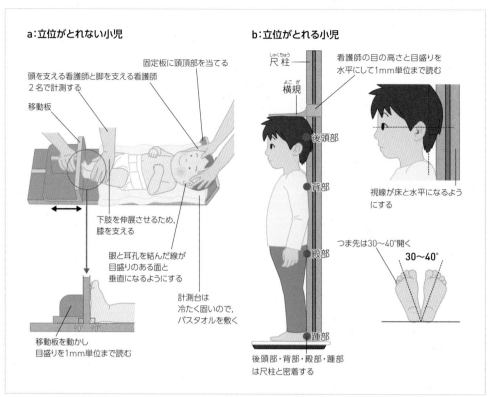

a：立位がとれない小児

固定板に頭頂部を当てる

頭を支える看護師と脚を支える看護師
2名で計測する

移動板

下肢を伸展させるため，
膝を支える

眼と耳孔を結んだ線が
目盛りのある面と
垂直になるようにする

計測台は
冷たく固いので，
バスタオルを敷く

移動板を動かし
目盛りを1mm単位まで読む

b：立位がとれる小児

尺柱

横規

後頭部

背部

殿部

踵部

看護師の目の高さと目盛りを
水平にして1mm単位まで読む

視線が床と水平になるよう
にする

つま先は30〜40°開く

30〜40°

後頭部・背部・殿部・踵部
は尺柱と密着する

図 4-3 ● 身長測定

につけ，眼と耳孔を結んだ線が水平になるように固定し，移動板を下ろして目盛り
を読む（図 4-3）。

2. 体重

　乳児では発育やからだの状態の変化を確認するために体重測定を行う。授乳や排
泄の影響を受けやすいため，一定の時間に量るなど同じ条件で測定できるようにす
る。また，立位で静止できない乳幼児の場合は，臥位や座位で測定できるように使
用する体重計を工夫する。児の衣服を脱がせ，児のからだから手を離し目盛りの停
止を待つが，体動の際に転落しないよう，目を離さず，いつでも手で支えられるよ
うにする（図 4-4）。

3. 頭囲

　後頭結節（後頭部の突出部）と前頭結節（眉間）を通るようにメジャーを当て，
目盛りを読み取る。この際大泉門の観察も併せて行うとよい（図 4-5a）。

4. 胸囲

　背部の肩甲骨直下と前胸部の乳頭直上部を通るようにメジャーを当て，呼気と吸
気の中間の目盛りを読む（図 4-5b）。

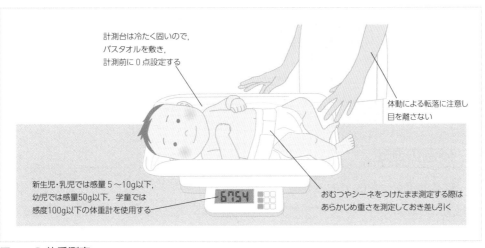

計測台は冷たく固いので，
バスタオルを敷き，
計測前に0点設定する

体動による転落に注意し
目を離さない

新生児・乳児では感量5～10g以下，
幼児では感量50g以下，学童では
感度100g以下の体重計を使用する

おむつやシーネをつけたまま測定する際は
あらかじめ重さを測定しておき差し引く

図 4-4 ● 体重測定

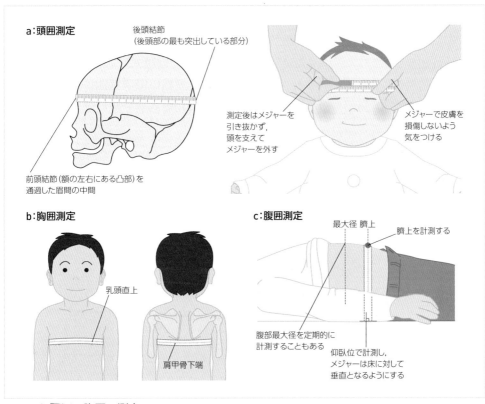

a：頭囲測定

後頭結節
（後頭部の最も突出している部分）

測定後はメジャーを
引き抜かず，
頭を支えて
メジャーを外す

メジャーで皮膚を
損傷しないよう
気をつける

前頭結節（額の左右にある凸部）を
通過した眉間の中間

b：胸囲測定

乳頭直上

肩甲骨下端

c：腹囲測定

最大径　臍上

臍上を計測する

腹部最大径を定期的に
計測することもある

仰臥位で計測し，
メジャーは床に対して
垂直となるようにする

図 4-5 ● 頭囲・胸囲の測定

5. 腹囲

　栄養状態の評価や，腹部に疾患がある場合，定期的に計測することがある。体位
は仰臥位で，両膝を伸展させる。腹部にメジャーを当て，臍上または最大部を通り，
処置台に垂直になるようにして呼気時に目盛りを読む（図 4-5c）。

C 体温，呼吸，脈拍，血圧の測定

　バイタルサインは小児の年齢や発達段階により正常範囲が異なり，かつ啼泣や体動で値が容易に変動する。測定は可能な限り安静時に行い，また測定の順序にも配慮して行う。

1. 体温の測定

　腋窩検温が一般的である。腋窩に電子体温計を確実に当てて測定する。乳幼児は測定中に静止していることが難しいため，上腕外側から固定して測定を援助する（図4-6）。場合によっては耳式体温計，直腸体温計，赤外線体温計が使用されることもある。

2. 呼吸の測定

　基本的には安静時に1分間，目視で呼吸の回数や深さ，努力呼吸の有無を確認し，併せて喘鳴の有無についても確認する。乳児期までは腹式呼吸が中心であるため，腹壁に静かに手を当ててその動きを確認する。幼児期以降学童期にかけて胸式呼吸に移行するため，胸郭や肩の動きを観察する。また聴診器で肺の呼吸音を確認しながら測定する方法もある。

3. 脈拍の測定

　安静時に1分間，触診により測定する。脈拍は橈骨動脈で触れることが多いが，総頸動脈や浅側頭動脈でも触れることができる。脈拍数だけでなく，強さや不整の有無を確認する。また，乳児や心疾患の小児では心拍数を聴診し，脈拍を測定する場合もある。小児は静止していられないことも多いので，方法をわかりやすく説明

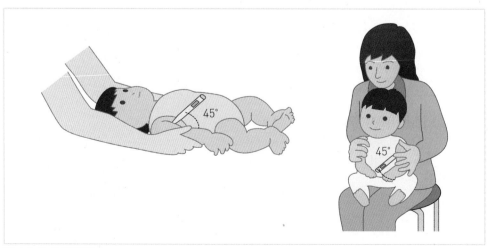

図4-6 ● 体温測定

するほか，おもちゃなどで気を紛らわすなどの工夫が必要である。

4. 血圧の測定

　上腕で測定するのが一般的であるが，下腿で測定する場合もある。小児は年齢や発育状況によって体格差が大きいため，からだに合ったマンシェットを用いることが重要である。通常は測定部位の長さの 2/3 を覆う幅のものを使用する。また，計測時には測定部位が心臓とおおよそ同じ高さになるように留意する。

D　与薬

　与薬を援助する際は 6 つの R（Right patient：患児の氏名［本人確認］，Right drug，Right dose：薬剤の種類と量，Right route，Right time：投与経路と投与時間，Right purpose：投与目的）を確実に守るようにする。薬剤の効果や必要性についても，患児および家族にわかりやすく説明する必要がある。以下に与薬頻度の高い内服薬と坐薬の服薬時の留意点をまとめる。

1. 内服薬

　乳幼児には服薬しやすいように，散剤（粉薬）または水薬（シロップ）の形態で処方される場合が多い。散剤の場合，基本的には少量の白湯で溶かして与えるが，場合によって単シロップと混ぜて与えることもある。月齢に応じて，散剤を数滴の白湯で練ってペースト状にしたものを頬部内側に塗布したり，スポイトやスプーンを用いたりして介助する。スプーンが使用できれば内服用ゼリーなども使用できるが，少量ずつ試してみるとよい。またミルクや離乳食と混ぜると，味が変化することでミルク嫌いや偏食になる可能性があるため，混ぜて与えない（図 4-7）。

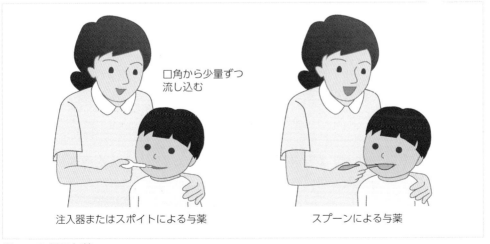

口角から少量ずつ流し込む

注入器またはスポイトによる与薬　　　スプーンによる与薬

図 4-7 ● 経口与薬

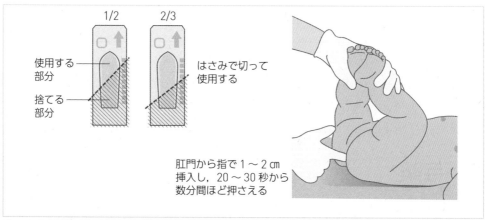

使用する部分
捨てる部分

1/2　2/3

はさみで切って使用する

肛門から指で1～2㎝挿入し，20～30秒から数分間ほど押さえる

図 4-8 ● 坐薬での与薬

2. 坐薬

　小児の坐薬の場合，1本を分割して投与する場合があるので，先端が細長くなっている部分を使用できるように，はさみなどで適切に分割して用いる。投与時は坐薬の先端に潤滑剤を付けるか温湯でぬらすなどして滑らかにし，肛門から指で1～2cm 挿入したのち，腹圧により排出されないよう 20～30 秒から数分間ほど押さえて確実に投与する。坐薬は体温程度で溶解するため，冷所で保存するなど留意する。また下痢のときや肛門部に損傷があるときは使用しない。投与後 10～15 分以内に排便やそのほかの理由で排出された場合は，医師に報告して再投与する場合もある（図 4-8）。

E 注射

　注射は特に安全，確実に行う必要がある。与薬と同様に6Rを確実に守り，医師・看護師複数名で確認する。安全のために小児に対して必要最小限の抑制をすることがある。また小児には「痛くない」と嘘を言ったり，脅したりしてはいけない。年長児にはたとえば「少し痛いので泣いてもいいけれど，手を動かさないでほしい」など，がんばってほしいことを優しく伝える。

1. 皮内注射

　表皮下に薬液を注入する方法である。薬剤のアレルギー反応を調べる際や，ツベルクリン反応検査の際に用いられる。

2. 皮下注射

　真皮下の脂肪組織内に薬液を注入する方法である。小児期の予防接種は皮下注射

で行われることが多い。注射部位は上腕後側正中線の下から 1/3，腹部や大腿部などである。消毒後，皮下組織をつまみ，10～30 度の角度で針を刺入する。血液の逆流がないこと，しびれがないことを確認し，薬液を注入する。針を抜いた後，穿刺部位を圧迫し止血する。

3. 筋肉注射

　脂肪組織の下の筋肉組織に薬液を注入する方法である。大腿四頭筋拘縮症や神経麻痺などを起こす可能性があるため，ほかの方法がない場合に行われる。注射部位は小児の場合，大腿上部外側広筋が選択される場合が多い。小児を確実に固定し，穿刺部位を消毒した後，60～90 度の角度で針を刺入する。血液の逆流がないこと，しびれや激痛がないことを確認し，薬液を注入する。針を抜いた後，穿刺部位を圧迫し止血する（図 4-9）。

4. 静脈内注射

　静脈内に直接薬液を注入する方法であり，慎重な観察と清潔操作が必要である。一時的な静脈内注射の頻度は少なく，持続輸液を行うことが多い。一般的に頻度が高いのは末梢静脈からの注射であるが，長期的に高カロリー輸液や抗がん剤が投与される場合は，中心静脈から行われる。いずれの場合も，持続輸液については水分出納のバランスに気をつけ，輸液量だけでなく飲水量，尿量について経過を追って確認する。

1 点滴静脈内注射（末梢静脈）

　注射部位は手背静脈や前腕の肘正中皮静脈が選択されることが多い。また，小児では穿刺時または穿刺後に自己抜去の恐れがあるため，必要なときは説明したうえで体動を抑制し，安全に留意して行う。持続的に静脈内注射を行う際には自己抜去を防ぎ確実にルートを確保するために，刺入部をテープで固定し，部位によっては

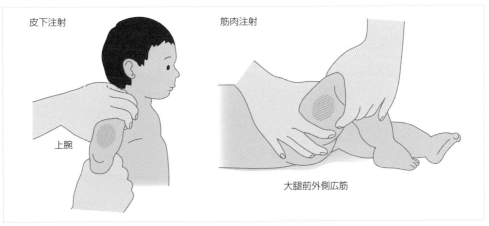

皮下注射　　　　　　　　　　筋肉注射

上腕

大腿前外側広筋

図 4-9 ● 注射時の抑制・固定

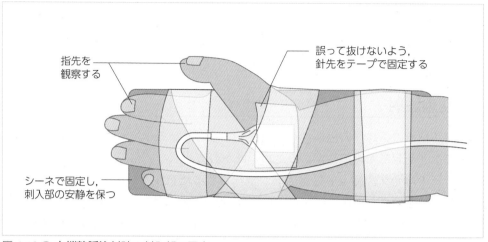

図 4-10 ● 末梢静脈注射時の刺入部の固定

シーネを用いて固定する。また，刺入部周辺部位の痛みや腫脹がないか頻回の観察を行う（図4-10）。

2 点滴静脈内注射（中心静脈）

　中心静脈カテーテルの挿入は無菌的に行われる。小児では全身麻酔をかけて手術室で行われることが多い。カテーテルを挿入する静脈は心臓により近い大きい静脈（鎖骨下静脈など）であるため，挿入部から感染を起こさないよう，また抜去することがないよう，確実な固定と観察を行う。

F　採血

　静脈血採血は，静脈血の成分や性状を知ることで，診断・治療に生かす目的で行う。穿刺部位は前腕の肘正中皮静脈や手背静脈から行うことが多い。直針または翼

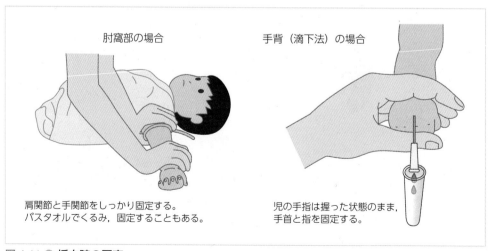

図 4-11 ● 採血時の固定

状針で穿刺した後，血液の逆流の程度を確認しながら，接続したシリンジに徐々に陰圧をかけ吸引する。特に乳児・新生児では，穿刺した直針から自然に滴下する血液を検体容器に採取する方法が用いられることもある。また，新生児では毛細血管法によって足底外側部や踵部を穿刺して採血を行う（図4-11）。

　また，動脈血採血は，動脈血のガス分圧を知るために行われる。主に医師によって行われるが，採血後の止血は特に厳重に行う。

G　穿刺

　穿刺は小児にとって苦痛の大きい検査であり，侵襲も大きいため，確実な固定が必要である。処置は無菌操作で行われ，局所麻酔薬や鎮静薬を投与する場合も多いため，処置室では緊急事態に対処できる準備をして行う。小児と家族に対するプレパレーションは特に重要である。

1．骨髄穿刺

　小児の骨髄穿刺部位は後腸骨稜で行われることが多いため，体位は腹臥位で行う。骨髄穿刺針を骨髄まで到達させ骨髄液を吸引するため，侵襲が大きく，鎮静下で行われることが多い。実施時には確実に体位を固定すること，鎮静による呼吸抑制などの早期発見，穿刺後の止血に留意して介助する（図4-12）。

2．腰椎穿刺

　腰椎穿刺は腰椎間に針を穿刺し，脳脊髄液を採取するために行う。場合によっては治療のための薬液を注入する。穿刺部位は左右の腸骨稜を結んだ線（ヤコビー線）が腰椎と交わる部位である。そのため体位は側臥位にしたうえで背中を丸めた体位

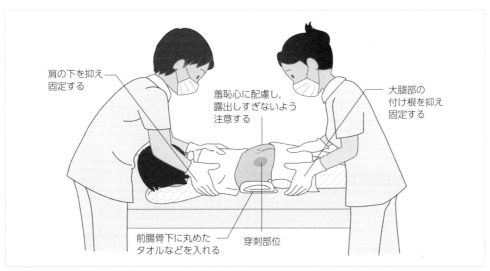

図4-12 ● 骨髄穿刺時の固定

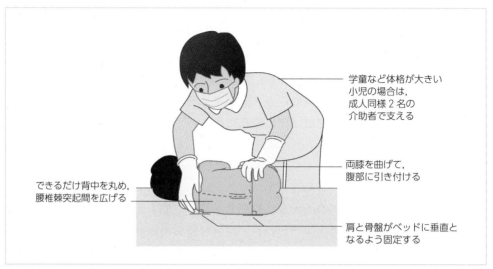

右側の注釈：
学童など体格が大きい
小児の場合は，
成人同様 2 名の
介助者で支える

両膝を曲げて，
腹部に引き付ける

肩と骨盤がベッドに垂直と
なるよう固定する

左側の注釈：
できるだけ背中を丸め，
腰椎棘突起間を広げる

図 4-13 ● 腰椎穿刺時の固定

を確実に保持する必要がある。処置の際の注意事項は骨髄穿刺と同様であるが，く
わえて検査後は神経障害（下肢のしびれなど）がないか確認する。また処置終了後
に頭蓋内圧の急激な変化のために，頭痛や嘔吐を訴える可能性がある。よって検査
後 1～2 時間は頭を上げず水平に臥床し，前後の経口摂取も許可があるまで禁止と
する（図 4-13）。

H 採尿・蓄尿

健康状態の評価や診断のために採尿が行われる。検査目的に合わせ，一般尿，無
菌尿などの区別がある。排泄に関することは羞恥心を伴うので配慮する。

1. 採尿

排泄が自立する前の小児の採尿は，採尿バッグを用いて行う。水分をふき取った
外陰部に，尿道口を覆うように採尿バッグを貼付し，排尿が確認されたのちにバッ
グをていねいに取りはずす。採尿バッグの粘着部分は水分にぬれるとはがれやすく，
特に女児では会陰部に貼るためはがれやすい。場合によってはテープで補強するな
どして，短時間で採尿できるよう工夫する。また，検査後は貼付部位の発赤や皮膚
トラブルがないかを確認する（図 4-14）。

2. 蓄尿，尿量測定

排泄が自立していない小児の場合は，蓄尿用の採尿バッグを用いて，必要な時間，
持続的に採尿バッグを貼付する。また，膀胱留置カテーテルを挿入して蓄尿する方
法もあるが，侵襲が大きく感染症のリスクもあるので注意深く観察を行う。排泄が
自立していない小児の尿量測定は，おむつの重さを量ることで行う。排泄のたびに

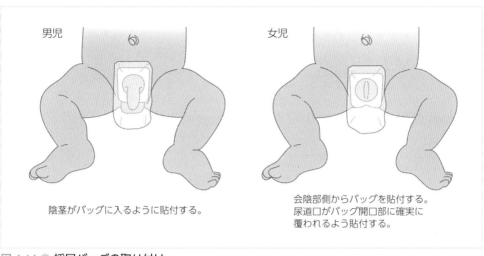

男児

陰茎がバッグに入るように貼付する。

女児

会陰部側からバッグを貼付する。
尿道口がバッグ開口部に確実に
覆われるよう貼付する。

図 4-14 ● 採尿バッグの取り付け

おむつの重さを量り，排泄前のおむつの重さを引くことで尿量を推定する。排便も同時に見られた際は，その旨を記録する。

Ⅰ　浣腸

　腸壁を刺激して蠕動を高め，排便や排ガスを促す。準備としてグリセリン浣腸液を 40℃程度の温湯で温めておく。使用する浣腸液の量，カテーテルサイズ，挿入の長さは小児の体格によって異なるため留意する。体位は左側臥位または仰臥位で実施する。カテーテルの先端に潤滑油を塗布し，ゆっくりと挿入し薬液を注入する。年長児ではできるだけ便意を我慢させる。排泄後，おむつの場合は速やかに交換し，便の量や性状を確認する。

J　体温調節

　特に乳児期までの小児は体温調節機能が未熟であり，体温が環境温に左右されやすい。そのため，体温の変化に留意しながら，室温の調整（夏季は 26〜28℃，冬季は 20〜22℃），かけ物の調整，温罨法や冷罨法を適切に用いて体温を調節する。

1 温罨法

　低体温状態や冷感の強い場合に，湯たんぽやホットパックを用いて体温を調節する。低温やけどを予防するため，直接肌に触れないよう離して温めたり，タオルで覆って使用したり工夫する。

2 冷罨法

　発熱時や熱感のある場合に，氷枕やアイスノン®などを用いて冷却する。冷え過ぎや循環障害のおそれがあるため，体温の変化や局所の皮膚の様子をよく観察しながら行う。解熱を目的とした冷罨法では頸部，腋窩，鼠径部を冷却する必要がある

が，清涼感を得るためであれば頭部や前額部に貼用することもよい。

❸ 保育器

　　低出生体重児や早産児の体温調節と酸素供給の目的で使用される。閉鎖式と開放式がある。

K　酸素療法

　　呼吸困難や低酸素状態である小児に行われる。小児に多く用いられるのは酸素マスク，酸素カニューラを用いた方法であるが，時には頭部全体を覆う酸素ボックス，からだ全体（あるいは上半身）が収容できる酸素テントが使用されることもある。いずれも指示された酸素濃度や流量を確実に投与すること，酸素を加湿すること，顔色や呼吸状態をよく観察すること，火気を近づけないことに留意する。

L　経管栄養

　　経口摂取が困難な場合に経管栄養が行われる。一般的には鼻腔から胃内に経鼻経管栄養カテーテルを挿入して栄養を注入する経鼻経管栄養の場合が多いが，経腸栄養や胃瘻・腸瘻から行われる場合もある。小児の経管栄養を行う際の注意点を以下にまとめる。

①経鼻経管栄養カテーテルのサイズや挿入の長さは，児の体格に応じる。

②経鼻経管栄養カテーテルの自己抜去や気道への誤嚥を予防することが大切である。そのため，注入前には経鼻経管栄養カテーテルから胃内容物を吸引・確認し，さらに空気を少量注入して気泡音を聴診し，胃内に経鼻経管栄養カテーテルがあることを確認する。また経鼻経管栄養カテーテルは絆創膏などで確実に固定する。

③注入中の体位は 15～30 度程度上体を挙上して，嘔吐や誤嚥を予防する。必要であれば手袋（ミトン）などを用いて，抜去を予防する。

④注入するミルクなどは，事前に体温程度（37～38℃）に温めておく。注入前後には「いただきます」「ごちそうさま」と声かけをし，小児にとっての食事であることを意識する。

⑤注入中は顔色や呼吸状態に注意して観察する。異常が見られたり，嘔吐があったりした場合は注入を中断して様子をみる。

⑥注入終了後は経鼻経管栄養カテーテル内に白湯や滅菌水を流す。

M　抑制，固定

　　抑制や固定は必要最小限にとどめるべきであるが，処置や治療の際に安全を確保するため，また手術や検査の後に安静を保つために必要な場合がある。また抑制や

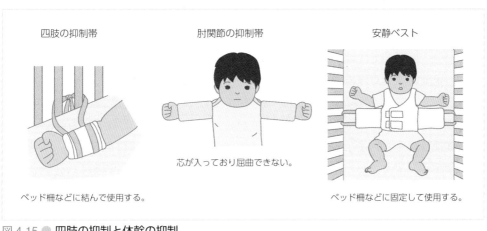

四肢の抑制帯 / 肘関節の抑制帯 / 安静ベスト

芯が入っており屈曲できない。

ベッド柵などに結んで使用する。 / ベッド柵などに固定して使用する。

図 4-15 ● 四肢の抑制と体幹の抑制

固定にあたっては，小児と家族に必要性を説明し，理解と協力を得る。必要に応じて同意書を交わす場合もある。抑制中の小児をよく観察し，心理面を考慮して声かけ，タッチングを行い，終了後は家族による抱っこなどの触れ合いができるよう十分に配慮する。

　抑制の具体的方法として，採血の際にバスタオルで体全体を固定し抑制する方法や，抑制帯や抑制用ジャケット，抑制ひも，手袋（ミトン）などが使用される（図4-15）。

Ⅲ　特殊な問題をもつ小児の看護

A　安静を要する児

　腎疾患の急性期や一部の心疾患では治療のために安静を必要とする場合がある。小児の年齢に応じて安静の必要性をわかりやすく説明することが必要である。しかし，説明をしても確実に安静を保つことが難しいことがある。医学的に必要な場合は鎮静薬を用いて安静を保つ場合もあるので，その場合は指示どおりに薬剤を確実に投与する。そのほか環境整備の面からは，明るさを調整すること，騒音を立てないこと，室温を快適に保つことによって，安楽に安静を保つ助けとなる。また，年齢やふだんの生活状況に応じて，安静度に見合った遊びを工夫することで，安静を保つことが可能になる。たとえば，乳児であれば抱っこや歌，幼児であれば絵本や折り紙，学童であればパズルなどが考えられる。「～はできないけれど，○○はできる」というように，うまく乗り越えられるような援助が必要である。

B　隔離を要する児

　小児期に多いウイルス感染症などの場合，感染を他人に拡大しないために隔離が必要となることがある。逆に，骨髄移植を受ける小児などで免疫が非常に低下している場合には，感染しないために隔離が必要である。いずれの場合も隔離された小児は孤独感や疎外感を感じやすく，また一人で過ごす際には看護師の目が届かず，安全を確保することが難しい場合も考えられる。隔離の目的を満たしながらも，小児の孤独感や疎外感を最小限にして安全に過ごせるよう，頻回に声をかけ，観察することを心がけ，安心感を与える。家族が付き添う場合は，隔離目的と手洗いなどの技術を伝える。また，隔離が長期間に及ぶ場合はおもちゃや，音楽・映像が楽しめるような機器の設置や持ち込みも考慮する。

C　食事制限のある児

　小児においては腎疾患の急性期や代謝異常症，アレルギー疾患，肥満症などの場合に食事制限があり得る。それまでとは異なる食事や飲水の制限がある場合，小児は苦痛を感じるため，その必要性を理解してもらえるよう十分説明をし，共感的態度で話を傾聴することも大切である。また，退院後も食事制限がある場合は，本人だけでなく，家族の協力を得て継続できるようにする。さらには栄養士と協力して栄養指導を行い，状態に合った食事について理解を深めるようにする。

D　牽引中の児

　骨折や脱臼の整復などの目的で牽引が必要となる場合がある。牽引を効果的に確実に行っているか確認するとともに，周囲の人が器具に触れないように注意する。また，からだの一部に圧力がかかることによる皮膚の損傷や苦痛はないか，全身の皮膚状態，循環障害や神経障害がないかをよく観察し，皮膚の清潔ケアに努める。牽引中は排泄や清潔ケアも含めて，すべての日常生活動作を床上で行うことになる。生活の質に関する配慮が必要であり，特に小児では床上で行える遊びや学習の工夫が必要である。

E　ギプス包帯中の児

　骨折や脱臼の固定を目的としてギプス包帯が必要になる。固定部位の循環障害，神経障害，皮膚障害に留意する。四肢の場合は，末梢のチアノーゼ，浮腫，知覚異常の有無のほか，全身状態を観察する。固定部位によって日常生活上の制限がくわわるので，不足を補う援助が必要である。清潔を保ち，制限による転倒などの危険

がないようにする。

F　活動制限の必要な児

手術や検査の後に，部位の安静を保つため抑制を行うことがある。たとえば心臓カテーテル検査後には，穿刺（せんし）部位の安静が必要である。このように抑制がやむを得ない場合であっても，四肢すべてを固定するのではなく，体の一部は動かせるようにするなど必要最小限にとどめるように工夫し，小児のストレスに配慮する。また，安全帯は2時間おきに固定し直すなど，循環障害を予防することも必要である。

術後などに体幹の安静が必要な場合もある。ベストタイプの安全帯を児の身に着け，ベッド柵などに固定する。これも，必要最小限を心がける。

G　手術の必要な児

手術が必要になった場合，児と家族は大きな不安と恐怖を感じる。侵襲（しんしゅう）の程度は手術によって様々であるが，全身麻酔下で行う場合がほとんどである。児と家族に対しては，手術の目的や必要性，具体的スケジュールに至るまで発達段階や個性に合わせてプレパレーションを行い，手術を乗り越えられるよう援助する。

❶　手術前の看護

術前検査として，血液検査や胸部レントゲン撮影などがある。術後に備え，必要に応じて深呼吸や咳嗽（がいそう）の練習をしておく。全身麻酔での手術の場合，当日は嘔吐（おうと）や誤嚥（ごえん）の防止のため絶飲食となるので，最終の経口摂取を指示どおり確実に行う。その後は絶飲食の指示を守れるよう，本人と家族に説明を徹底するとともに，ベッドサイドにカードを掲示するなど工夫する。

バイタルサインの確認，更衣と排泄（はいせつ）の援助，指示どおりの前投薬を正確に行い，手術室に入室となる。入室時は患児氏名などの情報やカルテなどの持参物を確実に申し送る。入室時は不安と緊張も高まるため，場合によっては家族に付き添ってもらい，不安を和らげる。入室後，家族には待機場所を確認し，必要に応じて手術の経過を説明する。また，帰室までの間に病室のベッドを術後用に整え，輸液ポンプや酸素などの必要物品の準備をしておく。

❷　手術後の看護

手術直後は，手術経過や回復室での様子を把握し，一般状態や創部の状態，呼吸器合併症の徴候や，腸蠕動（ちょうぜんどう）の状態，排尿・ドレーンからの排液量などを観察する。指示により飲水，食事が再開されるので，悪心・嘔吐（おしん）の有無に注意してゆっくり進める。安静度も指示に従い，徐々に離床し活動範囲を拡大していく。家族には，手術経過と今後の経過について医師から十分に説明が受けられるように配慮し，できるだけ早く面会を行う。

1　母性看護概論
2　正常な妊婦・産婦・褥婦および新生児の理解
3　妊婦・産婦・褥婦ならびに新生児の看護
4　妊婦・産婦・褥婦および胎児・新生児の異常
5　特殊な状況にある妊婦・産婦・褥婦と看護
1　小児の看護概論
2　主な小児疾患
3　小児の多様な場における看護
4　小児の看護技術と状況・状態・症状別看護
5　主な小児疾患患者の看護

H　危篤状態の児

　終末期ともいい，死が間近に迫っている状態をいう。バイタルサインをはじめ状態の変化を注意深くモニターし，小児の苦痛の軽減に努める。また子どもの死を間近にした家族の心情を受け止め，面会や付き添いを可能な限り自由にする。できる限り個室で静かな時間が過ごせるような配慮が必要であり，最期までその子らしく，家族らしくいられるように援助する。急変時などは家族の動揺も大きいため，疑問や依頼には迅速に答え気持ちを受け止めていく。

I　児の死後の処置

　死亡診断がされたら，医師と共に静かに黙礼をして，輸液ラインや呼吸器などのチューブ類を速やかに取り除き，医療者は一時的に病室から退室する。家族には小児とのスキンシップや声かけ，抱っこを促すことで，感情を表出できるようにする。その後，死後の処置（エンゼルケア）を行う。家族の希望があれば，一緒に清拭や更衣を行う。家族の悲しみを察し，誠実な態度で接する。苦痛によく耐えたこと，楽になったことなどを家族と静かに話ができることもある。

IV　主な症状に対する看護

　小児は体調の変化や苦痛をうまく言葉で言い表すことができず，症状に気づいたときには急激に悪化し重症化していることもある。そのため症状の出現時から注意深く観察し，適切な対応により重篤化を防ぐことが大切である。

1.　不機嫌，不活発

　健康な小児の表情はにこやかで周囲のものに関心を示し，目に輝きがある。一方，どこか体調不良のときは不機嫌でぐずりがちであり，あやしたり遊んだりしても笑顔が見られない。小児の発達段階によっては慣れない医療者に恐怖心や恥ずかしさを示すこともあるので，家族からふだんの様子との違いを問診することも大切である。

2.　啼泣

　小児は自分の欲求，不快，苦痛などを言葉で表現できない代わりに啼泣で表す。乳児であれば啼泣は生理的な欲求を示すものである場合が多い。たとえば，空腹や排泄後の不快感，眠さや甘えを訴えるように泣き，欲求が満たされると泣きやむ。

しかし生理的な欲求が満たされても泣き続けるときには，疼痛や体調不良を考慮し，バイタルサインや一般状態をよく観察する。

　幼児期以降にも啼泣は見られるが，その要因は不快や痛みだけではなく，不安や恐怖，心理的ストレスが要因となることが多い。小児の心理面に寄り添い，啼泣が何を意味するのか考え対応する。また，個人差はあるが，成長に伴い「我慢して泣かない」ということもあるため，泣いていないからといって不安や恐怖，苦痛がないということではないことに留意する。

3. 疼痛

　小児は言語的訴えが乏しいため，痛みも観察が重要となる。新生児や乳児の場合，疼痛のサインとして顔をしかめる，啼泣する，血圧や脈拍が上昇するといったサインで示されることがある。幼児期になると，疼痛部位を手で押さえて知らせることが可能になり，しだいに「ズキズキする」「ギューッと痛む」などの言語的表現ができるようになる。また幼児期後半には痛みの程度を表すフェイススケールも使用可能になる。学童期以降では，痛みの経過や以前の痛みとの比較ができるようになる。小児の疼痛は，表情やバイタルサインなどを総合的に判断する。

　疼痛に対するケアは，薬物療法と非薬物療法に分けられる。薬物療法は鎮痛薬を指示のとおりに適切に使用することが効果的である。がん性疼痛などには麻薬が用いられることもある。非薬物療法とは，薬物以外による痛みの緩和方法で，リラクセーションや罨法などが含まれる。リラクセーションは痛みを増強させる心理的な不安や緊張を最小限にするものである。痛みに寄り添い，話を傾聴し，リラックスさせるようにする。気を紛らわせる遊びを提供するなど，気分転換を図る。また，罨法は痛みの種類によって温罨法・冷罨法を使い分けるとよい。打撲など血流が過剰になるときは冷罨法が，便秘や冷えなど循環が不良の際は温罨法が効果的である。

4. 発熱

　小児は基礎代謝が良く成人より体温は高めであること，体温調節機能が未熟なため体温が環境温に左右されやすいなどの特徴がある。発熱の原因は感染症などが多いが，原因を考えながら情報収集を行う。

　発熱時の観察ポイントとして，一般状態（顔色，機嫌，活動性，活気，食欲など），発熱の随伴症状（悪寒，体熱感，発汗など），上気道症状（咳嗽，鼻汁，咽頭痛の有無など），胃腸炎症状（腹痛，嘔吐，下痢など），発疹の有無，意識状態や痙攣の有無，さらには周辺で感染症の流行がないかについて本人や家族から情報を得る。

　発熱に対するケアとしては，快適に安楽に過ごし，体力の消耗を最小限にすることが目標となる。①発汗と経口摂取量の減少により脱水を起こす可能性があるので水分・電解質を補うようにする。経口的に水分が摂取できない場合は，輸液が行われる場合もある。②発汗や分泌物が多くなるため，更衣や保清を適宜行い，快適に過ごせる工夫をする。保清は清拭でもよいが，児に体力の消耗が認められなければ

短時間で入浴してもよい。③環境調整として，室温は酷暑や寒冷を防ぐため，冬は20℃前後，夏は28℃前後に調整し，湿度は60％程度を目安とする。④罨法については，体温上昇時に悪寒を感じている際は温めたほうが快適である。体温が最高まで上がり，体熱感がある場合は，冷罨法を行うと快適である。

5.　痙攣

　小児は中枢神経系の発達が未熟で痙攣を起こしやすい。その原因は熱性痙攣や電解質異常，てんかんなど多岐にわたる。

　痙攣時の看護で重要なことは，①あわてずに観察することである。特に重要なのは痙攣の型，持続時間の情報を得ることである。また左右の対称性，呼吸抑制の有無などを観察する。家族や周囲の人に問診が可能であれば，前駆症状の有無についても情報があるとよい。主な痙攣の型としては，間代性痙攣と強直性痙攣がある。②痙攣中の2次的外傷を防ぐため，転落などの危険がない安全な場所に移動させ，衣服を緩めて安楽にする。③嘔吐物や分泌物の誤嚥を防ぐため，顔を横向きにし，呼吸抑制がある場合は気道を確保できる体位をとる。必要であれば酸素投与を行う。④窒息のおそれがあるため，口腔内に舌圧子やタオルなどの異物は入れない。⑤小児の痙攣は5分以内に治まることがほとんどであるが，10分以上続く場合は，院外であれば救急車を要請する。

6.　嘔吐

　小児は中枢神経系の調節機能が未熟であることにくわえ，胃の形態や機能からも嘔吐しやすい状態にある。特に乳児は，胃の容量が小さく，形態が縦型であるため，飲んだミルクなどを吐きやすい。授乳後にミルクを少量吐くことを溢乳という。授乳後に排気を行うか，上体を少し挙上して休ませると溢乳の予防になる。

　そのほか，小児では，胃腸炎などの消化器疾患，頭蓋内圧亢進などによって嘔吐を起こすことがある。

　嘔吐時の観察項目として，①吐物の量・性状，頻度や回数のほかに，悪心や頭痛などの随伴症状，食前か食後か，咳込みの有無，大泉門の膨隆の有無などを確認する。嘔吐は胃の内容物を口から逆行性に吐き戻すため，非常に苦痛を伴い，不快感も著しい。②嘔吐時は吐物を誤嚥し窒息することがないように，顔を下に向けるか横に向ける。③吐物を速やかにかたづけ，汚れた衣服は更衣し，可能であれば含嗽を促すなどして，気分の不快を最小限にする。

7.　便秘

　便秘とは，便が体内に長期間貯留し，排便が困難になった状態をいう。器質的なもの（先天的な通過障害など）と機能的なもの（生活習慣など）があり，頻度が多いのは機能的な便秘である。便秘への看護としては，生活習慣を整えること（排泄，繊維質や水分の摂取，睡眠，運動）があげられる。指示があれば浣腸や便秘薬内服

の援助を行う。生活習慣の改善には家族の協力が欠かせないため，家族全体を視野に入れた援助が必要である。

8.　下痢

　下痢は，大腸における水分の吸収が低下し，腸蠕動が亢進することによって起こる。その持続期間から，急性下痢症と慢性下痢症とに分けられるが，小児の場合，多くは感染症による急性の下痢である。

　下痢の際は，①排便回数，量，性状，頻度，腹痛の有無に留意して観察する。看護としては，②脱水の予防が大切である。水分と電解質を補うが，経口摂取が困難な場合は静脈ルートを確保して輸液を行う。また，③下痢により肛門周囲の皮膚に発赤・びらんを起こすことがあるため，排便後は速やかにおむつを取り換え，微温湯で洗い流す。④感染症による下痢の場合，排泄物や使用後のおむつの取り扱いは厳重に行う。おむつ交換はディスポーザブル手袋を装着して行い，マスクやガウンテクニックも徹底する。面会の家族にも感染しないよう，予防法を徹底する。

9.　脱水

　小児は体重に占める水分の割合が高く，なかでも細胞外液の割合が高いこと，腎機能が未熟であるなどの理由から脱水になりやすい。成人では問題にならない程度の発汗や嘔吐・下痢であっても容易に脱水を起こし，重度の脱水では死に至ることもあるため，注意深い観察とケアが重要となる。①脱水の徴候は，皮膚のツルゴール（皮膚の張り）の低下，皮膚や口唇，口腔粘膜の乾燥，体重の減少，尿量や涙の減少があげられ，水分出納バランスをこまめに確認する。また毛細血管再充満時間が 2 秒以上であることは脱水の徴候として考えられる。乳児では大泉門の陥没が見られることがある。②脱水の際の看護としては，水分と電解質の補給を行う。経口摂取が可能であれば，経口補水液などにより水分・糖質・電解質をバランスよく摂れるようにする。嘔吐や下痢を伴うときには，飲水の刺激で嘔吐・下痢が起こることがあるので，スプーンなどで少量ずつ摂取させる。③経口摂取が困難な場合は，輸液により水分と電解質が補われるため介助する。輸液の組成や流量の指示は患児の状態により随時変更されるので，確実に実施する。

10.　浮腫

　浮腫とは細胞内液と細胞外液の間の間質に組織液が過剰に貯留した状態をいう。心疾患による体循環の不全や腎疾患による膠質浸透圧の低下した小児の場合に起こる。観察点は，①眼瞼の腫れや手の握りにくさはないかを確認する。下腿の浮腫は脛骨を手指で圧迫した後に圧痕が残ることで明らかになる。そのほか浮腫の程度を知るために体重や腹囲の測定をして評価する場合がある。②治療により浮腫の原因が改善すれば軽減するが，対症療法としては可能であれば浮腫の部位を心臓より高くすることで静脈還流を促し，浮腫を軽減することができる。③衣服のゴムに圧迫

されあとがくっきり残る場合もあるため，締めつけの強くない衣服や靴下を選ぶ。④皮膚は薄く傷つきやすくなっているため，清潔を保つ。⑤薬剤として利尿薬などが用いられる場合があるので，確実に投与し，利尿を確認する。

11. 発疹

　小児期の発疹（ほっしん）の原因でよくみられるのはウイルス感染症である。そのほかにも汗疹やおむつかぶれ，アトピー性皮膚炎，薬疹，蕁麻疹（じんましん），とびひ（細菌による皮膚炎）などもみられる。発疹が見られたとき，感染性のものかどうかを判別することは，感染拡大予防の観点から大切である。そのため，①発疹が全身的か局所的か，発熱や随伴症状，周囲の流行状態，予防接種歴を問診する。②また，発疹には瘙痒感（そうようかん）（かゆみ）を伴うことが多いが，小児が皮膚を掻（か）いてしまうと，皮膚損傷し2次感染を起こすおそれがある。よって，なるべく掻かないような工夫が必要である。指示された軟膏や内服薬を確実に使用すること，清拭などで清潔を保つこと，部分的に冷罨法（れいあんぽう）を取り入れること，肘関節や手指の抑制（ミトンなど）をすること，環境調整（暑過ぎず，乾燥しない環境），衣服を刺激の少ないものにする，爪を短く切っておくことなどが考えられる。

12. 意識障害

　小児の意識障害は，痙攣（けいれん）などの中枢神経の異常だけではなく，外傷や電解質異常などでも起こり得る。意識の確認方法として小児用の指標もいくつかあるが，①観察内容としては，呼びかけたときに返事があるか，視線は合うか，家族を認めて笑顔や発語を見せるか，痛み刺激への反応などを確認する。これらは発達段階によってはできないこともあり，特に新生児や乳児では意識の確認は難しい。啼泣や覚醒・開眼状態などをていねいに観察することが大切である。②急性的に意識障害が認められた場合の観察として，バイタルサイン，特に呼吸抑制の有無について確認する。③安全な場所に寝かせ，呼吸抑制があれば，直ちに気道確保を行い，循環動態の確認，救命処置へとつなげる。④慢性的に意識障害がある場合，小児からの訴えのサインは少ないように感じられる場合もあるが，わずかな表情やバイタルサインの変化から訴えを読み取ろうとすることが大切である。呼吸や循環を維持しながら，日常生活動作の援助（保清，栄養，排泄援助）を中心に行う。長期的には，その子なりにできることを増やし，発達を続けていけるような看護が必要となる。

13. 黄疸

　黄疸（おうだん）は血液中のビリルビン値が上昇し，皮膚や眼球結膜が黄染する状態である。新生児期には生理的に黄疸がみられ，また母乳栄養児でも黄疸がみられる。病的黄疸としては血液型不適合によるものや，胆道疾患などがある。高ビリルビン血症では光線療法や交換輸血などの治療が必要となる。黄疸の程度やビリルビン値，一般状態にくわえ，尿や便の色調（特に灰白色便の有無）が大切である。肝機能が低下

している場合，易感染状態，出血傾向がみられることがある。

14. 出血

　小児は皮膚粘膜が薄く，容易に出血を起こしやすい。特に鼻出血は健康な小児でもよくみられる。止血の基本は圧迫である。鼻出血を例にとると，鼻出血は主に鼻中隔のキーゼルバッハ部位からの出血であるため，左右の小鼻を両側からつまんだ位置でしばらく（2〜3分程度）圧迫する。その間小児は座位をとらせ，顔を下に向けて口で呼吸をさせる。座位が難しいときは側臥位とする。仰臥位など上を向いた体勢では血液を誤飲・誤嚥してしまい窒息や不快感の原因となる。止血が確認されたのち，必要に応じて鼻腔に綿球を入れる。

　血液疾患などがあり止血が困難な場合や，大血管の損傷による大出血の場合は，緊急的な処置が必要となる。小児は出血量が多くなるとショック状態から死に至る可能性がある。出血量が多いときは，出血部位を圧迫しながら心臓よりも高い位置になるような体位をとらせ，救急要請する。止血処置と同時にバイタルサインの測定を行い，静脈確保と輸液や輸血が行われるので介助する。

15. 貧血

　貧血は血液中の赤血球の酸素運搬能力が低下した状態をいう。血液疾患などで赤血球・ヘモグロビンが減少した状態や，体内のどこかで出血を起こしている可能性がある。また，疾患の有無にかかわらず，母乳から幼児食に移行する離乳食の過程で鉄分が不足し貧血を起こすことや，思春期の女児では月経に伴う鉄欠乏性貧血が起こりうる。

　貧血の際の観察は，バイタルサインにくわえて顔色，活気や機嫌，活動性，口唇や眼球結膜の色調などが重要である。程度によって息切れやふらつき，頭痛が起こる場合もある。消化管の出血を起こしている場合は，便の色が黒色あるいは血便となる。貧血時はふらつきによる外傷を起こさないよう予防し，輸血や薬剤による治療を確実に行う。食事で改善できるものは，鉄分やビタミン，緑黄色野菜の摂取方法を家族と一緒に考え，生涯の健康づくりの基盤とすることも大切である。

16. 呼吸困難

　呼吸困難は呼吸が苦しいという自覚症状であり，著しい苦痛を伴う。その原因は様々であるが，小児では呼吸器感染症や喘息発作などが多い。小児の気道は成人よりも細く，特に新生児・乳児では気管・気管支ともに細いうえに，ウイルス感染症を起こしやすく，分泌物が気道をふさぐと呼吸困難を起こしやすい。また小児は自ら言葉で訴えることが難しいため，呼吸困難の悪化を見逃さないためには観察が重要である。①呼吸状態の観察としてあげられるのは，呼吸回数，呼吸の深さ，喘鳴などの呼吸音の異常の有無，努力呼吸の有無（陥没呼吸，鼻翼呼吸，肩呼吸，下顎呼吸）である。②同時にバイタルサイン，酸素飽和度を測定し，全身状態の把握に

1　母性看護概論

2　正常な妊婦・産婦・褥婦および新生児の理解

3　妊婦・産婦、褥婦および新生児の看護

4　妊婦・産婦・褥婦および新生児にみられる異常

5　妊婦・産婦・褥婦および新生児の異常と看護

1　小児の看護概論

2　主な小児疾患

3　小児の多様な場における看護

4　小児の看護技術と状態・症状別看護

5　主な小児疾患患者の看護

努める。呼吸状態が悪いと顔色不良，特に口唇や爪にはチアノーゼが認められる。③看護として，呼吸困難時は基本的には気道確保を行う。下顎挙上法が一般的であるが，新生児・乳児では肩枕といって肩の下に折りたたんだタオルを入れることでも気道の確保になる。④多くは酸素投与が行われるので介助する。⑤年長児の場合，呼吸が楽になる体位を自らとることもできるが，起座位やセミファーラー位は肺が広がるのを助け，安楽に休めることが多い。枕やクッションなどで安楽な体位をとれるよう援助したり，乳幼児であれば母親が縦抱きすることを援助してもよい。⑥呼吸困難の強いときは食事や水分の摂取も進まないものであるが，水分は分泌物の<ruby>粘稠度<rt>ねんちゅうど</rt></ruby>を下げて<ruby>喀痰喀出<rt>かくたんかくしゅつ</rt></ruby>の助けになる。可能な範囲で進めていく。ただ，食事や水分を急に摂取することで腹部膨満となり，呼吸の妨げになる場合もあるため，少量ずつ進める。⑦分泌物を除去することで呼吸が楽になる場合には，状態に合わせて喀痰喀出の援助や吸引を行う。

17. チアノーゼ

　呼吸障害や循環障害により毛細血管中の酸素が低下した結果，皮膚や粘膜が青紫色に変化することをチアノーゼという。口唇や爪など，皮膚の薄いところに見られる。チアノーゼの原因となる病態が改善されると症状は軽減する。一時的な<ruby>末梢<rt>まっしょう</rt></ruby>の循環不全の場合は温めると軽減することもある。

学習の手引き

1. プレパレーションとは何か説明してみよう。
2. 小児の身体の測定，体温，呼吸，脈拍，血圧などの測定法をまとめておこう。
3. 乳幼児に対する与薬の方法を述べてみよう。
4. 乳幼児の採血，採尿，浣腸のしかたを説明してみよう。
5. 安静を要する小児に対する看護上の注意点を整理しておこう。
6. 発熱した小児に対する看護上の留意点をまとめておこう。
7. 小児の脱水症状にはどのようなものがあるか説明してみよう。
8. チアノーゼの症状と看護上の注意点を整理してみよう。

1 母性看護概論
2 正常な妊婦・産婦・褥婦および新生児の理解
3 妊婦・産婦・褥婦および新生児の看護
4 妊婦・産婦・褥婦および新生児にみられる異常
5 妊婦・産婦・褥婦および新生児の異常と看護
1 小児の看護概論
2 主な小児疾患
3 小児の多様な場における看護
4 小児の看護技術と状況・状態・症状別看護
5 主な小児疾患患者の看護

第4章のふりかえりチェック

次の文章の空欄を埋めてみよう。

❶ プレパレーション

プレパレーションは，□1□（例：家庭・病院）や□2□や□3□，検査や治療の内容などにかかわらず医療を受けるすべての小児に対して行われる。時には家族を含めた支援過程であり，子どもの権利を守ることにもつながる。

❷ 注射

皮内注射は，□4□に薬液を注入する方法である。薬剤のアレルギー反応を調べる際や，ツベルクリン反応検査の際に用いられる。皮下注射は，□5□に薬液を注入する方法である。注射部位は□6□，腹部や大腿部などである。筋肉注射は，脂肪組織の下の筋肉組織に薬液を注入する方法である。注射部位は小児の場合，□7□が選択される場合が多い。静脈内注射は，静脈内に直接薬液を注入する方法であり，慎重な観察と清潔操作が必要である。一時的な静脈内注射の頻度は少なく，□8□を行うことが多い。

❸ 疼痛

疼痛に対するケアは，□9□と□10□に分けられる。□9□は鎮痛薬を指示のとおりに適切に使用することが効果的である。□10□とは，薬物以外による痛みの緩和方法で，リラクセーションや罨法などが含まれる。

❹ 嘔吐

乳児は，胃の容量が□11□，形態が□12□であるため，飲んだミルクなどを吐きやすい。授乳後にミルクを少量吐くことを□13□という。授乳後に排気を行うか，上体を少し挙上して休ませると予防になる。

❺ 便秘

便秘とは，便が体内に長期間貯留し，□14□が困難になった状態をいう。□15□的なもの（先天的な通過障害など）と□16□的なもの（生活習慣など）があり，頻度が多いのは□16□的な便秘である。

■ 小児の看護

第5章 主な小児疾患患者の看護

▶ 学習の目標
- 小児期にみられる疾患への看護の特徴を理解する。
- 小児の成長・発達段階を考慮した看護を理解する。
- 疾患についての観察の視点，症状悪化の防止，苦痛の緩和を理解する。

I 低出生体重児（未熟児）の看護

A 低出生体重児の定義と分類

低出生体重児とは，定義上，出生体重による分類で，出生体重が2500g未満の新生児を指すが，正常新生児に対して小さく生まれた新生児を指す場合に用いられることもある。また，一般的に広く用いられている「未熟児」とは，定義というよりも臨床的な表現であり，胎外生活に適応するのに十分な成熟度に達していない未熟徴候を備えた児を意味する。明確に定義されているものとして，①出生体重による分類，②在胎週数による分類，③在胎週数と出生体重を組み合わせた分類の3つの区分がある。

1. 出生体重による分類

原則として以上と未満を用いて，図5-1のように分類する。
低出生体重児のなかでも，1500g未満は極低出生体重児，1000g未満は超低出生体重児と定義されている。

2. 在胎週数による分類

在胎週数により，早産児（在胎22週0日～36週6日で出生した児），超早産児（在胎28週未満の早産児），正期産児（在胎37週0日～41週6日で出生した児），過期産児（在胎42週0日以降に出生した児）に分類される（図5-2）。

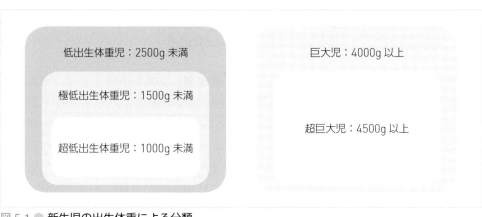

図 5-1 ● 新生児の出生体重による分類

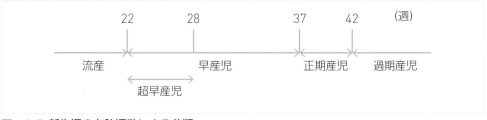

図 5-2 ● 新生児の在胎週数による分類

3. 在胎週数と出生体重を組み合わせた分類

　胎児発育曲線を用いて，在胎週数と出生体重の組み合わせから，以下の 3 つのグループに分類される。

　①LFD（light-for-dates）児：在胎週数に比して出生体重が軽い児。胎児発育曲線上，10 パーセンタイル以下。

　②AFD（appropriate-for-dates）児：在胎週数相当の出生体重の児。胎児発育曲線上，10 パーセンタイル〜90 パーセンタイルの間に含まれる。

　③HFD（heavy-for-dates）児：在胎週数に比して出生体重が重い児。胎児発育曲線上，90 パーセンタイル以上。

B ハイリスク新生児の定義

　原則，新生児室や母子同室で管理され，特別な医療を必要としない正常新生児に対して，新生児集中治療室（neonatal intensive care unit；NICU）などで一定期間，観察や処置・治療を必要とする新生児は**ハイリスク新生児**とされている。ハイリスク新生児は，「既往および所見から新生児の生命および予後に対する危険が高いと予測され，出生後のある一定の時間，救命の処置と観察を必要とする新生児」（仁志田，2018）と定義されている。

C 低出生体重児の看護の原則

新生児医療の原則は，従来から①**保温**，②**栄養**，③**感染予防**，④**ミニマルハンドリング**（minimal handling），⑤**母子（親子）関係の確立**であるとされており（仁志田，1989），その原則は今も変わらない。ミニマルハンドリングとは，「できるだけそっとしておく」という意味が含まれており，保育器で管理されている未熟で脆弱な新生児にとって，頻繁な処置やケアは児にとって負担となるため，処置やケアはまとめて実施し，できるだけ安静にする時間を確保することが必要である。

新生児は自らの意思を言葉で訴えることができない存在であるため，看護者は，新生児の体動や表情などからストレスサインを読み取り，児にとって最適な環境を整え，提供することが求められる。近年は，ミニマルハンドリングという考え方だけでなく，①音や光の物理的環境を整え，②個々の新生児の発達を促す，よりふさわしいケアを提供すること，③家族が新生児のケアに参加できるように児の反応を読み取り，どのように対処するかを教え，実際のケアを積極的に行ってもらう，**ディベロップメンタルケア**（developmental care；DC）という考えが生み出された。さらに，家族が子どものケアに参加するだけでなく，家族が子どものケアにかかわるチームの一員として，子どもの治療・ケア方針の意思決定への参加も重要視されるようになってきた。このような子どもと家族を中心にした考え方は，**ファミリーセンタードケア**（family centered care；FCC）とよばれ，いずれも新生児医療・看護における重要な概念として認識されている。

また，現在のNICUでは，医療技術の進歩により，保育器や呼吸器，各種のモニタリング機器による呼吸・循環管理なども標準的な医療となっており，新生児医療に従事する看護職には，これらの各種モニタリング機器を管理する知識と技術が求められている。

看護職は，上記の新生児医療の原則を基本とし，日々の看護を実践することが大切である。特に，母子（親子）関係の確立という点において，新生児やその家族に最も近いケア提供者として，NICUにおける親子の絆をはぐくむために，その役割を発揮すべきである。

D 低出生体重児の看護の要点

1．保温

低出生体重児は，正常新生児よりも熱産生に必要な褐色脂肪細胞が少なく，体温調節機能が未熟なため，体温管理が重要な看護となる。特に母体の在胎期間が短い早産児ほど，その機能は未熟なため，閉鎖式保育器での管理が必要となる。さらに在胎週数34週未満もしくは出生体重1500g未満の児は原則として，高温・多湿

の閉鎖式保育器内で養育する。新生児の在胎週数や出生体重によって，保育器内の設定温度・湿度は変わるが，出生直後は高めに設定し，日齢を経て，児の適応状況に応じて，徐々に設定温度・湿度を下げていくことが一般的である。

1 保育器の種類

- **閉鎖式保育器**　NICU に入院した新生児を管理するための保育器として一般に用いられているもの。
- **開放式保育器（ラジアントウォーマー）**　上部にあるヒーターからの遠赤外線が輻射熱となって児の体表を直接加温するもの。直接外気にさらされるので，対流の影響を受けやすいため，分娩室や外科的処置を行う間に一時的に使用されている。

2. 栄養

1 母乳栄養と母乳育児支援

　母乳は，栄養学的および免疫学的に優れており，NICU に入院した新生児においても正常新生児と同様に，母乳育児支援は重要な看護のひとつである。特に早産児において，母乳栄養は壊死性腸炎（necrotizing enterocolitis；NEC）の罹患率が低下するなどの免疫学的な利点も示されており，出生直後から直接，授乳ができない場合であっても，NICU に入院した新生児の母親に対して，早期に搾乳の支援を行い，経管栄養やびん哺乳などで母乳を新生児に与えることができるよう，母乳分泌を促進するケアが大切である。

　乳汁産生を促すプロラクチンや射乳反射を引き起こすオキシトシンは，新生児が直接吸啜する刺激に反応し，乳汁産生の維持に重要な役割を果たす。新生児の直接的な吸啜刺激が難しい場合でも，新生児の泣き声を聞いたり，においをかいだりすることでも母乳分泌が促進されるといわれている。よって，母親の NICU 面会時にタッチングやカンガルーケア（新生児が母親の胸に抱かれ，直接，肌と肌が触れ合うケア）など，母子の触れ合いを積極的に促し，新生児の哺乳時間に合わせて 3 時間ごとの搾乳を促すことなどが，母乳分泌の維持に有効である。

2 人工栄養

　十分な母乳分泌が得られない場合は，不足分を人工栄養で補う。母子感染予防の観点から人工栄養が望ましい場合には，完全人工栄養を選択する。ヒト免疫不全ウイルス（human immunodeficiency virus；HIV）やヒト T 細胞白血病ウイルス（human T-cell leukemia virus type1；HTLV-1）などの一部の感染症は，母乳を介して児に感染するため，原則，人工栄養を選択する。

3 栄養方法：経管栄養と経口哺乳

　在胎 34 週未満の児は，嚥下反射が不十分であり，嚥下と呼吸の協調運動が困難なため，経管栄養が原則である。鼻にチューブを入れて固定する経鼻チューブ栄養は，チューブによる鼻腔の刺激や気道の狭窄が呼吸状態に悪影響を及ぼす可能性があるため，通常は，経口チューブ栄養が望ましいとされている。在胎 34 週未満の児は，修正 34 週以降，呼吸・循環状態が安定し，嚥下と呼吸の協調運動が問題な

いと判断された場合に経口哺乳開始となることが多い。

4 哺乳前後のケア

1) 経管栄養

　一般的に3時間ごとを目安として，児に状態に応じた担当医の指示どおりの母乳または人工栄養を経口チューブにつないで与える。その際に，経口チューブから胃残の有無を確認し，あった場合にはその性状と量を観察し，前回投与した栄養が適切に消化できているかをアセスメントする。保育器管理の新生児は，消化を促す目的で腹臥位（ふくがい）にしていることが多いが，経管栄養後，腹部膨満による呼吸状態の変化に注意して観察する。

2) 経口哺乳（授乳）

　びん哺乳をする際には，その児の哺乳力に合った硬さや種類の乳首を選び，哺乳中の哺水性チアノーゼの出現や誤嚥（ごえん）に注意しながら行う。経口哺乳を開始している児は，保育器管理からコット（新生児用ベッド）管理となっている場合が多く，哺乳後，排気を行い，コットにやや傾斜をつけて固定してから児の上体を挙上するようにして寝かせるなど，児の状況に応じて溢乳（いつにゅう）・吐乳しない工夫を行う。

　経口栄養と経管栄養のいずれの場合も，児の状態に応じて哺乳時間は1日8～12回に決められる。

3．感染予防

1 感染予防の基本的な考え

　新生児は免疫系機能が未熟であり，感染症の進行が速く重症化しやすいため，感染源となるものを排除し，常に清潔な環境を保ち，感染予防に努めることが重要である。周囲からの感染源の一つとして，ケア時に接触する医療従事者の手指や汚染された医療器具などがあげられる。看護職は，病院の感染対策の基礎とされる標準予防策（スタンダードプリコーション）を遵守，実践していくことが求められる。

2 感染予防の具体策

1) 医療従事者の手洗い・手指消毒

　微生物は主として医療従事者の手指を介して伝播（でんぱ）するため，新生児への接触の前後で必ず手洗いや手指消毒を実施する。また，血液・分泌物などの体液や創傷，粘膜，汚染物品などとの接触が想定される場合には，ディスポーザブルの手袋を装着し，その都度，交換する。

2) 保育器やケアに用いる器具の滅菌・消毒

・保育器：保育器内の壁や操作窓は1日1回消毒用アルコールなどで清拭（せいしき）し，原則，週に1回交換する。保育器の加湿槽の水は毎日交換する。使用後は，分解して洗浄消毒し，保育器全体を殺菌灯に当てる。

・体温計・聴診器など：使用後に消毒用アルコールで清拭する。NICUに入院中の新生児は，その児の専用として個別に保育器のそばに準備し，できる限り他児との共有を避ける。

- 寝具・衣類：清潔ケアの後，1日1回は新しいものへ交換し，洗濯・乾燥後に袋に入れて高圧滅菌されたものを用いる。
- 清拭用ベースンや沐浴槽：保育器内で用いるベースンは，滅菌されたものを用いる。沐浴槽は，1回使用するたびに消毒薬で洗浄し，その後十分に洗い流す。

3) 新生児のからだの清潔保持

　新生児の状態に応じて，毎日，清拭や沐浴を実施し，皮膚の清潔保持に努める。極低出生体重児や出生後間もないため全身状態が安定しない，または病状が重篤な場合には，陰部など汚染部位のみを清拭する部分清拭が行われる。臍部は，感染源となりやすいため，消毒を行い清潔と乾燥を促す。

4) 訪問者の面会時の感染予防対策

　親・家族が新生児と会える機会を保証しながらも，新生児への感染リスクを最小限にするよう，面会者へNICU入室前の手洗いを励行する。ただし，発熱・かぜ症状・嘔吐・下痢など感染症状がみられる場合には，面会を制限する。

4．ミニマルハンドリングとディベロップメンタルケア

1 ミニマルハンドリング

　ミニマルハンドリングとは，「できるだけそっとしておく」という意味が含まれており，保育器管理の新生児にとって，消費エネルギーを最小限にするため，処置やおむつ交換，清拭などのケアはまとめて実施し，できるだけ安静にする時間を確保することが必要である。

2 ディベロップメンタルケア

1) 音環境の調整

　NICUフロア内の空調音，呼吸・心拍モニタリング機器などの同期音，医療従事者同士の会話や保育器の窓の開閉，フロア内で処置用ワゴンを移動する際の物音なども新生児にとっては騒音となるため，できるだけ静かな環境を提供するよう努める必要がある。

2) 光環境の調整

　医療者が観察でき，かつ新生児にストレスを与えない照度を提供する必要があり，児の週数に応じて照度を提供できるように照度調整機能の付いた照明設備が必要である。在胎週数が短い新生児ほど，子宮内を再現した静かで暗い環境が必要であり，個別に照度を調整する必要がある児には，保育器カバーやコットカバーを用いる。

3) 体位の調整

　低出生体重児・早産児は，長期にわたり保育器内で過ごす可能性もあるため，からだのバランス，四肢や体幹の屈曲の発達に影響が出ないように正しい体位を保持する必要がある。未熟児用の布製おくるみやリネンなどで囲い込み（ネスティング，nesting）や包み込み（スワドリング，swaddling）を行い，胎内環境に近い屈曲・正中位（良肢位），安静を保つ。

4）刺激の少ないケア・痛みに対するケア

　NICUでは採血や吸引など痛みを伴う処置が必要なことも多いが，新生児は痛みを言葉で訴えることができない。よって，看護者は，新生児の生理学的指標（呼吸・心拍数・血圧・酸素飽和度など）や行動学的指標（表情・からだの動き・啼泣状態）のストレスサインを読み取り，ストレスや疼痛を緩和するための介入を行う。四肢を包み込むハンドリングやゆっくり優しいハンドリングなどが非薬理的な疼痛緩和の方法としてあげられる。

E　家族へのケア

　上述したとおり，新生児医療に従事する看護職は，言葉で表現することができない新生児の“声”を読み取る観察スキルを磨くとともに，その新生児が新しい家族メンバーとして，家族のなかで愛情をもってはぐくまれるよう，出生後早期から，その家族の意思や価値観を尊重しながらかかわっていくことが重要な役割である。

　新生児医療・看護における重要な概念として認識されているディベロップメンタルケアおよびファミリーセンタードケアの2つに共通している理念は，「家族は単なる面会者（訪問者）ではなく，子どものケアにかかわるチームの一員として，重要な存在とされている」という点である。

1．ファミリーセンタードケア

　FCCの中核概念として，①尊厳と尊重，②情報共有，③ケアや意思決定への参加，④家族と医療者の協働の4つがあげられている（Institute for Patient- and Family-Centered Care, 1992）。これまでにNICUにおけるFCCの利点として，家族のストレスや不安の軽減，子どものケアに対する理解・満足度の向上，養育スキルの向上など肯定的な成果報告がある。今後，医療は医療者が患者・家族に一方的に提供するのではなく，両者が共に創り上げていくプロセスがますます求められてくるものと考えられる。そのためにも，看護者は，子どもと家族に寄り添い，日々のコミュニケーションから家族の認識や価値観を知り，子どもにとっての最善を共に考える姿勢でかかわることが大切である。

II　新生児の疾患と看護

A　先天性疾患

　先天性疾患には，①染色体異常，②先天代謝異常，③先天奇形症候群，④胎芽

病・胎児病など様々な疾患が含まれるが，本節では，これらの疾患をもつ子どもと家族の心理（対象理解）と看護支援に焦点を当てて述べる。

1．先天性疾患をもつ新生児と家族の置かれている状況

1 心理的危機状態の理解

染色体異常や代謝異常など先天性疾患であるという診断がついた新生児の親が置かれた状況は，子どもの誕生を待ちわびた夫婦にとって予期せぬ出来事であり，その診断の告知時には，説明内容をほとんど理解できないほど思考能力を奪われた状態となり，困惑と心理的な危機状態におかれるとされている。特に，母親は妊娠中の自分の行動が染色体異常の子どもが生まれた原因となっているのではないかと，罪悪感や自責の念にかられる場合が多い。

2 子どもの病気を受け入れるプロセス

新生児看護において，親が先天性の障害がある子どもを受容するプロセスを示したドローター（Drotar, D.）の理論がよく知られている。この理論では，親の心理状況を時間の経過とともに，「第1段階：ショック（多くの親が子どもの疾患を予期しておらず，突然の告知にショックを受け，涙し，無力感を感じる）」「第2段階：否認（現実ではない，何かの間違いだと思い，現実を否認する）」「第3段階：悲しみと怒り（深い悲しみと怒りを感じる。怒りは親自身に向けられたり，子どもに向けられたり，あるいは医療従事者に向けられたりすることがある）」「第4段階：適応（情緒的混乱が軽減したのち，子どもの世話をする自信をもてるようになるとともに安楽した気持ちが増す）」「第5段階：再起（子どもと実りあるレベルの交流が図れる複合的な時期である。また，子どもが抱える問題に取り組むようになる）」の5つの段階に分けて示している。しかしながら，実際には，この5つの危機反応の順序性や強さは，その子どもの疾患の程度や家族の状況によって様々であり，統一的なケアを行うことは望ましくない。その都度，現時点で，親が子どものことをどのように感じているのか傾聴し，家族に寄り添う姿勢が求められる。

3 家族のニーズ

染色体異常の一つである18トリソミーの会会員の調査結果から明らかになった，親のニーズを以下に示す（櫻井，2014）。

● 「どんな病気をもった子どもであろうとも，健常な子どもと同様に，まずは『おめでとう』という姿勢が必要。」

● 「子どもが，この命が祝福されていて，誰からも愛される資格があるのだと思わせて欲しかった。」

以上のことから，看護者は，重い病気や障害がある子どもであっても，すべての新しい命の誕生に対して，祝福してほしいという親の想いを理解し，その命を慈しむ姿勢をもって，子どもと家族にかかわることが大切である。

2．看護援助

1 両親の不安の軽減および受容的態度

　先天性の疾患をもつ新生児は，出生直後から NICU に入院することが多く，出生前に診断がつき，入院が予想され，事前説明を受けていた親にとってさえ，わが子の状況に戸惑いを感じる場合が多い。まずは，親の心理的危機状況や受容過程を理解し，安易に励ますのではなく，その悲しみや怒りを表出できる受容的態度が重要である。また，新生児の置かれた状況を説明し，できる限り早期に，タッチングや抱っこなど接触できる機会を設けて，親子が共に過ごす時間をつくり，愛着形成につながる支援を行う。

2 全身状態，形態異常による機能障害に関する観察

　新生児期に緊急手術を必要とする疾患（臍帯ヘルニア，横隔膜ヘルニア，食道・小腸閉鎖など）もあるため，注意深く，バイタルサインや全身状態の観察を継続的に行う。口唇・口蓋裂，食道閉鎖などの形態異常は，哺乳・嚥下障害を引き起こすなど，日常生活を妨げる様々な機能障害を発現するため，注意深い観察と日常生活の的確な管理・援助が必要である。

3 両親への適切な情報提供および遺伝カウンセリング

　両親には，疾患および障害の受容から次子・次世代への対応を含めた遺伝カウンセリングによる家族全体の心理・社会的支援が重要である。疾患に関する検査を実施した場合には，両親への十分な説明と，その後の療育に必要な適切な情報提供が求められる。先天異常は，原因不明の場合が 65〜70％を占めるとされ，原因が特定できないものも多いが，遺伝カウンセリングを希望する両親には，臨床遺伝専門医・認定遺伝カウンセラーなどが在籍する専門外来で受けられるように連携し，継続的に支援する。

4 継続的な日常生活の管理と療育支援

　先天性代謝異常は，早期発見・早期治療により，発達の遅れや知的障害の発症を予防できるとされており，出生後の新生児マススクリーニング検査をもれなく実施することが重要である。先天性代謝異常と診断確定された場合には，早期の治療開始，特殊ミルクの使用などの日常生活上の管理や療育支援が必要である。退院が可能になった場合にも，各疾患に応じた日常生活や療育の支援，定期的な外来受診など継続的な支援が重要である。

B 新生児メレナ（ビタミンK欠乏症）

1．症状・病態

　吐血・下血（タール便）を主症状とする新生児の消化管出血を伴うものを総称して新生児メレナと呼ぶ。出生時に新生児が嚥下した母体血が吐物や便中に混入した

ものを**仮性メレナ**，ビタミンK欠乏性出血など新生児血由来のものを**真性メレナ**，様々な原因で生じる消化管の粘膜障害などによるものを**症候性メレナ**とよぶ。

2．治療と看護援助

出生後に母体血を嚥下し，嘔吐物(おうとぶつ)に血液が混入することがあるため，吐血がみられた場合には，アプト試験により仮性メレナか真性メレナかの鑑別を行う。

母乳栄養には血液凝固因子に関連するビタミンKが不足している。よって，新生児のビタミンK欠乏による真性メレナ（ビタミンK欠乏症）発症予防のため，現在では，すべての新生児にビタミンK2シロップがルーチンで出生後24時間，生後5～7日，生後1か月に予防的に投与されている。看護師は入院中や1か月健診などで，もれなく確実に投与できるよう援助する。

ビタミンK欠乏性出血は，放置すると頭蓋内出血(とうがいない)を起こす危険性もある。呼吸状態の悪化や痙攣(けいれん)などの急性期症状がある場合には，頭蓋内出血が疑われ，生命の危険とともに障害を残す危険性もあるため，頭蓋内圧亢進症状(こうしん)に対する対症療法を行う。上記を主症状として，救急外来などを受診した場合，家族の不安や混乱も大きいことから，早急な診断・治療につなげるため，児の状態に応じた的確な処置と対応，説明が必要である。

C　呼吸窮迫症候群（RDS）

1．症状・病態

肺が未熟なため，肺サーファクタント（肺表面活性物質）が不足し引き起こされる呼吸障害。早産児に多く，在胎期間が短いほど発症頻度が高い。頻呼吸，陥没呼吸，チアノーゼ，呻吟(しんぎん)が4主徴であり，生後間もなくから出現し，低酸素血症やアシドーシスが進行する。胸部X線所見，羊水・胃液を用いたマイクロバブル試験で診断が確定する。

2．治療と看護援助

近年，早産時の発症予防や予後改善のために，1週間以内に早産が予想される妊娠34週以内の妊婦に対するステロイド与薬が推奨されている。よって，看護師は，発症リスク，出生前診断の結果，母体ステロイド薬与薬の有無を把握する。

発症リスクが高い児には，出生後，速やかに人工肺サーファクタント補充療法を行うことが推奨されている。よって，ハイリスク児には，出生後に速やかに治療が行えるよう人工肺サーファクタント補充療法や呼吸器，各種モニター類，輸液類などの準備を行う。

症状が軽度で自発呼吸がある場合には，経鼻持続気道陽圧や高流量経鼻カニューラが用いられ，自発呼吸が不十分な場合には，気管挿管による人工呼吸器管理とな

1 母性看護概論

2 正常な妊婦・産婦・褥婦・新生児の理解

3 妊婦・産婦・褥婦および新生児の看護

4 妊婦・産婦・褥婦および新生児にみられる異常

5 妊婦・産婦・褥婦および新生児の異常と看護

1 小児の看護概論

2 主な小児疾患

3 小児の多様な場における看護

4 小児の看護技術と状態・症状別看護

5 主な小児疾患患者の看護

る。よって，発症リスクの高い児の出生前には，上記の機器の準備を行い，新生児の入院に備える。

　　NICU入院後は，呼吸循環状態を継続的に観察し，適切な呼吸管理のほか，体温管理，輸液管理などを行う。

Ⅲ　乳児栄養障害と看護

A　乳児下痢症

1．症状・病態

　　下痢の大部分は，大腸の運動亢進（こうしん）に基づく水分の吸収不全により起こる。母乳栄養児は一般に便が軟らかく，回数が多い。緊張や不安などの情緒不安が，自律神経を介して大腸の運動に影響する場合もある。病的な下痢により，①脱水，②電解質の喪失，③アシドーシスを引き起こすことがある。

2．看護援助

　　乳児は症状を適切に訴えることができないため，一般状態や機嫌，便の性状・排便回数・発熱や嘔吐（おうと）などの随伴症状・関連がありそうな事柄などを併せて観察する。

1)　便の観察

●**性状**　硬さ・色調・混入物・においなど

●**回数**　下痢便でも1日1〜2回で，ほかに異常なサインがなければ問題ない場合が多いが，回数の増加，性状の異常や随伴症状がみられるときは注意する。

●**量**　一般に便の量は，少量・中等量・多量というように表現し，観察者の判断に任される。乳児の場合，下痢症状が悪化すると，尿との区別がつかなかったり，排尿回数が減ったりするため，排泄（はいせつ）前のおむつを測定し，排泄後の重量の差で便量を測定する。

2)　脱水症状の有無および水分出納のチェック

　　下痢を起こしている場合には，尿量だけでなく，便量もともに測定し，体内への水分出納量を観察・記録する。

3)　腹部症状やほかの随伴症状の観察

●**機嫌・哺乳力・食欲**　機嫌は，症状を正確に訴えられない乳児の症状の程度を知る指標である。機嫌が良く，哺乳力や食欲があり，下痢以外の症状がなければ，問題ないことが多い。機嫌が悪い場合には，その原因探索のため，細かい観察を要する。

●**発熱の有無**　感染性の場合には，発熱を伴うことが多い。

●**嘔吐**　発熱・嘔吐・下痢を伴うものは感染性の下痢にみられる。下痢にくわえて嘔吐も見られる場合には，脱水に陥りやすいので注意が必要。

●**腹部膨満および緊張度**　乳児難治性下痢症，吸収不全症候群などの場合には，腹部膨満がみられることがある。乳児の腹部は一般的に膨満傾向で判断がつきにくいため，健康時の腹部との比較が必要である。

●**腹痛**　乳児の場合，言葉での説明ができないため，腹痛があると推測される症状として，苦悶様の表情を示す，からだをえびのように丸め，膝を腹部に引き寄せて激しく泣く，などの症状がある。

●**発疹の有無**　食物・薬物アレルギーなどの場合，発疹とともに腹痛・下痢などの消化器症状が出ることがある。

●**肛門周囲の皮膚の状態**　肛門部の発赤やびらん，おむつかぶれの有無と程度を観察し，殿部の清潔を保持する。

4）　苦痛の除去・緩和

●**腹部の保温**　腹部の冷え，多湿は下痢に大きく影響するため，保温のために腹帯を使用する。腹痛がある場合には，温罨法も有効だが，消化管出血が疑われる場合には禁忌である。

●**安静保持**　啼泣することで腹圧がかかり下痢を引き起こすため，できるだけ安静を保つ。

B　栄養失調症

1．症状・病態

慢性的に栄養摂取が困難な結果として生じた低栄養の状態で，通常，主に摂取エネルギー量の不足またはたんぱく質の不足と考えられている。摂取エネルギー量が不足すると，ビタミンやミネラルも不足する傾向がある。大半は，摂取する摂取エネルギー量を徐々に増やすことで低栄養を治療する。

2．看護援助

1）　栄養状態の評価

身体計測による評価が最も一般的であり，幼児期には①乳幼児身体発育曲線，②カウプ指数を用いて評価する。その時の1時点での評価でなく，成長曲線を作成し，経過のなかで評価する。

身長・体重以外に，皮膚の状態についても低栄養を示す所見（乾燥して弾力がない），全身の運動機能や活動性などの変化も観察し，定期的に評価する。

小児期早期の栄養失調は，中枢神経機能の回復が十分に進まず，精神運動機能の発達が影響を受けることがある。また，低栄養が続くと，免疫力が低下するため，感染予防対策も必要である。

2) 低栄養の原因のアセスメント

　低栄養の原因を明らかにするため，家族に日常生活における食事の状況（乳幼児のふだんの食事，食欲不振や偏食の有無など）について問診する。

●**食欲不振の身体的要因**　口内炎，悪心・嘔吐，便秘，下痢，疼痛，薬剤の有害作用など。

●**食欲不振の心理的要因**　食事の強制，食事のしつけが厳しい，いつもせかすなど子どもが楽しいと感じられない食事など。

　世界的にみて，栄養失調症は発展途上の国々で大きな社会問題となっており，先進国では通常，低栄養がみられる頻度は栄養過多に比べてはるかに低い。しかし，経済的に極めて貧困な状況，ネグレクト（保護の怠慢・拒否）がある家庭では，乳幼児が適切に食事を与えられないため，低栄養のリスクが上昇する。したがって，これらが原因で低栄養に陥っているような場合には，子どもと保護者が発するSOSを見逃すことなく，医療や福祉の関係職種が連携して，問題解決に取り組む必要がある。

Ⅳ　呼吸器系疾患患児の看護

　小児期は，呼吸機能が発達の途上にあり感染防御機能が未熟で，呼吸器感染症に繰り返し罹患しやすい特徴がある。呼吸器感染症の多くは軽症で経過するが，予備力が低く重症化するおそれがあるため異常の早期発見と対応が重要である。

1. かぜ症候群

　鼻汁，鼻閉，咳嗽，発熱などの症状の程度や経過と，症状に伴う機嫌や活気，食欲の変化の有無などを観察する。不感蒸泄が増えるため，水分と栄養の摂取を少量ずつ頻回に勧める。発熱のある場合は発汗が多くなるため，衣類の調整や更衣を行う。安静，睡眠の取りやすい環境を整えて体力の消耗を防ぎ，室内が乾燥しないよう適度に加湿し室温を適切に保つ。症状や倦怠感の程度に応じて入浴や清拭を選択し，からだの清潔を保つ。鼻汁や鼻閉により，寝付きや睡眠，哺乳中に呼吸が妨げられる場合は，吸引器や綿棒などを用いて鼻汁を除去する。

2. 急性喉頭炎（クループ症候群）

　喉頭狭窄の病態であり，犬吠様咳嗽，嗄声，吸気時喘鳴などの症状の観察をする。症状が悪化すると，陥没呼吸（図 5-3），チアノーゼ，経皮的動脈血酸素飽和度（SpO_2）の低下，不穏，意識障害を認め，狭窄が著しい場合，呼吸音は減弱する。重症例は，窒息のおそれがある。夜間に悪化することが多く注意が必要である。気管挿管や気管切開などの気道確保が必要な場合があることを念頭に経過を観察し，迅速に対応

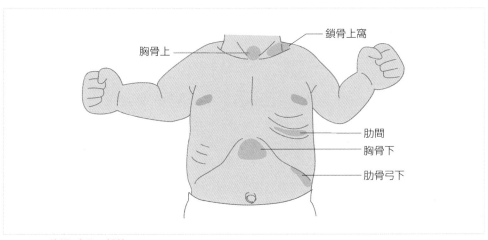

図 5-3 ● 陥没呼吸の部位

できるよう処置の準備を整えることが必要である。啼泣により呼吸困難が悪化する
おそれがあるため，処置の際には患児を不安にさせないように対応し安静を保持で
きるよう支援する。

　アドレナリンの吸入を行う際には，吸入前後の症状を観察して効果を確認し，吸
入後の時間経過による症状の再燃や悪化に留意する。吸入は薬液の噴霧による不快
感・嫌悪感や，一定時間安静にすることによる苦痛から，顔をそむけたり嫌がる場
合があるため，実際にやって見せたり，気をそらすような遊びや家族に抱っこして
もらうなどの工夫をして確実に吸入できるように支援する。

3. 肺炎

　咳嗽，喘鳴，喀痰（色・量・性状・粘性），呼吸状態，努力呼吸の有無，胸部 X
線検査（肺野の透過性低下，無気肺），経皮的動脈血酸素飽和度（SpO_2），発熱な
どを観察する。

　呼吸困難や酸素化の不良により苦痛を感じたり，日常生活に支障をきたす。痰の
吸引，咳嗽をすることによって痰の喀出を促す。医師の指示により酸素投与や酸素
吸入を行う。

　症状による苦痛の緩和を行う。症状により安静が阻害されていないか観察し，酸
素消費量や体力の消耗を最小限に留め，からだの清潔を保つようケアしたり環境を
調整する。

　経口摂取は水分や消化の良い食物から少量ずつ進める。咳嗽や吸引処置により嘔
吐を誘引することがあるため，経口摂取が難しい場合は，医師の指示により輸液療
法を行う。

4. 気管支喘息

　喘鳴（呼気時にゼーゼー，ヒューヒューといった音が強く聞かれる）などの夜間，

朝方を含めた日内の症状の変化，呼吸困難，努力呼吸，経皮的動脈血酸素飽和度（SpO_2），チアノーゼ，生活の状態（話し方，食事のしかた，夜間中途覚醒などがないか）を観察する。発作の程度を把握し，医師の指示による薬剤の吸入や点滴静脈内注射，酸素投与などの処置を確実かつ迅速に行い，発作が重症化し呼吸不全となることが予測される場合は，気管挿管による人工呼吸器管理の準備をする。起座位など患児が最も安楽な姿勢を促す。発作の程度にかかわらず，患児は呼吸困難による不安や恐怖を抱いているため，落ち着いて対応し，「はい」や「いいえ」など，うなずきで返事できる言葉をかけてニードを把握して適切に対応する。

　非発作時は，予防的薬物療法の確実な実施と，発作の原因（気道感染症，アレルゲン曝露，運動）を回避する環境整備や生活指導により，良好にコントロールされた状態を目標とする。患児の発達段階に合わせた自己管理の継続が重要となる。

Ⅴ　循環器系疾患患児の看護

　小児循環器系疾患の発症時期は様々で，重症度や症状は個々に異なる特徴がある。自然の経過観察で治癒するものから，先天性心疾患のように姑息手術や心内修復術など複数の外科的治療を必要とし，生涯にわたり定期的な経過観察や検査・治療を必要とするものもある。そのため，患児が成長発達に応じて自身の疾患を主体的に理解し，自己管理のためのセルフケア行動を獲得し，病状が悪化した場合に対処できるよう支援することが求められる。

1. 先天性心疾患（心室中隔欠損症・ファロー四徴症）

　先天性心疾患は，病状によって姑息手術が適応となる場合がある。根治のために行われる心内修復術後は，急性期の全身管理が必要となり，回復のための支援と合併症の早期発見・予防のケアに努める。

1）心室中隔欠損症のある患児の看護

　左右の心室を隔てる心室中隔に孔のある疾患である。左室から右室へ短絡があり，欠損孔の大きさによって症状は異なり，欠損孔が小さい場合は心雑音以外に症状はない。重症度や症状によって治療や経過は様々である。

　欠損孔が大きいほど短絡を介して肺血流量が増加する。欠損孔が大きい場合は，肺血流量の増加による心負荷，呼吸負荷が増大し，多呼吸，体重増加不良，尿量減少，発汗，四肢の冷感などの症状を認める。肺血流量の増加により，呼吸器感染症を併発した場合は病状が悪化しやすいため感染予防に努める。長時間，過度の啼泣が続くことのないように対応して安静を保ち，四肢はミトンや靴下，かけ物などで保温する。

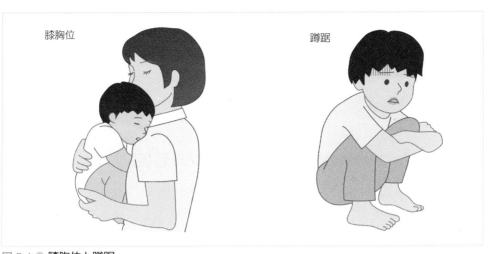

膝胸位　　　　　　　　　　　　　　　　　　蹲踞

図 5-4 ● 膝胸位と蹲踞

2）　ファロー四徴症のある患児の看護

　右左短絡による肺血流減少疾患に分類され，チアノーゼを認める。

　術前は無酸素発作に注意が必要である。無酸素発作の誘因は，啼泣や興奮，発熱，排便時のいきみ，早朝の覚醒直後の交感神経の緊張亢進（こうしん）などの刺激が契機となり得る。チアノーゼ，血圧低下，意識消失が起こり，生命の危機に至る可能性があるため，発作の誘因を避け，無酸素発作の予防にβ遮断薬が処方されている場合は服薬が確実にされているか確認する。無酸素発作が発生した場合は，初期対応として膝胸位（しっきょうい）（図 5-4 左）とし，酸素投与ができるよう準備する。年長児では無酸素発作を回避するために無意識のうちに蹲踞（そんきょ）（図 5-4 右）の姿勢をとるようになる。

2.　心不全

　小児期の心不全は基礎疾患に先天性心疾患があることが多い。患児の心疾患の治療の段階や心臓の機能により，様々な年齢で心不全を生じ得る。心不全症状の観察と心臓への負担軽減のケアを行い，成長発達を促す支援が求められる。

　尿量，水分出納，浮腫，チアノーゼ，経皮的動脈血酸素飽和度（SpO_2），不整脈，多呼吸，努力呼吸，四肢冷感，冷汗，不機嫌，不穏，体重増加不良または浮腫による体重増加，乳児期には哺乳力，大泉門の状態などを観察する。

　安静は酸素の必要量を減少させて心臓の負担を軽減させる。言語発達が未熟であり不快を啼泣で表すため，排尿・排便があれば速やかにおむつを交換したり，抱いたりし，啼泣が過度に持続しないよう安静を保つ。

　水分制限を必要とし，空腹や口渇（こうかつ）が強い場合は，水分摂取のタイミングの調整や，氷片を摂取できるようにするなどの工夫をする。また，哺乳量や食事摂取量の低下，消化吸収障害による体重増加不良となる場合がある。尿量，水分出納を確認し，毎日決まった時間に体重測定を行い評価する。

　呼吸器感染症や感染性心内膜炎などの感染症の罹患（りかん）は，心不全を悪化させる要因

となる。う歯は，感染性心内膜炎のリスク因子となるため，口腔内（こうくうない）の清潔保持および，発達段階に応じた感染予防行動を習慣化できるよう支援する。

　心不全の程度によって，医師の指示により運動制限の必要がある場合は，生活のなかで安全で適度な運動ができるよう支援する。薬物療法，ペースメーカー治療や在宅酸素療法が適応となる場合があり，発達に応じて自己管理ができるよう支援する。

3. 川崎病（小児急性熱性皮膚粘膜リンパ節症候群）

　発熱，眼球結膜の充血，口唇の紅潮といちご舌，発疹（ほっしん），手の紅斑（こうはん）と腫脹（しゅちょう），回復期の膜様落屑（らくせつ）（けいぶ），頸部リンパ節腫脹，BCG接種部位の発赤などの全身の炎症症状の程度，出現の期間，経過を観察する。薬物療法（免疫グロブリン，アスピリンなど）の効果，有害作用を観察する。免疫グロブリン投与時は，ショックなどの重篤な有害作用に注意する。また，アスピリンを確実に内服できるよう年齢や発達段階に応じて内服方法を工夫する。

　急性症状による身体的苦痛を緩和するため，クーリング，安楽な体位の工夫と適切な衣類や寝具を選択し，安心して眠れる環境の調整を行う。

　急性症状により水分・食事摂取量の減少がある場合は，患児の好む食べ物の摂取を勧める（すす）とともに，水分出納や体重の変化，血液検査結果と併せて評価し，適切な栄養状態を維持できるよう支援する。また，口腔内の粘膜の状態に応じて，柔らかい歯ブラシなどを用いて清潔を保つようにする。発熱による発汗や，落屑部分を掻（か）きむしることによる皮膚の損傷に注意し，爪は短く切り，からだの清潔を保持する。

　冠動脈瘤（かんどうみゃくりゅう）を合併した場合，狭心症や心筋梗塞（こうそく）による突然死を起こす危険があるため，異常を早期に発見し，適切な処置を受けられるよう観察する。冠動脈の後遺症に対しては，退院後の生活上の注意や継続的な受診の必要性について家族に説明する。

VI 消化器系疾患患児の看護

1. 口内炎，鵞口瘡

　口内の粘膜に生じる円形または楕円形（だえん）の炎症部位，大きさ，痛みの程度を観察する。痛みや飲食によりしみるなどの不快感を伴うため，水分や食事の摂取量に注意し，刺激の強い飲食物の摂取を避ける。

　口内炎の痛みや悪化を防ぐために，炎症部位に外的刺激が過度にくわわらないよう食器や歯ブラシの使用に留意する。口内炎の悪化を防ぐため，歯磨きや口内の拭き取り，含嗽（がんそう）により口腔内の清潔を保つ。

鵞口瘡は口腔内の感染症であり，痛みはない。哺乳びんや乳首，スプーンなどは消毒し，口にするものは清潔にする。

2. 肥厚性幽門狭窄症

噴水状の嘔吐を繰り返し，脱水，電解質異常，体重減少，栄養障害を呈する。

内科的治療後に授乳を再開させる際は，一回の授乳量や時間，排気の状況と嘔吐の有無や関係について観察する。授乳後は抱いて排気させる。嘔吐の予防のために，右側臥位とする。

手術待機中は嘔吐や脱水に注意し，全身状態を観察し，空腹による啼泣は抱いたりあやしたりなどして対処する。

術後は，創部の状態や，嘔吐の症状と授乳量や体重の推移を観察する。

3. 急性腸炎・急性大腸炎

嘔吐，下痢，脱水などの症状がある。排泄物中の病原体から経口的に感染するため，吐物や便は周囲に広げないよう拭き取り，消毒する。

対症療法が基本である。嘔吐や下痢に伴い，脱水となる場合があるため，少量ずつ水分摂取を促す。排泄物の刺激により，肛門周囲や殿部の皮膚障害が生じる可能性があるため，こまめにおむつ交換を行い，強く擦らないようにし，刺激を最小限にする。

4. 肝炎

■1 A型肝炎

A型肝炎ウイルスを原因とし，患者の糞便中に排泄されたウイルスを，食品を介してまたは直接感染する。主な感染源となる食品は牡蠣などである。

発熱，頭痛，下痢，黄疸，褐色尿，皮膚瘙痒感などの肝炎症状の観察をする。年齢が低いほど症状が軽く，顕著な症状を認めないことが多い。慢性肝炎となることはない。劇症肝炎を起こすことがあり，この場合を除いて予後は良好である。

■2 B型肝炎

小児のB型肝炎ウイルスの感染経路は，母子感染または，B型肝炎ウイルスに感染した血液などの接触による感染である。乳幼児期の急性感染後に治癒または持続感染へ移行し，慢性肝炎，一部は肝臓がん，肝硬変へ進展することがあり予防が重要である。B型肝炎ワクチンの予防接種により予防が可能である。B型肝炎ワクチン予防接種は予防接種法のA類疾病であり，乳児期に不活化ワクチンを接種する。

B型肝炎ウイルスに感染している母親から生まれた子に対しては，適切な母子感染予防措置を講じる必要がある。

小児は日常生活や遊びにおいて，擦過傷や引っ掻き傷，鼻出血が発生することがある。B型肝炎ウイルスは血液を介して感染するため，他者の血液や体液が触れる

ことのないように注意する必要がある。感染者の血液などの体液の付着した部位は，汚染を広げないよう拭き取り消毒する。

5.　先天性胆道閉鎖症

灰白色便や黄疸などの症状で異常が発見される。黄疸，灰白色便，肝腫大，瘙痒感，褐色尿などの症状を観察し，血液検査データを確認する。

胆汁の排泄障害によって脂質の吸収障害による低栄養や，ビタミンKの吸収障害による出血傾向をきたす場合があるため，異常の早期発見に努める。

肝門部空腸吻合術などの胆道閉鎖症術後は，長期的に起こりうる症状として黄疸，胆汁の排泄障害，胆管炎に伴う炎症を示す徴候，門脈圧亢進症に注意し，定期的な外来受診による経過観察が必要である。

術後の減黄不良例では，肝硬変・肝不全に移行し生体肝移植が適応となる。

6.　腸重積症

何らかの原因により腸管が重なり合う状態となり，腸閉塞が引き起こされる疾患である。症状は主な3主徴として，間欠的に生じる腹痛，嘔吐，血便（イチゴゼリー状）を認めるが，3つともそろうことは少ないことに留意する。

乳幼児の場合，腹痛を訴えることができないため，発症早期に呈する，間欠的な不機嫌や急な激しい啼泣，「いつもと泣き方が違う」と家族が訴える場合には，腸重積症を念頭に消化管症状を観察する。発見や治療が遅れると重積した部分の腸の血液の流れが悪くなって腸管が壊死し手術が必要となる。ショック状態となるおそれもあるため，迅速に処置を行う。

肛門から造影剤や空気を注腸し圧力で整復（高圧浣腸）を行う。整復後も再発のおそれがあるため，受診の目安を指導する。

7.　鼠径ヘルニア

泣いて腹部に力が入ったときなどに，左右のどちらか，または両側の鼠径部や陰部が膨隆することで発見され，痛みはない。多くの場合は，腹部の力を抜くと戻ることを説明し，おむつ交換や入浴の際にヘルニアの状態を観察するよう指導する。

脱出した腹腔内臓器（腸管や卵巣）が出口で締めつけられる**嵌頓**の場合は，血行障害に伴い，痛みによる不機嫌な啼泣や嘔吐，皮膚が赤くなるなどの症状を認める。嵌頓では速やかな処置が必要となるため，嵌頓を疑う症状を認めた場合は，すぐに受診するよう説明する。

●**手術前の看護**　乳幼児期に全身麻酔下で計画的手術を行う。手術を待機する間に，入院の準備，手術前の検査，手術前・後の予防接種スケジュールの調整などについての情報を説明し，小児が予定どおり根治手術を受けられるよう支援する。

●**手術後の看護**　侵襲の少ない手術であるが，手術後は，創部の状態や，疼痛の有無，全身麻酔の覚醒の状況，呼吸・循環などの全身状態の観察を行う。

8. 先天性消化管閉鎖症

先天性食道閉鎖症と鎖肛（さこう）は，出生後早期に外科的治療が必要となる疾患である。

1 先天性食道閉鎖症

上下の食道の距離によって一期的手術または段階的手術が選択される。

手術後は，上下の食道をつないだ部分の縫合不全，つないだ部分が狭くなる吻合部狭窄（きょうさく）などの合併症の早期発見に努める。食道の運動機能の異常や胃食道逆流症による通過障害や，摂食障害により，哺乳・摂食のリハビリテーションを必要とする場合があるため，注意深く観察する。

2 鎖肛

鎖肛の手術の方法や時期は直腸盲端の位置によって決定される。中間位型，高位型では，新生児期に人工肛門を増設し，成長を待って段階的に肛門を形成する根治手術の後に，人工肛門閉鎖手術を行う。

人工肛門増設後は，人工肛門の状態（色調, 浮腫（ふしゅ）），人工肛門周囲の皮膚の状態（装具を剝がす際の剝離（はくり）刺激や排泄物の付着によるスキントラブル），便の性状や量を観察し，人工肛門のケアの技術を家族が習得できるように指導する。肛門形成後は，形成した肛門が狭窄しやすいため家族にブジーを指導し継続する必要がある。

もともと肛門括約筋が少ないために，術後は便秘や便失禁などの排便障害が生じるため，成長に応じて排便機能や習慣を確立し自立を支援するための訓練を行う。

VII 血液疾患患児の看護

1. 鉄欠乏性貧血

鉄欠乏性貧血は，小児の血液疾患の中で最も多い貧血である。乳児期や思春期の急なからだの成長や月経，運動量増大に伴う鉄の需要増加や偏食，不適切なダイエットなどによる鉄の摂取不足が原因となる。主な症状としては，不機嫌，食欲不振，蒼白，疲れやすい，運動能力の低下，頻脈などがある。特異的な症状として，異食症という氷や土などを脅迫的に食べる行為がみられることもある。食事から十分な栄養を摂取することができるよう，鉄を多く含む食品を積極的に摂取できるよう支援する。乳児の場合には，母乳より鉄分の少ない牛乳を飲みすぎることによって，貧血を生じている場合もあるので，情報収集する必要がある。また，治療に鉄剤が用いられる場合には，便が黒色となり，有害作用として胃部不快感，食思不振，悪心（しん），腹痛，下痢，便秘などがみられる場合がある。

2.　血小板減少性紫斑病

　　血小板減少性紫斑病は，出血性疾患であり，血液中の血小板が著しく減少する疾患である。重症になると，血小板数が，1万/μL以下となる場合があるため，頭蓋内出血や臓器内出血も心配される疾患である。

　　易出血傾向であるため，点状出血あるいは斑状出血が主な症状である。口腔内出血，鼻出血，下血，血尿，月経過多，消化管出血，まれに臓器内出血や頭蓋内出血も起こすことがあるため，観察および出血予防が最も大切な看護となる。特に頭部外傷には十分に注意し，できる限り激しく泣かせないようにする。清潔ケアでは，全身清拭や入浴の際，強くこすりすぎないよう柔らかい素材のものを用いる。採血の際には，駆血帯を肌のうえに直接巻かないことや長時間とならないように配慮する必要がある。採血後の止血も確実に行う。血小板数によっては，口腔内出血の予防のために，おせんべいなどの口腔内を傷つける恐れのあるかたい食べ物や固い歯ブラシの使用を避ける。また，止血に時間がかかるため，外傷を伴う恐れのある遊びや転倒・転落に，十分に注意することが必要である。

　　症状が軽い場合には経過観察となるが，重症の場合にはステロイドホルモンやγ－グロブリンを用いた治療が行われる。ステロイドホルモンは，味が苦く嫌がる小児も多いが，服用の必要性を小児の理解度に合わせて伝える。ステロイドホルモンの有害作用にも十分に留意する。ガンマグロブリンは血液製剤のため，直後はアレルギー反応などの有害作用に注意する。投与後6か月以内は，予防接種を受けることができないことに留意する。親・家族は，病気の予後に大きな不安を抱く。家族の不安を傾聴し，出血予防や安全な遊びの工夫を家族とともに考え，家族がケアできるように援助する。

3.　血友病

　　血友病は，根治療法はなく，不足している凝固因子を経静脈的に補充する対症療法が行われる。生涯にわたって出血のコントロールが必要な疾患である。

　　症状としては，関節内の出血，口腔内の出血，鼻出血，血尿，皮下出血，筋肉内出血，頭蓋内出血などがある。関節内の出血がみられると，腫脹，熱感とともに激しい疼痛があり，運動が制限される。関節内の出血を繰り返し，適切に補充療法が行われないと，関節・筋肉機能障害が進行し，屈曲拘縮や四肢硬直などの不可逆的な整形外科的な問題を生じる。そのために，手術や装具の利用，リハビリテーションが必要になることがある。補充療法には，定期的に前もって出血しないように補充する方法と，出血時に注射して止血する出血時補充療法がある。固いものを食べたりおもちゃをくわえるなどによる口腔内の出血や，むし歯の治療で出血することもある。特に抜歯の際には前もって，補充療法を行い，抜歯後に抗線溶療法（トランサミンなどの投与）が必要になる。筋肉内に出血が起こった際には，大量出血につながり激しい痛みを伴う場合がある。血液が長期的に筋肉内に残った際には後遺

症も遺し得るため，補充療法と痛みに対するケアが必要となる。出血した際には，安静，冷却，圧迫，挙上の出血時の対応をするとともに，適切に補充療法を行う。激しい痛みを伴うときには，痛みへの対応が必要になる。皮下出血や頭蓋内出血の予防のためには，転倒や打撲を予防する。特に頭部外傷は，命にかかわる問題となり得るため，迅速な補充療法とともに医療機関への受診が必要である。

　幼少期には家族が小児に代わってケアの担い手となる。家族が，病態，出血予防に関する知識と出血への対処，再出血の予防，痛みへのケアについて，正確な知識をもつことができるよう援助する。在宅自己注射療法が必要な場合には，補充療法に関する知識や手技を含めた教育的な援助が必要となる。出血予防として，日常生活の中で出血の要因となるような行動を，本人・家族とともに見直すことも大切となる。また，いずれ小児自身が自立して，自己管理することを踏まえて，幼少期より病気の理解や，セルフケアの獲得が行われるよう，段階的に支援する必要がある。また，病気について伝えていくことの一つに，遺伝性疾患であることの告知も時期を見て行う必要がある。遺伝性の疾患であることは，本人および家族にとって心理的な葛藤を生じ得る問題である。家族は自責の念を感じていることもある。遺伝カウンセラーや臨床心理士，医師，学校の教員など多職種と連携し，チームで支援することが求められる。

4. 白血病

　小児の白血病は，集学的治療の発展により，生存率は飛躍的に高くなった。小児白血病の治療は，長期間の入院治療および外来治療，長期フォローアップを必要とする。入院期間は特に，化学療法の有害作用や検査・処置による身体的苦痛，様々な要因による心理的な苦痛があり，小児にとっても家族にとっても非常に苦痛の大きいものとなる。ここでは，化学療法中の看護と有害作用への看護について説明する。そのほかの内容については，本章 – XVII「小児悪性腫瘍患児の看護」の項に準ずる。

1 化学療法中の看護と有害作用への看護

　化学療法のおもな有害作用は，骨髄抑制（白血球減少，血小板減少，貧血），消化器・粘膜症状（悪心・嘔吐，食欲不振，下痢，便秘，口内炎），脱毛などである。

●**抗がん剤の投与経路**　化学療法のおもな投与経路は，静脈内投与，経口投与，髄腔内投与，筋肉内投与などがある。静脈投与の場合，Broviac/Hickman カテーテル，完全皮下埋め込み式カテーテル（ポート），末梢静脈挿入中心静脈カテーテル（PICC）などの中心静脈カテーテルを用いることが多い。これらのカテーテルは，全身麻酔下や鎮痛・鎮静薬を用いて透視下で挿入するものであり，感染防止や誤抜去予防に一層の注意が必要である。

●**骨髄抑制**　白血球減少による，易感染傾向に注意する。感染した場合重篤化する恐れがあるため，予防と早期発見が大切である。特に水痘などの小児期に罹患しやすい伝染性疾患には十分に留意する。感染を起こしやすい部位としては，呼吸器，カ

テーテル挿入部，創傷部，口腔内や肛門周囲の粘膜，消化器系，尿路などである。手洗い，うがい，環境整備，全身の清潔を保つことなどの感染予防が大切である。幼児期以降は，自分自身で感染予防行動をとることが可能である。主体的に感染予防行動をとることができるよう，発達段階に合わせた教育的かかわりをする。感染した場合には早期に発見し治療を開始する必要があるため，血液データを含む全身状態の観察を行う。血小板減少により，止血時間の延長，粘膜からの出血，皮下出血，臓器出血，脳内出血などを起こし得る。出血斑の有無の観察，転倒や打撲の予防，採血時や出血時の十分な止血，出血の危険のない遊びの工夫，柔らかい歯ブラシなどの選択，排便コントロールなどにより出血を予防する。貧血の症状は，動悸，息切れ，めまい，倦怠感などである。めまいなどを起こすことにより転倒・転落のリスクがあるため，歩行時や入浴時などに注意する。特に学童・思春期になると，自分で入浴や歯みがきなどを行うため，急に立ち上がった時などに転倒する恐れがある。

●**悪心・嘔吐，下痢・便秘**　悪心・嘔吐に対しては，制吐薬を用いた予防や対症療法を行う。医師と相談しながら，栄養状態を少しでも維持できるよう，食の楽しみがそがれないよう，嗜好に合わせた食事の提供を行う。下痢は，肛門周囲の粘膜や全身の電解質バランスに影響を及ぼす。また便秘は，抗がん剤の排泄を遅らせることや，肛門周囲の出血を招くリスクがある。そのため，下痢や便秘の有無を観察し，肛門周囲の保清や緩下剤の内服など早期に対応する必要がある。

●**脱毛**　脱毛に対しては，脱毛の可能性について説明しておくことや脱毛時はベッド周囲の環境整備を行うなどして，心理的な負担に配慮する。個々の子どもの気持ちを確認しながら，帽子やかつらなどの情報提供を行うなどボディイメージの変容に対する援助を行う。

VIII 感染症患児の看護

A 細菌感染症

1. A群βレンサ球菌感染症

　主な症状は発熱，喉の痛みであり，全身倦怠感，筋肉痛，悪心・嘔吐，鼻汁，頸部のリンパ節の腫脹などである。診断は咽頭培養による検査によって行われる。咽頭培養の検査は，子どもにとって大きな苦痛を伴う検査となるため，その子なりに理解して納得して臨めるよう支援する。服薬によって2日程度で，症状は軽減する。感染力が比較的強いため，きょうだいなどへの感染に留意する必要があることを家

族に伝える。喉の痛みが強いため，熱いものや酸味の強いものなどの刺激の強い食事は避ける。喉の痛みにより水分も欲しがらないこともあるため，脱水に十分に気をつけるよう，食事や水分補給に関する家族への指導も必要となる。

　感染後 2〜3 週間後に自己免疫的反応が生じ，リウマチ熱や急性糸球体腎炎を生じることがある。その予防の意味でも 5〜10 日間の抗菌薬の処方がなされる。2日程度で症状が治まるが，処方された薬を最後まで服用するよう指導する。また，乏尿や浮腫，尿の色の変化が生じた場合には受診するよう指導する。

2. 猩紅熱

　猩紅熱も A 群 β レンサ球菌による感染症である。A 群 β レンサ球菌に感染して咽頭炎が生じた後 1〜2 日後に，全身に発疹が生じる。特に，頬の発赤があり，口周囲が白っぽくなる（口囲蒼白）。頸部，腋窩，大腿内側に，直径 1 mm 大の丘疹で出現し，その後び漫性に変化する。いちご舌（舌のぽつぽつとした赤い発疹）は，発疹から 1〜2 日後に出現する。回復期には，皮膚の落屑が生じる。ほかは，本項-1「A 群 β レンサ球菌感染症」の看護に準ずる。

3. ジフテリア

　予防接種によって予防することが可能な感染症であり，日本ではまれな発症となっている。予防接種の接種歴を確認することが必要である。ジフテリア菌が咽頭に感染した場合には，発熱，咽頭痛，頸部腫脹などを生じて，気道閉塞につながることもある。また，ジフテリア毒素が生じると，心筋炎，呼吸や四肢などの神経麻痺，腎不全などの合併症を引き起こすことがあるため，バイタルサインや神経症状，泌尿器症状の十分な観察と合併症の早期発見が大切となる。

4. 破傷風

　破傷風は，発症すると嚥下・言語・歩行障害，開口障害，全身の筋肉の痙攣とそれに伴う激しい疼痛を伴う疾患である。予防接種により予防が可能であるが，得られた免疫は徐々に低下するため，10 年ごとの追加接種が必要である。新生児期に発症すると予後不良である。破傷風菌は自然界に多く存在し，外傷や熱傷と共に発症することが多い。災害時には，受傷に伴う破傷風を発症することがある。近年は，水害や地震などの災害が毎年発生しているため，破傷風に留意する。

5. 百日咳

　百日咳菌は，飛沫感染により発症する。予防接種により予防が可能である。名前のとおり，咳は数か月続くことがある。ワクチン接種前の新生児や乳児が罹患すると，無呼吸発作を生じ，重篤化することがあり，命にかかわる場合がある。

　経過により，症状とケアは異なる。カタル期といわれる感冒期は，鼻汁，眼球充血，軽度の発熱があり，感冒症状に対する対症ケアを行う。この時期より，しだい

に増強して痙咳期に移行する。咳は特に夜間に強くなり，息つく間もないような連続した激しい咳（レプリーゼ）が見られる。チアノーゼを呈することもある。咳に伴う嘔吐や，眼瞼浮腫などの症状がみられ，水分摂取や食事摂取量が減ることがある。呼吸状態，脱水の有無，栄養状態に留意する。咳により嘔吐が誘発されるため，咳の刺激をできる限り少なくする。咳を誘発しないように，水分や食事を少しずつ摂取し，環境整備時にはほこりがたたないようにする。咳嗽によって嘔吐した場合には，子どもの気分が落ち着いたら，できる限り栄養補給できるよう，食事をもう一度食べさせる。回復期には咳発作の回数はしだいに減少するが，時に長期間続くことがある。

6.　化膿性髄膜炎

　化膿性髄膜炎は，後遺症を残すなど予後不良となることが多い。特に新生児や3か月未満の乳児が罹患すると重篤な状況に至り，後遺症を残す危険性が高まる。3か月未満の発熱には，十分注意し，対処することが大切である。

　症状は，発熱，嘔吐，頭痛，大泉門膨隆，髄膜刺激症状である項部硬直・ケルニッヒ徴候（図 5-5）などである。腰椎穿刺により確定診断を行う。腰椎穿刺は，治療上，薬の同定などのために非常に大切な検査であるが，小児にとって大きな苦痛と恐怖を伴う検査である。できる限り苦痛を取り除けるよう援助する。また，早期に治療を開始できるかどうかが，予後に影響を及ぼす。医師の指示のもと，確実な薬物療法をできる限り早期に開始する。硬膜下水腫，脳膿瘍，水頭症などの合併症を伴うと，意識障害や痙攣を生じ，脳障害などの後遺症を残すこととなる。意識レベルの変化について十分な観察を行う。髄膜刺激症状のあるときには，安静臥床にして，部屋の明るさなどに配慮し刺激を避けるなどの環境整備を行う。

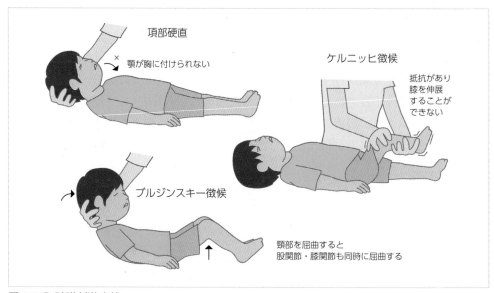

図 5-5 ● 髄膜刺激症状

7. 赤痢，疫痢

　赤痢は赤痢菌による感染症である。疫痢は，劇症赤痢とよばれ，赤痢による感染症が重篤となったものであり，循環不全や意識障害を生じ，命にかかわる。赤痢菌は，経口感染である。手洗いや物品の消毒などを厳重に行う。赤痢菌に感染すると，発熱，下痢，激しい腹痛（渋り腹），顔面蒼白，時に咽頭発赤などの症状を呈する。便の性状は，特有の腐敗臭であり，血液や粘液，膿などが混じるため，便の性状の観察をしっかりと行う。また，下痢による脱水症状には十分に留意する（第4章-Ⅳ-9「脱水」参照）。感染した場合には，隔離が必要になるが，小児にとって隔離は心理的負担が大きい。気分転換できるような遊びを工夫する。

8. 小児結核症

　小児結核症の感染経路は，結核菌による空気感染・飛沫感染である。乳幼児期に感染すると発症して，重症化することが多い。発症初期には無症状のことが多い。発熱，咳嗽，呼吸困難，喀痰などの症状がみられ，肺炎と同様のケアを行う。乳幼児の場合には，粟粒結核といって，全身が強く侵され，高熱，多呼吸，呼吸困難，チアノーゼなどを呈し，髄膜炎を合併することもあるため，全身状態の観察を行い，早期対応する。急性期には安静と確実な薬物療法が重要である。小児は身体的苦痛があまりなく実感のないまま，安静と隔離が必要とされることもあるため，小児のストレスを発散できるよう支援する。退院後も長期間の服薬と過度な活動を避けるなど活動の制限も必要になる。子どもと家族が必要性を理解できるよう援助する。

B　ウイルス感染症

1. インフルエンザ

　インフルエンザは，飛沫感染によるものである。ワクチン接種を受けても発症することがあるが，その場合には軽症であることが多い。症状は，突然の高熱，咽頭痛，頭痛，筋肉痛，倦怠感などで始まり，その後鼻汁や咳嗽などの呼吸器症状を伴う。時に消化器症状や中耳炎を伴うこともある。高熱のために熱性痙攣を伴うこともあるため，熱性痙攣の既往のある場合には，医師に伝える。検査は迅速抗原診断であり，鼻腔ぬぐい液が用いられることが多い。時に意識障害を生じ，インフルエンザ脳症を合併することもあるため，意識レベルの観察は重要となる。また，特に学童期以降には転落などの異常行動も見られる。親・家族には，異常行動のおそれがあるため，少なくとも発熱から2日間は転落などの防止策を行って見守ることを説明する。

　診断後は，医師の指示のもと，早期（できる限り48時間以内）に抗インフルエンザ薬を用いるよう説明する。インフルエンザ発症時に解熱薬や頭痛薬としてアス

ピリンを用いるとライ症候群（非炎症性脳症）を発生することがあるため，アスピリンを含んだ市販薬や大人の薬の使用は行わないように，家族に説明する。インフルエンザは，冬季に感染拡大するため，流行期には人込みへの外出を避け，うがい・手洗い，マスクの着用をして感染予防する。インフルエンザは感染力が強いため，感染後は，感染拡大させないよう，咳エチケットなどを行い，濃厚接触を避けるようにする。学校保健安全法では，発症後5日間かつ解熱後2日間（幼児の場合は3日間）は，出席停止となっている。登校開始には，治癒証明書も必要となるため，家族に説明する。

2. 麻疹

　麻疹は感染力が非常に強く，感染経路は飛沫および空気感染である。まれに死亡例もある。ワクチンによって予防可能である。10~12日間の潜伏期間ののち，突然の発熱と共に発症し，咳，鼻汁，眼脂，眼球結膜などの感冒症状がみられるカタル期と，発疹が出現する発疹期の2期に分けられる。熱型はカタル期の終わりに一度解熱し，発疹が出始めると同時に再び発熱する2峰性である。そのため，熱型を観察する。カタル期の終わり頃より頬粘膜に麻疹特有のコプリック斑（灰白質の斑点）が2日程度出現する。麻疹の診断上重要な症状であるため，観察を要する。発疹は最初紅斑性丘疹であり，その後融合して網目状化し，褐色の色素沈着を残し，消失する。治療は，対症療法と安静臥床である。脱水がひどくなると点滴治療を要するときがある。症状がひどい場合には，入院治療となる。合併症は，最も多いものが肺炎と中耳炎であり，まれに麻疹脳炎も発生する。合併症の早期発見に留意して観察する。易感染状態の患者の場合など，感染予防や軽症化を目的に，麻疹患者と接触後にγ-グロブリンが投与されることがあるが，接触後5日以内でなければ効果は期待できない。病棟での感染拡大とならないように，徹底した感染予防対策が重要である。学校保健安全法では，解熱後3日を過ぎるまで出席停止となる。

3. 風疹

　風疹の感染経路は飛沫感染であり，潜伏期間は2~3週間である。ワクチンで予防可能である。症状は全身の発疹とリンパ節の腫脹である。発疹は，淡紅色の3mm大であり，小さな出血斑が混在する。通常は3日ほどで消える。予後良好な感染症であるが，時に合併症として，血小板減少性紫斑病，関節炎，脳炎などがみられる。出血斑や関節痛，頭痛や嘔吐などの症状がみられたときには受診するよう説明する。有効な抗ウイルス薬はないため，対症療法となる。学校保健安全法では，すべての発疹が消失するまでを出席停止期間としている。

4. 突発性発疹

　突発性発疹は，突然発熱し，弛張型あるいは稽留型の高熱が2~4日続いた後，解熱と共に全身に発疹が現れる。下痢がみられることもある。発疹は，瘙痒感はな

く，2〜3日で消失する。多くは予後良好な疾患であるが，まれに，重篤な合併症（じゅうとく）である脳炎や劇症肝炎，血球貪食症候群，心筋炎などを呈することがある。突発性発疹は，発熱期には，高熱のわりに，機嫌や食欲の保たれることが多いのが特徴である。一方で，解熱後の発疹と共に，非常に不機嫌となることが少なくない。しかし，発疹の消える頃までには後遺症なく回復することを説明する。

5.　水痘

　　水痘の感染経路は，飛沫および空気感染，接触感染であり，非常に感染力が高い。ワクチンによる予防が可能である。ワクチンを接種しても罹患（りかん）することがあるが，軽症で済むことが多い。症状は発熱およびかゆみを伴う全身の水疱（すいほう）である。発疹は，発熱と共に出現し，かゆみが強い。体幹を中心に頭部や顔面に出現する。1〜2日間で，紅斑，丘疹，水疱，膿疱（のうほう），痂皮（かひ）（かさぶた）へと変化する。新旧の発疹が混在するのが特徴である。発疹の出る1〜2日前から，すべての発疹が痂皮化するまで感染させる可能性がある。健常児が罹患した場合には予後が良好である。一方で易感染状態の子どもが感染した場合には重症化し，死に至ることがあるため，感染拡大に十分に注意する。治療は，抗ウイルス薬および，発疹に対する軟膏塗布（なんこう）である。インフルエンザと同様に，アスピリンの使用は禁忌（きんき）であるため，家族に説明する。発疹は非常にかゆみが強いため，全身の清潔を保ち，熱がないときにはシャワーで洗い流し，適宜フェニール亜鉛華リニメント（カチリ軟膏）を塗布する。かゆみの強い場合には，冷罨法（れいあんぽう）や，かきむしらないように，かゆみから気をそらすことができるような遊びを工夫する。水疱からの2次感染を予防するために，爪を短くして清潔にし，適宜手袋などの着用も行う。学校保健安全法では，すべての発疹が痂皮化するまで出席停止となる。

6.　流行性耳下腺炎

　　流行性耳下腺炎の感染経路は，飛沫感染および接触感染である。潜伏期間は2〜3週間である。ワクチンによる予防が可能である。症状は，突然の耳下腺の腫脹と疼痛（とうつう）で発症し，発熱を伴うことが多い。両側が同時に腫れ始める（は）ことは少なく，片方が腫れた後，1〜2日後に反対側が腫れてくることが多い。腫脹部（けんたいかん）は，熱感や発赤を伴わないことが特徴である。微熱，倦怠感，頭痛，筋肉痛を伴うこともある。口を開けることや食事摂取による痛みの増強がある。特に酸味の強い柑橘系（かんきつ）のジュースなどの摂取は，唾液腺を刺激して痛みを増強させるため，避けるよう指導する。また硬いものの摂取も避けるようにする。合併症としては，無菌性髄膜炎，精巣炎，急性膵炎（すいえん），難聴などがある。頭痛や嘔吐，項部硬直（こうぶ），精巣の痛み（せいそう），聞こえにくさなどの症状が現れたときには，受診するように指導する。学校保健安全法では，耳下腺（がくかせん），顎下腺または舌下腺（ぜっかせん）の腫脹が発現した後5日間を経過し，かつ，全身状態が良好となるまで出席停止である。

7. ウイルス性胃腸炎

　ウイルス性胃腸炎の症状は，嘔吐，下痢，腹痛であり，発熱を伴うこともある。便は，ロタウイルスによる感染の場合，白色の下痢が特徴的である。便性を観察することが大切である。また下痢・嘔吐に伴う脱水症状に留意する。嘔吐した場合には，直後は飲んだり食べたりしないようにして，1時間程度は胃腸を休ませるようにする。1時間後くらいから，悪心が治まっているようであれば，少量の水分（経口補水液など）を10～15分ごとに繰り返して飲ませるようにする。それでも大丈夫なようであれば，1回量を増やして水分摂取する。坐薬が処方された場合には，坐薬の挿入方法を指導する。嘔吐が続いて，水分摂取できず，排尿が長時間ないようであれば，受診するよう指導する。また，下痢により，殿部の発赤やびらんを生じることも多いため，殿部の保清や必要時軟膏の塗布の必要性があることを説明する。感染性が高いため，手洗いや汚物・吐物の処理方法を伝え，感染を拡大させないように指導する。

8. アデノウイルス感染症

　アデノウイルス感染症は，かぜ症候群の代表的なウイルスで，咽頭炎，結膜炎，高熱が代表的な症状である。飛沫および接触感染であり，潜伏期間は5～7日間である。夏季には，プールを介して感染するため通称「プール熱」とよばれる咽頭結膜熱が流行する。結膜は充血し眼脂が多い症状を呈する。プールだけでなく，集団や家庭内でも感染する。タオルを共用しないことや，手指衛生を徹底する必要がある。喉の痛みが強く高熱が出るため，ゼリーやプリンなど食べられるものを与え，安静を保持する。脱水を予防するために，適宜水分補給できるようにする。学校保健安全法では主要症状が消退した後2日を経過するまで出席停止となる。

9. ポリオ（急性灰白髄炎）

　ポリオ（急性灰白髄炎）は，経口感染・飛沫感染であり，咽頭と腸管で増加したウイルスが，かぜ症状を呈した後，中枢神経に侵入して，運動神経細胞を傷害し，麻痺を残すことがある。潜伏期間は1～2週間である。便へのウイルスの排泄は1か月間あるため，排泄物の処理に留意することを説明する。嚥下障害や発語障害など，麻痺の症状の有無，進行状況に留意する。

10. 日本脳炎

　日本脳炎は，大部分が不顕性感染であるが，突然の発熱で発症し，頭痛・嘔吐・意識障害・痙攣を呈する。発症した場合，致命率20％，後遺症率50％と予後不良の疾患である。ワクチンで予防することが大切である。豚やコガタアカイエカなどを介して感染するため，夏季から初秋にかけての発症が多い。症状の観察および，脳浮腫や髄膜刺激症状，呼吸障害などの観察と対症療法が必要である。

11. EBウイルス感染症（伝染性単核球症）

　EBウイルス感染症（伝染性単核球症）は，発熱，咽頭炎，扁桃炎，リンパ節腫脹，肝脾腫，発疹などの症状を呈する。潜伏期間は30〜50日間であり，飛沫および唾液や口移しで感染する。乳幼児期には不顕性感染のことが多く，予後は良好であるが，肝脾腫や汎血球減少がみられることがあるため，留意する。

IX　内分泌および代謝異常症患児の看護

1. 低身長症

　低身長の原因は様々である。成長ホルモン分泌不全性低身長（grouth hormone deficiency；GHD）との鑑別診断が必要となる。低身長の原因疾患としては，脳腫瘍，骨形成不全症や慢性心疾患，家族性低身長など様々である。時に栄養障害や愛情遮断などの問題が潜んでいる場合があるため，留意する。診断のためには，成長ホルモン分泌刺激試験を行う。空腹時に実施する必要や，インスリン負荷試験など低血糖のリスクの高い検査であるため，合併症に注意する。決められた時間ごとの採血の必要性があり，入院して実施することもある。確実に検査を受けられるよう援助する。

　成長ホルモンや甲状腺ホルモンなどの分泌不足が原因である場合には，早期に治療を開始することによって，成長を助けることができる。そのために，ホルモンを補う必要がある。方法は在宅での自己注射療法である。長期間継続して確実に投与することが，身長の伸びに影響を及ぼす。投与が長期に及ぶこと，継続の必要性と有害作用の有無の観察，自己注射の手技に関して教育する。低身長は，小児に劣等感を抱かせることもある。特に思春期になると，周囲と比較するなかで，葛藤を感じることもあり得る。小児の成長・発達に合わせて，低身長の原因や，治療を継続する必要性について説明する必要がある。

2. 甲状腺機能低下症

　甲状腺機能低下症は，先天性の場合と後天性の場合がある。先天性の場合は新生児マススクリーニングで診断されることが多い。発見が遅れると，黄疸の遷延，活気不良，哺乳不良，特有の顔貌を呈する。後天性の場合，甲状腺に炎症を生じることによって生じるが，不活発，学業成績低下，成長障害，便秘などの症状を呈するため，生活への影響が大きい。甲状腺ホルモンは，3歳までの脳の発達に必要なものであり，早期に発見して治療を確実に行う。また，思春期までは，身長増加に必須のホルモンである。そのため，服薬アドヒアランスが悪いと知的障害や成長障害に

つながる。継続した服薬の必要性について，家族と小児に説明する。ヨードは，甲状腺ホルモンの主原料であり，新陳代謝を促し，成長を促進する働きがある必要なミネラルである。一方でヨードの過剰摂取は，甲状腺機能低下を悪化させるため，ヨードを含む食品摂取に注意を促す必要がある。ヨードを含む食品は，昆布やわかめなどの海藻類，スポーツ飲料などである。

3.　甲状腺機能亢進症

　甲状腺機能亢進症は，甲状腺ホルモンの合成および分泌が亢進した状態である。症状は，甲状腺腫，頻脈，体重減少，手指振戦，多汗，眼球突出，情緒不安定，易疲労感，食欲亢進などである。集中力の低下や落ち着きのなさから，学力低下につながるなど，小児の生活への影響が大きい疾患である。

　治療は内服薬の服薬である。自覚症状のある急性期は内服を遵守しやすいが，自覚症状がなくなると，怠薬などが生じて再燃することがある。内服を継続できるよう，疾患と薬の効果に関する説明をする必要がある。また，思春期は，健康な小児であっても心理的に不安定になりやすい時期であるが，甲状腺機能亢進症の症状がさらに心理的な不安定さを増強させる場合もある。多汗や疲労感など，思春期では特に悩みが深くなることもある。現在の生活の中で困っていることはないかなど，小児の相談にのりながら，心理的な支援を行う。

4.　糖尿病

1　1型糖尿病

1）　急性期の看護

●**ケトアシドーシスと脱水**　急激な口渇，多飲，多尿，脱水，呼気のケトン臭，体重減少，倦怠感，意識障害による発症が多い。入院時はケトアシドーシスに陥っていることが多い。症状の観察および電解質バランスに留意する。高血糖による脱水を起こしていることが多く，口唇の乾燥，皮膚の状態，尿量，口渇を観察する。入院直後は，輸液療法およびインスリンの持続静脈内注射により治療する。

●**インスリン療法**　インスリンの開始により，低血糖症状を起こすことがある。低血糖症状（表5-1）は，個人差があるが，手指の振戦，冷汗，顔面蒼白，倦怠感，あくび，空腹感などである。重症になると意識障害や痙攣を生じるため，十分な観察と早期発見，早期対応が必要である。年少児では，急な活気の低下や急に眠くなったりした場合，低血糖を生じている場合がある。高血糖の場合には，口渇，頭痛，

表5-1 ● 低血糖症状

血糖値	低血糖症状
およそ70mg／dL以下	発汗，不安，頻脈，手指振戦，顔面蒼白
50mg／dL程度	頭痛，目のかすみ，集中力低下，生あくび
50mg／dL以下	異常行動，痙攣，昏睡

倦怠感などの症状があるが，自覚症状を感じにくい。インスリン療法開始の頃は，医師の指示により，スライディングスケールをもとに食前・食後，夜間の血糖の値でインスリン投与量を決めることが多い。インスリン製剤の種類は，超速効型，速効型，中間型，持続型溶解インスリン製剤がある。小児の発達段階や生活様式に合わせて処方され，1日に数回の注射が必要となる。インスリンポンプを用いる場合には，留置針付き注入ルートとインスリンポンプを常時装着する必要がある。インスリンポンプの場合，微量調節が可能であるため，インスリン量の少ない小児では血糖コントロールを容易にできる利点がある。一方で，針が抜けるなどのルートトラブルがあった場合には，容易に高血糖になる恐れがあるため留意する。注射部位は，上腕，大腿，臍部周辺を除いた腹部，殿部が適当である。同一部位に繰り返して注射すると，硬結や腫脹が起こり，インスリンの吸収に影響を及ぼす。

　血糖測定は，退院後も継続して行う。血糖測定の部位は，手指の腹などであり，毎回部位を変えて穿刺する。学童期以降であれば，インスリンの自己注射および血糖測定を自分で行える。血糖値は，食事量や食事内容，インスリン量，活動量，体調などで変動するため，血糖値とインスリン量を結び付けて考えられるように支援する。また，自己注射は，小児にとって恐怖を伴うことも多い，自分で実施できたときには，がんばりを認め，自己管理に対するやる気につながるように支援する。小児自身が低血糖症状を理解することと，低血糖かもしれないと感じた時に血糖測定を実施できるよう援助する。低血糖時の対処のために，常に補食を携帯することが必要である。活動量が多い行事や体育の前などは，低血糖を予防する目的で，補食を行ってから参加する。日中の活動量が多い時や夕食の摂取量が少なかったときには，就寝中に低血糖を起こしやすいため注意する。

2)　退院支援

●**復学支援**　退院後，復学するためには，症状出現時の対応や処置を実施する場所の確保，教員や友人の理解が欠かせない。学校の担任教諭，養護教諭，校長などの学校関係者と医療関係者で話し合える場を共有できるよう調整が必要になる。低血糖や高血糖の症状とその対処方法，運動前や低血糖時の補食の必要性，インスリンや血糖測定の実施場所，緊急時の連絡方法，部活動の参加の可否，クラスメートへの説明をどうするか，などについて話し合う。血糖をコントロールすることで，入院前と同じような生活をすることが可能である。必要以上の活動制限などは行わず，できる限り周囲の子どもたちと同じ生活を送ることができるよう環境を整える。

●**シックデイ対策**　シックデイとは，上気道感染症や胃腸炎など糖尿病以外の疾患にかかった時のことをいう。食欲不振などを伴った場合，血糖コントロールが難しくなる。インスリン注射を行わないとケトアシドーシスに陥るリスクもあるため，安易に中断せずに，少しでも糖質を含むものを摂取できるように工夫する。嘔吐や下痢が激しく，どうしても食事摂取が難しい場合などは早めに受診するようにする。感染症にかからないように，ふだんから感染予防対策を行うことが重要である。

3）　心理的な支援

　1型糖尿病は生涯にわたってインスリン注射を必要とする。自己管理が非常に難しい疾患であり，小児と家族が受けるショックは非常に大きなものである。生活リズムを整え，適切にインスリンをコントロールすることで，どんなスポーツでも実施可能な疾患である。小児や家族の状況に合わせて，積極的に自己管理しながら生活できるよう，小児のやる気を引き出すようにかかわる。根気強く，適切に血糖コントロールできるように援助する。特に思春期には，アドヒアランスの低下により，血糖コントロールが難しくなることがあるため，小児の思いを傾聴しながら，改めて自身の病気を理解して自己管理していけるように支援する。

　同じ疾患をもつ仲間どうしで交流して，悩みやつらさを共有することは，安心や癒しを得ることにつながる。1型糖尿病の小児を対象としたサマーキャンプが各地で行われている。病気の知識や手技の確認などの教育的な目的ばかりでなく，同じ病気をもつ仲間がいると知ることで勇気づけられたり，自信をもつことにつながっている。こうした機会を積極的に伝え，仲間どうしでサポートできるように援助する。

❷　2型糖尿病

　患者の多くは，自覚症状がなく，学校検尿で発見されることが多い。治療は食事療法，運動療法が主体であり，生活習慣を見直すことである。子どもによっては，服薬やインスリン療法を必要とする場合もある。食事療法は，小児ばかりでなく，家族全体で食習慣の改善に取り組めるように援助する。これまでの食生活について情報収集して，改善できる点を小児，家族と共に考える。運動療法では，運動が好きでない場合も多く，小児と共に楽しく取り組むことができそうな運動を考える。症状の自覚が少ないことから，病気の理解や食事療法や運動の必要性を受け入れることが難しい場合も多い。中断せずに定期的に外来受診できるよう，援助が求められる。少しでも努力したことや改善できたことをほめて，がんばりを認めながら，小児や家族と取り組めそうなことを探しながら援助する。

5.　アセトン血性嘔吐症

　周期性嘔吐症や自家中毒症ともいう。数時間あるいは数日間，嘔吐を反復し，ケトーシスとなる。発作の間隔は個人差がある。数日間に何度も繰り返すこともあれば，年に数回程度のこともある。感染症や疲労，緊張，精神的なストレス，チョコレートなどの脂質の多い食べ物の摂取，飢餓状態が誘因となるとされている。嘔吐の前後には，顔面蒼白，発汗，低体温，頭痛や腹痛，生あくびなどの症状を呈する。対症療法として制吐薬の服用や，糖分の補給をする。症状が重い場合には，輸液療法を行い，症状が改善したら，少しずつ水分を取り始め，吐かないようであれば，スポーツドリンクなどで糖分を補うようにする。発作が起きないように，夕食を抜かないことや睡眠を十分にとるなどの生活リズムに気をつけることが必要である。10歳前後で自然に治ることが多い。

6.　肥満

　肥満や病気が背景にある症候性肥満と，単純性肥満がある。過食による摂取エネルギーの増加，運動不足による消費エネルギーの減少，家族的な背景やストレスフルな心理状態などが複雑にからんで，肥満となる。単純性肥満の症状は，高度肥満になると皮膚線条や黒色上皮,蓄積した脂肪の心肺圧迫による換気障害などである。多くが成人の肥満に移行し，脂肪肝や脂質異常症，2型糖尿病などの生活習慣病につながる。成人早期に虚血性心疾患や脳血管障害などにつながる恐れもあり，生活習慣を改善し，成人の肥満に移行しないように援助することが大切となる。

　小児の肥満と心の問題との関連は，ストレスをため込みやすい性格などの本人の問題や，家庭内不和や両親からの愛情を感じられないなどの家庭内の問題，いじめや不登校などの社会的な問題などがある。これらの問題があると，過食によってストレスを発散させていることがある。そうした場合には，カウンセラーなどを活用することも必要である。

　看護支援としては，まずは肥満の度合いについてアセスメントし，肥満の成因について情報収集してアセスメントする。身長に見合ったエネルギー量を設定して，3食バランスよく摂取し，外遊びを積極的に行う。間食や清涼飲料水などの摂取を控える。成長・発達を阻害する恐れがあるため，成人のような食事制限は行わない。身長が伸びるに従い，肥満度が低下する。

　学童期以降の小児では，食に関する教育を行う。また，食事を準備するのは家族であり，家族にも肥満傾向の者がいる場合も多く，家族も含めた食事指導が必要である。家族で会話をしながら食卓を囲むなど，楽しくゆっくりと食事できるようにすることも大切である。しかし，肥満の軽減は難しい。ストレスはさらに肥満を強めることもあるため，小児ができることを一緒に考えながら，少しでも改善できるような行動がみられた場合には，自信がもてるように援助する。

X　腎・泌尿器系疾患患児の看護

1.　急性糸球体腎炎

　肉眼的血尿やたんぱく尿，むくみ，頭痛，尿量低下などが症状である。乏尿,浮腫，高血圧が著しい場合には，塩分や運動を制限し，安静に努める。ベッド上で安静を保ちながらできる遊びなどを工夫して，安静を保持できるように援助する。塩分が制限されると食事摂取量が減少することがあるため，工夫して食べられるように援助する。尿の性状，水分出納バランス，体重測定，浮腫の有無などの観察を行う。また，高血圧があるため，定期的な血圧測定が必要である。

2. ネフローゼ症候群

❶ 乏尿期（急性期）

　この時期の症状は，高度の浮腫，倦怠感，機嫌が悪い，体重増加，腹水，腹囲増大などである。血圧は正常であり，血尿はない。高度な浮腫がある場合，循環血液量低下によるネフローゼ急症をおこす恐れがあるため，バイタルサイン，活気，消化器症状，ネフローゼ急症の前駆症状（頻脈，脈圧減少，呼吸数増加，顔面蒼白，冷感，不穏状態）に留意する。腹囲測定を毎日同じ時間に実施する。治療としてはステロイド治療が行われる，有害作用である高血圧，尿糖などに留意し，感染予防につとめる。乏尿期には利尿薬が用いられることもある。尿量の増減など，水分出納バランスに注意する。低たんぱく血症に対しては，早朝たんぱく尿の確実な検査，浮腫や消化器症状の観察，また高度な低たんぱく血症の場合には，アルブミン製剤を静脈投与する。ステロイドによる骨粗鬆症や血栓の予防のために適度な運動が必要である。現在は活動の制限はできる限り行わない。

　浮腫の強い時期は，皮膚も損傷しやすいため，清潔ケアのときには留意する。基本的に現在は，たんぱく制限は行わない。ステロイドを服用していることにより，食欲亢進による心理的ストレスを感じている場合も多い。食事の雰囲気を楽しくするとともに，食事を分けて摂取するなどして，ストレスの軽減に努める。

❷ 利尿期（回復期）

　利尿により浮腫が軽減し，尿量が急激に増加するため脱水に転じることもある。そのため，水分出納バランス，尿の性状，尿比重に留意する。観察項目は急性期に準ずる。症状悪化，感染予防，高血圧や緑内障，易骨折傾向などのステロイドの有害作用に留意する。ステロイドの減量が始まるため，再燃に十分に留意する。

❸ 退院支援

　ネフローゼ症候群の再発を早期発見するための，観察のポイントを家族を含めて指導する。再発の徴候があった場合にはすぐに来院するよう伝える。過度な運動や過労が再発を招くことがあるため，十分な睡眠と休息の必要性について説明する。ステロイドの内服が続くと，肥満や骨粗鬆症を招くため，適度な運動は必要である。ステロイドの内服量によっては，感染予防のための活動制限がある。ステロイドを長期服用する場合，易感染，満月様顔貌，身長が伸びないなどの有害作用が継続する。身体的な変化から，学校でいじめにあうこともある。周囲の理解を得られるように，学校の担任や養護教諭と情報共有するとともに，怠薬などがないように，服薬の必要性について指導する。ネフローゼ症候群は，入院が長期間となることや食欲亢進など本人の苦痛も大きいことから，家族の心理的・身体的負担も大きい。また，再発の多い疾患であり，顔貌やからだの変化は家族にとっても心理的な負担となる。本人ばかりでなく家族に対しても心理的な支援を行う。

❹ 慢性期

　ネフローゼ症候群は，再発を繰り返して，成人期へ移行する場合がある。頻回な

受診やステロイドの継続した服用などが必要であり，社会生活にも影響を及ぼす。病気や治療，療養行動についての説明をし，疾患を受け入れて自己管理できるよう援助する。幼少期に発症している場合，病気について改めて説明しなおされる機会が少なく，曖昧な理解のままになっていることも多い。発達段階の節目などで定期的に小児の理解を確認しつつ，説明し，理解と納得を得られるよう援助する。

3.　尿路感染症

　尿路感染症は，感染する部位によって，上部尿路感染症と下部尿路感染症に分けられる。小児の尿路感染症の原因は成人と比較して，尿路の形態的・機能的異常が引き金となる割合が高いところが特徴的である。下部尿路感染症の症状は，排尿痛，頻尿，残尿感，下腹部痛，発熱，尿混濁，血尿である。乳幼児の場合，肝脾腫が生じることがある。上部尿路感染症の症状は，高熱，悪寒，不快感，腰背部痛，側腹部痛，活気不良，顔色不良，食欲低下などである。乳幼児期は，症状を訴えることができないため，症状観察を十分に行う。3 か月頃までは，急速に全身状態が悪化して敗血症になる恐れがあるため，早期診断・早期治療できるよう，速やかな受診が必要である。治療は抗菌薬の投与であり，投与前に尿の培養検査を行う必要がある。抗菌薬投与後 2 日程度で症状は治まるが，症状がなくなった後も，1～2 週間，医師の指示通りに内服（静脈投与）を続けることが大切である。上部尿路感染症である腎盂腎炎の場合，腎不全の原因となるため，早期発見し，確実に治療することが大切である。感冒症状の伴わない発熱の場合，腎盂腎炎が疑われるため，すぐに受診し，尿検査を受ける必要がある。採尿の際に採尿バッグを用いる場合には，皮膚を損傷しないよう留意する。痛みに対しては安楽な体位を工夫する。腎血流量を保つため保温に努める。排尿が自立していると，排尿時痛があるために，排尿を我慢することがある。排尿を我慢しないように説明する。大腸菌が尿路へ侵入することを防ぐため，排便後は肛門から後方へ向けて拭くように指導する。また，入浴の際に陰部をしっかりと洗えるように指導する。尿路感染症に罹患したら，水分を十分に摂取し，体内の細菌を排出するようにする。尿路感染症は繰り返しやすいため，入浴時の清潔ケアの方法や水分を十分とり尿量を保つこと，トイレを我慢しないことなどを，小児と家族に説明する。幼少期の場合，おむつの管理をしっかりと行えるように指導する。また繰り返す尿路感染症の場合には，器質的な異常が潜んでいる場合があるため，精密検査を受けられるよう援助する。

XI 神経系疾患患児の看護

1. てんかん

① 発作時の看護

　痙攣_{けいれん}発作時は，痙攣への対処とともに詳細な観察が必要である。発作時の詳細な把握は，診断や治療効果の判定につながる。発作時は，呼吸障害がある場合には，気道確保し，吐物や唾液の誤飲を予防するために吸引を行う。チアノーゼがみられる場合には，酸素投与を行う。入院中は，ベッドサイドに気道確保や吸引，酸素投与に必要な物品を準備しておく。心電図モニターやパルスオキシメーターを装着して，経時的に観察する。できる限り早く痙攣を抑える必要があるため，必要時医師の指示のもとに抗痙攣薬を投与する。発作時の観察項目は，前駆症状の有無，バイタルサイン，チアノーゼの有無，SpO_2，意識レベル，痙攣の種類（強直性か間代性か，全身性か部分発作か，左右対称かなど），眼球偏位・眼振・一点凝視の有無，対光反射，瞳孔_{どうこう}の大きさ，痙攣の持続時間などである。痙攣の随伴症状として，嘔_{おう}吐_との有無や尿・便失禁の有無，感染症罹患_{りかん}の有無も観察する。また，24時間経時的に，いつ，どこで，どのようなときに，どのような痙攣を生じたか記録することで，生活の調整や診断，服薬の調整に活用できる。

② 痙攣コントロールへの看護

　医師の指示通りに内服を継続する必要がある。痙攣発作がないと自己判断で中断してしまうこともあるため，疾患と薬の必要性について，説明する。また，薬を吐いてしまったり飲み忘れたりしたときに対処する方法や薬の有害作用について説明しておく。成長・発達に伴い，抗てんかん薬の血中濃度が変化して，痙攣発作のコントロールが難しくなることがあるため，定期的な血中濃度の確認と脳波の検査が必要となる。脳波は，入眠時や睡眠時のものも必要であるため，検査の時間に入眠できるよう援助する。検査終了後は，頭髪についたクリームを除去するために，洗髪するなどして保清する。突然発作を起こして転倒することが多い場合には，保護帽（ヘッドギア）やサポーターなどを着用することもある。発作の誘因には，精神的ストレス，疲労，便秘，月経などがある。発作の誘因を避けられるよう，適切な運動や規則正しい生活リズムで過ごすよう指導する。

③ 小児と家族への心理的支援

　療養生活は，長期的な服薬や通院の必要性，痙攣発作など，小児と家族にとってストレスが多いものとなる。有害作用による眠気や発作の起きるタイミングなどで困っていることもある。学童・思春期になると，人前で発作を生じたことで自信をなくし，積極的に生活できなくなっている場合もある。てんかんに対する周囲の理解を求めつつ，活動を妨げずに主体的に生活できるよう援助する。また思春期以降

も自立してセルフケアを行うことができるよう援助する。てんかんは社会的な偏見も多く，家族も自責の念を感じていることがある。家族の思いを傾聴しながら，家族会の紹介なども行う。

2. 脳性麻痺

●**合併症の予防**　脳性麻痺の小児の合併症は，運動障害，知的障害，自閉症，学習障害，視覚障害，睡眠障害，摂食嚥下障害，呼吸障害，骨折，てんかんなど様々である。可能な限り運動機能を獲得できるよう，関節拘縮や変形，脱臼により運動障害が進行しないように，できる限り早期に訓練を開始する必要がある。また，筋緊張は，呼吸障害，便秘，疼痛，ストレスなどにより進行するとされている。筋緊張の要因をアセスメントして取り除くことで，筋緊張を和らげることができる。クッションやタオルなどを用いたポジショニングを行うことで，筋緊張の緩和や関節拘縮を予防する。骨折を予防するため，更衣などの際には関節可動域に留意し，無理な力をかけないようにする。抱っこなどで移動する際には，2人以上で移動するなど，一部に無理な力が加わらないようにする。脳性麻痺の小児は，感染しやすく，一度感染すると重症化するリスクが高いため，感染予防に努める。また歯肉炎を起こしやすいため，口腔ケアを行って清潔を保つとともに，定期的な歯科受診が必要となる。

●**日常生活への援助**　脳性麻痺の小児は，摂食嚥下障害を合併していることが多い。筋緊張を緩和して，食べる意欲を引き出しながら食事介助する。工夫したスプーンやコップなどを用いて，顎や口唇の動きを補助しながら行う。便秘になりやすいため，水分摂取の促しや，下剤の服用，腹部のマッサージなどを行う。トイレで排泄することが可能な場合には，患児に合わせた便器の選択や姿勢を保持できるような補助具などを用いて，トイレットトレーニングを行う。外出が少ないことや，痙攣が夜間起こるなどにより，生活リズムが崩れがちで昼夜逆転した生活を送ることも多い。こうした生活が続くと家族の負担も大きくなる。できる限り日中にからだを動かすようにしたり，入浴したりして活動を増やし，生活リズムを整えるように援助する。必要時催眠薬などを検討する。脳性麻痺の小児は，精神発達や言語に係る運動機能の障害の程度により，可能なコミュニケーションの方法は様々である。言語理解はできていても，発語がない場合もある。その子その子に合ったコミュニケーション方法を見つけるとともに，小児が発するサインを受け止められるよう，援助者の感受性を高める。

●**家族への援助**　診断直後の親・家族は，ショックが非常に大きく危機的状況におかれる。家族の思いに寄り添い，いつでも聞く準備があることが伝わるように援助する。障害の受容は，一度は子どもの障害に対して前向きになれたとしても，小学校入学などの節目で健康な子どもと比べて悲観するなど，ゆきつもどりつしながら進むことが多い。家族の思いに寄り添いながら，困難への対処方法を共に考えて援助する。また，健康な子どもとの比較ではなく，その子の発達という視点で見守れる

よう家族を援助する。重症心身障害をもつ子どもは，社会参加する機会が少なく，小児も親も社会から孤立することがある。患児の可能性を最大限に引き出せるよう，また障害によって自立や社会参加が妨げられないように援助する。

XII 免疫・アレルギー疾患，膠原病患児の看護

1.　食物アレルギー

　　食物アレルギーは小児期に多く，原因となる食品は年齢によっても異なるが，よく見られるものは鶏卵，牛乳，小麦，ピーナッツ，果物類，魚卵，甲殻類などである。食物アレルギーをもつ小児が誤って該当食物を摂取してしまった場合の症状は，かゆみや蕁麻疹などの皮膚症状，眼球や結膜および鼻汁などの粘膜症状，咳や嗄声・呼吸困難などの呼吸器症状，嘔吐・下痢などの消化器症状，意識障害，血圧低下や頻脈などの循環器症状と多岐にわたる。これら多臓器にわたって症状が出現することをアナフィラキシー，これに意識障害や血圧低下を伴う場合をアナフィラキシーショックという。重篤なアナフィラキシーショックを予防するために，緊急時に使用するアドレナリン自己注射（エピペン®）が処方されることがある。原因食物の除去食の必要性，誤摂取した場合の症状および対応，エピペン®の管理・使用方法，受診あるいは緊急搬送の必要性について，小児，家族，保育園・幼稚園・学校に伝える。食の制限は，周囲の子どもたちと同じものを食べられないという苦痛を小児に生じさせる。小児の気持ちに寄り添いつつ，小児自身が正しい理解と自己管理ができるよう説明するとともに，周囲から協力や支援が得られるようにする。

2.　全身性エリテマトーデス（SLE）

　　全身性エリテマトーデス（SLE）は，女児に多く，進行性で多臓器障害をきたす疾患のため，長期にわたる治療が必要となる慢性疾患である。SLE の症状は，発熱，全身倦怠感，易疲労感，食欲不振，体重減少，関節痛，こわばり，蝶形紅斑，皮疹，レイノー現象など全身の臓器にわたる。ループス腎炎が最も多い合併症であり，小児では発症の頻度が高いとされている。治療は，ステロイド療法であり，免疫抑制剤の併用療法も行われる。日常生活の注意点としては，規則正しい生活，睡眠と休養などを十分にとること，紫外線の曝露を避けるための日光刺激を避けること，寒冷刺激を避けることなどが必要である。特に思春期女子の場合，ステロイド療法による有害作用である満月様顔貌，にきび，体重増加などが生じることから，服薬アドヒアランスが低下することもある。小児の思いに寄り添いながら，病気や服薬の必要性に対する理解が深まるよう，教育的支援が必要となる。バランスの取れた

栄養価の高い食事，再燃の早期発見，症状管理，服薬順守，有害作用の早期発見，日常生活上の留意事項の遵守，定期的な受診行動がとれるよう，指導する。

3. アトピー性皮膚炎

　アトピー性皮膚炎は，増悪を繰り返すかゆみを伴う疾患である。治療はスキンケア，薬物療法，原因・悪化因子への対策である。スキンケアは，アレルゲンや汚れを落とすために，まずは清潔を保持する。刺激の少ない石けんをよく泡立てて洗浄し，しっかりとすすぐ。そのあと，保湿性の高い軟膏（なんこう）などの保湿剤を塗布する。

　薬物療法としては，医師の指示のもと，抗炎症作用のあるステロイド外用薬などを塗布する。ステロイド外用薬に抵抗を示す家族も多く，使用量を少なくしたり，自己判断で途中でやめてしまったりするなどの不適切な使用により，十分な治療効果を得られないこともある。それによりかえってステロイドの使用量が増加することがあるため，適切な塗り方の指導が非常に重要である。また，かゆみの強い場合には抗アレルギー薬なども併用する。

　原因・悪化因子は，アレルゲンとなる食物や汗，物理的刺激（掻（か）く，衣服のこすれなど），細菌・真菌・ダニやペットなどがある。アレルゲンの除去や汗をこまめに洗い流す，ていねいに掃除を行うなどの環境整備が必要となる。

　かゆみは，小児にとってとてもつらい症状であり，不眠や情緒不安定を招き，またかきむしることによって悪化させてしまう。また，かゆみや皮膚症状でつらい思いをする小児を前に，親が自責の念を抱くことも多く，小児ばかりでなく親も睡眠不足や疲労困憊（こんぱい）することも少なくない。あせらずに症状と付き合っていけるよう，小児と家族の思いを傾聴して，心理的な支援を行う必要がある。

4. リウマチ熱

　溶レン菌感染症発症後に罹患（りかん）し得る。症状は，発熱，心炎，関節炎などである。急性期はストレスを避け，ベッド上安静を保持する。治療は抗菌薬，アスピリン，副腎皮質ステロイド薬の投与である。心炎の合併は弁膜症につながり，予後を左右する。心不全を生じている場合には，水分制限や強心薬，利尿薬の使用など全身管理が必要となる。心炎の再発予防のためには，抗菌薬の長期的な服用が必要となる。小児と家族に，治療の必要性について説明し，服薬が順守されるよう支援する。

5. 若年性特発性関節炎

　若年性特発性関節炎は，病態が全身型と関節型の2つに大別される。全身型の症状は発熱，発疹，関節症状，心炎などである。関節型は，関節炎が主たる病態で骨・軟骨の破壊が進行し，関節の腫脹（しゅちょう）や熱感，圧痛・可動域制限などを生じる。退院後も再燃の早期発見や，関節に負荷をかけないような運動制限が必要となることもある。活動制限は，小児にとって負担の大きなものである。小児の思いに配慮しながら，服薬行動や活動制限の日常生活上の注意点が守られるよう，また再燃の症

状の早期発見ができるよう指導する。

6. 若年性皮膚筋炎

　若年性皮膚筋炎は，血管炎を病態とする自己免疫疾患である。症状は，ヘリオトロープ疹（眼瞼にみられる紫紅色の浮腫性紅斑），ゴットロン丘疹（肘頭膝蓋部にみられる紫紅色の角化性丘疹）などの皮膚症状，筋肉痛，筋萎縮，筋力低下などの筋症状，発熱や体重減少などの全身症状である。間質性肺炎の合併は，予後の悪化因子となる。筋炎の症状の強いときは安静が必要となる。ステロイドや免疫抑制剤の長期投与が必要となる場合が多く，日常生活の注意点は SLE に準ずる。

7. 原発性免疫不全症候群

　原発性免疫不全症候群は，先天的に免疫機構に機能不全があるため，易感染状態にある疾患の総称である。多種類の疾患があり，予後良好なものから不良なものまで様々である。日常生活の注意点は，手洗い・うがいなどの感染予防の徹底や，生肉や生魚などの生ものの摂取禁止である。疾患によっては，泥遊びや滅菌していない水を飲むことができないことや直射日光を浴びることができないことなどの制限がある場合もある。厳しい生活制限や治療が必要となり，小児と家族の心理・身体的負担は大きい。

XIII 皮膚疾患患児の看護

1. 乳児脂漏性湿疹

　乳児脂漏性湿疹は，新生児期から乳児期初期に，脂漏部位に一致して生じる皮膚炎である。白色ワセリン，乳児用ローション，オリーブ油などをたっぷりと塗布し，リント布やガーゼなどで覆いやわらかくしてから，洗髪や入浴で優しく洗い流す。一度で洗い流そうとせずに，時間と日数をかけて除去していく。乳幼児期は皮膚が脆弱であるため，刺激の少ない石けんで清潔を保持する。多くが一時的なもので軽快するが，炎症が強い場合はステロイド外用薬が処方される。初めて乳児脂漏性湿疹をみる親は，不安が大きいことも多い。ケアの方法や多くが軽快すること，外用薬の使用方法について，親に十分に説明する。

2. 伝染性膿痂疹

　伝染性膿痂疹は，一般的に「とびひ」とよばれるものである。かゆみがあり，口の周りや四肢にできやすく，掻き破ることで病巣が広がる。感染力が強く，タオルや風呂，プールなどを介しても伝染する。タオルを共用しないこと，入浴は最後に

する，あるいはシャワーを利用する，皮膚を清潔にし，爪を切って，手洗いを励行する。発熱を伴う場合があり，水疱（すいほう）が2～3日たっても増加する，顔や全身が赤くはれるなどの症状があれば，医師に相談する必要がある。

　伝染性膿痂疹は，ブドウ球菌性熱傷様皮膚症候群（staphylococcal scalded skin syndrome；SSSS）を続発することがあり，新生児や免疫不全の子どもの場合には重篤化することがあるため，入院による全身管理と抗菌薬の投与が必要となる。

XIV 眼科疾患患児の看護

1. 炎症性眼疾患

　炎症性眼疾患とは，感染によって生じるものと感染以外によって生じるものがある。症状としては，眼球充血，瘙痒感（そうようかん），違和感などがある。瘙痒感や違和感が強い場合，眼をこするなど，刺激を与え治癒（ちゆ）を遅らせてしまうことがある。眼帯などで目を保護するなど，できる限り目に触れさせないようにする。治療は，点眼薬の投与であるため，確実に投与する。乳幼児期の子どもの場合，点眼薬を嫌がることも多い。小児にとって目薬は，恐怖を感じ得るものである。小児の発達段階に合わせて，目薬の必要性について説明し，恐怖心をできる限り取り除くようにする。座位で嫌がる場合には，寝ながら点眼し，高い位置から点眼するのではなく低い位置から，目の真上ではなく目じりの横から点眼するとよい。その場合には，点眼薬の容器の先端が，眼瞼やまつ毛に触れないように留意する。どうしても目をつぶってしまう小児の場合，目の周りをきれいに清拭（せいしき）してから，閉眼したまま目頭（めがしら）に点眼し，その後ゆっくり瞬（まばた）きをしてもらうという方法もある。あるいは，熟睡しているときに，下眼瞼をゆっくり開いて点眼する。家庭では家族が実施するため，家族が確実に投与できるよう援助する。

　感染性の炎症の場合，感染力が強いため，家族内感染やほかの小児への感染を予防する。タオルを共用しないことや，直接手で触れるドアノブや手すりの消毒を徹底する。また，流行性結膜炎の場合，学校出席停止が必要となる。

2. 手術適応疾患

　小児の眼の手術適応疾患は，水晶体や網膜などの重篤な疾患や短期間の入院で治療可能な斜視などであり，乳幼児期に行われることが多い。術後は創部の保護や安静保持のために，眼帯や肘の関節の固定などが行われる。術後の疼痛（とうつう）や動けないこと，見えないことなどによる，子どもの不安や恐怖は大きい。小児の発達段階に合わせて，術前に，眼帯の使用の体験など術後をイメージできるような説明をする。

手術や術後の生活について説明し，家族が安心してケアできるように支援する。

3. 眼位異常，屈折障害

　眼位異常，屈折障害は，視力の発達に影響を及ぼし得る疾患であり，早期発見が重要である。視力は，成長発達に大きく影響を及ぼし得る。視力障害がある場合にはできる限り早期に，発達や学力に影響を及ぼさないよう屈折矯正を行い，メガネの装用を行う。また，アイパッチなどの訓練が可能な場合には，視力障害を最小限にとどめることができるように，家族の協力を得ながら支援する。継続して定期的に検査を受けることによって，成長・発達に応じた治療が受けられるようにする。また，斜視などの場合，外見的な容貌が特徴的であることから，成長・発達に伴い心理的な影響を及ぼし得る。成長・発達に合わせて，小児へ説明する。

XV 耳鼻咽喉科疾患患児の看護

1. 中耳炎

　急性期の症状としては，耳痛，発熱，鼓膜の発赤，腫脹，耳漏などである。乳児期には痛みを訴えることができず，啼泣し続けるなどの不機嫌が続いたり，耳を触ったりすることで，訴えていることがある。治療は，主に抗菌薬の投与と解熱鎮痛薬の対症療法である。重症例では，鼓膜切開や手術が必要になる場合もある。切開は，局所麻酔のみで行われることも多く，小児にとっては恐怖心や痛みの強い処置となる。また，慢性化すると手術が適応となる場合も多い。小児の成長・発達に合わせてプレパレーションを行う。時に重症化して髄膜炎へ移行する場合もあるため，症状の悪化に注意する。

2. 先天性難聴，外耳の先天性異常

　先天性難聴は，新生児スクリーニングの進歩により，早期発見への取り組みが進んでいるが，軽度の難聴は，発見が遅れることがある。聴力障害は，成長・発達や学力に影響を及ぼし得る。できる限り早期に発見して，補聴器を用いた矯正や手話によるコミュニケーション能力獲得のための支援を受けられるようにする。外耳の先天異常がある場合には，外見的な問題から形成術が必要となる場合もある。家族や小児が意思決定できるよう支援する。また難聴という障害は，その社会生活への影響の大きさから，小児も家族も苦悩や困難をかかえる。発達段階に応じて，生じる困難も変化する。その時々に合わせて，他職種と連携しながら支援する。

3. 鼻疾患

　小児でよくみられる鼻疾患のうち，鼻アレルギーと鼻出血について記述する。抗アレルギー薬の内服やステロイドの点鼻，アレルゲンの免疫療法などの治療を行う。またアレルゲンの特定と回避が必要となる。ハウスダストとダニなどがアレルゲンの場合には，住居の掃除など生活環境を整備できるよう援助する。

　小児の鼻出血は，鼻中隔にあるキーゼルバッハ部位からのものが多い。鼻アレルギーや副鼻腔炎が原因となって繰り返しているものもある。必要時綿球を詰めて，鼻翼をつまんで数分間圧迫して，下を向いて飲み込まないようにする。繰り返す場合や出血量が多い場合，止血が困難な場合には受診を必要とする場合がある。

4. 咽喉疾患

　小児でよくみられる咽喉疾患のうち，アデノイド肥大・口蓋扁桃肥大は，アデノイド（口頭扁桃），口蓋扁桃の肥大によって鼻呼吸が困難になり，いびきが強くなり，重症化すると睡眠時無呼吸症候群を起こすことがある。幼児期が最も肥大する時期である。睡眠時無呼吸症状は，睡眠時間を十分にとっていても日中に眠くなってしまうことや，落ち着きがなくなること，夜尿や学習への影響など，成長発達に影響を及ぼすことがあるため，早期治療が必要となる。時に肥満が増悪因子となって，症状を悪化させている場合には，体重コントロールが必要となる。外科的な治療が必要となる場合には，全身麻酔下で経口的に切除を行う。術後は食事摂取時に痛みが強いことや後出血のおそれがあることなどを十分に説明する。

XVI 口腔外科疾患患児の看護

1. 口唇裂，口蓋裂

　口蓋裂の場合，吸啜力が非常に弱く，哺乳が困難となる。哺乳しても鼻からミルクが出てしまうことがある。ミルクを飲みやすくするために，口蓋裂用（弱い力でもミルクが飲めるような扁平型で，はずれにくい先端丸型，特徴的な空気弁，逆流防止弁など）の乳首を選択する。また，哺乳改善，舌の位置異常の改善，鼻の粘膜の保護，上顎の発育誘導を目的に，ホッツ床を作成・装着する。哺乳時は，上体を起こして頻回に排気させながら授乳する。経口による哺乳で足りない量を経鼻胃管栄養で補うこともある。口唇裂，口蓋裂のある子どもに哺乳させることは難しく，母親は自信を失い疲弊していることが多い。母親をねぎらいつつ，効果的に哺乳できるよう支援する。時に，家庭でも経鼻胃管栄養が行えるよう，医療的ケアをもちながら退院することもある。その場合には，安全に経鼻胃管栄養を行えるよう，家

族への退院支援が必要となる。

　成長過程のなかで，全身的な病気の管理や合併症に対する治療，複数回の手術や言語療法，歯並びへの治療など総合的な治療が必要となるため，家族へ十分に説明する。口唇裂，口蓋裂は，外見上や哺乳の問題だけではなく，言語障害や嚥下障害，歯並びの問題も生じる。成長・発達に合わせて適切な治療，訓練が受けられるように支援する。口唇裂，口蓋裂は外見上の特徴も大きく，心理的な発達に影響を及ぼし得る。親にとっても，子どもの障害を受容する過程で，葛藤する場面も多い。親の気持ちに寄り添いながら，親が受容していくプロセスを支える。また，近年の医療技術の進歩，形成術の発展もめざましく，総合的な治療を受けることで健常な子どもと同じように発達を遂げることができることを伝える。また，子どもにも，成長発達に合わせて説明し，治療に対する納得が得られるよう支援する。

XVII 小児悪性腫瘍患児の看護

A 総論

1. 症状への看護

　小児悪性腫瘍患児は，痛み以外にも，治療に起因する症状と腫瘍そのものによる症状を体験する。化学療法中の症状は，エネルギーの消耗，痛み，倦怠感，悪心・嘔吐，咳嗽，食欲不振，瘙痒感，不眠，口腔の乾燥，脱毛，体重減少など多岐にわたる。精神症状としても，不安，集中力の欠如，いらいらするなどを経験する。症状に苦しむ小児を見守る家族も，わがことのようにつらい体験となる。適切に症状マネジメントすることにより，安楽を保障することで，小児と家族の QOL の向上につなげる。

2. 治療・処置への看護

1 化学療法中の看護
　本章 –VII–4「白血病」に準ずる。

2 放射線療法を受ける小児の看護
　放射線の照射中は，痛みなどの身体的苦痛は少ないが，静かに臥床する必要がある。放射線照射後は，骨髄抑制がみられる（骨髄抑制中の看護は本章 –VII–4「白血病」に準ずる）。放射線療法開始から数日の間にみられる急性合併症としては，食欲不振，放射線宿酔，頭痛，倦怠感などがある。治療開始後 2 週間くらいからみられる急性合併症としては，皮膚炎や口腔粘膜炎がある。治療後数か月から数年後

に出現する遅発性の合併症としては，皮膚潰瘍，2次がん，認知・知的障害，脳血管障害，聴力障害，ホルモン異常などがある。毎日，適切な部位に照射するためにマーキングが行われるため，消えてしまわないよう留意する。また，照射部位は皮膚炎を生じやすいため，摩擦しないようにぬるま湯でやさしく拭くなど，刺激を与えないようにする。スキントラブルが生じた際には，医師の処方のもと，軟膏などを塗布する。乳幼児期は，照射時間の安静臥床が難しい場合，眠らせる。連日，照射がある場合には，食事や遊び，清潔ケア，午睡の時間などの生活リズムを整えられるよう援助する。覚醒したまま実施する場合には，映像や音楽などを用いて，安楽に照射時間を過ごせるよう援助する。また発達段階に応じて，プレパレーションを実施する。

3 骨髄（造血幹細胞）移植を受ける小児の看護

　骨髄（造血幹細胞）移植の合併症として，移植片対宿主病（GVHD）がある。急性GVHDとしては，下痢，肝障害，慢性GVHDとしては脱毛，口腔病変，眼病変，肝病変，肺病変，筋・骨格病変などがある。骨髄（造血幹細胞）移植は，再発や難治例などの際に選択される治療であり，小児も家族も共に強い不安を抱えていることが多い。治療そのものや治療による強い有害作用や合併症，クリーンルームでの隔離された生活など，心身に大きな苦痛を伴う治療である。小児も家族もこのような状況の中で治療を受けるということを理解して，移植前・移植中・移植後の援助にあたる。

4 手術を受ける小児の看護

　化学療法で腫瘍を小さくした後，腫瘍摘出目的で行われる。化学療法や放射線療法を併用することが多いため，感染予防，低栄養状態，そのほか有害作用に留意し，手術を予定どおりに受けられるように援助する。そのほか一般的な術前術後の看護は，第4章-Ⅲ-G「手術の必要な児」に準ずる。

3. 経過別での看護（急性期・慢性期・終末期）

1 急性期

●**診断時**　確定診断のために複数の検査が行われ，小児の心身の苦痛は大きいものである。少しでも安全・安楽に受けられるよう，小児の納得を得られるよう援助する。確定診断後の小児への説明は，自分の病気について知ることで，その子なりに積極的に病気と向き合い，治療や検査・処置を主体的に取り組むことにつながる。また，将来的に自分で自分の病気の管理を行っていけるようにすることにもつながる。長期間に及ぶ治療は，小児自身の協力なくしては不可能である。小児が知りたいこと，知っておいてほしいことを，その子の発達段階と個別性に合わせて説明することで，小児，家族，医療スタッフ間の信頼関係を築き，ともに病気・治療・処置に臨む。

●**家族への援助**　悪性腫瘍（小児がん）であることを告げられた家族は，子どもの生命予後や治療に対する不安を大きくもち，心理的に危機的な状況となる。また，小児の療養生活を支えるために，長時間付き添う家族も多く，きょうだいの世話や仕

事の調整などを余儀なくされ，混乱の中にいることが多い。家族の心理・社会的問題に対しても寄り添い援助する。混乱の中では，きょうだいが説明もないまま，置き去りにされていることも多い。きょうだいの存在にも配慮して，親と協力しながらきょうだいの発達段階に合わせて説明を行う。がんの子どもを守る会などのサポートグループも紹介する。

● **入院生活適応への援助**　長期入院によって，家族と離れて過ごし，幼稚園・保育園・学校の友達と会うことができなくなるなど，小児の生活はがらりと変化する。入院中であっても，少しでもその子らしく毎日を楽しく過ごし，成長・発達していくことができるよう，環境を整える。保育や遊びの時間，家族と過ごす時間を確保することも大切である。学童期以上の小児の場合，院内学校（学級）への転入を検討する。

2 慢性期

● **退院支援**　長期間に及ぶ入院生活の後，通院が決まると，小児も家族も喜びが大きい一方，地域で生活することに対する不安も大きい。退院後の生活をイメージし，退院後も必要となる治療や起こり得ることに対処できるように，不安を軽減するための援助を行う。また，スムーズに復園・復学できるよう，小児や家族の意向を確認しながら，受け入れる側の園や学校と情報共有し，環境を整える。

● **長期フォローアップ**　小児悪性腫瘍の患者の長期的な目標は，治療後十分に機能を回復して，望ましいQOLのもと，その子らしく生きることで，自立した一人の成人として社会に受け入れられることを目指す。小児悪性腫瘍を経験した患者は，治療後も復学・進学・就労・結婚などのライフイベントを経験する中で困難に出会うことがある。また，心理・社会的な不適応や成長・発達への影響，生殖機能への影響，2次がんなど晩期合併症の問題があり，長期的なフォローが必要である。また成人しても病気をもちながら自立できるよう，移行期支援も必要となる。

3 終末期

　終末期にある小児は，痛みやそのほかの身体的苦痛，不安や恐怖，怒りなどの心理的苦痛，学校に行くことができないといった社会的苦痛など様々な全人的苦痛を抱える。苦痛をできる限り緩和する。終末期にあることを小児に伝えることは難しく，あまり伝えられていない現状がある。しかし，治療や周囲の雰囲気から，死について子どもなりに感じ取っていることが多い。一方で，親や周囲を気遣い，聞くことができずにいる小児もいる。大切なことは，決してうそをつかないことである。その子が知りたいことは何であるのか，知っていることは何であるのか，何を不安に感じているのか，認知発達の段階を踏まえて，その子の心の内を理解できるようにする。いつでも聞く準備があることがその子に伝わるようにかかわり，思いを表現できる場を作ることが大切である。家族，チームで情報を共有しながら，その子にとっての最善の利益を保障できるよう援助する。

B　各論

1.　神経芽腫

　神経芽腫の診断には，MRI，CT の他に，腫瘍マーカーである VMA（バニラマンデル酸）と HVA（ホモバニリン酸）の検査が有効であるため，蓄尿や随時尿を確実に採取する。また，神経芽腫の特有の検査として，I-MIBG シンチグラフィーや Tc-MDP 骨シンチグラフィーがある。幼少の場合，眠らせて撮影することが多く，確実に検査できるよう，検査前の入眠，また生活リズムの変化への援助が求められる。症状としては，腹部膨満，呼吸困難，貧血，骨関節痛，歩行障害，眼瞼腫脹，眼球突出などがあるため，観察を行い，苦痛を緩和する。乳児期早期の発症の場合，予後良好であるが，1 歳以降の進行例の場合，予後不良となる。家族の治療に対する期待や不安は非常に大きなものとなることを踏まえて家族支援にあたる。

2.　横紋筋肉腫

　横紋筋肉腫は，頭頸部，泌尿・生殖器，四肢などに好発する。初発症状は，局所の腫脹・疼痛が多い。転移は肺に多く，骨髄，骨，リンパ節などにみられる。眼窩原発では，眼球突出，眼瞼下垂，眼瞼浮腫，泌尿・生殖器原発では，血尿，尿閉，性器出血などである。小児は痛みを上手に訴えることができない場合が多い。痛みに対して痛みの評価を行うとともにペインコントロールを行う。治療開始後 5 年間は局所再発や遠隔転移の可能性が高いため，慎重にフォローアップする。

3.　腎腫瘍（ウィルムス腫瘍）

　腎腫瘍は，腹部腫瘤に気がつき受診することが多い。時に，血尿や腫瘍破裂に伴う腹痛で発見されることがある。腎腫瘍は，骨，肝，肺などに転移しやすい。家族内に同じ疾患を発生することや，無虹彩症，外性器異常，知的障害，半陰陽などを合併していることが多いため，家族歴や合併症に関して情報収集する必要がある。

4.　肝芽腫

　肝芽腫は，無痛性の腹部腫瘤，腹痛，発熱，体重減少，黄疸，貧血などが臨床症状である。発症年齢は 3 歳以下の乳幼児期が多い。転移した場合には，予後が悪い。

5.　網膜芽腫

　95％が 5 歳までに発症し，多くが 1 歳までに診断される。両眼に腫瘍があることが多い。腫瘍が小さいうちには，症状が見られないが，初発症状は白色瞳孔，結膜充血，視力低下，眼瞼腫脹，眼瞼突出などである。白色瞳孔は，瞳孔から強い光が入ったときに，「猫の目のように」白く光って見えるものであり，夜や写真撮影

1 母性看護概論

2 正常な妊婦・産婦・褥婦および新生児の理解

3 妊婦，産婦，褥婦および新生児の看護

4 新生児にみられる異常

5 妊婦，産婦，褥婦および新生児の異常と看護

1 小児の看護概論

2 主な小児疾患

3 小児の多様な場における看護

4 小児の看護技術と状況・症状別看護

5 主な小児疾患患者の看護

したときに家族が気づくことが多い。進行すると緑内障となり，一般状態が悪くなることがある。また腫瘍が視神経に浸潤すると，脳・脊髄に播種することがある。眼球内腫瘍の段階で診断された場合，眼球，視力が温存される場合が多いが，進行例や転移した例の場合には予後不良である。

6. 胚細胞腫瘍

胚細胞腫瘍は，生殖器（精巣・卵巣）と体の中心線に沿った部分，胸部（縦隔），腹部（後腹膜，仙骨部），脳（松果体，神経下垂体部）などに発生しやすい。卵巣原発の場合，腹痛，腹部膨満，頻尿などの症状がある。予後は比較的良好である。

7. 悪性骨腫瘍（骨肉腫・ユーイング肉腫）

骨肉腫は10代，ユーイング肉腫は10代と10歳未満の小児に好発する。ともに，局所の骨痛と腫脹，可動域の制限が症状として出現する。骨肉腫では以前は患部の切断術が多かったが，近年は人工関節などを用いた患肢温存術が主流になっている。運動障害は，小児の生活に大きな影響を及ぼす。思春期の小児が多いため，学校の問題や将来的な不安などに対する心理的な支援が非常に大切となる。

8. 脳腫瘍

脳腫瘍は固形の小児悪性腫瘍の中で最も多い。症状は，頭蓋内圧亢進症状である嘔吐，頭痛や神経障害である歩行障害，斜視，体温上昇，易興奮性，傾眠傾向などがある。頭蓋内圧亢進症状や意識レベルの低下の評価は，乳幼児の場合難しいため，観察を十分に行う。また，高次脳機能障害や内分泌症状として食欲異常，思春期早発や尿崩症，多飲多尿がある。症状の早期発見と症状緩和に努める。治療終了後も，神経障害，認知機能障害，麻痺，尿崩症など深刻な問題に長期にわたってつきあっていかなければならないことが多い。身体的・心理的・社会的な問題に対応できるよう，多職種で連携してチームで支援する必要がある。

9. 悪性リンパ腫

悪性リンパ腫は，ホジキンリンパ腫と非ホジキンリンパ腫に分けられる。ホジキンリンパ腫は，リンパ節腫大，発熱，体重減少などの全身症状を認める。非ホジキンリンパ腫は，リンパ節腫脹，縦隔腫瘤，腹部腫瘤である。縦隔腫瘤の場合，呼吸困難や胸水，喘鳴，チアノーゼなどを伴うことがある。腹部腫瘤では，腸重積などを生じることがある。急速に進行することが多く，強力な化学療法が行われる。治療に伴い緊急な対応を必要とする合併症も多いため，脊髄圧迫，上大静脈症候群，気道狭窄，腫瘍崩壊症候群などに留意する。

XⅧ 整形外科疾患患児の看護

1．先天性股関節脱臼

　抱っこの姿勢は，股関節と両膝が曲がったM字型の開脚の姿勢が好ましい（図5-6）。両脚を伸ばす姿勢を避け，両脚を伸ばし布で包むような衣類などで両脚の動きを妨げることを避けるよう育児指導をする。

　リーメンビューゲル装具による治療は，外来通院で行う。装具の正しい付け方，装着中の衣類の選択やおむつ交換，抱き方について指導する。

　入院して行う介達牽引_{かいたつけんいん}やギプス固定による整復法を行う際は，疼痛_{とうつう}，循環障害，神経障害，皮膚障害の発生に注意し，治療や行動制限に伴う心身の苦痛を緩和する。

2．先天性筋性斜頸

　外力をくわえて健側へ無理に向かせる必要はない。顔の向く側の反対側から呼びかけるよう育児指導する。

3．先天性内反足

　矯正のためのギプス固定やデニスブラウン装具による保存的治療は基本的に外来通院で行うため，ギプス固定中の観察や，ギプス固定部分（下肢）はタオルなどを用いて高くする，おむつ交換，清潔ケアやスキンケアの方法などのギプス固定中の

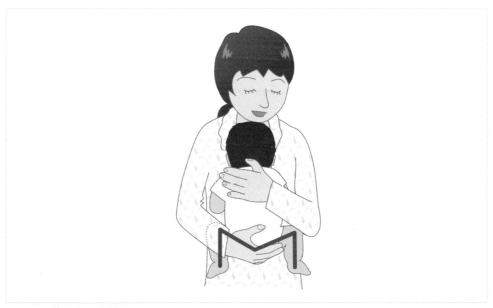

図 5-6 ● 抱っこの姿勢

日常生活について指導する。装具の装着中は，正しく装着されていること，ベルトの固定による圧迫や皮膚の損傷に注意して観察する。

XIX　精神疾患患児の看護

　　発達障害や，児童期・思春期に発症する精神疾患の病態と，心身ともに成長発達の過程にあることを考慮する必要がある。これまでの成育歴と今後の成長発達および成人期を見据えた支援が求められる。

　　受診のきっかけとして，行動の問題や，頭痛や腹痛などの身体症状の訴えの背景に心の問題がある場合が多く，その理解が重要である。医療機関を最初に受診する際，小児の意思による受診ではない場合が多い。受診を必要とした理由や，受診の契機となった出来事などと，問題が現れた背景である発達や発症までの過程を慎重にアセスメントする必要がある。小児，家族との関係性においては，受容や支持に努めて，安全で安心な場であることを保証する姿勢でかかわり，治療を進めていくうえでの信頼関係を構築することが基本である。

　　精神疾患に対しては，精神療法と薬物療法を組み合わせて治療が行われ，疾患の特性に合わせた支援が求められる。発達障害では，障害特性に応じた対応が求められる。

　　本人と家族の困りごとやつらさ，その考えを理解し，治療目標を一緒に考え共有し，中立の立場から，本人や家族を支援していく。

XX　そのほかの問題を抱える小児への支援

1.　不登校

　　不登校に至った心理的，情緒的，身体的あるいは社会的要因・背景を理解するよう努める。

　　不登校例では身体症状を訴えて医療機関を受診する場合が多い。背景に発達障害や精神疾患がある場合もあり，受診を契機に成育歴や性格，身体症状，日常生活の状況や生活リズムなどから，学校に対する不適応の要因に関する情報を把握し，心身の不調の早期発見と適切な介入につなげられる支援が必要である。このほか，起立性調節障害により登校が困難となり不登校に至ることがあり，身体的治療によって改善する場合がある。

　　学校，医療機関など専門機関の連携が重要である。

XXI 小児の救急と看護

　小児は，成長発達の途上にあり，予備力が低く病態の変化が速い特徴がある。軽症の小児患者のなかに重症化の可能性のある患児が少ない人数ながら混在している。小児は自分の体調を言葉でうまく表現できない場合があることに注意が必要である。優先順位を適切に判断し，治療を開始するためにトリアージが重要となる。

　医療機関を受診する小児の家族の状況は様々であり，小児の突然の病気や事故により，強い動転や不安，罪責感を抱いている場合が多く，家族に対する心理社会的な支援が必要である。

　また，小児の事故は虐待に起因する場合があり，急性期医療の場で虐待による外傷に遭遇することがあることを認識し，問診や観察により適切に情報を収集し，連携機関と組織で対応することが求められる。

A 救急室

　救急室では小児の急性期の病態の特徴を踏まえ，危機的状態の見きわめと救命のために迅速な対応が開始できるよう準備し，医療チームの連携による高度な救命処置の実践が求められる。

1. 救急室の整備

　救急室では，対応にかかわるすべてのスタッフに，緊急を要する処置に必要な物品の場所がわかるように配置・整備しておく。

2. 使用物品

　新生児から思春期と幅広い年齢・発達段階の小児を診療対象とする。対象や状況に応じて迅速に対応するために，小児の体格に応じた物品が使用できるよう準備が必要である。

　①救急カートとは，心肺蘇生を必要とする，またはそれに近い状態の患者の対応に必要な循環作動薬などの薬剤や，心肺蘇生の処置に必要な物品（気管チューブ，スタイレット，喉頭鏡，バッグバルブマスク，心肺蘇生用背板など）を整備した移動式のカートである。年齢や体重などによって使用する物品のサイズが異なるため，救急カートの中に適切なサイズの物品がそろっているか，使用期限切れの薬剤や物品がないかなど，毎日確認し整備しておく。

　②心電図モニター，除細動器，吸引器および吸引カテーテル，人工呼吸器，酸素などの医療ガス，移動式酸素ボンベなどを速やかに使用できるよう準備する。

3. 感染症患児の取り扱い

　感染症罹患の疑いの有無にかかわらず，患児の対応にあたる際は基本的に標準予防策をとる。感染症以外の外傷などの理由で受診した患児が，感染症の潜伏期間にある場合もあるため，周囲での感染症の流行状況について情報を得る。

　感染症の症状がある場合は，院内でのほかの患児との不用意な接触を避け，個室に隔離する。感染症に罹患していることが明らかな場合は，感染経路別予防策を実施する。

B　救急処置と看護

　小児の初期対応は，まず見た目，呼吸，循環，意識，外観の異常に注目して評価し，異常がある場合は必要な介入を開始する。

　小児が倒れていたり異常を認識したら，乳児の場合は足底をたたき，幼児期以降は肩をたたいて反応を確認する。反応がないと判断したら応援をよび，除細動器を要請し，1次救命処置を開始する。

1. 呼吸停止

　小児の心停止は呼吸状態の悪化や呼吸停止に引き続いて起こる場合が多く，呼吸状態の悪化の傾向を早期に認識すること，早期の気道の確保と換気が重要である。

1 気道確保と呼吸の確認

　小児の反応がない場合は，頭部後屈顎先挙上法により気道を確保し，口元および胸部，腹部の動きを観察し，気道の開通および呼吸を確認する。頸椎損傷が疑われる場合は下顎挙上法とする。

2 人工呼吸

1）口対口人工呼吸

　乳児は口対口鼻人工呼吸（図5-7），幼児期以降は鼻をふさいで口対口人工呼吸

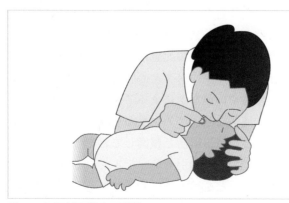

看護者は口を大きく開け，小児の鼻と口を同時に覆い，息を吹き込む。

人さし指で顎を持ち上げ，気道を確保する。

図5-7 ● 口対口鼻人工呼吸

を行う。胸部を目視し胸部が膨らむことを確認しながら行う。

2）バッグバルブマスク換気

体格に合ったフェイスマスクと，自己膨張式バッグ（酸素供給がなくても使用できる）または流量膨張式バッグ（酸素供給が必要だが高濃度の酸素を投与できる）を使用して換気する。フェイスマスクで口と鼻を覆い，E-C 法を用いて保持する。

高度な気道管理が必要となる可能性が高いときは，気管挿管と人工呼吸器管理の準備を行う。

2. 心停止

１　脈拍の確認

乳児は上腕動脈，幼児期以降は頸動脈か大腿動脈で 10 秒以内に確認する。

２　胸骨圧迫（図 5-8）

心停止あるいは心停止が切迫している場合は，胸骨圧迫を開始する。

乳児に対して救助者 1 人の場合は 2 本指圧迫法，救助者 2 人以上の場合は胸郭包み込み両母指圧迫法を用いる。

幼児期以降は，体格に応じて片手または両手により胸骨圧迫を行う。

胸骨圧迫の深さは胸の厚さの約 3 分の 1，圧迫の速さは 100〜120 回 / 分で，圧

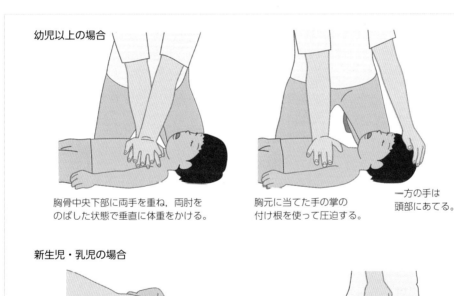

幼児以上の場合

胸骨中央下部に両手を重ね，両肘をのばした状態で垂直に体重をかける。

胸元に当てた手の掌の付け根を使って圧迫する。

一方の手は頭部にあてる。

新生児・乳児の場合

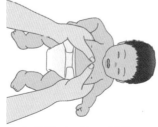
両手で胸郭を包み込み，両手の親指を使って垂直に圧迫する。

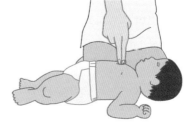
人さし指と中指を立て，垂直に圧迫する。

図 5-8 ● 胸骨圧迫

迫ごとに胸郭が元の高さに戻るまで圧迫を解除する。

　救助者1人の場合は，胸骨圧迫30回と人工呼吸2回を繰り返し，救助者2人の場合は，胸骨圧迫15回と人工呼吸2回を繰り返し絶え間なく行う。

3. ショック

　ショックとは，体組織が酸素供給の不足により生命維持の危機が生じる病態である。ショックは何らかの原因により循環障害をきたすことによって生じ，心原性ショック（心機能低下），循環血液量減少性ショック（血液量の減少），血液分布異常性ショック（血液の分布が偏ることによって重要臓器への血流が減少する），閉塞性ショック（血流が途絶える）に分類される。

　意識レベルの変化，バイタルサイン（努力呼吸，頻脈または徐脈，脈の触れにくさ，血圧低下），チアノーゼ，四肢冷感，皮膚の蒼白，毛細血管再充満時間の延長，尿量の低下などを認める。

　ショックの原因および症状に応じた体位をとることが望ましい。初期対応として仰臥位とし下肢を挙上させる体位をとることが有効な場合もある。

　医師の指示により，輸液療法，酸素投与，循環作動薬投与などの初期治療を迅速に開始できるように準備する。

4. 異物誤飲・誤嚥

　誤飲とは食物以外のものを飲み込むことであり，誤飲事故は，生後半年前後から3歳頃の幼児に多い。一方，誤嚥は口に含んだ食物や逆流した胃の内容物が気道に入ってしまうことをいう。誤嚥は気道閉塞により窒息のおそれがある。誤飲した異物が除去されても，低酸素脳症による障害を残す場合がある。誤嚥は食物片が原因となる場合が多く，乳幼児に多いものの，小児期のあらゆる年齢で発生するおそれがあるため注意が必要である。誤飲や誤嚥を防ぐため，乳幼児のまわりに誤飲・誤嚥しやすい大きさのものを置かないよう留意する。

　異物誤飲・誤嚥を疑う症状として，悪心・嘔吐，咳嗽，喘鳴，呼吸困難，チアノーゼなどを認める。また，誤飲した異物や液体などの種類によって対処方法が異なることに注意が必要である。いつ，何を，どれくらいの量，誤飲したのかを把握する。吐かせることが危険なものの例として，石油製品（灯油，除光液など）があげられる。小児に多いたばこの誤飲は，たばこそのものを誤食するほか，喫煙者が空き缶やペットボトルを灰皿代わりに使用している場合に，吸い殻が浸った液体を誤飲することにより生じる。

　消化・吸収されない異物の例としてボタン電池を誤飲した際には，食道内に停滞すると潰瘍を形成するおそれがあるため，摘出を試みる。ボタン電池の誤飲が疑われる場合は受診し，X線検査によりボタン電池の位置を確認する。腸管内にあり自然排泄を待つ場合は便の観察を行い，ボタン電池が排泄されたことを確認する。

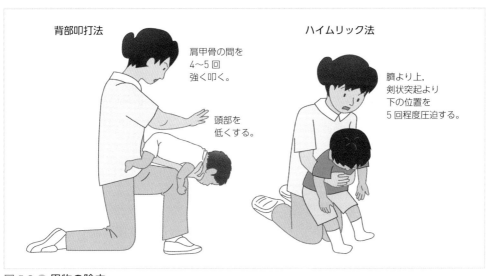

背部叩打法　　　　　　　　　　ハイムリック法

肩甲骨の間を
4～5回
強く叩く。

頭部を
低くする。

臍より上，
剣状突起より
下の位置を
5回程度圧迫する。

図 5-9 ● 異物の除去

5. 窒息

　窒息は，異物などにより気道が塞がれ呼吸や発声ができなくなる状態である。異物は，豆類やあめ，果実や野菜，団子などの食品やおもちゃなどが多い。

　異物を除去する方法として，乳児は救助者の腕に頸部を支えてうつぶせにし，頭部を低くし，背部を手掌で強くたたく背部叩打法，幼児以降は救助者が後ろから両腕で抱えて，腹部（臍部より上方）に握り拳をあて，圧迫する腹部突き上げ法（ハイムリック法）を行う（図 5-9）。反応がない場合は心肺蘇生を開始する。

　寝返りのできない小児はうつぶせ寝により窒息を起こし得る。寝具や布で鼻や口を塞がないようにすることや顔の位置に注意する。

6. 溺水

　乳幼児の家庭内における不慮の事故による死亡では，浴槽内での溺死および溺水が多い。屋外では，プール，池，川，海などで発生する。

　心肺停止の重症例では，溺水現場で心肺蘇生を開始する。蘇生開始までの時間が経過するほど，低酸素血症から心筋障害や中枢神経障害などにより予後不良となる。

　呼吸数や呼吸音，努力呼吸の有無，経皮的動脈血酸素飽和度（SpO_2）などの呼吸状態，心拍数，不整脈，血圧，体温，意識レベルなどを観察する。身体の水分を拭き取り，低体温（深部体温）に留意する。

　水などの胃内の内容物を嘔吐することが多く，誤嚥に注意する。

7. 外傷

　小児は，危険を予測し適切に対処する能力が発達の途上である。成長発達とともに活動範囲が拡大し事故発生のリスクが高まる。

1 創傷

創傷は皮膚の連続性が断たれた開放性の損傷がある状態であり，いつ，どこで，どのように損傷が起きたのかを確認し，創の大きさ，深さによっては縫合が必要となる。出血の有無や量，感染のリスクについて観察および評価する。

出血部位は心臓より高い位置に挙上し，清潔なガーゼなどで直接圧迫，または心臓に近い部位の血管を圧迫し，止血を試みる。創傷に異物や汚染があれば洗浄する。

2 頭部外傷

頭部外傷は転落や交通事故，何らかの物との衝突などが受傷の原因となる。いつ，どこで，どのように受傷したかを適切に情報収集する。

意識障害，瞳孔（どうこう）の異常，痙攣（けいれん），嘔吐（おうと），無呼吸などを認めた場合は，頭蓋内圧亢進（とうがいないあつこうしん）に伴う症状が疑われ，神経学的な予後を左右するため，注意深い観察が必要である。

3 腹部外傷

小児の腹壁は脆弱（ぜいじゃく）で脂肪組織が少なく筋肉の発達も未熟なため損傷を受けやすい。交通事故の際のシートベルトの圧迫や，自転車のハンドルによる打撲など，腹部への外力により，肝臓，膵臓（すいぞう），脾臓（ひぞう），腸管などの腹腔内臓器（ふくくうない）が損傷を受ける。腹腔内の臓器の損傷による腹腔内出血や，消化液の漏出，消化管穿孔（せんこう）などによる状態悪化の可能性があり注意が必要である。

8. 熱傷

熱傷は，湯やスープなどの加熱液体や，電気ポットや炊飯器，ヒーターなどの加熱気体などが原因となり多くは自宅内で受傷している。

小児の皮膚は薄いため，熱傷の深度が深くなりやすい。受傷直後は，着衣の上からすぐに流水で冷却する。冷却の際は低体温に注意する。張り付いた衣類は無理に剝がさないようにする。

熱傷面積が全体表面積の約10%を超える場合は輸液管理が行われる。受傷から48時間はショックを起こす可能性があるため，熱傷部の観察とともに全身状態に注意して観察する。熱傷部位の疼痛（とうつう）に対しては鎮痛薬を使用し適宜痛みを評価する。皮膚のバリア機能が失われ，創感染の可能性があるため，感染徴候を観察する。

9. 圧迫

小児の生活環境にある，ブラインドの操作ひもによる窒息や，フード付き衣類による縊頸（いけい）など，住居や衣類や遊具といった頭部が入る輪の構造物による外的圧迫により生命の危機に至る事故がある。

10. 食中毒

細菌やウイルスが付着した食べ物を摂取することにより発症する。調理から食べるまでの過程に原因があり，飲食店での外食や家庭内で発生している。原因となる細菌は，腸管出血性大腸菌（O157），カンピロバクター，サルモネラ属菌，ウエ

ルシュ菌，ブドウ球菌などであり，ウイルスにはノロウイルスなどがある。

　1歳未満の乳児は，ハチミツを食べたことが原因で起こる乳児ボツリヌス症の恐れがあるためハチミツを与えないよう育児指導が必要である。

　小児は，集団生活や遊びを通して濃厚に接触することが多いため，接触感染が生じやすい。特に乳幼児は，手に触れるものを舐めたり，口に入れたりするため，感染症が発生した場合には，感染源や感染経路別の対策を実行することが重要である。

11．ガス中毒

　石油ストーブ，ガスストーブ，ファンヒーターなどの暖房器具は，室内の酸素を使って燃焼し，燃焼ガスを室内に出すしくみとなっている。室内の酸素濃度が低下すると不完全燃焼が進み，無味無臭の一酸化炭素が急激に増加し，中毒を引き起こす。

　一酸化炭素中毒では，頭痛，悪心，手足のしびれ，動けなくなるなどの症状を呈し，重症になると死に至ることもある。

12．熱中症，熱射病，日射病

❶ 熱中症

　熱中症とは高温の環境において，体温調節のバランスが崩れ，水分・電解質の喪失により異常をきたした状態の総称である。適切な治療が行われないと進行性に急速に重症化する可能性があることを念頭に対処する。

　小児は身長が低いため，屋外では地面からの輻射熱の影響を受けやすい。涼しい場所で休息し，衣服を緩め，身体を冷やす。飲水が可能であれば塩化ナトリウムを含む水分を補給する。

　活動場所とその環境，活動の内容，活動時間，水分や食事の摂取，服装などについて情報を収集する。

❷ 熱射病

　体温40℃以上，発汗停止，意識障害をきたし，最も重症な状態である。体表冷却と体内冷却が必要となる。進行すれば集中治療による全身管理が必要となる。

❸ 日射病

　発熱を認めず，めまい，立ちくらみを認める。冷所での安静や，冷却，水分と塩化ナトリウムの補給で改善する。

13．そのほか

❶ 低血糖

　ケトン性低血糖により，冷汗，顔面蒼白，意識障害，痙攣などの症状を認める場合がある。

参考文献
・桑野タイ子，本間昭子編著：小児Ⅰ；新看護観察のキーポイントシリーズ，中央法規出版，2017, p.233-240, 374-375.
・桑野タイ子，本間昭子編著：小児Ⅱ；新看護観察のキーポイントシリーズ，中央法規出版，2017, p.1-9, 23-42, 245-277.
・櫻井浩子，他編著：18トリソミー 子どもへのよりよい医療と家族支援をめざして，メディカ出版，2014, p.36.
・仁志田博司編：新生児学入門，第5版，医学書院，2018, p.75.
・横尾京子責任編：助産師基礎教育テキスト第7巻 ハイリスク妊産褥婦・新生児へのケア，日本看護協会出版会，2019.
・浅井宏美：基本に戻ってもう一度確認しよう！；ファミリーセンタードケアの4つの中心概念，Neonatal Care, 26 (10)：8-13, 2013.
・浅井宏美：周産期・小児医療における Family-Centered Care；概念分析，日本看護科学会誌，33 (4)：13-23, 2013.
・浅井宏美：周産期におけるファミリーセンタードケア；新生児ケア 治療やケア方針の決定における家族参加，周産期医学，47 (1)：93-94, 2017.
・丸光恵，石田也寸志監：ココからはじめる 小児がん看護，へるす出版，2012.
・鴨下重彦，柳澤正義監：こどもの病気の地図帳，講談社，2011.
・野口篤子：機能性嘔吐の診断と治療 周期性嘔吐症候群，小児内科，50 (20)：1973-1976, 2018.
・日本小児整形外科学会：先天性股関節脱臼予防パンフレット（平成30年02月22日改正）. http://www.jpoa.org/wp-content/uploads/2013/07/pediatric180222.pdf（最終アクセス日：2020/7/16）
・日本蘇生協議会監：JRC蘇生ガイドライン2015, 医学書院，2016.
・The Institute for Patient- and Family-Centered Care (IPFCC)：Institute for Patient- and Family-Centered Care. https://www.ipfcc.org/about/pfcc.html（最終アクセス日：2021/01/06）

学習の手引き

1. 低出生体重児の看護の原則をまとめておこう。
2. 新生児スクリーニング検査を説明してみよう。
3. 乳児栄養障害の看護のポイントをまとめておこう。
4. 呼吸器系疾患での患児の観察のポイントを整理してみよう。
5. 小児の感染症の院内感染防止対策をまとめておこう。
6. 糖尿病患児の看護のポイントをまとめておこう。
7. 小児の悪性腫瘍には，どのようなものがあるかまとめておこう。
8. 精神疾患患児の看護のポイントを整理してみよう。
9. 救急処置を必要とする患児に対する看護の心構えについてまとめておこう。
10. 救急処置を必要とする患児の状態には，どのような状態があるかまとめておこう。

第5章のふりかえりチェック

次の文章の空欄を埋めてみよう。

1 ファロー四徴症

ファロー四徴症のある患児に無酸素発作が発生した場合は，初期対応として ① とし，酸素投与ができるよう準備する。年長児では無酸素発作を回避するために無意識のうちに ② の姿勢をとるようになる。

巻末付録　准看護師試験問題・解答

学習の総仕上げに，実際の試験で出題された問題を解いてみよう。

問題 1 正常な経過の分娩第1期にある産婦の看護について，適切でないのはどれか。

1 水分摂取をすすめる。
2 膀胱の充満を避ける。
3 破水していなければ，シャワー浴をすすめる。
4 眠らないように声をかける。

問題 2 褥婦の看護について，正しいものを一つ選べ。

1 分娩後12時間時に子宮底が臍高の位置にある場合は，子宮復古不全を疑う。
2 産褥10日以降は，赤色悪露となることを説明する。
3 産褥1か月程度はシャワー浴にするように説明する。
4 新生児の授乳時間の目安は，1回につき30〜40分程度とするように説明する。

問題 3 母乳について，誤っているのはどれか。

1 胎盤由来のホルモンが低下することで，乳汁産生が進む。
2 初乳には，IgA が豊富に含まれる。
3 プロラクチンは，乳汁産生を抑制する。
4 オキシトシンは，乳汁の放出（射乳）を促進する。

解答1　4
4：産婦自身が眠れるようであれば，自由に眠ってよい。分娩進行に伴い疲労が蓄積してくるので，陣痛間欠時にウトウトするだけでもよいことを伝え，休息できるよう環境を整える

解答2　3
1：子宮底の位置は分娩後約12時間までは上昇するが，産褥1日以後は下降していく，2：悪露は，赤色悪露→褐色悪露→黄色悪露（産褥10日以降）の順に変化する，4：授乳時間の目安は1回10〜15分程度である

解答3　3
プロラクチンは，乳汁産生を促進する

問題　4　妊娠高血圧症候群について，誤っているのはどれか。

1　妊娠高血圧は，妊娠 20 週以降に初めて発症し，分娩後 12 週までに回復する。
2　発症を認めたら，適度な運動をするように説明する。
3　胎児心拍モニタリングを定期的に実施する。
4　症状が悪化した場合は，妊娠を中断し，速やかに児を娩出させる。

問題　5　小児の発達の目安で正しいのはどれか。

1　8 ヶ月でつかまり立ちができる。
2　12 ヶ月でひとり立ちができる。
3　2 歳で三輪車に乗れる。
4　4 歳でスキップができる。

問題　6　小児の計測の技術について，適切でないのはどれか。

1　胸囲は，息を吐き切った時に計測する。
2　乳児の直腸検温では，体温計を肛門から 2.5 〜 3 cm 挿入する。
3　2 歳未満の身長は，仰臥位で測定する。
4　頭囲は，前頭結節と後頭結節を通るようにメジャーをあて測定する。

問題　7　低出生体重児の看護で適切なのはどれか。

1　母親に面会を促す。
2　音の刺激を多くする。
3　皮膚温は 38℃ 以上を保つ。
4　母乳は与えないようにする。

解答 4　2
妊娠高血圧症候群の発症を認めた場合は，安静
を促す

解答 5　2
つかまり立ちは 9 〜 10 か月頃，三輪車に乗れる
のは 3 歳頃，スキップができるのは 5 〜 6 歳頃が
目安である

解答 6　1
胸囲の測定は呼気・吸気の中間値を計測する

解答 7　1
2：騒音を抑え，できるだけ静かな環境を提供
するよう努める，3：皮膚温は 36.5 〜 37℃ を保つ，
4：直接，授乳ができない場合であっても，搾
乳の支援を行い，経管栄養やびん哺乳などで母
乳を新生児に与える

索引

［欧文］

ADHD　333
ART　31
A型肝炎　260, 399
A群βレンサ球菌感染症　404
B型肝炎　260, 399
B型肝炎ウイルス　110
B群溶血性レンサ球菌　110
CMV　109
CPD　118
CRL　40
C型肝炎ウイルス　110
DC　384
DIC　122, 141
DMAT　355
DPAT　355
DQ　175
DV　31
EBウイルス感染症　318, 411
EFW　55
FGR　107
FL　54
GERD　255
HBV　110
HCV　110
HIV　110, 319
hMG-hCG療法　32
IgA血管炎　269, 306
IgA腎症　287
IQ　175
IUGR　227
IVF-ET　32
JMAT　355
LGBT　30
MAS　218
NICU　98
PMS　16
RDS　391
RSウイルス感染症　318
SFD児　227
SIDS　336
SLE　115, 420
STD　16
STI　16
TORCH症候群　223
X連鎖無ガンマグロブリン血症　301

X連鎖劣性（潜性）遺伝病　209

［和文］

あ

アールフェルド徴候　63
愛着行動　3
悪性固形腫瘍　325
悪性骨腫瘍　430
悪性リンパ腫　271, 430
アクティブバース法　67
アジソン病　276
アセトン血性嘔吐症　281, 414
あせも　322
アタマジラミ　320
圧迫　438
アデノイド　233
アデノウイルス感染症　317, 410
アデノシンデアミナーゼ欠損症　301
アトピー性皮膚炎　303, 321, 421
アナフィラキシー　304
アナフィラクトイド紫斑病　269
アナムネーゼ　343
アプガースコア　126, 219
アフタ性口内炎　253
アミノ酸代謝異常症　212
アランチウス管　45
アレルギー　300
アレルギー性鼻炎　304

い

育児・介護休業法　29
移行乳　70
移行便　74
意識障害　378
胃・十二指腸潰瘍　255

異常妊娠　100
胃食道逆流症　255
異所性妊娠　39, 102, 138
1型糖尿病　280
1卵性双胎　103
1.57ショック　22, 154
一般不妊治療　32
遺伝性球状赤血球症　265
異物誤飲　436
医療安全　33
医療的ケア　350
イレウス　257
咽喉疾患　425
咽頭結膜熱　232, 317
陰嚢水腫　286
インフルエンザ　313, 407
インフルエンザ菌性肺炎　236

う

ウィスコット-オールドリッチ症候群　301
ウイルス性胃腸炎　256, 410
ウイルス性肝炎　259
ウイルス性脳炎　319
ウイルス性肺炎　236
ウィルムス腫瘍　326, 429
ウエスト症候群　292
うっ滞性乳腺炎　125

え

永久歯　165
栄養失調症　393
栄養指導　79
栄養障害　229
会陰裂傷　120
疫痢　407
壊疽性口内炎　253
エネルギー率　175
嚥下性肺炎　237
炎症性眼疾患　423

お

横位　51, 117
横隔神経麻痺　217
横隔膜呼吸　72

横隔膜ヘルニア　262
黄色悪露　70
黄疸　220, 378
嘔吐　376
オウム病クラミジア　312
横紋筋肉腫　429
オギノ式　133
おしるし　60
おたふくかぜ　315
おむつ交換　192
おむつ皮膚炎　322
悪露　70

か

外気浴　195
開口期　60
外傷　437
回旋の異常　117
外鼠径ヘルニア　262
回虫症　320
潰瘍性口内炎　253
潰瘍性大腸炎　257
外来　338
解離性障害　334
カウプ指数　173
楓糖尿症　212
過換気症候群　335
過期産　56, 227
過期妊娠　108
過強陣痛　119, 140
覚醒時大発作てんかん　292
学童期　150
鵞口瘡　253, 398
化骨　165
下垂体機能低下症　272
ガス中毒　439
仮性メレナ　131, 218
かぜ症候群　232, 394
家族計画　17
家族周期　13
カタル性口内炎　253
学校感染症　160
学校保健　158
化膿性髄膜炎　310, 406
カポジ水痘様発疹症　316
ガラクトース血症　212
川崎病　249, 306, 398
眼位異常　424
肝炎　399
感覚運動遊び　196

肝芽腫　327, 429
環境調整　34
鉗子遂娩術　123
カンジダ性皮膚炎　225
汗疹　322
肝性脳症　260
間接産科的死亡　24
関節リウマチ　115
感染性心内膜炎　251
感染性乳腺炎　125
完全大血管転位　244
感染防止　34
感染予防　386
完全流産　101
カンピロバクター腸炎　311
感冒　232
顔面肩甲上腕型筋ジストロフィー　299
顔面神経麻痺　217

き

期外収縮　248
気管支喘息　302, 395
気管食道瘻　254
気管切開部の管理　352
気胸　237
絆形成　12
寄生虫症　320
基礎体温　50
気道確保　434
虐待　163
吸引遂娩術　123
吸引性肺炎　237
救急室　433
急性胃腸炎　256
急性咽頭炎　232
急性灰白髄炎　318, 410
急性気管支炎　234
急性喉頭炎　233, 394
急性骨髄性白血病　271
急性細気管支炎　234
急性糸球体腎炎　286
急性小児片麻痺　294
急性腎不全　288
急性大腸炎　256, 399
急性多発性神経炎　296
急性中耳炎　324
急性虫垂炎　258
急性腸炎　399

急性熱性皮膚粘膜リンパ節症候群　306
急性脳症　294
急性副腎不全　276
急性扁桃炎　233
急性リンパ性白血病　271
吸啜反射　74, 170
キュストネル徴候　63
共圧陣痛　60
胸囲　360
仰臥位低血圧症候群　122
胸骨圧迫　435
狭骨盤　118
蟯虫症　320
協同運動　171
胸膜炎　238
ギラン-バレー症候群　296
起立性たんぱく尿　289
起立性調節障害　249
緊急入院　342
緊急避妊　133
筋強直性ジストロフィー　299
筋ジストロフィー　298
緊張性頸反射　170
筋肉注射　365

く

躯幹周囲長　54
口対口人工呼吸　434
屈位　52
屈曲胎勢　52
クッシング症候群　276
屈折障害　424
グッドマン法　58
クモ膜下出血　218
クラインフェルター症候群　210
グラム陰性桿菌性肺炎　236
クループ症候群　233, 394
クローン病　257
クロミフェン療法　32

け

ゲイ　30
経管栄養　352, 386
頸管裂傷　120
経口避妊薬　132
経口哺乳　386
経産婦　38

稽留流産　101
痙攣　376
血圧の測定　363
血管性紫斑病　306
月経　8
月経異常　15
月経教育　15
月経困難症　16
月経前緊張症　9
月経前症候群　9, 16
血小板機能異常　268
血小板減少症　268
血小板減少性紫斑病　402
結節性硬化症　295
血友病　268, 402
下痢　377
限局性学習障害　333
健康診査　77, 158
健康診断　158
言語発達遅滞　334
減数分裂　39
原発性性腺機能低下症　278
原発性無月経　15
原発性免疫不全症候群　301,
　422
顕微授精　32

こ

誤飲　329
広域災害救急医療情報システム
　355
口蓋裂　324, 425
口角炎　253
口腔カンジダ症　253
口腔・鼻腔吸引　352
合計特殊出生率　23
膠原病　304
交差伸展反射　170
後産期陣痛　61
高次脳機能障害　297
甲状腺機能亢進症　275, 412
甲状腺機能低下症　274, 411
高身長症　228
後陣痛　58, 69
口唇裂　324, 425
好中球機能異常　267
好中球減少症　267
鉤虫症　320
後天性甲状腺機能低下症　274
後天性心疾患　247

後天性免疫不全症候群　302
喉頭軟化症　233
口内炎　253, 398
更年期　19
更年期障害　19
広汎性発達障害　333
硬膜下出血　218
誤嚥　329, 436
ゴーシェ病　213
呼吸窮迫症候群　226, 391
呼吸困難　379
呼吸停止　434
呼吸の測定　362
固視　170
孤食　163
個人指導　79
子育て支援　153
子育て世代包括支援センター
　27
骨産道　57
骨折　217
骨肉腫　430
骨盤位　52, 117
骨盤外計測法　58
骨盤軸　57
骨盤底筋体操　90
コッホ現象　202
子ども・子育て支援関連3法
　29
子ども・子育て支援法　29
子ども・子育てビジョン　155
子どもの権利条約　156
粉ミルク　189
コミュニケーション技術　351
コミュニケーション障害　333
混合栄養法　178
混合式　63
コンドーム　133
こんにちは赤ちゃん事業　27

さ

臍炎　131, 224
災害時小児周産期リエゾン
　355
災害派遣医療チーム　355
細菌感染症　307, 404
細菌性胃腸炎　256
細菌性赤痢　310
細菌性肺炎　235
採血　366

再生不良性貧血　266
臍帯　45
在胎期間　40
在胎週数　382
在宅酸素療法　352
サイトメガロウイルス　109,
　223
再発性ヘルペス感染症　316
鎖肛　258, 401
殺精子剤　133
坐薬　364
サルモネラ感染症　310
酸塩基平衡障害　283
産科学的診察　54
産科危機的出血　121
産科ショック　122, 141
産科的真結合線　57
産後うつ病　126
産後ケア事業　27
産褥期精神障害　142
産褥血栓性静脈炎　125
産褥静脈血栓症　125
産褥精神病　126
産褥体操　89
産褥熱　124, 141
三尖弁閉鎖　245
産徴　60
産痛　67
産痛緩和ケア　67
産道　57
産婦　82
産婦健康診査　26
産瘤　73, 216

し

ジェンダー　30
歯牙　165
子癇　136
弛緩出血　122, 141
子宮　46
子宮外妊娠　39, 102, 138
子宮筋腫　114
子宮頸がん　114
子宮頸部異形成　114
子宮口全開大　60
子宮底長　51
子宮内胎児発育遅延　227
子宮内発育遅延児　227
子宮内反症　121
子宮内避妊用具　133

子宮破裂　119, 140
子宮復古　69
子宮復古不全　124, 142
自己同一性の確立　14
事故防止　198, 347
自己免疫疾患　301
自己免疫性萎縮性甲状腺炎　274
自己免疫性溶血性貧血　265
死産　25
脂質代謝異常症　213
思春期　14, 150
思春期スパート　150
思春期早発症　277
思春期遅発症　277
次世代育成支援対策推進法　29
自然分娩法　67
児童虐待の防止等に関する法律　29
児頭骨盤不均衡　118
児頭大横径　54
児童福祉法　21, 28
児童養護施設　157
ジフテリア　308, 405
自閉症スペクトラム障害　333
斜位　51
社会的養護　157
若年性関節リウマチ　305
若年性特発性関節炎　305, 421
若年性粘液水腫　274
若年性皮膚筋炎　306, 422
若年ミオクロニーてんかん　292
斜視　323
縦位　51
周期性嘔吐症　281
周産期うつ病　115
周産期死亡　24, 160
13-トリソミー　210
重症黄疸　130, 221
重症筋無力症　300
重症複合型免疫不全症　301
集団指導　79
集団的象徴遊び　196
18-トリソミー　210
絨毛膜　44
手術適応疾患　423
受精　38
受精卵　40

受胎調節　11
受胎調節指導　21
出血　379
出血性膀胱炎　317
出産　56
出産育児一時金　28
出生前診断　33
出生数　22
出生体重　382
受動免疫　261
授乳　90, 177, 386
授乳障害　177
守秘義務　4
シュルツェ式　63
シュレーダー徴候　63
瞬目　170
常位胎盤早期剥離　106, 136
症候性肥満　229
症候性部分てんかん　293
症候性メレナ　131
猩紅熱　307, 405
少子化　153
少子化社会対策基本法　29
常染色体優性（顕性）遺伝病　209
常染色体劣性（潜性）遺伝病　209
小泉門　43, 164
条虫症　320
情緒発達　172
小頭症　291
小児急性熱性皮膚粘膜リンパ節症候群　398
小児結核症　311, 407
小児欠神てんかん　292
小児慢性特定疾病対策　158
静脈内注射　365
食育　179
食育基本法　180
食育推進基本計画　180
食事摂取基準　175
食中毒　438
褥婦　69, 87
食物アレルギー　420
初経　7, 15
初産婦　38
女性健康支援センター事業　27
初潮　7
ショック　436
初乳　70, 176

脂漏性湿疹　321
心外膜炎　247
腎芽腫　326
心筋炎　247
心筋症　247
神経芽腫　326
神経線維腫症　295
人工栄養　189, 385
人工呼吸　434
人工授精　32
人口動態調査　22
人工乳　176
人工妊娠中絶　16, 25, 33, 133
進行流産　101
心室性頻拍　249
心室中隔欠損症　242, 396
滲出性中耳炎　324
腎腫瘍　429
真性クループ　233, 308
新生児　72, 215
新生児TSS様発疹症　225
新生児一過性多呼吸　220
新生児黄疸　73, 145, 220
新生児嘔吐　131
新生児仮死　126, 143, 219, 220
新生児眼炎　225
新生児感染症　144
新生児期　72, 149
新生児月経　74
新生児結膜炎　225
新生児紅斑　73
新生児死亡　24, 161
新生児集中治療室　98
新生児循環　72
新生児生理的黄疸　221
新生児聴覚スクリーニング　97
新生児避難帯　36
新生児マススクリーニング　97, 158, 279
新生児メレナ　131, 222, 390
新生児溶血性疾患　130
腎性尿崩症　273, 289
真性メレナ　131
身体計測　359
身体的虐待　340
身長　359
陣痛　58
陣痛間欠期　59

陣痛曲線　59
陣痛発作期　58
心停止　435
心的外傷後ストレス障害　354
心内膜床欠損症　242
心不全　239
腎不全　288
心房中隔欠損症　242
心理的虐待　340

す

水腎症　285
垂直感染　261
推定児体重　55
水痘　315, 409
水頭症　291
髄膜炎　224
スキャモンの成長曲線　165, 166
健やか親子21　155
健やか親子21（第2次）　156
スタージ-ウェーバー症候群　295
スワドリング　387

せ

成育医療　155
生育家族　13
成育基本法　156
性感染症　16
性器クラミジア感染症　111
正期産　56
正期破水　60
性教育　16
性交指導法　31
性交中絶法　133
精索水腫　286
清拭　194
性自認　30
脆弱X症候群　211
性周期　8
成熟期　17
正常分娩　56
生殖家族　13
生殖補助医療　31, 32
精神運動発達遅滞　297
精神障害　142
精神発達　172, 173
精神保健　204

精神予防性和痛分娩法　67
性早熟症　277
成長・発達障害　207
成長ホルモン欠損症　273
性的虐待　340
性的指向　30
性的少数者　30
性同一性　15
成乳　70
性分化異常症　278
性分化疾患　278
生命倫理　32
性役割　13
生理　9
生理的斜視　170
生理的体重減少　169
脊髄神経損傷　217
脊髄性筋萎縮症　299
脊柱側彎症　331
脊椎破裂　291
赤痢　407
セクシュアリティ　30
セクシュアルマイノリティ　30
舌下潰瘍　254
セックス　30
舌小帯潰瘍　254
舌小帯短縮症　254, 325
摂食障害　335
切迫早産　104, 138
切迫流産　101, 137
背中刺激　143
遷延黄疸　221
前期破水　60, 108
前駆陣痛　58
穿刺　367
全身性エリテマトーデス　115, 305, 420
前陣痛　58
喘息様気管支炎　234
前置胎盤　106, 137
先天異常　132
先天奇形症候群　213
先天性眼瞼下垂　323
先天性筋性斜頸　330, 431
先天性甲状腺機能低下症　274
先天性喉頭喘鳴　234
先天性股関節脱臼　330, 431
先天性疾患　208
先天性十二指腸閉鎖　257
先天性消化管閉鎖症　401

先天性食道閉鎖症　401
先天性心疾患　240, 244, 245
先天性代謝異常等検査　25
先天性胆道閉鎖症　400
先天性内反足　331, 431
先天性難聴　424
先天性白内障　323
先天性鼻涙管閉塞　323
先天性風疹症候群　109
先天性副腎皮質過形成　276
先天性母子感染症　223
先天性緑内障　323
先天性涙嚢炎　323
先天代謝異常症　211, 279
全般てんかん　292

そ

添い寝　35
添い寝授乳　35
早期新生児死亡　161
早期先天梅毒　312
早期破水　60
早期離床　89
総合周産期母子医療センター　5
早産　56, 104
創傷　438
増殖期　8
創設家族　13
双胎間輸血症候群　228
双胎間輸血症候群関連疾患　104
双胎児1児死亡　104
双胎妊娠　103
総肺静脈還流異常　245
早発黄疸　221
僧帽弁狭窄　251
僧帽弁閉鎖不全　251
添え乳　35
足底刺激　143
続発性性腺機能低下症　278
鼠径ヘルニア　262, 400
ソフロロジー法　67

た

ターナー症候群　211
ダイアモンド-ブラックファン貧血　267
胎位　51

体位性たんぱく尿　289
第 1 回旋　63
第 1 骨盤位　52
第 1 胎向　52
胎位の異常　117
退院指導　92
大横径　43
体温の測定　362
胎芽　40
体外受精－胚移植　32
胎芽病　215
第 3 回旋　63
胎児　40, 57
胎児期　41
胎児機能不全　116, 139
胎児形態異常　104
胎児死亡　141
胎児循環　45, 72
胎児触診法　55
胎児診察　54
胎児水腫　220
胎児の血行　45
胎児発育不全　107, 137
胎児付属物　44
体重　360
帯状疱疹　315
胎勢　52
大泉門　43, 164
大腿骨長　54
大腸菌性胃腸炎　310
大動脈縮窄　246
大動脈弁狭窄　246, 251
第 2 回旋　63
第 2 次食育推進基本計画　180
第 2 次性徴　13
第 2 次発育急進期　150
第 2 胎向　52
胎便吸引症候群　218
タイミング法　31, 32
第 4 回旋　63
代理懐胎　33
ダウン症候群　209
多血症　220
多胎妊娠　103
抱っこ　198
脱水　377
脱水症　282
脱落膜　44
単一遺伝子疾患　208
ダンカン式　63
単純性肥満　229

単純ヘルペス　223
単純ヘルペスウイルス　109
単純ヘルペスウイルス感染症
　　316
単純ヘルペス脳炎　316
男女雇用機会均等法　28
タンデムマス法　158
胆道拡張症　262
胆道閉鎖症　261
たんぱく尿　289

ち

チアノーゼ　380
地域周産期母子医療センター
　　5
地域包括ケアシステム　155
地域保健法　29
チック障害　334
窒息　437
腟外射精法　133
腟裂傷　120
知的能力障害　332
知能指数　175
乳房　47
乳房痛　142
着床　39
注意欠如（欠陥）・多動性障害
　　204, 333
注視　170
中耳炎　424
注射　364
中枢性思春期早発症　277
中枢性尿崩症　273
腸炎ビブリオ胃腸炎　311
超音波診断法　49
超音波断層法　49
超音波ドプラー法胎児心拍計
　　49
腸回転異常　257
聴覚検査　25
長期フォローアップ　428
腸重積症　257, 400
調節乳　176
腸閉塞　257
直接産科的死亡　24
チロシン症　212

つ

追視　170

つわり　47, 101

て

手足口病　232, 316
定位家族　13
帝王切開児　220
帝王切開術　123
定期健康診査　77
定期接種　201
啼泣　374
低血糖　439
低血糖症　227, 281
テイ-サックス病　213
低出生体重児　131, 145, 162,
　　225, 382
ディジョージ症候群　301
低身長症　228, 411
ディストラクション　358
ディベロップメンタルケア
　　384, 387
停留精巣　285
適時破水　60
溺水　329, 437
手づかみ食べ　183
鉄欠乏性貧血　264, 401
でべそ　262
てんかん　116, 291, 418
転換性障害　335
伝染性紅斑　111, 314
伝染性単核球症　318, 411
伝染性軟属腫　322
伝染性膿痂疹　322, 422
点滴静脈内注射　365, 366
点頭てんかん　292
転倒・転落の防止　348
殿部浴　93
転落防止　34

と

トイレットトレーニング
　　184, 192
頭位　52
頭囲　360
頭蓋骨縫合早期癒合症　291
頭蓋内出血　218, 294
頭血腫　216
凍結胚融解移植　32
糖原病　212
糖代謝異常症　212

疼痛　375
頭殿長　40
糖尿病　136, 279, 280, 412
糖尿病合併妊娠　113
頭部外傷　328, 438
動脈管開存症　243
トキソプラズマ　109, 223
特定妊婦　27
特発性拡張型心筋症　247
特発性血小板減少症　115
特発性再生不良性貧血　266
特発性肺動脈性肺高血圧症　248
特発性部分てんかん　293
突発性発疹　408
突発性発疹症　314
とびひ　422
ドメスティックバイオレンス　31
ドライテクニック　96
トランスジェンダー　30
取り違え防止　34

な

内鼠径ヘルニア　262
内服薬　363
泣き入りひきつけ　293
喃語　172
軟産道　57, 58

に

ニーマン-ピック病　213
2型糖尿病　281, 414
2次中隔欠損症　242
日光浴　195
日射病　439
二分脊椎　291
日本医師会災害医療チーム　355
日本住血吸虫症　320
日本脳炎　319, 410
日本版デンバー式発達スクリーニング検査　175
入院時オリエンテーション　342
入院助産　28
乳歯　165
乳児栄養障害　229, 392
乳児嘔吐下痢症　317

乳児家庭全戸訪問事業　27
乳児肝炎　261
乳児期　150
乳児下痢症　256, 392
乳児死亡　24, 161
乳児脂漏性湿疹　422
乳汁うっ滞　125
乳汁分泌不全　125
乳腺炎　125
乳頭痛　142
乳幼児突然死症候群　336
乳幼児揺さぶられ症候群　336
入浴　194
尿細管性アシドーシス　289
尿道下裂　285
尿崩症　273
尿路感染症　142, 290, 417
2卵性双胎　103
任意接種　201
妊産婦　38
妊産婦死亡　23
妊娠　38
妊娠嘔吐　101
妊娠悪阻　47, 101, 135
妊娠期間　40
妊娠高血圧症候群　105, 135
妊娠時期　40
妊娠・出産包括支援事業　27
妊娠初期　40
妊娠陣痛　58
妊娠性肝斑　47
妊娠性貧血　105, 139
妊娠線　47
妊娠中期　40
妊娠中の糖代謝異常　112
妊娠糖尿病　113, 136
妊娠の届け出　26, 77
妊娠反応　49
妊娠末期　41
妊婦　38, 76
妊婦健康診査　25
妊婦健診　77
妊婦貧血　105

ぬ

ヌーナン症候群　213

ね

ネーゲレ法　53

ネグレクト　340
ネスティング　387
熱射病　439
熱傷　329, 438
熱性痙攣　293
熱中症　329, 439
ネフローゼ症候群　288
年少人口　160

の

脳室上衣下出血　218
脳実質内出血　218
脳室周囲白質軟化症　226
脳室内出血　218
脳腫瘍　328, 430
脳性麻痺　296, 297, 419
能動免疫　261
ノンストレステスト　56

は

把握反射　74, 170
バースプラン　81
肺炎　395
肺炎球菌性肺炎　235
肺炎クラミジア　312
バイオエシックス　32
排気　190
配偶者暴力相談支援センター　31
敗血症　224, 309
胚細胞腫瘍　430
バイセクシュアル　30
肺動脈弁狭窄　245
梅毒　110, 312
胚盤胞　40
排卵　38
ハイリスク児　214
ハイリスク新生児　383
ハイリスク妊娠　100
橋本病　274
播種性血管内凝固　122, 141
破傷風　308, 405
バセドウ病　275
発育不全　229
バッグバルブマスク換気　435
白血病　115, 270, 403
発疹　378
発達指数　175
発達性股関節脱臼　330

発熱　375
母親役割獲得　81
バビンスキー反射　170
晩期先天梅毒　313
反射運動　171

ひ

比較的狭骨盤　57
皮下注射　364
非共同性眼球運動　170
非協同的運動　171
肥厚性幽門狭窄症　255, 399
鼻疾患　425
微弱陣痛　119, 140
ビショップスコア　60
ピスカツェック徴候　46
肥大型心筋症　247
ビタミンD欠乏性くる病　230
ビタミンK欠乏症　222, 390
ビタミンK欠乏性出血症　269
ビタミン過剰症　230
ビタミン欠乏症　230
非中枢性思春期早発症　277
ヒトT細胞白血病ウイルス　110
ヒト免疫不全ウイルス　110, 319
皮内注射　364
避難用だっこ紐　36
避妊法　17, 132
皮膚刺激　143
非ホジキンリンパ腫　271
肥満　163, 229
肥満度　173
百日咳　309, 405
病的黄疸　221
病棟運営　343
ピル　132
ヒルシュスプルング病　258
貧血　379

ふ

ファミリーセンタードケア　384, 388
ファロー四徴症　244, 396
ファンコニ貧血　266
不安障害　335
風疹　223, 313, 408
風疹ウイルス　109

プール熱　317
フェニルケトン尿症　212
フォン・ウィルブランド病　268
不活発　374
不機嫌　374
腹圧　59
腹囲　54, 361
副甲状腺機能亢進症　275
副甲状腺機能低下症　275
副腎出血　218
副反応　203
副鼻腔炎　324
腹部外傷　438
腹膜炎　259
福山型先天性筋ジストロフィー　299
浮腫　377
不整脈　248
不全流産　101
ブドウ球菌感染症　307
ブドウ球菌性熱傷様皮膚症候群　308, 423
ブドウ球菌性肺炎　236
不登校　204, 337, 432
不妊　31
不妊手術　134
不妊専門相談センター事業　27
不妊治療　32
部分てんかん　293
プライマリケア　207
フリードマン曲線　61
プレパレーション　357
憤怒痙攣　293
分泌期　8
分泌不全性低身長症　273
分娩　56
分娩外傷　216
分娩監視　63
分娩機転　61
分娩陣痛　58
分娩体験　83
分娩麻痺　129
分娩誘発　123
分娩予定日　53
噴門弛緩症　255

へ

閉経　7, 19

臍ヘルニア　262
ペッサリー　133
ヘルスプロモーション　4, 31
ペルテス病　331
ヘルパンギーナ　232, 316
ヘルペス性湿疹　316
ヘルペス性歯肉口内炎　253, 316
ペルレーシュ　253
娩出期　60
娩出力　58
扁桃炎　232
扁桃肥大　233
便秘　376

ほ

房室中隔欠損症　242
房室ブロック　248
胞状奇胎　102
帽状腱膜下出血　217
保健指導　79, 157
保健所法　21
母子関係　3
母子感染　109, 261
ホジキン病　271
母子健康手帳　22, 26, 77, 157
母子相互作用　3
母子同室　35
母子保健事業　157
母子保健法　22, 28
母性　2
母性意識　12
母性行動　11
母性性　12
母体・胎児集中治療室　98
母体保護法　16, 22, 28
ボタロー管　45
発作性上室性頻拍　248
ホットフラッシュ　19
母乳栄養　176, 189
母乳不足　177
哺乳量　176, 177
ホモシスチン尿症　212
ポリープ　131
ポリオ　318, 410
ホルモン　8
ホルモン補充療法　19

ま

マイコプラズマ肺炎　237
膜性腎症　287
膜性増殖性糸球体腎炎　287
麻疹　313
マタニティブルーズ　126,
　142
マルチウス法　58
マルファン症候群　214
慢性甲状腺炎　274
慢性糸球体腎炎　286
慢性腎炎　286
慢性腎不全　289
慢性副腎不全　276
慢性扁桃炎　233

み

未熟児貧血　226
未熟児網膜症　226, 323
未熟児養育医療　27
みずいぼ　322
ミニマルハンドリング　387
脈拍の測定　362

む

迎え手　188
無呼吸発作　226
ムコ多糖代謝異常症　213
無症候性たんぱく尿　290
無痛分娩　67
6つのR　363
無排卵性月経　15

め

メープルシロップ尿症　212
免疫　168, 300
免疫不全症　300, 301

も

網膜芽腫　327, 429

沐浴　92, 96, 193
沐浴指導　97
もやもや病　294
モロー反射　74, 170
モントゴメリー腺　47

や

役割モデル　13
やせ　229

ゆ

ユーイング肉腫　430
優生思想　33
癒着胎盤　121

よ

養育支援訪問事業　27
溶血性尿毒症症候群　265
溶血性貧血　264
溶血性レンサ球菌感染後急性糸
　球体腎炎　286
溶血性レンサ球菌感染症　307
幼児期　150
幼児食　190
羊水　45
羊水過少症　107
羊水過多症　107
羊水塞栓症　122
羊膜　44
羊膜腔　44
余剰胚　33
予定入院　342
予防接種　200
予防接種要注意者　203
与薬　363

ら

ライ症候群　294
ライフコース　17
ライフサイクル　2
ライフライン　36

り

ラマーズ法　67
卵巣　46
卵巣腫瘍　114
卵胞期　8

リード法　67
リウマチ性心疾患　251
リウマチ熱　304, 421
リズム法　133
離乳　178, 181
離乳食　190
リピドーシス　213
リビド着色　46
リプロダクティブヘルス／ライ
　ツ　29
流行性角結膜炎　317
流行性感冒　313
流行性耳下腺炎　315, 409
流産　56, 101, 137
流産予防　79
療養援護　158
リンゴ病　111, 314

れ

レオポルド手技　54, 55
レスパイトサービス　354
レズビアン　30
レックリングハウゼン病　295
裂傷　141
レンサ球菌性肺炎　235

ろ

労働基準法　28
ローレル指数　173
ロタウイルス感染症　317

わ

腕神経叢麻痺　217

看護学入門　12巻　母子看護

2009年11月25日	第 1 版第 1 刷発行
2010年11月25日	第 2 版第 1 刷発行
2012年11月26日	第 3 版第 1 刷発行
2013年11月25日	第 4 版第 1 刷発行
2015年11月25日	第 5 版第 1 刷発行
2021年11月26日	第 6 版第 1 刷発行
2024年11月25日	第 6 版第 4 刷発行

定価（本体3,300円＋税）

著　者　　代表　石井　榮一 ©　　　　　　　　　　　　　　　　　＜検印省略＞

発行者　　亀井　淳

発行所　　株式会社　メヂカルフレンド社

https://www.medical-frlend.jp
〒102-0073　東京都千代田区九段北3丁目2番4号　麹町郵便局私書箱48号　電話(03) 3264-6611　振替00100-0-114708

Printed in Japan　落丁・乱丁本はお取り替えいたします　　　印刷／㈱太平印刷社　製本／㈱村上製本所
ISBN978-4-8392-2284-0　C3347　　　　　　　　　　　　　　　　　　　　　　　001012-068

看護学入門 シリーズ一覧

第 1 巻	人体のしくみと働き
第 2 巻	栄養／薬理
第 3 巻	疾病の成り立ち
第 4 巻	保健医療福祉のしくみ／看護と法律
第 5 巻	基礎看護 I（看護概論）
第 6 巻	基礎看護 II（基礎看護技術）
第 7 巻	基礎看護 III（臨床看護概論）　特論：治療法概説
第 8 巻	成人看護 I （成人看護概論，呼吸器疾患患者の看護，循環器疾患患者の看護，消化器疾患患者の看護，血液・造血器疾患患者の看護）
第 9 巻	成人看護 II （内分泌・代謝疾患患者の看護，腎・泌尿器疾患患者の看護，脳神経疾患患者の看護，アレルギー疾患・膠原病患者の看護，感染症・結核患者の看護，女性生殖器疾患患者の看護）
第 10 巻	成人看護 III （骨・関節・筋疾患患者の看護，皮膚疾患患者の看護，眼疾患患者の看護，耳鼻咽喉疾患患者の看護，歯・口腔疾患患者の看護）
第 11 巻	老年看護
第 12 巻	母子看護（母性の看護，小児の看護）
第 13 巻	精神看護

新刊　基礎分野

■ 人間と生活・社会　　　　■ 論理的思考の基盤